Urologie 1945–1990

Halling, Thorsten
Moll, Friedrich H.
Fangerau, Heiner (Hrsg.)

Urologie 1945–1990

Entwicklung und Vernetzung der Medizin
in beiden deutschen Staaten

Mit 137 Abbildungen

Springer

Herausgeber:

Thorsten Halling
Köln, Deutschland

Friedrich H. Moll
Köln, Deutschland

Heiner Fangerau
Köln, Deutschland

ISBN 978-3-662-48177-6 978-3-662-48178-3 (eBook)
DOI 10.1007/978-3-662-48178-3

Die Deutsche Nationalbibliothek verzeichnet diese Publikation in der Deutschen Nationalbibliografie; detaillierte bibliografische Daten sind im Internet über http://dnb.d-nb.de abrufbar.

Umschlaggestaltung: deblik Berlin
Fotonachweis Umschlag: © mit freundlicher Genehmigung Kristina Frei, Studio für Grafikdesign & visuelle Kommunikation; Friedrich H. Moll, DGU

Gedruckt auf säurefreiem und chlorfrei gebleichtem Papier

Springer-Verlag ist Teil der Fachverlagsgruppe Springer Science+Business Media
www.springer.com

Geleitwort des Präsidenten der DGU

In diesem Jahr gedenken wir des 25. Jahrestags der deutschen Wiedervereinigung im Jahr 1990. Die Angehörigen meiner Generation hatten den Mauerfall ein Jahr zuvor mit großem Staunen und in überwiegendem Maße in großer Euphorie sehr bewusst miterlebt. Die Teilung Deutschlands schien zu diesem Zeitpunkt für viele Deutsche, die über keine andere Lebenserfahrung als die der Trennung durch eine Mauer verfügten, als kaum überwindbar. Es dauerte indes nur ein Jahr, bis die politische Einheit der Deutschen wieder hergestellt war. Sie bedeutete v. a. für die neuen Bundesbürger auf allen gesellschaftlichen und ökonomischen Ebenen radikale Umbrüche, die auch in den Lebensläufen ostdeutscher Urologen bis heute nachwirken. Auch strukturelle Veränderungen im deutschen Gesundheitssystem, wie etwa die Einführung der DRGs und fachpolitische Aspekte, wirken noch unmittelbar auf die aktuelle Tätigkeit der Urologen und erschweren eine historisch abwägende Bewertung der Entwicklung der gesamtdeutschen Urologie seit 1990.

Insbesondere für die frühe Nachkriegszeit bietet sich allerdings jetzt die letzte Chance, mit Zeitzeugen ins Gespräch zu kommen und eine Vorstellung davon zu bekommen, wer und was die Urologie in diesen Jahren bewegt hat. Den Urologen in Deutschland gelang in den 1950er–1970er-Jahren die lange angestrebte Fachverselbstständigung in Forschung und Lehre mit eigenen universitären Lehrstühlen, vielen neuen Krankenhausabteilungen und eine rasante Zunahme an Fachärzten in Deutschland. Die Deutsche Gesellschaft für Urologie freut sich daher sehr, dass in der vorliegenden Publikation eine Gruppe von Medizinhistorikern unter Mitwirkung von vielen Vertretern unseres Faches diese Entwicklungslinien untersucht haben. Diese Darstellung schließt an die 2007 und 2011 erschienen Publikationen zum 100. DGU Jubiläum »Urologie in Deutschland« und zum Thema »Urologen im Nationalsozialismus« an.

Die intensive und offene Auseinandersetzung mit unserer eigenen Geschichte ist inzwischen ein Markenzeichen der Deutschen Urologie und stärkt die Identität des Faches nach innen und außen. Auch deshalb schließe ich mit der Bitte an alle Urologen, auch weiterhin durch die Überlassung von Dokumenten aus ihrem beruflichen Leben zum Ausbau des Archivs der DGU als zentralem Gedächtnisspeicher der deutschen Urologie beizutragen.

Eine interessante Lektüre wünscht Ihnen

Professor Dr. Stephan Roth
Präsident der Deutschen Gesellschaft für Urologie 2014/15

Vorwort der Herausgeber

Das historische Bewusstsein in der deutschen Urologie ist traditionell ausgeprägt und identitätsstiftend. Seit den 1990er-Jahren veröffentlicht die Zeitschrift »Der Urologe« sehr regelmäßig, zuletzt fast in jeder Ausgabe, Beiträge zur Geschichte des Fachgebiets.

Zum 100-jährigen Bestehen der Deutschen Gesellschaft für Urologie im Jahr 2007 hatte der fachinterne Arbeitskreis für die Geschichte der Urologie eine umfassende Dokumentation zur klinisch-technischen Entwicklung des Fachgebiets vorgelegt, in der strukturelle Bedingungen urologischer Tätigkeit nur eine untergeordnete Beachtung fanden und auch die fachpolitisch für die deutsche Urologie prägende Phase des Nationalsozialismus lediglich skizziert und dafür zu Recht kritisiert wurde.

Im Jahr 2011 erschien daher dann eine zweibändige Studie zur Geschichte der deutschen Urologen in der Zeit des Nationalsozialismus. Mit großzügiger finanzieller und ideeller Unterstützung der Deutschen Gesellschaft für Urologie e.V. legte darin eine Gruppe von Fachhistorikern und historisch arbeitenden Urologen ihre Forschungsergebnisse zum Wirken von deutschen und österreichischen Urologen im Rahmen der nationalsozialistischen Gesundheitspolitik, etwa in Hinblick auf Zwangssterilisationen und der Vertreibung von Kollegen aus politischen und rassenideologischen Motiven sowie zu den Lebenswegen der verfolgten Urologen vor. Wie viele medizinische Fächer beschäftigte sich die deutsche Urologie somit relativ spät systematisch mit der Rolle ihrer Fachvertreter und ihrer Fachgesellschaft in der Zeit zwischen 1933 und 1945.

Diese beiden Studien bilden in mehrfacher Hinsicht den unmittelbaren Ausgangspunkt für die vorliegende Untersuchung zur Geschichte der deutschen Urologie nach 1945. In früheren Publikationen der Herausgeber wurde bereits auf personelle und institutionelle Kontinuitäten in der Nachkriegszeit hingewiesen. Im Mittelpunkt stehen nun die Fachverselbstständigung, verbunden mit der fortgesetzten Etablierung von eigenständigen urologischen Fachabteilungen an Universitäten und Kliniken sowie der nationale und internationale wissenschaftliche Austausch unter den spezifischen Bedingungen des Kalten Krieges. Auf detaillierte Schilderungen der medizinisch-technischen Entwicklungen kann hingegen mit Ausnahme einiger weniger, für den Aspekt der Vernetzung besonders anschaulichen Beispiele, wie die Nierentransplantation und die ESWL, weitgehend verzichtet werden, da mit in der genannten Dokumentation von 2007 auch für den Untersuchungszeitraum 1945–1990 eine nach wie vor zutreffende Darstellung vorliegt.

Hinsichtlich der methodischen Herangehensweise spiegelt der Band den Versuch eines Spagats. Neben rein fachhistorischen Beiträgen stehen Erinnerungen und Artikel von Zeitzeugen, denen in diesem Buch ebenfalls Raum gegeben werden soll. Dies führt gelegentlich auch zu terminologischen Inkonsistenzen, die nicht zuletzt daher rühren, dass einige Autoren bestimmte zeitgenössische Werthaltungen transportieren wollten. Da dieses Buch neben der historischen Rekonstruktion auch eine Dokumentation der aktuellen Diskussion nicht nur unter Fachhistoriker/-innen abbilden sollte, haben wir Herausgeber uns für den Weg entschieden, diese Beiträge unterschiedlichen Charakters in diesem Band zu vereinen.

Die vorliegende Untersuchung zur Geschichte der Urologie in beiden deutschen Staaten steht damit aber auch relativ am Anfang der Auseinandersetzung mit der urologischen Zeitgeschichte. Die hier analysierten Entwicklungen liegen z.T. nur zwei oder drei Jahrzehnte zurück und umfassen damit den Erfahrungshorizont auch der meisten Leser. Im Zusammenhang mit einem zugrunde liegenden Forschungsprojekt wurde daher eine systematische Zeitzeugenbefragung durchgeführt, deren Ergebnisse in einige der Beiträge eingeflossen sind.

Die Herausgeber danken den vielen Zeitzeugen, die hier nicht alle namentlich genannt werden können, für ihre Unterstützung und werben zugleich um Verständnis, dass aus Zeitgründen nicht alle Angebote für Gespräche genutzt werden konnten. Sicherlich werden nicht immer alle Perspektiven in wünschenswerter Weise zum Ausdruck kommen und so vielleicht bestimmte Gewichtungen und Schlussfolgerungen auf Unverständnis stoßen. Der Zeitgeschichte sind solche Differenzen immanent und können langfristig nur durch eine stetige Vermehrung zugänglicher Dokumente verringert werden. Wir freuen uns daher sehr, dass im Zusammenhang mit diesem Forschungsprojekt einige sehr aufschlussreiche Nachlässe von urologisch tätigen Medizinern in die Obhut des Archivs der Deutschen Gesellschaft für Urologie gegeben wurden und somit der medizinhistorischen Forschung dauerhaft zur Verfügung stehen. Das sich stets wandelnde Gesamtbild bereichern aber gerade auch einzelne Dokumente wie Forschungsberichte, Fotografien oder Korrespondenzen von einer möglichst großen Anzahl von Fachvertretern.

Unser Dank für die Unterstützung des Projekts gilt den ehemaligen Funktionsträgern innerhalb der DGU, insbesondere dem ehemaligen Archivar, Herrn Prof. Dr. Peter Rathert (Düsseldorf), dessen Detailwissen bei vielfältigen Fragestellungen die Archivarbeit deutlich vereinfachte, da häufig erst durch ihn genaue Ansprechpartner ermittelt werden konnten. Wie kein anderer konnte er durch sein Wissen Zusammenhänge vor Gründung einer Geschäftsstelle darstellen. Die Mitarbeiter in der Geschäftsstelle der DGU in Düsseldorf sowie Jörg-Michael Keyn im Museum und Archiv halfen stets, rasch Lücken bei der Informationsbeschaffung zu schließen. Große Unterstützung boten auch die Kollegen des Instituts für Geschichte, Theorie und Ethik der Medizin der Universität Ulm und des Instituts für Geschichte und Ethik der Medizin der Universität Köln. Frau Dipl.-Bibl. Stephanie Schütz und Frau Olga Polianski M.A. (beide Ulm) besorgten große Teile der Literatur, war sie auch noch so entlegen. Frau Amelie Graf (Ulm) half maßgeblich bei der Quellenerschließung. Frau Nadine Pungs M.A. (Köln), Frau Dr. Nina Kleinöder (Düsseldorf) und Herr Marc Derpmann (Oberhausen) übernahmen schließlich zahlreiche mühsame Aufgaben bei der Fertigstellung des Buches.

Weiterhin danken wir den profunden Kennern der medizinischen und gesundheitspolitischen Situation in der ehemaligen DDR wie den Herren PD Dr. rer. nat. Wolfgang Berg (Jena), PD Dr. med. Dr. phil. Jürgen Konert (Bad Schönborn), Prof. Dr. Heinz Raatzsch (Dresden) sowie Dr. Wolfgang Zacher (Halle), die sich der besonderen Mühe unterzogen haben, einzelne Kapitel gegenzulesen und mit ihren Hinweisen den Autoren weiterzuhelfen.

Auch gilt unser Dank Frau Dr. Astrid Horlacher und Frau Diana Kraplow vom Springer-Verlag sowie den Lektorinnen Frau Heike Böhmer und Frau Dr. Marion Sonnenmoser, die in einem engen Zeitrahmen die besonderen Voraussetzungen zur Verlegung und Redaktion dieser Publikation gemeistert haben.

Zuletzt möchten wir dem Vorstand der Deutschen Gesellschaft für Urologie und der Firma Farco Pharma für ihre großzügige finanzielle Unterstützung danken, ohne die eine Drucklegung nicht möglich gewesen wäre.

Thorsten Halling
Friedrich H. Moll
Heiner Fangerau
Köln, im Juli 2015

Inhaltsverzeichnis

Autorenverzeichnis

Bichler, Karl-Horst, Prof. em. Dr. med.
ehem. Direktor der Klinik für Urologie, Uniklinik Tübingen
Oskar-Schlemmer-Str. 5/381
70191 Stuttgart
E-Mail: khbichler@web.de

Fangerau, Heiner, Prof. Dr. med.
Direktor des Instituts für Geschichte und Ethik der Medizin
Universität Köln
Joseph-Stelzmann-Str. 20, 50931 Köln
E-Mail: heiner.fangerau@uni-koeln.de

Halling, Thorsten, M.A.
Wissenschaftlicher Mitarbeiter
Institut für Geschichte und Ethik der Medizin
Universität Köln
Joseph-Stelzmann-Str. 20, 50931 Köln
E-Mail: thorsten.halling@uni-koeln.de

Imhof, Christiane, Dr. med.
Wissenschaftliche Mitarbeiterin
Institut für Geschichte, Theorie und Ethik der Medizin
Universität Ulm
Parkstr. 11, 89073 Ulm
E-Mail: christiane.imhof@uni-ulm.de

Konert, Jürgen, PD Dr. med. Dr. phil.
Urologische Gemeinschaftspraxis Bad Schönborn
Kraichgaustr. 13, 76669 Bad Schönborn
E-Mail: info@bs-urologie.de

Krischel, Matthis, Dr. phil.
Wissenschaftlicher Mitarbeiter
Institut für Ethik und Geschichte der Medizin
Universitätsmedizin Göttingen
Humboldtallee 36, 37073 Göttingen
E-Mail: matthis.krischel@medizin.uni-goettingen.de

Moll, Friedrich H., Dr. med., M.A., FEBU
Curator Deutsche Gesellschaft für Urologie, Düsseldorf
Institut für Geschichte und Ethik der Medizin
Universität Köln
c/o Urologische Klinik, Kliniken der Stadt Köln gGmbH
Neufelder Straße 32, 51067 Köln
E-Mail: friedrich.moll@uni-koeln.de

Rathert, Peter, Dr. med.
Archivar i.R. der Deutschen Gesellschaft für Urologie, Düsseldorf
Rheinort 5, 40213 Düsseldorf
E-Mail: info@dgu.de

Reuter, Matthias A., Dr. med.
Ärztlicher Leiter der Reuter-Klinik im Karl-Olga-Krankhaus in Stuttgart
Urologie am Wilhelmsplatz
Wilhelmsplatz 11, 70182 Stuttgart
E-Mail: reuter@urologie-am-wilhelmsplatz.de

Schultheiss, Dirk, Prof. Dr. med.
Archivar Deutsche Gesellschaft für Urologie, Düsseldorf
Private Urologische Praxis, Balser Stiftung
Friedrichstr. 21, 35392 Gießen
E-Mail: dirk.schultheiss@urologie-giessen.de

Wenske, Slatomir, Dr. med.
Oberarzt Notfallzentrum mit Rettungsstelle
HELIOS Klinikum Berlin-Buch GmbH
Schwanebecker Chaussee 50, 13125 Berlin
E-Mail: Slatomir.Wenske@helios-kliniken.de

Weil, Francesca, Dr. phil.
Wissenschaftliche Mitarbeiterin
Hannah-Arendt-Institut
Technische Universität Dresden
Helmholtzstraße 6, 01069 Dresden
E-Mail: Francesca.Weil@mailbox.tu-dresden.de

Zacher, Wolfgang, Dr. med.
ehem. Leiter des Urologischen Krankenhauses am Weidenplan Halle
Taxusweg 8
06118 Halle
E-Mail: dr.w.zacher@t-online.de

Zeitgeschichte der Urologie – Herangehensweisen und Probleme

Thorsten Halling, Friedrich Moll, Heiner Fangerau

T. Halling, F. Moll, H. Fangerau (Hrsg.), *Urologie 1945–1990*,
DOI 10.1007/978-3-662-48178-3_1, © Springer-Verlag Berlin Heidelberg 2015

1.1 Einleitung

Zeitgeschichte ist »derjenige Teil der Geschichte, der von den noch lebenden Menschen miterlebt und mitgestaltet wird sowie die wissenschaftl[iche] Behandlung dieses Geschichtsabschnitts« (Fuchs u. Raab 1996, S. 886).

Aus dieser Definition ergeben sich inhaltliche und methodische Besonderheiten der Zeitgeschichte, die im Folgenden für die Geschichte der Urologie in beiden deutschen Staaten zwischen 1945 und 1990 diskutiert werden sollen. Im Mittelpunkt stehen die Auseinandersetzung mit dem Verhältnis von Medizin und Politik, der Ansatz einer Verflechtungsgeschichte sowie der Einfluss von Zeitzeugenschaft auf die zeithistorische Forschung (Schlich 2007).

Die Zeitgeschichte unterscheidet sich von allen anderen historischen Epochen nicht nur dadurch, dass Zeitzeugen existieren, sondern auch dadurch, dass sich ihr Untersuchungszeitraum permanent der Gegenwart folgend bewegt. So vollzieht sich z.B. in der deutschen Zeitgeschichtsforschung seit 1990 eine Akzentverschiebung von der Zeit des Nationalsozialismus hin zu einer verstärkten Auseinandersetzung mit der Nachkriegszeit, insbesondere auch mit der Geschichte der DDR. In der Historiographie der Urologie erfolgt diese Verschiebung mit dem vorliegenden Band. Ihm vorausgegangen war im Jahr 2011 eine zweibändige Studie, in der sowohl strukturelle Aspekte der Urologie im Nationalsozialismus als auch »Täter« und »Opfer« analysiert worden waren (Krischel et al. 2011). Die Realisation dieser Publikation war u.a. die Folge einer Kritik am historischen Bewusstsein der Urologen durch Robert Jütte im Deutschen Ärzteblatt. Auf diese Kritik antwortend hatte 2010 der damalige DGU-Präsident Wolfgang Weidner (*1947) erklärt:

> Aufgerüttelt durch einen für die Urologie negativen Beitrag im Deutschen Ärzteblatt über das mangelnde historische Bewusstsein unserer Gesellschaft habe ich mit dem Vorstand initiiert, eine Historikergruppe damit zu beauftragen, nicht nur die Fachentwicklung der Urologie und die sich hieraus ergebenden gesundheitspolitischen Dimensionen im Nationalsozialismus zu erforschen, sondern auch das biographische Schicksal der jüdischstämmigen Urologen dieser schlimmen Zeit in Deutschland (und Österreich) vollständig zu recherchieren und zu dokumentieren.
> (Zit. nach Rathert 2010, S. 305)

Historisches Bewusstsein besitzt hier also einen Wert an sich, der auch im Geleitwort zum 2011 erschienenen Buch aufscheint, wenn der Generalsekretär, der damalige DGU-Präsident sowie zwei seiner Vorgänger feststellen: »Es ist notwendig, die eigene Geschichte zu kennen und anzuerkennen« und »die Verstoßenen und Geächteten wenigstens heute durch Angedenken und durch Anerkennung der Schuld zu ehren, ist eine unerlässliche Notwendigkeit und Pflicht« (Hakenberg et al. 2011, S. 7).

Das hier artikulierte Reflektieren der eigenen Vergangenheit trug dazu bei, dass die Fachgesellschaft auch der Chronologie folgend die eigene Zeitgeschichte begleiten wollte und einem Folgeprojekt zur Nachkriegsgeschichte offen gegenüberstand, dessen Dokumentation sich zusammen mit Erinnerungen von Zeitzeugen in diesem Band wiederfindet. Das Interesse für die jüngere Zeitgeschichte ist dabei allerdings in der Urologie kein neues Phänomen. Bereits im Jahr 1991 hatten der damalige Vorsitzende des Berufsverbands der deutschen Urologen, Wolfgang Knipper, der damalige Archivar Peter Rathert und der Direktor der Urologischen Klinik der Städt. Kliniken Dortmund, Jürgen Sökeland für das Jahr darauf ein Sonderheft des Urologen mit dem Thema »Entwicklung der deutschen Urologie nach dem Zweiten Weltkrieg« – mit Schwerpunkt auf einzelne Institutionen und Personen – geplant.[1] Im Jahr 2007 wiederum legte der 1993 gegründete Arbeitskreis für Geschichte der Urologie eine umfassende Darstellung v.a. zur Entwicklung von Behandlungsmethoden und -techniken vor (Arbeitskreis Geschichte 2007). Die Urologie in der DDR fand hier besonders im Abschnitt zur »Rolle der Urologie bei der Entwicklung der Nierentransplantation« Berücksichtigung (Dreikorn 2007, S. 153–154).[2]

2011 entwickelten die Autoren dieses Beitrags diese Ansätze zu einer deutsch-deutschen Verflechtungsgeschichte weiter,[3] während parallel eine Gruppe von Urologen aus der ehemaligen DDR eine Aufsatzsammlung »zur speziellen Fachentwicklung in der DDR zwischen 1949 und 1989« konzipierte.[4] Beide Projekte wurden miteinander verschmolzen und in der Erstellung des vorliegenden Bandes zusammengeführt, in dem nun Urologen und Medizinhistoriker mit ihren jeweiligen Perspektiven auf die Urologie der Nachkriegszeit in beiden deutschen Staaten zu Wort kommen. Eine Einflussnahme von Seiten der fördernden Deutschen Gesellschaft für Urologie erfolgte nicht.

1 Projektskizze Knipper, Rathert, Sökeland »Entwicklung der deutschen klinischen Urologie nach dem 2. Weltkrieg« in: DGU-Archiv, Schriftwechsel Archivar Rathert; Schreiben P. Rathert (Düren) an D. Heck (Mannheim) vom 16.05.1991, in: DGU-Archiv, Schriftwechsel Archivar Rathert.

2 Auf diese Rolle, insbesondere mit Blick auf die DDR, hatte schon 2002 Konert hingewiesen: Konert, Jürgen: Zur Geschichte der Behandlung der terminalen Niereninsuffizienz in der ehemaligen DDR. Der Urologe B 42 (2002), 132–135. Vgl. auch Konert, Jürgen: Die historische Entwicklung der Urologie in Halle und der spezifische Beitrag der »Hallenser urologischen Schule« zur Disziplingenese. Halle 1989.

3 Projektskizze Halling »Medizin in beiden deutschen Staaten. Parallelen und Differenzen am Beispiel der Urologie 1945–1990« 13.1.2011, in: DGU-Archiv, Projekt Urologie nach 1945.

4 Projektskizze Konert, Dietrich, Hausmann, »Urologie in der DDR« o.J. (1992), in: DGU-Archiv, Projekt Urologie nach 1945.

Um die im Band versammelten Vorträge mit ihren Einzelaspekten zu bündeln und zu rahmen, möchten wir in dieser Einleitung zunächst kurz grundsätzlich auf Methoden und Themen einer Zeitgeschichte der Medizin eingehen, um dann die im Band verfolgte Idee, die Geschichte der Urologie als »Verflechtungsgeschichte« zu beschreiben, zu erläutern. Nach einer kurzen Vorstellung der aktuellen Quellenlage zur Geschichte der Urologie in der DDR und der BRD möchten wir exemplarisch die Wechselwirkung zwischen schriftlichen Überlieferungen und Zeitzeugengesprächen skizzieren, um zuletzt die Ergebnisse einer Gruppenbefragung deutscher Urologen im Hinblick auf ihre Herkunft und Sicht auf das eigene Fach nach 1945 vorzustellen.

1.2 »Beyond the Great Doctors« – Methoden und Themen der Medizingeschichte

Für die Medizingeschichte bedeutete die in den 1980er Jahren einsetzende systematische Aufarbeitung der Medizin im Nationalsozialismus gleichzeitig eine partielle Abkehr von einer (hagiographischen) Fokussierung auf Ärztepersönlichkeiten im Sinne einer positivistischen Fortschrittsgeschichte der Medizin (Reverby u. Rosner 2004). Die medizinischen Verbrechen sowie die Zustimmung und aktive Unterstützung der deutschen Ärzteschaft für eine ausgrenzende und vernichtende nationalsozialistische Gesundheitspolitik erforderte neue Erklärungsmuster bzw. Analysestrategien und führte zu einer verstärkten Hinwendung zu neueren geschichtswissenschaftlichen Forschungsansätzen und Methoden (Jütte et al. 2012). Historiographische Forschungsansätze und Methoden wiederum unterliegen, vergleichbar mit den Forschungsschwerpunkten in der Urologie, einem permanenten Wandel, ohne dass einzelne Stränge oder Traditionen völlig aufgegeben würden. So wurde die Sozialgeschichte der Medizin, die sich mit sozialen, politischen und v.a. ökonomischen Determinanten medizinischen Handelns und den damit erklärbaren langfristigen Entwicklungen auseinandersetzt, seit den 1980er Jahren durch eine (neue) Kulturgeschichte der Medizin ergänzt, die sich für Struktur, Funktion und Wandel von Wahrnehmungsweisen und Mentalitäten interessiert (Hofer u. Sauerteig 2007). Insbesondere war es die Bedeutung von Sprache, Bildern und Räumen, die intensiv diskutiert wurden.

Im Sinne der postulierten ikonographischen Wende (iconic turn) in den Kulturwissenschaften, also der Hinwendung zum Bild und dessen Wahrnehmung sowie zu der Frage in welcher Weise Bilder Sinn erzeugen, untersuchen verschiedenen Disziplinen beispielsweise Visualisierungsstrategien (Hessler 2006). Bildgebende und bildproduzierende Verfahren sind heute aus der medizinischen Praxis nicht mehr wegzudenken, sie veränderten schon am Ende des 19. Jahrhunderts radikal ärztliche Sehgewohnheiten. In der Urologie werden endoskopische Verfahren darüber hinaus als genuin und fachkonstituierend empfunden (Moll u. Rathert 2004). In einem Sammelband zur Sichtbarmachung und Inszenierung des Harnsteins konnte verdeutlicht werden, wie sich »Status und Modalitäten von Darstellungsverfahren im Umbruch zur Moderne entscheidend verändert« und wie »die Zunahme von Verfahren zur Bilderzeugung … auch zu einer neuen Art der Wissensformatierung geführt« haben (Müller u. Fangerau 2012, S. 13).

> Dass dabei tendenziell das Wissen weniger von der Sache als von den zur Verfügung stehenden Darstellungsmitteln abzuhängen scheint kann als spezifisches Merkmal moderner Wissensgewinnung und Wissensverbreitung gelten, birgt aber im Hinblick auf den Wahrheits- bzw. Geltungsanspruch des erzeugten Wissens keine geringen Probleme. (Müller u. Fangerau 2012, S. 13; vgl. auch Martin u. Fangerau 2011; Martin u. Fangerau 2012)

Im Sinne einer topologischen Wende (spatial turn) wiederum wird Räumen als Bestandteil einer »medikalen Kultur« eine ähnlich große Bedeutung für die soziale Praxis von Medizin zugemessen:

> Gerade im Bereich der Medikalkulturforschung erweist sich die sensible Wahrnehmung, Beschreibung und Interpretation von Räumen, ihren dinglichen Repräsentationen wie sozialen Praxen des Spacing als aussagestarker Indikator für kulturelle Konzepte von Körper, Gesundheit/Krankheit, Normalität und Devianz wie auch ihrer Nutzung in spezifischen Machtstrukturen. (Hänel u. Unterkircher 2010, S. 18)

Raum als Analysekategorie bietet auch für die medizinhistorische Forschung zur Urologie die Möglichkeit bestimmte »Prozesse der Produktion und Konstruktion von Räumen«, »kulturelle Praktiken«, »Differenzen und Koexistenzbeziehungen von Raumvorstellungen«, »Verortungen und Verräumlichungen sozialer Beziehungen«, »räumliche Selbstbilder und Ordnungsarrangements von Gruppen« sowie »raumzeitliche Veränderungen sozialer Prozesse« systematisch zu untersuchen (Rau 2013, S. 11). Am Beispiel des Rheinlands konnten diese Ansätze bereits für die Geschichte der Urologie nutzbar gemacht werden (Halling u. Moll 2014). Auch an einem sehr konkreten Raum, dem urologischen Operationssaal als einem zentralen Handlungsraum in der Urologie, in dem sowohl endoskopische als auch »offen-chirurgische« operative Eingriffe stattfinden, lassen sich viele diese Fragestellungen untersuchen, beispielsweise in Hinsicht auf Abgrenzungsprozesse zur Chirurgie oder auf die Entwicklung der Apparatemedizin (Moll 2014).

Im weiteren Sinne einer wissenssoziologisch inspirierten Ideengeschichte zuletzt, formulierte Ludwik Fleck (1896–1961) bereits 1935 seine Ideen zur Kontextgebundenheit der Wissensproduktion. Thomas Kuhns darauf aufbauenden Überlegungen zur Struktur von wissenschaftlichen Revolutionen erschienen erstmals 1962 (Kuhn 1962). Auch diese Ansätze sind gewinnbringend für eine Zeitgeschichtsschreibung der Urologie nutzbar zu machen. Kuhns Begriff des Paradigmas meint konkrete, in der Fachwelt anerkannte und angewandte Problemlösungsstrategien. Im Falle eines Paradigmenwechsels ändere sich der Fokus auf das, was als durch die Wissenschaft zu klärendes Problem anzusehen ist. Auch wenn Begrifflichkeiten oft gleich bleiben, ändere sich das, was sie beinhalten mehr oder weniger radikal. Eine technische Innovation aus der jüngeren Zeitgeschichte der Urologie, die Extrakorporale Stoßwellenlithotripsie (ESWL), kommt dieser Beschreibung auf technischem Gebiet vergleichsweise nahe (Braun 2007), auch wenn oder vielleicht gerade weil der entscheidende Impuls zur Entwicklung dieser revolutionären Methode zur Behandlung von Steinerkrankungen »einer vollkommen anderen Sphäre, nämlich der Flugzeugtechnik« entstammte (Braun 2012, S. 85).[5]

Die Geschichte der Urologie wird derartigen exemplarisch skizzierten etablierten Ansätzen zum Trotz allerdings häufig als eine Abfolge von wissenschaftlichen Entdeckungen und technischen Innovationen erzählt, ohne jedoch die sozialen Bedingungen unter denen medizinisches Wissens produziert wird (Jordanova 1995) oder die zugrundeliegende Vorannahme zu diskutieren.[6] Hintergrund für die Theorieferne von Abhandlungen zur Geschichte einzelner medizinischer Fächern wie der Urologie sind v.a. das spezifisch-enge Erkenntnisinteresse der Autoren, die sehr oft aus dem Fach selbst stammen, und die vorrangigen Funktionen ihrer historischen Reflektionen: Erinnerung, Selbstvergewisserung und Identitätsbildung stehen im Vordergrund und eben nicht Fragestellungen der Geschichtswissenschaft. »Auf welchem Fundament und in wessen Tradition steht mein ärztliches Handeln?« »Wie haben sich das Fach und konstituierende Wissensbestände entwickelt, meist in Abgrenzung zu anderen medizinischen Fächern?« Das sind die Fragen, die sich historisch interessierte Ärztinnen und Ärzte stellen. Für sie gilt es, sich insbesondere bei Untersuchungen zu einzelnen Institutionen, »in historisch bedeutsame (oder für bedeutsam erklärte) Linien einzuordnen« (Pasternack 2015, S. 11).

Genau diese Fragestellungen sollten aber in übergreifende konzeptionelle Überlegungen eingebunden werden, wenn strukturelle Erkenntnisse zu den sozio-ökonomischen und politischen Bedingungen urologischen Handelns gewonnen werden sollen, die über die reine Beschreibung einzelner Karrieren von Urologen, institutioneller Entwicklungen, diagnostischer oder operativer Verfahren hinausgehen. Dabei muss das eigentliche Erkenntnisinteresse nicht erweitert oder aufgeweicht werden. Es sollte nur um weitere Gesichtspunkte der Analyse der eigenen Fachentwicklung erweitert werden. Von Bedeutung sind hier etwa die Frage nach der Interaktion von Generationen (u.a. Jureit 2006; Parnes et al. 2008) oder die Ideen des Habitius (Krais u. Gebauer 2014) und der Fachkultur, d. h. »unterscheidbare, in sich systematisch verbundene Zusammenhänge von Wahrnehmungs-, Denk-, Wertungs- und Handlungsmuster(n)«, die die spezifischen Stile und Protagonisten jeweiliger Fachdisziplinen auszeichnen (Liebau u. Huber 1985, S. 315). Diese Aspekte sind beispielsweise grundlegend für ein Verständnis des Prozesses der Spezialisierung in der Medizin und damit auch der akademischen Verselbstständigung der Urologie im Laufe der zweiten Hälfte des 20. Jahrhunderts.[7]

1.2.1 Medizin und Politik – Nationalsozialismus, Kalter Krieg

Seit der breiten Rezeption der Arbeiten Michel Foucaults ist der Gedanke, dass Wissenschaft in historischer Perspektive immer auch im jeweiligen sozio-ökonomischen Zusammenhang betrachtet werden muss, v.a. aber das jegliches wissenschaftliche Handeln auch eine politische Dimension besitzt, ebenso unstrittig wie praktisch schwer fassbar. Daher wurden diese Zusammenhänge auch in neueren wissenschaftshistorischen Studien nicht immer ausreichend berücksichtigt (Roelcke 2010).

In der Medizingeschichte mag sich dies daraus erklären, dass sich innerhalb der Ärzteschaft bereits im 19. Jahrhundert zwei entgegengesetzte Auffassungen zum Verhältnis zur Politik etabliert hatten, die in historiographischen Arbeiten scheinbar im doppelten Sinne »aufgehoben« (bewahrt und aufgelöst) werden: einerseits die Idee einer »unpolitischen Profession«, deren Vertreter sich von der Politik abgrenzten und den strikter Rationalität verpflichteten Experten gaben (Weidner 2012, S. 9), andererseits die einer engen Verflechtung beider Sphären, deren Ignorierung eine »verhängnisvolle Selbsttäuschung« sei (Moses, zit.

5 Vgl. auch den Beitrag von Moll und Krischel, ESWL – Medizintechnische Entwicklungen und der Einfluss auf die urologische Diagnostik und Therapie in diesem Band.

6 Hierzu gehört auch die unreflektierte Annahme eines durch die technische Entwicklung determinierten Fortschritts. Vgl. Schlich 2007, S. 269–298.

7 Vgl. dazu das Kapitel Fangerau/Imhof, Medizinische Spezialisierung in beiden deutschen Staaten nach 1945 in diesem Band.

Weidner 2012, S. 9). Für die zeithistorische Analyse führt ein solches, vermeintlich diametrales Politik- und Wissenschaftsverständnis nicht weiter, sodass in (relativ) neueren Forschungsansätzen das Verhältnis von Wissenschaft und Politik explizit als »Ressourcen für einander« bezeichnet wurde (Ash 2002). Matthis Krischel hat jüngst diese These am Beispiel der wechselseitigen Inanspruchnahme von urologischer Fachpolitik und ideologisch orientierter Wissenschafts- und Gesundheitspolitik während des Nationalsozialismus verdeutlicht (Krischel 2014). Es waren hier insbesondere die wissenschaftlichen Fachgesellschaften, die sich den politischen Rahmenbedingungen eben nicht einfach nur anpassten, sondern sie gezielt für ihre fachpolitischen Ziele nutzten und damit auch systemstabilisierend wirkten, so auch die »Gesellschaft der reichsdeutschen Urologen« (Fangerau 2011).

Im Fokus vieler medizinhistorischen Studien stehen darüber hinaus die strukturellen Ursachen der politischen Positionierung der Ärzteschaft und der systematischen Beteiligung an Verbrechen im Kontext der nationalsozialistischen Völkermords, der Krankenmorde und der Zwangssterilisationen (vgl. Eckart 2014). Untersuchungen zur Zwangsterilisation, die auch für die Urologiegeschichte von besonderem Interesse sind, blieben zunächst auf Sterilisierungen von Frauen fokussiert, während die ebenfalls massenhaft vorgenommenen Zwangsterilisationen bei Männern und auch die in diesem Zeitraum vermehrt dazu angestellten theoretischen Überlegungen zur sicheren Unfruchtbarmachung aber auch zur Refertilisation weitgehend unbeachtet blieben (Krischel u. Moll 2011; Mengele 2014). Durchgeführt wurden die Zwangssterilisationen u.a. von dazu speziell »ermächtigten Ärzten« an ausgewählten Kliniken. Auch wenn die Indikationsstellung nicht in der Verantwortung der operierenden Ärzte lag, muss doch gerade hier nach Mitverantwortung gefragt werden, zumal sich die meisten Kliniken um die Ermächtigung bemühen mussten. Auch wenn dies ein weiterhin bestehendes Forschungsdesiderat darstellt, liefern v.a. die in den letzten Jahren entstandenen und weiter entstehenden regionalen Studien zu Zwangsterilisationen erste Hinweise. In Wien führte etwa der spätere Präsident der DGU, Paul Deuticke (1901–1981) zwischen 1941 und 1942 »eine erhebliche Zahl von Sterilisationsoperationen aus« (Hubensdorf 2011, S. 160). Die Zwangsterilisationen wurden sowohl an städtischen als auch konfessionellen, hier allerdings vornehmlich evangelischen Krankenhäusern durchgeführt. In Essen war das Krankenhaus der Ev. Huyssens-Stiftung eine von insgesamt sieben zuständigen Operationskliniken. Der langjährige Direktor dieser Klinik, der Chirurg und Urologe Karl Scheele (1884–1966), gehörte zum Kreis der »ermächtigten Ärzte« und führte nachweislich Zwangsterilisationen durch (van der Locht, S. 187).

In individueller Perspektive dienen zur ersten Charakterisierung der »Täter« vor allem formale Kriterien wie die Zugehörigkeit zu bestimmten Institutionen, wie etwa Parteien und Verbänden, oder aber ideologisch ausgerichtete Publikationen, die in differenzierter Analyse ihrer Begleitumstände und zeitlichen Abfolge herangezogen werden (u.a. Klee 2011). Inzwischen sind auch für die meisten Urologen, die während oder nach der Zeit des Nationalsozialismus fachliche Bedeutung erlangt oder/und Funktionen in der Fachgesellschaft ausgeübt haben, zumindest Mitgliedschaften in NS-Organisationen vor allem mit Hilfe der entsprechenden Verzeichnisse im Bundesarchiv durchgeführt worden. Die Anzahl von ehemaligen NSDAP-Mitgliedern unter den Funktionsträgern der 1950er-Jahre ist signifikant.[8] Zu einigen prominenten Fachvertretern liegen inzwischen größere biographische Skizzen vor (Krischel 2011). Ähnliches gilt für die prominenten Fachvertreter unter den Opfern von Verfolgung, Vertreibung und Ermordung (Moll et al. 2011, Moll 2011, Moll et al. 2009, Moll u. Rathert 2009; Butter-Bieck 2011, Bellmann 2011, 2011a). Eine umfassende Aufstellung mit zumeist aber nur mit Lebensdaten und wenigen Angaben zum beruflichen Lebensweg und zur Verfolgung, (Bellmann 2011b, 2011c, 2012a, 2012b) konnte in einer Regionalstudie um weitere Personen ergänzt werden (Halling u. Moll 2014).

Die Analysen struktureller und individueller »Verstrickung« in den Nationalsozialismus leiten dabei häufig nahtlos in die Nachkriegszeit hinüber und beleuchten institutionelle, personelle und inhaltliche Kontinuitäten und Brüche. Wissenschaft in Westdeutschland wurde somit unter dem Aspekt einer »Nachgeschichte« des Nationalsozialismus entweder als erfolgter oder ausgebliebener Neubeginn beschrieben (vgl. u.a. Weisbrod 2002; vom Bruch et al. 2006). Die Befunde für die Urologie unterscheiden sich hierbei nicht von anderen Fächern (Halling 2011). Auch behielten alte Verbindungen zwischen den Akteuren der Zwischenkriegszeit und Kriegszeit ihre Bedeutung und Kohäsionskraft weit über die deutsch-deutsche Teilung hinaus. An diesen Befund anschließend erscheinen zwei zentrale Analysekategorien besonders gut geeignet, Verflechtungsphänomene in der Urologie zwischen beiden deutschen Staaten zu untersuchen: Einerseits der »Kalte Krieg« (Cold War Studies) und andererseits die der »asymmetrisch verflochtenen Parallelgeschichte« (Kleßmann 2005).

8 Für folgende Präsidenten der DGU ist bislang eine Mitgliedschaft in NS-Organisationen nachgewiesen (chronologisch nach dem Jahr ihrer Präsidentschaft): Boeminghaus (1948/51, SS-Obersturmführer), May (1949, NSADP), Heusch (1953, SS-Sturmbannführer), Bischoff (1955, NSDAP), Deuticke (1957, NSDAP), Stolze (1959, NSDAP), Alken (1961, SA), Arnholdt (1977, NSDAP).

1.3 Verflechtungen und Parallelgeschichte – Urologie in Ost und West

Eine integrierte deutsche Nachkriegsgeschichte, die ohne Einbeziehung der Entwicklung in der DDR nicht mehr auskommt, wurde zur zentralen Herausforderung der Zeitgeschichte im vereinten Deutschland erklärt (Kleßmann 2005). Während zeitgeschichtliche Forschung im Kalten Krieg »über weite Strecken die Fortsetzung desselben mit anderen Mitteln war«, beinhalten die Cold War Studies eine transnationale Gesellschaftsgeschichte des Kalten Krieges (Bernhard u. Nehring 2014), die auch den Einfluss der Konfrontation auf die Wissenschaften untersucht, beispielsweise in den Beziehungen der DDR zu den USA, wo wiederum der Topos der unpolitischen Wissenschaft bemüht wurde (Niederhut 2006). Kontakt, Vernetzung und Entfremdung zwischen Wissenschaftlern, ihren Institutionen und den daraus resultierenden Konsequenzen für Wahrnehmung der jeweiligen Forschung in beiden deutschen Staaten wurden zwar immer wieder als eine relevante Forschungsdimension hervorgehoben, allerdings bis zur Jahrtausendwende in eher wenigen Studien konsequent untersucht (Grüttner et al. 2010, S. 12). Vor allem in den Naturwissenschaften wird spätestens seitdem ein intensiver deutsch-deutscher Wissenschaftsaustausch bis in die späten 1960er Jahre und damit deutlich über die Zäsur des Mauerbaus 1961 hinaus konstatiert (Niederhut 2007). Das Konzept der »asymmetrisch verflochtenen Parallelgeschichte« wurde in diesem Zusammenhang von Christoph Kleßmann geprägt (Kleßmann 1993). Er begründete diesen Ansatz u.a. mit der gemeinsamen Geschichte, der gemeinsamen Erfahrung des Zusammenbruchs, der Ausgangslage nach 1945 und der gemeinsamen Sprache, dann aber auch mit systemübergreifenden Herausforderungen von Industriegesellschaften, besonders aber mit der Verflechtung und dem wechselseitigen Bezug in vielen gesellschaftlichen Feldern wie Kultur, Sport, Wissenschaft und Gesundheit, Lebensstandard und Lebensstil (u.a. Wengst u. Wentker 2008; Apelt 2013). Die Bundesrepublik war für die DDR eine Referenzgesellschaft auch in den Bereichen der Wissenschaft und des Gesundheitswesens. Auch hier wollte der SED-Staat die vermeintliche Systemüberlegenheit der DDR demonstrieren (Brunner et al. 2013). Die DDR wiederum war für die BRD die Konkurrenzgesellschaft vor der Tür.

Parallelen und Asymmetrien lassen sich beispielsweise an Professionalisierungsprozessen in der Medizin in Ost und West zeigen, die neben ihrer Bedeutung für eine standardisierte wissenschaftliche Ausbildung v.a. unter den Aspekten des Einflusses staatlichen Handelns auf das Berufsfeld rekonstruiert und auf die Partizipationsmöglichkeiten der Professionsangehörigen auf staatliche Entscheidungen hin untersucht worden sind. Im Zentrum standen die Fragen danach, wie versucht wurde, die Dominanz über die Arbeitsteilung im medizinischen Bereich zu sichern sowie die Autonomie in der Gestaltung ihrer Berufstätigkeit durchzusetzen (vgl. Gerst 1997). Studien zur Hochschulmedizin in der DDR untersuchten die Rolle der akademischen Eliten unter dem Blickwinkel der Kategorien »Anpassung«, »Widerstand« und für die Zeit nach 1990 »Selbstreflexion« (Bielka u. Hohlfeld 1998; Ernst 1999; Lorke 2011; Müller 1997; Niederhut 2005). Die anfangs wohl nur widerwillig gewährte Loyalität der Mediziner zur DDR sowie auch die ihrer medizinisch-wissenschaftlichen Fachgesellschaften sei, so die These, an die Wahrung ihrer Standesprivilegien geknüpft gewesen (Ernst 1997, S. 343). Inwieweit sich die akademische Medizin insgesamt besonders beharrlich Reformen widersetzt hat, ist aber umstritten (Jessen 1999, S. 182). Die 3. Hochschulreform ab Ende der 1960er Jahre beinhaltete die Systematisierung der Personalentwicklung über Kaderentwicklungsprogramme. »Die Systemloyalität wurde verstärkt zum Beschleuniger individueller Karrieren« (Pasternak 2015, S. 24). Auch unter den seit den 1970er Jahren berufenen Lehrstuhlinhabern für Urologie setzten sich im Sozialismus ausgebildete und sozialisierte Persönlichkeiten durch. Ferdinand Dieterich (1928–2006) (Stolzenburg 2006), der den Lehrstuhl für Urologie 1974 in Leipzig erhielt, hatte z.B. ein sechsmonatiges »Zusatzstudium in der Sowjetunion an der I. Med. Inst.- Urol. Klinik Leningrad 1972 abgeschlossen«.[9]

Zu den systemübergreifenden Herausforderungen der Urologie in Ost und West gehörte die Herauslösung aus der Chirurgie. Wissenschaftliche Alltagsverflechtungen wie eine gemeinsame Fachgesellschaft bis 1961 kommen darüber hinaus in den Beiräten der jeweiligen Fachzeitschriften zum Ausdruck.[10] Als Verflechtungsraum und »Schaufenster der Systemkonkurrenz« bis zum Mauerbau 1961 gilt in der Forschung insbesondere Berlin, in dem neben politischen auch soziale, kulturelle und wirtschaftliche Bindungen zwischen Ost und West fortbestanden (Lemke 2011). Dass sich diese Verflechtungsräume in der klinischen Urologie in Berlin besonders auf das medizinische Personal konzentrierten konnte Slatomir Wenske herausarbeiten. Nachdem Mauerbau nahm das St. Hedwigkrankenhaus eine bemerkenswerte Sonderrolle ein. Der Chefarzt der damals größten Urologischen Klinik auf dem Gebiet der DDR, Johannes Rief, wohnhaft in Westberlin, blieb bis 1980 im Amt (Wenske 2009, S. 146–148).[11]

Als fortwährender Kontaktraum ost- und westdeutscher Naturwissenschaftler und Mediziner gelten insbe-

9 Vgl. BA Berlin DR 3-B/1216 Lebenslauf 3, 21–22.

10 Vgl. den Beitrag von Halling: Institutionelle und soziale Netzwerke der Urologie in Deutschland zwischen 1949 und 1990 in diesem Band.

11 Vgl. den Beitrag von Wenske: Die Entwicklung der Urologie in Berlin nach 1945 in diesem Band.

sondere die Akademien der Wissenschaften (Vom Bruch et al. 2014). Zu den Mitgliedern der Leopoldina (Halle) gehörten Hans Boeminghaus; Düsseldorf (seit 1952); Martin Stolze (seit 1962); Emil Hienzsch (seit 1969); Carl E. Alken, Homburg/Saar (seit 1971); Wolfgang Lutzeyer, Aachen (seit 1972) und Egbert Schmiedt (seit 1973).[12] Inwieweit es ihnen gelang, in der Sektion Chirurgie urologische Positionen zu vertreten, muss noch untersucht werden. Ebenso unbekannt sind Auswahlprozesse und ggf. gegenseitige Nominierungen zur Aufnahme in die Gesellschaft.

Während vergleichende Studien zu den jeweiligen Ausrichtungen des Gesundheitswesens in beiden deutschen Staaten vorliegen (Elkeles et al. 1991 Moser 2002) sind deutsch-deutsche Verflechtungen der medizinischen Fachdisziplinen in der medizinhistorischen Forschung bisher kaum eingehend untersucht worden. Die zahlreichen Festschriften der medizinischen Fachgesellschaften zeichnen sich zumeist durch eine westdeutsche Perspektive aus, die den Entwicklungen in der DDR lediglich ein separates Kapitel widmen (u.a. Seige 1994; Angerstein u. Stargardt 2005). Auf der anderen Seite betrachten andere fachspezifische Untersuchungen, wie etwa für die Chirurgie (Kiene 2009) oder auch die Radiologie (Zeiler et al. 2008), die Entwicklung in der DDR weitgehend isoliert und sind zudem oft nur auf die jeweilige Fachgesellschaft konzentriert.[13] Die Auseinandersetzung geht häufig von damaligen Funktionsträgern aus, wie auch die Studie zur Entwicklung der Nierentransplantation in der DDR (Mebel, May und Althaus 2003) und verweist auch auf die Auseinandersetzungen um die Deutungskompetenz zur DDR-Hochschul- und Wissenschaftsgeschichte, wie sie die zahlreichen Untersuchungen, Lebensberichte und Dokumentationen sowohl zur Geschichte der ostdeutschen akademischen und praktischen Medizin nach 1945 als auch zum Umbau der Medizinischen Fakultäten nach 1990 dokumentieren (Pasternak 2015).[14]

Der Fokus auf eine »asymmetrisch verflochtene Parallelgeschichte« der Urologie erfasst zentrale Forschungsfelder der Zeitgeschichte der Urologie:

- Entwicklungslinien in Medizin, Gesundheitswesen und Gesellschaft in ihren Bezügen zur Entwicklung der Urologie. Auch die Urologen bilden keine unpolitische Profession, sie agieren vor allen in den Bereichen der Gesundheits- und Hochschulpolitik mit Einfluss auf die Rahmenbedingungen urologischer Ausbildung, auf die materielle Ausstattung urologischen Handelns und die Fachkultur.[15]
- Parallelen der Fachverselbstständigung der Urologie unter den Bedingungen zentralistischer bzw. föderaler Gesundheits- und Wissenschaftspolitik[16] sowie fachspezifische Berufspolitik im Westen, insbesondere deren Formierung in den 1950er Jahren bis zur Einführung kassenärztlicher Strukturen in den neuen Bundesländern.[17]
- Asymmetrien in der Entwicklung der klinischen Urologie vor dem Hintergrund einer zunehmenden Bedeutung von Medizintechnik in diagnostischen und operativen Verfahren in der Urologie.[18]
- Wissenschaftliche Forschung, Wissenstransfer und Wissenschaftsaustausch in nationaler und internationaler Perspektive.[19]

1.4 Schwierige Quellenlage – Zeitzeugen und Sperrfristen

70 Jahre nach Ende des Zweiten Weltkriegs endet die Zeit der Zeitzeugenschaft und bestimmt den Transformationsprozess in der Auseinandersetzung mit der Zeit des Nationalsozialismus. Nur noch wenige Opfer der nationalsozia-

12 Vgl. Mitgliederverzeichnis der Leopoldina (Halle); http://www.leopoldina.org/de/mitglieder/mitgliederverzeichnis/ (Zugegriffen: 1. Juli 2015).

13 Vgl. die Aufstellung von Gesamtdarstellungen zu Einzelfeldern und Forschungsfeldern in Pasternack 2015, S. 82. Darüber hinaus liegen für viele andere Fächer kleinere Skizzen vor. Vgl. u.a. Ballowitz 1994; Graßhoff u. Bethge 2001, S. 724–731; Hewelt 2010, S. 919–921; Kumbier 2009, S. 402–422.

14 Ein prägnantes Beispiel in der Urologie ist die Selbstinszenierung von Moritz Mebel. Vgl. Schütt u. Mebel 1999; Weinberg 2007; DGU-Archiv 2012.

15 Vgl. die Beiträge von Fangerau/Imhof: Medizinische Spezialisierung in beiden deutschen Staaten nach 1945; Moll: Neuordnung des Gesundheitswesens in beiden deutschen Staaten; Moll/Schultheiss: Medizin und Öffentlichkeit: Sexologie und medikale Subkulturen in divergenten Gesellschaftssystemen und Francesca Weil: Ärzte als inoffizielle Mitarbeiter des Ministeriums für Staatssicherheit der DDR in diesem Band.

16 Vgl. die Beiträge von Halling/Moll: Etablierung urologischer Lehrstühle und Herausbildung urologischer Krankenabteilungen in Westdeutschland 1945–1980, Konert/Moll/Halling: Fachverselbstständigung der Urologie in der DDR in diesem Band.

17 Hier liegen erste Skizzen vor, eine detaillierte Analyse steht jedoch weiterhin aus. Vgl. Schalkhäuser u. Sökeland 2007, S. 303–311; 20 Jahre gemeinsamer BDU Ost-West. http://www.urologenportal.de/fileadmin/MDB/PDF/BDU-Festschrift_30. August2010.pdf (Zugegriffen: 1.Juli 2015).

18 Vgl. die Beiträge von Zacher: Schwerpunkte urologischer Krankenversorgung in der DDR; Wenske: Die Entwicklung der Urologie in Berlin nach 1945; Moll/Krischel: ESWL - Medizintechnische Entwicklungen und der Einfluss auf die urologische Diagnostik und Therapie; Konert: Nierentransplantation und Dialyse. Zentren, internationale Netzwerke und fachpolitische Bedeutung in diesem Band.

19 Vgl. die Beiträge von Halling: Institutionelle und soziale Netzwerke der Urologie in Deutschland zwischen 1949 und 1990; Reuter: Die Transurethrale Prostatektomie (TURP) nach 1945 in Deutschland und Europa und Bichler: Klinik und Grundlagenforschung der Harnsteinerkrankung in Deutschland (Ost und West) zwischen 1945 und 1990 in diesem Band.

listischen Verfolgung können ihre Erfahrungen an jüngere Generationen weitergeben, ebenso wenige Täter können für ihre Verbrechen letztendlich doch noch zur Verantwortung gezogen werden. Auch die große Zahl der Opportunisten, Mitläufer, Karrieristen in der Ärzteschaft, die nicht unerheblich dazu beigetragen haben, direkt nach dem Kriegsende eine systematische Aufarbeitung der Rolle ihrer Profession in den Jahren 1933–1945 zu verhindern, hat auf den Diskurs keinerlei Einfluss mehr. Verblieben ist eine persönlich vom Nationalsozialismus unbelastete Generation, der es teilweise schwerfällt, dem eigenen Erleben ihrer akademischen Lehrer oder klinisch-wissenschaftlichen Mentoren eine NS-Vergangenheit anzufügen.

Genau diese zweite Generation der deutschen Nachkriegsurologie verfügt über das Zeitzeugenwissen zu den oben genannten Themenkreisen. Zeitzeugenschaft und zeitliche Nähe zum Untersuchungsgegenstand gehören aber zu den zentralen methodischen Problemen, mit denen sich auch eine Zeitgeschichte der Urologie auseinandersetzen muss (Schlich 2007, S. 282). Sie ist in starkem Maße von dem Erfahrungswissen der Protagonisten und spezifischer fachkultureller Erinnerungspolitik geprägt. Insbesondere die Sperrfristen personenbezogener Akten in den öffentlichen Archiven erschweren allerdings gleichzeitig deren Verifizierung anhand von schriftlichen Quellen. Insbesondere in den Universitätsarchiven sind etwa die Berufungsakten aus den 1960er Jahren, also für die erste Generation von Lehrstühlen für Urologie, noch nicht zugänglich.

Auf Bundesebene ergibt sich im Vergleich gleichzeitig eine doppelte Asymmetrie zugunsten einer Zeitgeschichte der DDR. Einerseits sind sogar personenbezogene Akten, wie die Berufungsakten aller urologischen Lehrstuhlinhaber – wenn auch eingeschränkt – für die zeithistorische Forschung bereits nutzbar.[20] Andererseits ergibt sich die Asymmetrie neben der Zugänglichkeit der Akten aber noch mehr in ihrer bloßen Existenz. Das zentralisierte Hochschul- und Gesundheitswesen der DDR mit seiner vertikalen Entscheidungshierarchie produzierte eine, wenn nicht lückenlose, so doch in vielen Fällen sehr dichte Überlieferung von Entscheidungsprozessen bzw. dokumentierte das Handeln der einzelnen Akteure sehr umfassend. Beispielsweise sind hier Bestände zu den Kongressen der Gesellschaft für Urologie der DDR bis einschließlich 1988 ebenso vorhanden wie auch die Dokumentation einzelner relevanter Ministerdienstbesprechungen aus den 1980er Jahren zum Kauf eines ersten Lithotripters für die Charité in Ostberlin.[21]

Eine ähnliche Überlieferungslage existiert für analoge Prozesse und Ereignisse in der Bundesrepublik nicht oder nur dezentral und lückenhaft. Nicht selten befinden sich relevante Unterlagen noch im Besitz derjenigen Personen oder Institutionen, die sie produziert haben. Hinweise darauf erhalten Historiker oft nur durch Zufall, etwa im Zusammenhang mit Zeitzeugengesprächen. In Kliniken schlummern solche Schätze häufig in Kellern oder in fast vergessenen Aktenschränken. Im besten Fall können die Bestände dann gesichert werden. Solche Überlieferungen sind weniger durch Aktenpläne bzw. Verwaltungsstrukturen als vielmehr durch die persönliche Wertung der Akteure geprägt. Die Vorstrukturierung der untersuchten Quellen ist daher in noch stärkerem Maße als in öffentlichen Archiven, in denen zumeist ein Experte die neu eingegangen Quellen bewertet, zu reflektieren. Andererseits beinhalten nicht-professionelle Überlieferungen nicht selten sehr aussagekräftige Quellengattungen wie z.B. private Korrespondenz oder Dokumente aus dem beruflichen Kontext der Akteure, die in öffentlichen Archiven bestenfalls für wenige, besonders bekannte Wissenschaftler zu finden sind. Das Archiv der Deutschen Gesellschaft für Urologie (DGU) konnte im Verlauf des Forschungsprojekts zur Urologie nach 1945, aus dem auch dieser Beitrag resultiert, eine ganze Reihe solche Konvolute sichern. Diese können aus einigen wenigen Kopien von Zeugnissen oder Bestallungsurkunden, Sonderdrucken, Tagungsprogrammen, Vortrags- oder Vorlesungsmanuskripten, Fotografien, aber auch aus umfangreichen Dokumentationen zu wissenschaftlichen Kongressen und über viele Jahre reichenden Korrespondenzen bestehen. Jüngst überließ Matthias A. Reuter dem Archiv die zwei Regalmeter füllende Korrespondenz seines Vaters, des Stuttgarter Urologen Hans-Joachim Reuter (1923–2003), die ein internationales Netzwerk der Urologie widerspiegelt.[22]

Für die Zeitgeschichte der Urologie werden diese Dokumente in Zukunft für verschiedenste Fragestellungen – von persönlichen Netzwerken bis hin zur Entwicklung bestimmter Forschungsfragen – eine wichtige Quelle bilden, v.a. auch in Ergänzung zu gedruckten Quellen, wie den Verhandlungsberichten der DGU oder wissenschaftlichen Publikationen, deren Entstehungszusammenhänge im Idealfall besser zu verstehen sind.

Ein beispielsweise besonders vielfältig zu nutzender Bestand ist der Briefnachlass von Martin Stolze (1900–1989), den sein Sohn dem DGU-Archiv im Jahr 2013 überließ. Er umfasst über 250 Briefe aus den Jahren 1956–1964 und dokumentiert den schriftlichen Kontakt zu mehr als 50 Ärztinnen und Ärzten v.a. aus dem Gebiet der DDR, aber auch zu wichtigen Fachvertretern aus der Bundesrepublik (u.a. Carl E. Alken, Peter Bischoff, Hans Boeming-

20 Vgl. den Beitrag Konert et al.: Konert/Moll/Halling: Fachverselbstständigung der Urologie in der DDR in diesem Band.

21 Vgl. den Beitrag Moll/Krischel: ESWL – Medizintechnische Entwicklungen und der Einfluss auf die urologische Diagnostik und Therapie in diesem Band.

22 Vgl. DGU-Archiv, Nachlass Reuter.

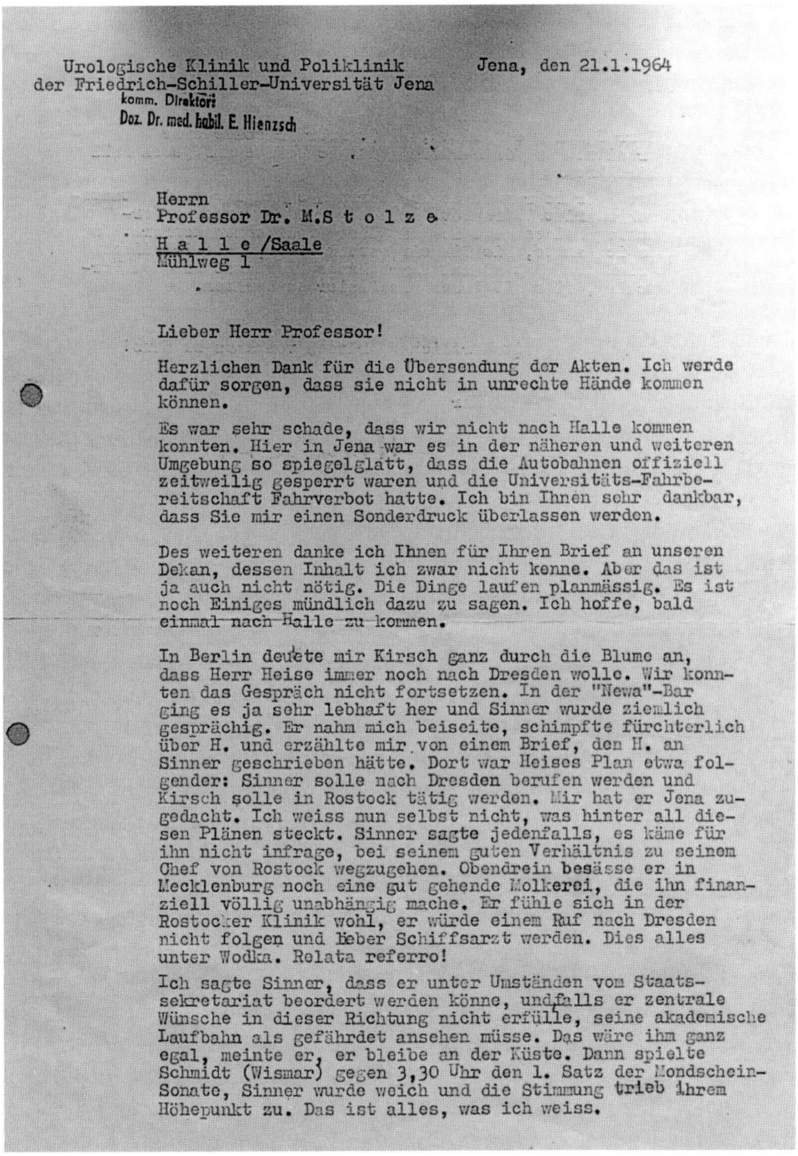

Urologische Klinik und Poliklinik der Friedrich-Schiller-Universität Jena
komm. Direktor:
Doz. Dr. med. habil. E. Hienzsch

Jena, den 21.1.1964

Herrn
Professor Dr. M. S t o l z e
H a l l e /Saale
Mühlweg 1

Lieber Herr Professor!

Herzlichen Dank für die Übersendung der Akten. Ich werde dafür sorgen, dass sie nicht in unrechte Hände kommen können.

Es war sehr schade, dass wir nicht nach Halle kommen konnten. Hier in Jena war es in der näheren und weiteren Umgebung so spiegelglätt, dass die Autobahnen offiziell zeitweilig gesperrt waren und die Universitäts-Fahrbereitschaft Fahrverbot hatte. Ich bin Ihnen sehr dankbar, dass Sie mir einen Sonderdruck überlassen werden.

Des weiteren danke ich Ihnen für Ihren Brief an unseren Dekan, dessen Inhalt ich zwar nicht kenne. Aber das ist ja auch nicht nötig. Die Dinge laufen planmässig. Es ist noch Einiges mündlich dazu zu sagen. Ich hoffe, bald einmal nach Halle zu kommen.

In Berlin deutete mir Kirsch ganz durch die Blume an, dass Herr Heise immer noch nach Dresden wolle. Wir konnten das Gespräch nicht fortsetzen. In der "Newa"-Bar ging es ja sehr lebhaft her und Sinner wurde ziemlich gesprächig. Er nahm mich beiseite, schimpfte fürchterlich über H. und erzählte mir von einem Brief, den H. an Sinner geschrieben hätte. Dort war Heises Plan etwa folgender: Sinner solle nach Dresden berufen werden und Kirsch solle in Rostock tätig werden. Mir hat er Jena zugedacht. Ich weiss nun selbst nicht, was hinter all diesen Plänen steckt. Sinner sagte jedenfalls, es käme für ihn nicht infrage, bei seinem guten Verhältnis zu seinem Chef von Rostock wegzugehen. Obendrein besässe er in Mecklenburg noch eine gut gehende Molkerei, die ihn finanziell völlig unabhängig mache. Er fühle sich in der Rostocker Klinik wohl, er würde einem Ruf nach Dresden nicht folgen und lieber Schiffsarzt werden. Dies alles unter Wodka. Relata referro!

Ich sagte Sinner, dass er unter Umständen vom Staatssekretariat beordert werden könne, und falls er zentrale Wünsche in dieser Richtung nicht erfülle, seine akademische Laufbahn als gefährdet ansehen müsse. Das wäre ihm ganz egal, meinte er, er bleibe an der Küste. Dann spielte Schmidt (Wismar) gegen 3,30 Uhr den 1. Satz der Mondschein-Sonate, Sinner wurde weich und die Stimmung trieb ihrem Höhepunkt zu. Das ist alles, was ich weiss.

Abb. 1.1 Schreiben von Emil Hienzsch (Jena) an Martin Stolze (Halle) vom 21.1.1964. Der sehr offene Bericht Hienzschs über tatsächliche oder vermeintliche Karrierepläne einiger namentlich genannter Kollegen muss vor dem Hintergrund gesehen werden, dass Hienzsch selbst zu dieser Zeit gegen Widerstände aus der Chirurgie um einen Lehrstuhl in Jena kämpfte. (DGU-Archiv, Nachlass Stolze)

haus, Hans-Joachim Reuter, Egbert Schmiedt), der Schweiz (u.a. Georges Mayor), Ungarn (Babics), Österreich (B. Bibus) und Polen (u.a. Stefan Wesólowski; Jerzy Zielinski). Auch wenn die zeitliche Abfolge verhältnismäßig wenige Lücken aufweist, ist eine vollständige Überlieferung auch für den genannten Zeitraum insbesondere aufgrund des Ungleichgewichts von eingehenden und ausgehenden Briefen nicht anzunehmen. Martin Stolze, als Sohn eines Pfarrers in Helbra im Harz geboren, hatte nach dem Ersten Weltkrieg 1919 ein Studium der Humanmedizin in Halle begonnen. Nach einigen Semestern in München und Würzburg legte er 1924 in Halle/Saale sein Staatsexamen ab und wurde ein Jahr später mit einer urologischen Arbeit über Blasenhernien bei Martin Stieda (1875–1966) promoviert. (Stolze 1925) Stolze folgte mit seinem Medizinstudium dem Vorbild seines Onkels, dem Uro-Gynäkologen Otto Kneise (1875–1953), bei dem er auch seine Medizinalpraktikantenzeit ableistete (Moll et al. 2013). Auf dessen Vermittlung hin komplettierte er seine fachärztliche operative Ausbildung bis 1931 bei dem August Bier-Schüler Viktor Schmieden (1874–1945) in Frankfurt und Karl Scheele (1884–1966) in Essen. Beide waren zuvor in Halle tätig gewesen und pflegten weiterhin enge Beziehungen zur Klinik Weidenplan. 1937 trat Stolze der NSDAP bei und war auch als SA-Arzt tätig.[23] Während des Zweiten Weltkrieges arbeitete er in verschiedenen Lazaretten. Nach dem Tod seines Onkels 1953 übernahm er dessen Privatklinik »Am Weidenplan«, gerne als »eine Pionierstätte der Deutschen Urologie« bezeichnet (Zacher u. Stolze 2014). Im Jahre 1958 erhielt er den ersten Lehrstuhl für Urologie in der DDR, 1959 war er Präsident der Deutschen Gesellschaft für Urologie. Stolze gehörte somit zu jener bürgerlich-konservativen Generation von Ärzten, die noch in der Vorkriegszeit wissenschaftlich und klinisch sozialisiert worden waren und nun unter Wahrung einer inneren Distanz zum SED-Staat die Fachverselbstständigung der Urologie nun unter diametralen gesellschaftspolitischen Verhältnissen vorantrieben.[24] So hatten auch viele Briefe mit seinem wichtigsten Korrespondenzpartner, seinem ehemaligen Oberarzt Emil Hienzsch (1914–1988), der seit 1963 in Jena die erste eigenständige Urologische Universitätsklinik der DDR leitete (Gerber u. Berg 2003), die Besetzung von Lehrstühlen und Chefarztpositionen zum Inhalt.

1.4.1 Stasiakten und Zeitzeugenbefragung

Am Beginn des Forschungsprojekts zur Geschichte der Urologie in Deutschland nach 1945 stand die Konzeption einer umfassenden Zeitzeugenbefragung. Ziel war es, eine möglichst breite Informationsbasis zu erhalten. Zeitzeugenbefragungen, ob nun schriftlich in Form eines standardisierten Fragebogens oder als offenes oder halboffenes, d. h. Leitfragen gestütztes Interview, sind ein echtes Spezifikum der Zeitgeschichte. Zu den vielen methodischen Schwierigkeiten, die mündliche Geschichte (Oral History) beinhaltet, gehört auch die Interaktion mit dem Interviewer, der allein durch sein damit demonstriertes Interesse an dem Zeitzeugen, aber v.a. durch seine Fragestellungen, die Erinnerung des Zeitzeugen beeinflusst (Chadarevian 1997). Aus Zeitzeugeninterviews können sich allerdings auch viele Hintergrundinformationen und Interpretationen ergeben, die in den Schriftquellen so nicht dokumentiert sind (Gläser u. Laudel 2010). Auch für die Zeitgeschichte der Urologie können neue Fragestellungen aufgeworfen werden (Moll et al. 2012; Hodgson u. Thompson 2011).

Die Zeitzeugengespräche mit Urologen aus der ehemaligen DDR vermittelten zugleich einen Eindruck von der anhaltenden Wirkmacht einer spezifischen DDR-Quellengattung, die Opfer und Täter gleichermaßen betrifft: die sog. Stasi-Akten mit den Berichten der inoffiziellen Mitarbeiter (IM) des Ministeriums für Staatssicherheit (MfS) (Bauer 2011, S. 23–26).[25] Einige der Zeitzeugen entschieden sich bewusst gegen die mögliche Einsicht in ihre Akte, anderen offenbarten sie neue mitunter schmerzhafte Einsichten (Gallinat 2009). Ein besonders eindrückliches Beispiel aus der Vorbereitung dieses Buches ist die Berichterstattung über den heute in München niedergelassenen Urologen Edgar Vogel (geb. 1942). Wegen versuchter Republikflucht saß er 1975 im berüchtigten Gefängnis in Bautzen ein. Er arbeitete dort als sog. Häftlingsarzt und berichtete von einer Begegnung mit einem Mithäftling. Klopfzeichen waren das einzige Kommunikationsmittel der Häftlinge in ihren kleinen Einzelzellen. Das System war schlicht, ein Klopfen pro Buchstabe, dem Alphabet folgend. In dieser Nacht erklärte er seinem Zellennachbarn die Symptome einer Blinddarmentzündung. Dieser erhoffte sich von einem Aufenthalt in einem Krankenhaus außerhalb der Gefängnismauern die Möglichkeit zu einem erneuten Fluchtversuch. Das Gespräch blieb allerdings nicht verborgen, ein vor den Zellen postierter Wachmann notierte akribisch die verräterischen Klopfzeichen. Der Plan war also von Beginn an zum Scheitern verurteilt. Dem Arzt wurde allerdings suggeriert, dass der Mithäftling tatsächlich verlegt und operiert wurde, später dann aber zurückkehrte und berichtete, es habe sich keine Möglichkeit zur Flucht ergeben. Erst fast 40 Jahre später, bei der Lektüre des Wachmann-Protokolls in der bis dahin nicht angerührten eigenen »Stasi-Akte«, erkannte der inzwischen in München niedergelassene Urologe das ganze Ausmaß der Manipulation während seiner dreijährigen Haft in verschiedenen Gefängnissen der DDR.[26]

Dieses Beispiel verweist zugleich auf wesentliche Elemente der Repression in der DDR: Überwachung, Einschüchterung und Einsperrung. Die Staatsicherheit kurz »Stasi« als Synonym für allgegenwärtige Bespitzelung und die Mauer als Symbol einer kollektiven Freiheitsbeschränkung prägten den Erfahrungshorizont von »Ausreisewilligen« und so genannten »Republikflüchtigen« in besonderem Maße (Melis u. Bispinck 2006). Aufgrund der schon früh einsetzenden, für das Gesundheitswesen der DDR bald zum ernsten Problem werdenden Wanderungsbewegung speziell unter den Ärzten, gerieten »fluchtwillige« Ärzte zunehmend in den Blick des MfS (Wahl 2014). Während zur Anzahl der Ärzte statistische Angaben vorliegen – zwischen 1946 und 1961 verließen insgesamt etwa 7500 von ihnen die SBZ/DDR – ist die Zahl der geflüchteten Urologen unklar, da in den Statistiken keine Fachrichtun-

23 Bundesarchiv (ehemals BDC) NSDAP-Gaukartei und Kartei RÄK.

24 Vgl. den Beitrag von Konert et al., Fachverselbstständigung der Urologie in der DDR in diesem Band.

25 Vgl. Beitrag von Weil, Ärzte als inoffizielle Mitarbeiter des Ministeriums für Staatssicherheit der DDR in diesem Band.

26 DGU-Archiv, Zeitzeugenbefragung Urologie nach 1945 (2013–2015) Tonbandaufzeichnung Zeitzeugengespräch mit Dr. Edgar Vogel vom 3.12.2014.

gen ausgewiesen sind (Ernst 1997, S. 55). Einen ersten Anhaltspunkt bilden Mitgliederlisten der Deutschen Gesellschaft für Urologie (DGU), die den jeweiligen Wohnort aufführen.[27] Hieraus ergibt sich, dass allein 20 Mitglieder der DGU im genannten Zeitraum nach Westdeutschland gingen. Zu den Gründen für eine Flucht gehörten v.a. der innenpolitische Druck, wirtschaftliche Gründe sollen hingegen trotz des in den 1950er drastisch zunehmenden Einkommensgefälles zwischen Ärzten in der DDR und ihren westlichen Kollegen, nur eine untergeordnete Rolle gespielt haben (Ernst 1997, S. 66). Im Abschiedsbrief des Urologen Günter St. an den Oberarzt Dr. K. vom 29.5.1959 heißt es: »Es ist im wesentlichen die mangelnde Freizügigkeit in der DDR, die mich bewogen hat, meine Heimat schweren Herzens zu verlassen.« (zit. nach Melis u. Bispinck 2006, Dok. 30, S. 233). Aus politischen Gründen floh auch der Leipziger Urologe Johannes Fischer, der seinen Weg nach Westen auch literarisch verarbeitete (Fischer 1995). Auch für die Zeit nach 1961 liegen bisher nur Einzelbefunde bevor.[28]

Die Zeitgeschichte der Urologie, die, je weiter sie sich der unmittelbaren Gegenwart nähert desto mehr auf die Mitarbeit von Zeitzeugen angewiesen ist, stößt in der Perspektive einer deutsch-deutschen Verflechtungsgeschichte ausgerechnet mit dem Zeitpunkt der Wiedervereinigung endgültig an ihre Grenzen. Während medizinische Entwicklungen bis in die aktuelle klinische Praxis beschrieben, wenn auch nicht retrospektiv in ihrer tatsächlichen Bedeutung bewertet werden können, ist die Analyse sozialer Interaktionsprozesse vor dem Hintergrund der tiefgreifenden institutionellen Veränderungen der Medizin, insbesondere in den neuen Bundesländern ungleich schwieriger. Die Neuordnung des Gesundheits- und Hochschulwesens weitgehend nach westdeutschem Modell wirkte sich unmittelbar auf die Lebenswege vieler Urologen aus, die in der nun ehemaligen DDR sozialisiert worden waren. Mehrere Lehrstuhlinhaber für Urologie gaben ihre Stellung in der Folge auf, wurden dazu gedrängt oder gezwungen, in einem Fall durch eine öffentlichkeitswirksame Diskussion um eine schlussendlich nicht nachweisbare Tätigkeit als sog. Inoffizieller Mitarbeiter (IM) der Staatssicherheit der DDR. Viele Urologen, die an den nun zumeist aufgelösten Polikliniken beschäftigt waren, mussten sich, wenn möglich, niederlassen. Vor dem Hintergrund der anstehenden Evaluierungen aller Lehrstühle äußerte 1991 ein Lehrstuhlinhaber in einem Schreiben an den damaligen Präsidenten der DGU: »Die Situation an den Hochschulen in unserem Land wird immer entwürdigender.«[29] Diese Empfindung findet sich in vielen, meist autobiographisch motivierten Schriften wieder (Hecht 1997). In der Zeitzeugenbefragung erfolgte lediglich eine in diese Richtung auslegbare Aussage, wenn es heißt: »Man hätte 1989 die Mauer 20 m höher machen sollen, dann wäre uns einiges erspart geblieben« (Dr. P., aus C.).

Auch andere institutionelle und fachliche Entwicklungen in der Zeit nach 1990, wie z.B. die anhaltenden Auseinandersetzungen um Vorsorge (PSA-Test) und Therapie des Prostatakarzinoms können aufgrund ihrer zeitlichen Nähe nur schwer einer zeithistorisch-abwägenden Betrachtung unterzogen werden. Es ist aber sehr wohl möglich, auch quantitativ einige Muster im Vergleich zwischen Ost und West, die für spätere Untersuchungen eine heuristische Grundlage darstellen können, zu erheben.

Im August 2013 wurden 895 Fragebögen an alle DGU-Mitglieder verschickt, die vor 1956 geboren sind und daher die Entwicklungen im Untersuchungszeitraum aus eigenem Erleben schildern können. Die Rücklaufquote betrug 15,6 % (140 Fragebögen, davon 2 Frauen). Aufgrund der Binnenmigration seit 1990 kann der Anteil von ehemaligen DDR-Bürgern am Gesamtsample nicht bestimmt werden, da der aktuelle Wohnort nicht aussagekräftig genug ist. Ihr Anteil am Rücklauf lag bei 23 %. Hinzu kommen 5 Personen (3,6 %), die vor 1989 aus der DDR in die Bundesrepublik flohen. Auffällig ist die Ungleichverteilung hinsichtlich der aus dem Gesamtsample gebildeten Alterskohorten (Jahrgang 1921–1935 und 1936–1955). Sie bilden in etwa die zweite und dritte Urologen-Generation nach 1945 ab. Obwohl der Anteil der Jahrgänge vor 1935 an der Grundgesamtheit (alle angeschriebenen Urologen) nur bei 11,2 % lag, betrug der Anteil an den eingegangen Fragebögen 22,9 %. Hier spielt sicherlich die Frage der Berufstätigkeit und entsprechender Zeitreserven, in manchen Fällen aber auch ein stärkeres »Sendungsbewusstsein« eine Rolle.

Effektiver wäre ggf. eine gezielte Ansprache ausgewählter Zeitzeugen zu bestimmten Fragestellungen gewesen. Methodisch hätte sich dann aber das Problem ergeben, dass diese Auswahl auf subjektiven Kriterien wie z.B. persönlichen Netzwerken, der vorgefassten Einschätzung der Relevanz der befragten Personen, aber auch auf praktischen Erwägungen wie der Erreichbarkeit beruht hätte. Auch das gewählte Sample von Mitgliedern der Deutschen Gesellschaft für Urologie unterliegt u.a. solchen pragmatischen Erwägungen, da hier aktuelle Adressen vorlagen.

27 Vgl. Verhandlungsberichte der Deutschen Gesellschaft für Urologie, 1950–1970.

28 1963 Alfred Jahn (http://www.kinderhilferuanda.de/?page_id=2); 1973 Wolfgang Biewald (http://www.berliner-kurier.de/archiv/der-berliner-professor-wolfgang-biewald-gruendete-deutschlands-erstes-kinderurologie-zentrum,8259702,7828316.html); 1986 Engelbert Varwerk (http://whoswho.at.w0126000.kasserver.com/index.php/de/branchen/fachbeitraege/userprofile/365406); 1989 Mathias Reuner (http://www.dr-reuner.de/team) (Zugegriffen 12. April 2015).

29 Vgl. Schreiben Prof. L. an J. Kaufmann, DGU-Archiv, Sammlung Archivar Rathert.

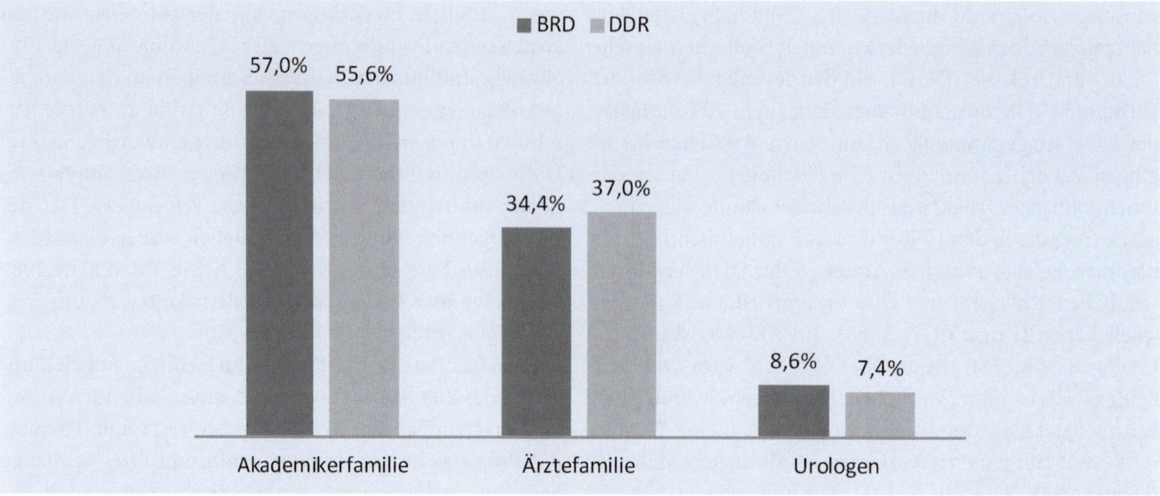

Abb. 1.2 Angaben zur familiären Herkunft

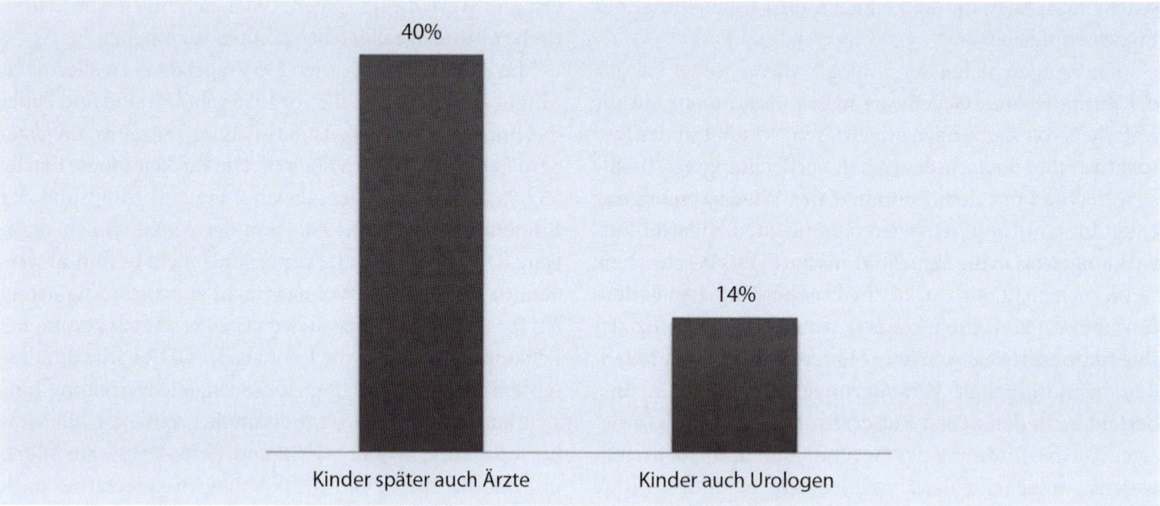

Abb. 1.3 Angaben zur Berufswahl der Kinder

Es umfasst keineswegs die Gesamtheit der deutschen Urologen, auch nicht alle verbandlich organisierten, etwa im Berufsverband der deutschen Urologen (BDU), nicht einmal alle ehemaligen, noch lebenden, meist aus Altersgründen ausgetretenen DGU-Mitglieder, von denen zahlreiche aufgrund ihrer weiten Lebensspanne und damit -erfahrung besonders interessant gewesen wären, deren aktuelle Adressen aber nicht vorlagen. Trotz dieser Mängel handelt es sich um eine geschlossene Personengruppe, die hinsichtlich vieler Fragestellungen zur Entwicklung der Urologie in Deutschland konsistente Aussagen treffen kann.

Bei der Auswertung der Fragebögen zeigten sich allerdings Schwierigkeiten in der Präzision der Antworten, aber auch die Auswirkungen fachkultureller Gewohnheiten in der Medizin. Besonders deutlich wurde dies in der knappen oder ganz fehlenden Beantwortung offener Fragen, während vorgegebene Antwortmöglichkeiten durchgängig genutzt wurden. Dazu gehören z.B. die Fragen nach der sozialen Herkunft, wobei u.a. auffällig ist, dass die Selbstzuschreibung in vielen Fällen der gängigen Fremdbeschreibung widerspricht. Von den 71 Urologen (51 % der Antwortenden), die Akademikerfamilien entstammen, bezeichnen sich lediglich 6 der »Oberschicht« zugehörig. Die Definition von »Oberschicht« fällt also unter den Befragten nicht einheitlich aus. 45 der Antwortenden stammen aus Ärztefamilien (35 % aller Antwortenden),[30] 11 Personen (8 % der Antwortenden) stammten selbst aus Urologenfamilien. Der Befund, dass sich die soziale Her-

30 Aktuell (WS 2009/10) entstammen 72% der Studierenden Akademikerfamilien. http://www.mft-online.de/dokumente2011/MedizinberichtGesamt.pdf (Zugegriffen: 1. Juli 2015)

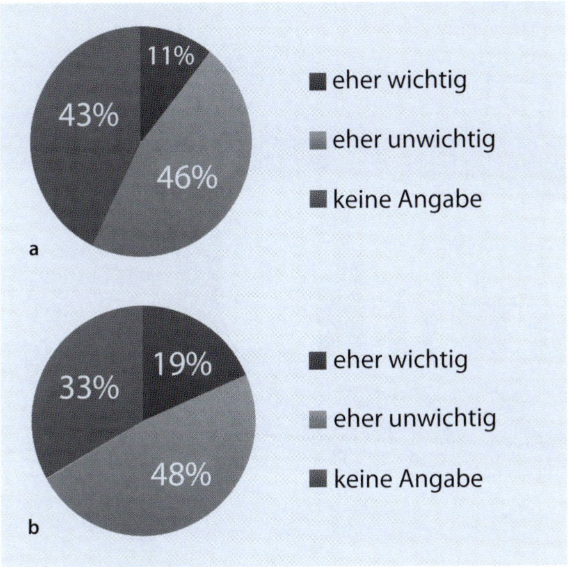

Abb. 1.4 Angaben zum Stellenwert der Urologie während des eigenen Studiums[31] **a** Jahrgänge 1922–1935, N=28, **b** Jahrgänge 1936–1955, N=102

kunft der Urologen in der DDR trotz der bildungspolitischen Gegenprivilegierung nicht signifikant von der ihrer Kollegen im Westen unterschied, entspricht den Untersuchungen zum Beharrungsvermögen der Medizinischen Fakultäten gegen das Arbeiter- und Bauernstudium, v.a. zu den Privilegierungen, wie etwa die Einzelverträge, in denen z.B. Chefärzten der Studienplatz für ihre Kinder zugesichert wurden (Ernst 1997, S. 43, 104). Nach den Berufen ihrer Kinder gefragt gaben 40 % der befragten Urologen an, dass diese ebenfalls den Arztberuf ergriffen hätten (N=56), 14 %(N=19) der Kinder seien dabei Fachärzte für Urologie geworden. Hier wurde nicht nach BRD und DDR differenziert, da davon auszugehen ist, dass eine Vielzahl der Kinder nach 1990 studiert hat.

Zudem gaben 40 % an, Ämter in Fachgesellschaften innegehabt zu haben. Wir haben es also mit einer Gruppe zu tun, die sich durch eine außerordentlich starke akademische Prägung über mindestens drei Generationen hinweg und ein hohes fachpolitisches Engagement auszeichnet. Vergleichswerte zum sozialen Profil der deutschen Urologie liegen für den Untersuchungszeitraum nicht vor. Aus allen diesen Gründen können die im folgenden vorgestellten Ergebnisse der Zeitzeugenbefragung nicht den Anspruch einer Prosopographie der deutschen Urologen nach 1945 erheben, dennoch geben sie u.a. Hinweise auf wiederkehrende biographische Muster in Hinblick auf den familiären Hintergrund, auf Motive zur Berufswahl, auf wissenschaftlichen Austausch und internationale Vernetzung sowie auf gängige Deutungsmuster zu klinischen und technischen Entwicklungen in der Urologie.

Auch wenn ganz offenbar familiäre Traditionen in der Urologie eine wichtige Rolle spielen, ist die Wahl der Fachspezialisierung von vielen weiteren Faktoren abhängig. So reichen die individuellen Beweggründe sich der Urologie zuzuwenden für die befragten Generationen von »zufällig« über »vielseitiges, aber überschaubares Fachgebiet« bis zum »Beruf des Vaters« oder dem Stellenwert der Urologie während des eigenen Studiums. Auch wenn der Anteil derjenigen, die Urologie zunächst für eher unwichtig hielten, konstant bei knapp der Hälfte der Antwortenden liegt, verdoppelte sich der Anteil derjenigen, die die Urologie für wichtig hielten.

Einmal im Fach angekommen, gehörten für viele auch die internationalen Konferenzen zur persönlichen

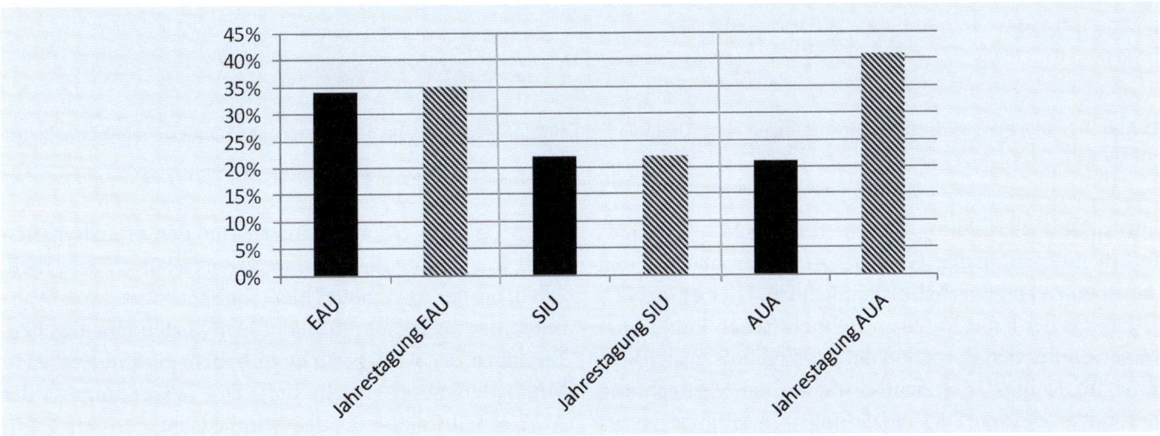

Abb. 1.5 Angaben zu Mitgliedschaften und Kongressbesuchen in internationalen Gesellschaften (N=140)[32]

31 Anm.: Hier wurden nur diejenigen berücksichtigt, die in Deutschland (BRD/DDR) studiert haben, da die Entwicklungen in anderen Ländern nicht zwingend vergleichbar sind.

32 Eine Differenzierung nach Mitgliedern aus der BRD und DDR ist nicht möglich, weil die Befragten ihr Eintrittsdatum (vor bzw. nach 1990) nicht in allen Fällen mitgeteilt haben.

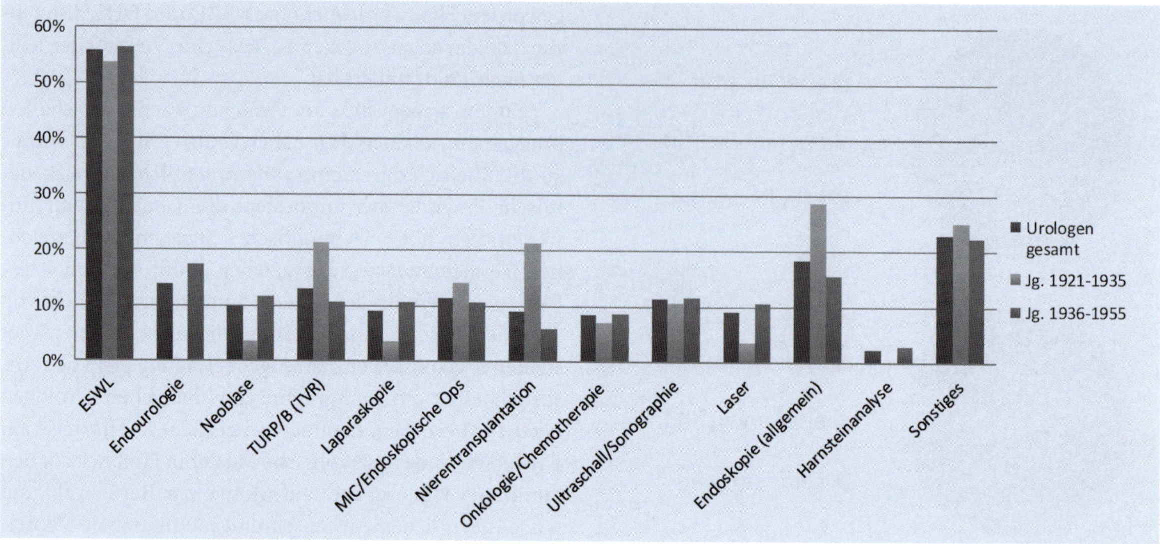

Abb. 1.6 Angaben zu wichtigen Entwicklungen in der Urologie nach 1945

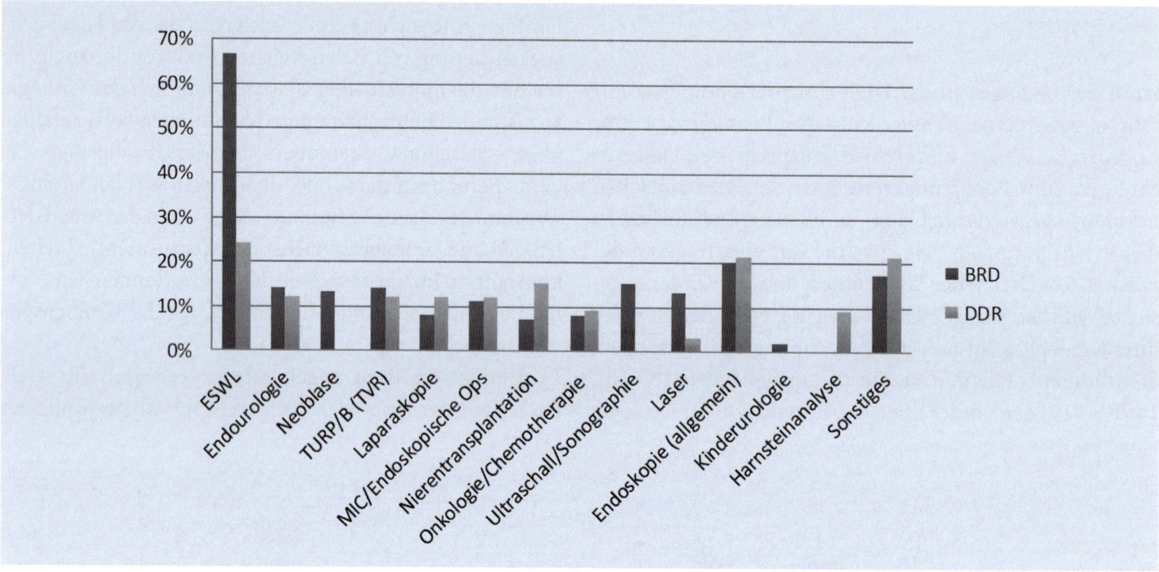

Abb. 1.7 Angaben zu wichtigen Entwicklungen in der Urologie nach 1945; Urologen, die bis 1990 in der alten Bundesrepublik bzw. in der DDR lebten

Fort- und Weiterbildung. Das Interesse an Mitgliedschaften in internationalen Gesellschaften war bzw. ist den Angaben zu Folge verhältnismäßig hoch. Hier dürfte sich allerdings der hohe Anteil an fachpolitischen Funktionsträgern unter den Befragten auf das Ergebnis auswirken. Eine im Kontext der deutsch-deutschen Verflechtung besonders relevante Differenzierung nach Mitgliedern aus der alten Bundesrepublik und damaligen DDR ist nicht möglich, da von den Befragten bei den meisten Fragen der Zeitrahmen 1945–1990 kaum Beachtung fand, sondern immer auch Angaben mit aktuellem Bezug gemacht wurden. Auffällig ist, dass ungefähr genauso viele Urologen Mitglieder einer der internationalen Gesellschaften sind, wie sie Tagungen dieser Gesellschaften besuchen. Allein bei der AUA gibt es hier eine Scherbewegung. Während hier mehr als 40 % der Antwortenden angeben, Tagungen der AUA besucht zu haben, sind nur ca. 21 % Mitglieder dieser Gesellschaft. Der Jahreskongress der AUA scheint eine von der Mitgliedschaft in der Fachgesellschaft unabhängige Attraktivität für deutsche Urologen zu besitzen.

Die Frage nach den wichtigen Entwicklungen in der Urologie nach 1945 ergab eine relativ homogene Verteilung von jeweils 10 Prozent auf alle wesentlichen, allerdings keineswegs trennscharfen Bereiche der Urologie mit Ausnahme der Extrakorporalen Lithotripsie (ESWL), die von 56 % der Antwortenden als wichtige Innovation genannt wurde. Ein ganz anderes Bild ergibt sich hier aus einer Korrelation mit der Staatenzugehörigkeit (BRD-DDR) einerseits und den zwei Alterskohorten andererseits. Während sich in der jüngeren Kohorte in etwa die Durchschnittswerte widerspiegeln, nannten die älteren Urologen einige Innovationen gemessen am Durchschnitt überproportional oft. Hierzu gehörten z.B. die TURP/B oder die Endoskopie im Allgemeinen. Letzteres hat zur Folge das neuere endoskopische Verfahren wie Laparaskopie bzw. neue Sammelbegriffe wie Endourologie von den älteren Urologen deutlich weniger häufig genannt werden als vom Durchschnitt aller Urologen. Im Vergleich zwischen den Urologen aus der alten Bundesrepublik und denen aus der DDR ist die geringe Quote der Osturologen, die die ESWL als wichtige Neuerung bezeichnen, auffällig. Nur 24,2 % der ostdeutschen Urologen nennen die ESWL (die Neoblase wird gar nicht genannt), während mehr als 66 % der westdeutschen Urologen die ESWL für wichtig erachtet (Neoblase 13,1 %). Andersherum ist der Anteil der Nennungen von Nierentransplantation bei den ostdeutschen Urologen ungleich höher als im Westen (DDR: 15, 2 %, BRD: 7,1 %). In mehrfacher Hinsicht interessant ist auch die ausschließliche Nennung der Harnsteinforschung von ehemaligen DDR-Urologen als innovatives Fachgebiet (9,1 %; BRD: 0), obwohl es auch im Westen eine ausgeprägte Harnsteinforschung gab.

Die ehemaligen DDR-Harnsteinforscher sind zugleich ein prägnantes Beispiel für den Einfluss von Zeitzeugen auf die zeithistorische Forschung. Aus den genannten Rückläufen der Zeitzeugenbefragung entwickelte sich eine durchaus eigendynamische Abfolge von Zeitzeugengesprächen. Die ehemaligen Harnsteinforscher arbeiteten zu diesem Zeitpunkt massiv an ihrer Selbsthistorisierung, sodass der Zeithistoriker selbst in diesen Prozess eingebunden wurde. (Behrens u. Grimm 2013, S. 180)

1.5 Fazit

Warum und zu welchem Zweck beschäftigen wir uns also nun mit der jüngsten Vergangenheit unserer Geschichte? Anhand der Auseinandersetzung mit der Zeit des Nationalsozialismus als auch mit der deutsch-deutschen Nachkriegsgeschichte konnte aufgezeigt werden, dass die Zeitgeschichte der Urologie eine ganze Reihe von Erkenntnissen liefern kann und damit zugleich bestimmte Funktionen erfüllt: Geschichte, und das gilt auch für die Zeitgeschichte der Urologie, hat zunächst einmal eine kommemorative Funktion. Sie trägt damit u.a. zur Identitätsbildung bei. Diese Rekonstruktion von Ereignissen und Vorgängen weist dabei einen gewissen Selbstzweck auf. Sie dient der Dokumentation.

Die Zeitgeschichte der Urologie muss allerdings darüber hinaus längerfristige konzeptionelle Bezüge herstellen, sodass spezifische Entwicklungen der Nachkriegszeit herausgearbeitet werden können. Zugleich muss sie vermeintliche Selbstverständlichkeiten hinterfragen und fachspezifische Entwicklungen in allgemeine Entwicklungslinien der Medizin einordnen. Im Idealfall kann die Geschichte der Urologie dazu beitragen, die Figur der »modernen Medizin« durch Dekonstruktion zu verstehen. Dies umfasst die Konstruktion von Krankheitsvorstellungen, ebenso wie die Konstruktion von medizinischem und wissenschaftlichem Wissen insgesamt. So trägt die Zeitgeschichte der Urologie in besonderer Weise zur Standortbestimmung des Fachs bei und dient damit in einem durchaus kritischen Sinne dem Ziel der Identitätsbildung, der fachlichen Selbstreflexion und der professionellen Selbstvergewisserung.

Nicht zuletzt sichern zeithistorische Forschungsprojekte wie »Urologie 1945–1990« Zeitzeugenwissen und bilden durch die Sicherung von privaten Überlieferungen einen Wissensspeicher für zukünftige Forschungen, die vor dem jeweiligen Erfahrungshorizont neue Fragen stellt.

Nicht verkannt werden darf auch, dass der deutsch-deutsch verengte Blick, der hier verfolgt wurde, nur einen kleinen Teil der Gesamtheit der sozialen Verflechtungen und des intellektuellen Wissenschaftsaustausches innerhalb der scientific community der Urologie in der zweiten Hälfte des 20. Jahrhunderts abbildet. Viele internationale Verbindungen, etwa auf der Ebene der regionalen Fachgesellschaften, müssen noch näher untersucht werden.[33] ebenso weitere bedeutende »Fenster zur Welt« für die wissenschaftliche DDR-Urologie wie Österreich und Schweden.

Dieses Buch zur Geschichte der Urologie zwischen 1945 und 1990 steht somit am Anfang der historiographischen Auseinandersetzung mit der Fachentwicklung nach dem Zweiten Weltkrieg.

33 Die Bayerische Urologenvereinigung hält ihre Jahrestagungen z.B. immer zusammen mit der Österreichischen Gesellschaft für Urologie und die Südwestdeutsche tagte bereits in Straßburg, St. Gallen und Basel. Vgl. Völter 1989, S. 36.

Literatur

Angerstein W, Stargardt A (2005) Geschichte der Gesellschaft für medizinische Radiologie der DDR. In: Bautz, Werner; Busch, Uwe (Hrsg) 100 Jahre Deutsche Röntgengesellschaft. 1905–2005. Thieme, Stuttgart, S 58–61

Anselma G (2009) Life-Stories Interviews and Social Interaction. Victims of the GDR Talk and Argue about the Past. In: Obertrei J, Stephan A (Hrsg) Erinnerungen nach der Wende. Oral history und (post)sozialistische Gesellschaften = Remembering after the fall of communism: oral history and (post)socialist societies. Klartext, Essen, 275–286

Apelt AH, Grünbaum R, Schöne J (Hrsg) (2013) 2 x Deutschland. Innerdeutsche Beziehungen 1972–1990. Mitteldeutscher Verlag, Halle/Saale

Arbeitskreis Geschichte der Urologie (Hrsg) (2007) Urologie in Deutschland. Bilanz und Perspektiven. 100 Jahre Deutsche Gesellschaft für Urologie. 100 Jahre Kongress der Deutschen Gesellschaft für Urologie, Heidelberg

Ash MG (200) Wissenschaft und Politik als Ressourcen für einander. In: Vom Bruch, Rüdiger (Hrsg) Wissenschaften und Wissenschaftspolitik. Bestandsaufnahmen zu Formationen, Brüchen und Kontinuitäten im Deutschland des 20. Jahrhunderts. Steiner, Stuttgart, 32–51

Ballowitz L (Hrsg) (1994) Zur Geschichte der Gesellschaft für Pädiatrie der DDR. Eine Materialsammlung. Monatsschrift Kinderheilkunde, 142, Suppl. 2. Springer, Berlin

Bauer B (2011) Kontrolle und Repression. Individuelle Erfahrungen in der DDR 1971–1989. Historische Studie und methodologischer Beitrag zur Oral History. Vandenhoeck & Ruprecht, Göttingen

Behrens I, Grimm MO, Berg W (2013) Geschichte der Jenaer Harnsteinforschung nach Gründung der Urologischen Universitätsklinik – insbesondere von 1967–1990. Marktbreit

Bellmann, J (2011) Hamburger jüdische Urologen. Der Urologe 50: 968–973

Bellmann J (2011a) »Jüdische Urologen während des Nationalsozialismus – 5 Biografien aus Leipzig«. Aktuelle Urologie 43: 301–303.

Bellmann J (2011b) Kurzbiographien der jüdischen und aus dem Judentum stammenden Urologen. In: Krischel M, Moll F, Bellmann J, Scholz A, Schultheiss D (Hrsg) Urologen im Nationalsozialismus. Zwischen Anpassung und Vertreibung. Band 2 Urologen im Nationalsozialismus. Band 2: Biographien und Materialien, herausgegeben von Matthis Krischel, Friedrich Moll, Julia Bellmann, Albrecht Scholz, und Dirk Schultheiss Hentrich & Hentrich, Berlin, S 19–90

Bellmann J (2011c) Lebenswege der jüdischen Urologen während der Zeit des Nationalsozialismus. In: Krischel M, Moll F, Bellmann J, Scholz A, Schultheiss D (Hrsg) Urologen im Nationalsozialismus. Zwischen Anpassung und Vertreibung. Hentrich & Hentrich, Berlin, S 41–48

Bellmann, J (2012a) Urologen im Nationalsozialismus: verfolgte, vertriebene und ermordete Urologen. Personenübersicht und Übersicht über die herangezogenen Quellen. Der Urologe 51: 996–1002

Bellmann, J (2012b) Urologen im Nationalsozialismus – verfolgte, vertriebene und ermordete Urologen. Richtigstellung und Entschuldigung zum Bd. 2 von »Urologen im Nationalsozialismus«. Der Urologe 51:1003–1004

Bernhard P, Nehring H (Hrsg) (2014) Den Kalten Krieg denken. Beiträge zur sozialen Ideengeschichte. Klartext, Essen

Berufsverband der Deutschen Urologen e.V. (Hrsg) (2010) 20 Jahre gemeinsamer BDU Ost-West. http://www.urologenportal.de/fileadmin/MDB/PDF/BDU-Festschrift_30. August2010.pdf (Zugegriffen: 1. Juli 2015)

Bielka H, Hohlfeld R (1998) Biomedizin. In: Kocka J, Mayntz R (Hrsg) Wissenschaft und Wiedervereinigung. Disziplinen im Umbruch. Akademie-Verlag, Berlin, S 79–142

Braun H (2007) Genese eines neuen Paradigmas in der klinischen Steinbehandlung. Entstehung und Ausbreitung der ersten Generation von Geräten zur extrakorporalen Stoßwellen-Lithotripsie (ESWL) Technikgeschichte 74: 273–290

Braun H (2012) Darstellung einer medizinischen Innovation: Einführung und Ausbreitung der ESWL in der Bundesrepublik Deutschland. In: Fangerau H, Müller I (Hrsg) Faszinosum des Verborgenen. Der Harnstein und die (Re-)Präsentation des Unsichtbaren in der Urologie. Steiner, Stuttgart, S 77–86

vom Bruch R, Gerhardt U, Pawliczek A (Hrsg) (2006) Kontinuitäten und Diskontinuitäten in der Wissenschaftsgeschichte des 20. Jahrhunderts. Steiner, Stuttgart

vom Bruch R, Gerstengarbe S, Thiel J, (2014) Die Leopoldina. Die Deutsche Akademie der Naturforscher zwischen Kaiserreich und früher DDR. Wissenschaftliche Verlagsgesellschaft, Berlin

Brunner D, Grasshof U, Kötzig A (2013)Asymetrisch verflochten? Einleitung, in: Brunner D, Grasshof U, Kötzig A (Hrsg) Asymmetrisch Verflochten, Untersuchungen zur DDR Gesellschaft. Ch Links, Berlin, S 11–17

Butter-Bieck F (2011) »Juden sind nicht erwünscht« - Vertreibung jüdischer Urologen aus Österreich. In: Krischel M, Moll FH, Bellmann J, Scholz A; Schultheiss D (Hrsg) Urologen im Nationalsozialismus. Zwischen Anpassung und Vertreibung. Hentrich & Hentrich, Berlin, S 123–137

De Chadarevian S (1997) Using Interviews to Write the History of Science. In Soderqvist, Thomas (Hrsg) The Historiography of Contemporary Science and Technology. Harwood, Amsterdam, S 51–70

DGU-Archiv (2012) Zeitzeugenbefragung Urologie nach 1945 Transskript Moritz Mebel

Dreikorn K (2007) Geschichte und Entwicklung der klinischen Nierentransplantation in Deutschland aus urologischer Sicht. In: Arbeitskreis Geschichte der Urologie (Hrsg) Urologie in Deutschland. Bilanz und Perspektiven. 100 Jahre Deutsche Gesellschaft für Urologie. 100 Jahre Kongress der Deutschen Gesellschaft für Urologie. Springer, Heidelberg, S 151–159

Eckart WU (2012) Medizin in der NS-Diktatur. Ideologie, Praxis, Folgen. Böhlau, Köln

Elkeles Tet al. (Hrsg) (1991): Prävention und Prophylaxe. Theorie und Praxis eines gesundheitspolitischen Grundmotivs in zwei deutschen Staaten 1949-1990. Ed. Sigma, Berlin

Ernst AS (1997) ›Die beste Prophylaxe ist der Sozialismus‹. Ärzte und medizinische Hochschullehrer in der SBZ/DDR 1945–1961. Waxmann, Münster

Ernst AS (1999): Hochschullehrer der Medizin in der DDR. In: Bios. Zeitschrift für Biographieforschung, oral history und Lebensverlaufsanalysen 12 (1): 50–57

Fangerau H (2011) »Urologie im Nationalsozialismus – eine medizinische Fachgesellschaft zwischen Professionalisierung und Vertreibung«. In: Krischel M, Moll F, Bellmann J, Scholz A, Schultheiss D (Hrsg): Urologen im Nationalsozialismus. Zwischen Anpassung und Vertreibung. Hentrich & Hentrich, Berlin, S 13–21

Fischer J (1995) Von Leipzig nach St. Pauli. Lebensreport eines Arztes, Taucher, Leipzig

Fleck L (1980) Entstehung und Entwicklung einer wissenschaftlichen Tatsache. Einführung in die Lehre vom Denkstil und Denkkollektiv. Suhrkamp, Frankfurt am Main (erstmals 1935 bei Benno Schwabe & Co. erschienen)

Fuchs K Raab H (1996) dtv-Wörterbuch zur Geschichte. 10. Aufl., Deutscher Taschenbuch Verlag, München

Gerber A, Berg W (2003) Emil Hienzsch (1914-1988) Gründer der ersten Urologischen Universitätsklinik der DDR in Jena. Erfurt

Gerst T (1997) Geschichte der deutschen Ärzteschaft. Organisierte Berufs- und Gesundheitspolitik im 19. und 20. Jahrhundert. Deutscher Ärzte-Verlag, Köln

Gläser J, Laudel G (2010) Experteninterviews und qualitative Inhaltsanalyse. Als Instrumente rekonstruierender Untersuchungen. VS Verlag für Sozialwissenschaften, Wiesbaden

Graßhoff H, Bethge R (2001) Geschichte der Orthopädie in der DDR 1949–1990. Der Orthopäde 30:724–731

Greiner B (2010) Kalter Krieg und »Cold War Studies«, Version: 1.0, in: Docupedia-Zeitgeschichte, 11.02.2010, http://docupedia.de/zg/Cold_War_Studies (Zugegriffen: 1. Juli 2015)

Grüttner M et al. (Hrsg) (2010): Gebrochene Wissenschaftskulturen. Universität und Politik im 20. Jahrhundert. Vandenhoeck Ruprecht, Göttingen

Hackenberg O; Steffens J; Weidner W; Wirth M (2011) Geleitwort. In: Krischel M, Moll FH, Bellmann J, Scholz A, Schultheiss D (Hrsg) Urologen im Nationalsozialismus. Bd, 1. Hentrich & Hentrich, Berlin, S 7

Halling T (2011) Urologie in Ost und West nach 1945. Kontinuitäten und Brüche. In: Krischel M, Moll FH, Bellmann J, Scholz A, Schultheiss D (Hrsg) Urologen im Nationalsozialismus. Zwischen Anpassung und Vertreibung. Hentrich & Hentrich, Berlin, S 227–247

Halling T, Moll F (Hrsg) (2014): Urologie im Rheinland. Ort und Raum in der Medizingeschichte. Springer, Berlin

Halling T, Moll F (2014) Jüdische Urologen im Rheinland in der Zeit des Nationalsozialismus - Verfolgung, Vertreibung, Ermordung. In: Halling T, Moll FH. (Hrsg) Urologie im Rheinland. Ort und Raum in der Medizingeschichte. Springer, Berlin, S 97–123

Hänel D, Unterkircher A (2010) Die Verräumlichung des Medikalen: Zur Einführung in den Band. In Eschenbruch N, Hänel D, Unterkircher A (Hrsg) Medikale Räume: Zur Interdependenz von Raum, Körper, Krankheit und Gesundheit. Transcript, Bielefeld, S 7–20

Hecht A (1997) Verzwergt und verhunzt, nicht weiter verwendbar. Politisches und menschlich-soziales Umfeld der Hochschulerneuerung im Beitrittsgebiet. Leipzig

Hessler M (Hrsg) (2006) Konstruierte Sichtbarkeiten. Wissenschafts- und Technikbilder seit der Frühen Neuzeit. Wilhelm Fink, München

Hewelt T (2010) Die Geschichte der Gesellschaft für Rheumatologie der DDR 1945/49–1990. Zeitschrift für Rheumatologie 69: 919–921

Hodgson D, Thompson P (2011) Recording history - The living witness programme. In: Schultheiss D (Hrsg) De Historia urologiae europaeae, 15–26

Hofer HG, Sauerteig L (2007) Perspektiven einer Kulturgeschichte der Medizin. Medizinhistorisches Journal 42: 105–141

Hubensdorf M (2011) Urologie und Nationalsozialismus in Österreich. In: Krischel M (2011) Karrieren führender Urologen im Nationalsozialismus. In: Krischel M, Moll FH, Bellmann J, Scholz A, Schultheiss D (Hrsg): Urologen im Nationalsozialismus. Zwischen Anpassung und Vertreibung. Hentrich & Hentrich, Berlin., S 139–172

Jessen R (1999) Akademische Elite und kommunistische Diktatur. Die ostdeutsche Hochschullehrerschaft in der Ulbricht-Ära. Vandenhoeck & Ruprecht, Göttingen

Jordanova L (1995) The Social Construction of Medical Knowledge. Social History of Medicine 8: 361–381

Jütte R, Eckart WU, Schmuhl HW (Hrsg) (2012) Medizin und Nationalsozialismus. Bilanz und Perspektiven der Forschung. Vandenhoeck & Ruprecht, Göttingen

Jureit U (2006) Generationenforschung. UTB, Göttingen

Keine S (Hrsg) (2009) Getrennte Wege – ungeteilte Chirurgie. Beiträge zur Chirurgie in der DDR, Edition sapientia. pro literatur, Augsburg

Klee E (2011) Das Personenlexikon zum Dritten Reich. Wer war was vor und nach 1945. 3. Aufl. Fischer: Frankfurt am Main

Kleßmann C (1993) Verflechtung und Abgrenzung. Aspekte der geteilten und zusammengehörigen deutschen Nachkriegsgeschichte. In: Aus Politik und Zeitgeschichte 43, H. 29–30: 30–41

Kleßmann C (2005) Konturen einer integrierten Nachkriegsgeschichte. In: Aus Politik und Zeitgeschichte 55,18/19: 3–11

Krais B, Gebauer G (2014) Habitus. 6. Aufl. Transcript, Bielefeld

Krischel M (2011) Karrieren führender Urologen im Nationalsozialismus. In: Krischel, Matthis; Moll, Friedrich H.; Bellmann J, Scholz A, Schultheiss D (Hrsg): Urologen im Nationalsozialismus. Zwischen Anpassung und Vertreibung. Hentrich & Hentrich, Berlin, S 105–122

Krischel M (2014) Urologie und Nationalsozialismus. Eine Studie zu Medizin und Politik als Ressourcen füreinander. Steiner, Stuttgart

Krischel M, Moll F (2011) Forschung zur und Praxis der Sterilisation und Kastration von Männern im Nationalsozialismus. In: Krischel M, Moll F, Bellmann J, Scholz A, Schultheiss D (Hrsg) Urologen im Nationalsozialismus. Zwischen Anpassung und Vertreibung. Hentrich & Hentrich, Berlin, 203–218

Krischel M, Moll F; Bellmann J, Scholz A, Schultheiss D (Hrsg) (2011) Urologen im Nationalsozialismus. 2 Bde. Hentrich & Hentrich, Berlin

Kuhn T (1962) The Structure of Scientific Revolutions, 1. Aufl. University of Chicago Press, Chicago

Kumbier E (2009) Die Entstehung der Fachgesellschaften für Psychiatrie und Neurologie in der DDR. In: Holdorff B, Kumbier E (Hrsg) Schriftenreihe der Deutschen Gesellschaft für Geschichte der Nervenheilkunde, S 402–422, Würzburg

Liebau E, Huber L (1985) Die Kulturen der Fächer. Neue Sammlung. Vierteljahres-Zeitschrift für Erziehung und Gesellschaft 25: 314–339

van der Locht V (2010) Zwangssterilisation und Euthanasie in Essen, in: Essener Beiträge. Beiträge zur Geschichte von Stadt und Stift Essen, 123. Band, Klartext, Essen, S 153–253 (online: http://www.euthanasiegeschaedigte-zwangssterilisierte.de/essener-beitraege-123--van-der-locht.pdf, Zugegriffen: 1. Juli 2015)

Lorke C (2011) Von Senkrechtstartern, Missmutigen und »Republikflüchtigen«. Zu Anpassungsstrategien von Hochschullehrern in der DDR. In: Jahrbuch für Universitätsgeschichte 14 S 205–219

Martin M, Fangerau H (2011) »Einblicke nehmen – die Sichtbarmachung des Unsichtbaren in der Urologie. Zur Geschichte der Technik und Evidenz in der urologischen Endoskopie«. Der Urologe 50: 1311–1318

Martin M, Fangerau H (2012) »Durchsichtbarkeitsregime: Zur Semiotik radiographischer Bilder in der urologischen Diagnostik«. Der Urologe 51:1450–1458

Mebel M, May G, Althaus P (2003) Der komplette Nierenersatz!? Aufbau und Entwicklung der Nierentransplantation in der DDR. Pabst, Lengerich

van Melis D, Bispinck, H (Hrsg) (2006) »Republikflucht«: Flucht und Abwanderung aus der SBZ/DDR 1945–1961. Oldenbourg, München

Mengele F (2014) Diskussion der männlichen Sterilisation in deutschsprachigen urologischen und chirurgischen Fachzeitschriften der Jahre 1931–1947. Univ Diss Med Fak, Ulm

Moll F (2011) Zerrissene Leben. Das Schicksal jüdischer Urologen zwischen »Ausschaltung«, Emigration und Wiedergutmachung. In: Krischel M, Moll F, Bellmann J, Scholz A, Schultheiss D (Hrsg): Urologen im Nationalsozialismus. Zwischen Anpassung und Vertreibung. Hentrich & Hentrich, Berlin, S 49–104

Moll F (2014) Der urologische Operationssaal. Etablierung von Fachspezifischen Funktionsräumen im Krankenhaus in: Görgen A, Halling T (Hrsg) Verortungen des Krankenhauses, Kulturanamnesen, Steiner, Stuttgart, S 209–229

Moll F, Rathert P (2004) Entwicklung der bildgebenden Diagnostik in der Urologie. In: Konert J, Dietrich HG (Hrsg) Illustrierte Geschichte der Urologie. Springer, Berlin, S 195–212

Moll F, Engel R (2011) Zur Emigration von Urologen während der Zeit des Nationalsozialismus. In: Krischel M, Moll F, Bellmann J, Scholz A Schultheiss D (Hrsg) Urologen im Nationalsozialismus. Hentrich & Hentrich, Berlin, S 219–226

Moll F, Rathert P, Fangerau H (2009) Urologie und Nationalsozialismus am Beispiel von Leopold Casper (1859–1959). Der Urologe 48: 1094–1102

Moll F, Krischel M, Halling T, Fangerau H (2012) Oral history for urology and the urologist: A new field of research easily accessible. European Urology Supplements 11, E833-U761

Moll F, Halling T, Fangerau H (2013) »Urologen tagen in Berlin«. Martin Stolze (1900–1989) und der Urologenkongress 1959 in Ost- und Westberlin. Der Urologe 52:1314–1327

Moser G (2002) »Im Interesse der Volksgesundheit ...« Sozialhygiene und öffentliches Gesundheitswesen in der Weimarer Republik und der frühen SBZ, DDR, ein Beitrag zur Sozialgeschichte des deutschen Gesundheitswesens im 20. Jahrhundert. VAS, Frankfurt

Müller I, Fangerau H (2012) »Die Repräsentation des Unsichtbaren: Darstellung als Problem und Promotor in der Entstehung von Wissen«. In: Fangerau H, Müller I (Hrsg) »Faszinosum des Verborgenen. Der Harnstein und die (Re-)Präsentation des Unsichtbaren in der Urologie«, Steiner, Stuttgart, S 11–29

Müller KD (1997) Die Ärzteschaft im staatlichen Gesundheitswesen der SBZ und der DDR 1945-1989. In: Jütte R (Hrsg) Geschichte der deutschen Ärzteschaft. Organisierte Berufs- und Gesundheitspolitik im 19. und 20. Jahrhundert. Deutscher Ärzte-Verlag, Köln, S 243–273

Niederhut J (2005) Die Reisekader. Auswahl und Disziplinierung einer privilegierten Minderheit in der DDR. Evangelische Verlagsanstalt, Leipzig

Niederhut J (2006) Unpolitische Beziehungen. Der Wissenschaftsaustausch der USA mit der DDR. In: Balbier UA (Hrsg) Umworbener Klassenfeind. Das Verhältnis der DDR zu den USA, S 123–142. Ch. Links, Berlin

Niederhut J (2007) Wissenschaftsaustausch im Kalten Krieg. Die ostdeutschen Naturwissenschaftler und der Westen. (Kölner historische Abhandlungen, Bd. 45) Böhlau, Köln

Parnes O, Vedder U, Willer S (2008) Das Konzept der Generation. Eine Wissenschafts- und Kulturgeschichte. Suhrkamp: Frankfurt am Main

Pasternac P (2015) Akademische Medizin in der DDR. 25 Jahre Aufarbeitung 1990–2014. Akademische Verlagsanstalt, Leipzig

Rau S (2013) Räume: Konzepte, Wahrnehmungen, Nutzungen. Campus, Frankfurt am Main

Reverby SM, Rosner D (2004) »Beyond the Great Doctors« Revisited. A Generation of the »New« Social History of Medicine. In: Huisman F, Warner JH (Hrsg) Locating Medical History. The Stories and Their Meaning. Baltimore und London, S 167–193

Roelcke V (2010) Auf der Suche nach der Politik in der Wissensproduktion: Plädoyer für eine historisch-politische Epistemologie. Berichte zur Wissenschaftsgeschichte 33: 176–192

Schalkhäuser K, Sökeland J (2007) Berufsverband der deutschen Urologen e. V. - 50 Jahre. In: Arbeitskreis Geschichte der Urologie (Hrsg) Urologie in Deutschland. Bilanz und Perspektiven. 100 Jahre Deutsche Gesellschaft für Urologie. 100 Jahre Kongress der Deutschen Gesellschaft für Urologie. Heidelberg, S 303–311

Schlich T (2007) Zeitgeschichte der Medizin: Herangehensweisen und Probleme. Medizinhistorisches Journal 42: 269–298

Schütt HD, Mebel M (1999) Rot und Weiß. Gespräche mit Moritz Mebel. Dietz, Berlin

Seige K (1994) Innere Medizin zur DDR-Zeit. In: Classen, Meinhard (Hrsg) Internisten und Innere Medizin im 20. Jahrhundert. Festschrift aus Anlass des 100jährigen Bestehens der Gesellschaft für Innere Medizin. Urban & Schwarzenberg, München, S 484–505

Stolze M (1925) Über Blasenhernien. Medizinische Dissertation, Universität Halle

Stolzenburg J (2006) Prof. Ferdinand Dieterich verstorben. Der Urologe 45: 1202–1203

Völter D (1989) 30 Jahre Südwestdeutsche Gesellschaft für Urologie 1959–1989. Demeter, Gräfelfing, S 36

Wahl M (2014) DDR-Ärzte. Fluchtwillige im Visier des MfS. Deutsches Ärzteblatt 111, A:1894–1898

Weidner T (2012) Die unpolitische Profession. Deutsche Mediziner im langen 19. Jahrhundert. Campus, Frankfurt am Main

Weidner W (2012) Eröffnungsrede zum 62. Kongress 2010, Rathert et al., Mit Herz und Verstand. In: Rathert P, Brandt AS, Moll FH (Hrsg) (2013) Urologie mit Herz und Verstand: Kongresse – Präsidenten – Eröffnungsreden; Deutsche Gesellschaft für Urologie; 1907–2012. Springer, Berlin, Heidelberg, S 305

Weinberg R (2007) A life on the left. Moritz Mebel's journey through the twentieth century. Pittsburgh

Weisbrod B. (Hrsg) (2002) Akademische Vergangenheitspolitik. Beiträge zur Wissenschaftskultur der Nachkriegszeit. Wallstein-Verlag, Göttingen

Wengst U, Wentker H. (2008) Das doppelte Deutschland. 40 Jahre Systemkonkurrenz. Links, Berlin

Wenske S (2009) Die Herausbildung urologischer Krankenabteilungen in Berlin. Ein Beitrag zur Berliner Medizingeschichte. Logos, Berlin

Zacher W, Stolze KJ (2014) Die Klinik »Heilanstalt Weidenplan« in Halle (Saale), eine Pionierstätte der Deutschen Urologie. Der Urologe 53:1066–1072

Zeiler A et al. (2008): Zur Geschichte der Gesellschaft für Medizinische Radiologie der DDR. Hoenemann, Berlin, Dresden

Entwicklungslinien in Medizin, Gesundheitswesen und Gesellschaft

Medizinische Spezialisierung: Wege der Urologie in beiden deutschen Staaten und die Gründung der Deutschen Gesellschaft für Urologie der DDR

Heiner Fangerau, Christiane Imhof

T. Halling, F. Moll, H. Fangerau (Hrsg.), *Urologie 1945–1990*,
DOI 10.1007/978-3-662-48178-3_2,

2.1 Einleitung

Die Urologie war immer sehr stolz auf ihren Status als eine spezielle Disziplin bzw. Einzelwissenschaft der Medizin. Beschränkte sich dieser Status in einer vielleicht etwas zu einfachen, am Gegenstand des Harntraktes orientierten Retrospektive lange Zeit auf die Rolle und Funktion der hoch spezialisierten Steinschneider,[1] so begann die Urologie sich spätestens im 19. Jahrhundert als eigenständiges medizinisches Fach anzusehen. Ihre Fachidentität speiste sich aus einer Organbezogenheit auf den Urogenitaltrakt, einer ihr eigenen Gruppe von abgrenzbaren Erkrankungen, einer eigenen diagnostischen sowie therapeutischen Technik mit für die Disziplin spezifischen Instrumenten und einer eigenen Geschichte.[2] Diese Differenzierung der Urologie fand um 1900 institutionell ihren Niederschlag, als Urologen in Frankreich, den USA und Deutschland Fachgesellschaften als Orte des Austausches sowie der Interessenvertretung gründeten und begannen, spezifische Fachzeitschriften herauszugeben (Konert 2004, 2007, 2007a). Hatte die Pariser Fakultät noch in den 1870ern die Einrichtung eines Lehrstuhls für Urologie mit der Begründung abgelehnt, dass diese Spezialität nicht ausreichend wissenschaftlich fortgeschritten sei (Weisz 2003, S. 560), so folgte in den Jahren nach 1890 in Frankreich und Österreich neben der praktischen auch die akademische Anerkennung der Urologie durch die Besetzung von universitären Lehrstühlen. In Deutschland wurde nach Extraordinariaten, die bereits seit 1900 vereinzelt für Urologie vergeben worden waren, erst 1937 ein Ordinariat für Urologie in Berlin für Otto Ringleb geschaffen (Krischel et al. 2010). Die erste Universitätsklinik wurde 1953 im Saarland (damals noch als »autonomes Gebiet«, de facto ein französisches Protektorat) gegründet. In der DDR gab es in Halle ab 1958 mit Martin Stolze ein Ordinariat (Moll 2007, S. 54). Die innerärztliche praktische Anerkennung der Urologie als Spezialfach war hier allerdings mit der Zuerkennung eines Facharztstatus (als eine der ersten Disziplinen der Medizin) in der sog. »Bremer Richtlinie« von 1924 bereits erfolgt.[3]

Die Geschichte der Spezialisierung der Urologie war und ist mit dieser kurzen Erzählung aber nicht abgeschlossen. Vielmehr wird beinahe automatisch eine Fortführung dieser Geschichte erwartet, die von einer weiteren Ausweitung der Urologie, einer weiteren Verselbstständigung und der Zunahme von Fachabteilungen, Lehrstühlen, Publikationen und Fachärzten berichtet, und die auch so geschrieben werden kann. Beinahe unaufhaltsam scheint sich das, was als Spezialisierung in der Medizin bezeichnet wird, im 20. Jahrhundert fortgeschrieben zu haben. Der Begriff der Spezialisierung hat sich, so scheint es, verselbstständigt.

Das Phänomen der medizinischen Spezialisierung wird weit über die Urologie hinaus grundsätzlich seit längerem international diskutiert, wobei einige Autoren immer auch auf historische Referenzpunkte rekurrierten, um einen quasi zwangsläufigen, naturgesetzlichen, deterministischen Charakter der Spezialisierung zu postulieren: »Specialism is a historically inevitable process« (Luce u. Byyny 1979, S. 377). Zumindest retrospektiv lassen sich Phasen der Spezialisierung rekonstruieren (s. z.B. Guntau u. Laitko 1987). Hier ist es auch absolut einleuchtend, wenn die Differenzierung von Fächern in der Medizin und den Wissenschaften als Zeichen für die Spezialisierung einer Disziplin herangezogen wird. Gleichzeitig ist aber im Blick zu behalten, dass das Konzept der Spezialisierung zunächst dazu diente, ein Interpretationsmuster für die Beobachtung von beschleunigten Prozessen der Gründung von medizinischen und wissenschaftlichen Gesellschaften und/oder Zeitschriften zu bieten. Es handelt sich also bei der »Spezialisierung« nicht um eine deterministisch wirkende, mystische Kraft, die die institutionelle Entwicklung der Medizin und der Wissenschaften im 19. und 20. Jahrhundert bestimmt, sondern um den Versuch einer Beschreibung der aus unterschiedlichen Interessen heraus erfolgten Ausdifferenzierung von Arbeitsfeldern. Diese Ausdifferenzierung von Arbeitsfeldern und die dabei verfolgten Interessenlagen wiederum wirken zurück auf die beteiligten Akteure und prägen ihr Selbstverständnis. Das, was als Spezialisierung begriffen wird, wirkt dabei trotz aller Möglichkeiten, Stadien zu differenzieren, weniger gerichtet als ergebnisoffen, spezifisch und historisch kontingent.

Für die Urologie in Deutschland ist zwar insgesamt für das 20. Jahrhundert ein weiteres Fortschreiten der im 19. Jahrhundert begonnenen Spezialisierung zu konstatieren. Diese nahm allerdings nach dem Zweiten Weltkrieg in der BRD und der SBZ/DDR eine leicht unterschiedliche Entwicklung. Vor dem Hintergrund einer vordergründigen Verflechtung bis in die 1960er-Jahre erscheint hier ein deutsch-deutscher Vergleich geeignet zu sein, den Prozess der Spezialisierung und ihrer zeitgenössischen Bewertung sowie die Triebfedern der Spezialisierung einer medizinischen Disziplin etwas weiter zu differenzieren. Dieser Ver-

1 s. u.a. folgende Übersichten: Kraus u. Winckelmann (2012); Hauri (2013); Moran (2014)

2 Siehe hierzu nahezu paradigmatisch die Eröffnungsansprache des ersten Präsidenten der Deutschen Gesellschaft für Urologie, Anton Ritter von Frisch (1849–1917), der in seiner Präsidentenrede auf dem ersten Kongress der im Vorjahr gegründeten alten Deutschen Gesellschaft für Urologie (DGfU) in einem weiten historischen Überblick genau diese Aspekte – allerdings historisch hergeleitet – hervorhebt (Frisch 1907).

3 s. Leitsätze zur Facharztfrage (1924), Sewering (1987), Hoppe (1997). In Eulners wegweisender Arbeit kommt die Urologie nicht vor, s. Eulner (1970). Wir benutzen in diesem Beitrag die im politischen Diskurs immer wieder debattierten Akronyme BRD, SBZ und DDR für die Bundesrepublik Deutschland (ab 1949), die Sowjetische Besatzungszone (bis 1949) und die Deutsche Demokratische Republik (ab 1949).

gleich bietet sich umso mehr an, da unterschiedliche Akzente der Spezialisierung vor dem Hintergrund sich auf der Basis gleicher Pfadabhängigkeiten divergent entwickelnder Gesellschaften untersucht werden können. Ein exzellentes Beispiel für einen solchen Vergleich hat vor bereits 20 Jahren Marian Döhler (1993) geleistet, der die Spezialisierungsmuster in der Medizin in Großbritannien, den USA und Deutschland (hier vornehmlich die BRD) verglichen hat.

In diesem Beitrag möchten wir nach einer kurzen historisch-theoretischen Problematisierung der Spezialisierung als Beschreibungskategorie in der Geschichte der Medizin die Frage der Rückwirkung der Spezialisierung auf die beteiligten Akteure untersuchen und ihren Einfluss auf die berufliche Selbstwahrnehmung von Ärzten diskutieren. Zuletzt werden wir mit einem Fokus auf die fachgesellschaftliche Entwicklung der Urologie in der DDR als eines (von mehreren) Merkmalen der Spezialisierung darlegen, wie im deutsch-deutschen Vergleich verschiedene Wege der Fachdifferenzierung vor dem Hintergrund unterschiedlicher politischer Vorgaben erfolgten, und so den vielfältig beschriebenen Facetten des Spezialisierungskonzeptes eine deutsch-deutsche Nuance hinzufügen (Gelfand 1976; Guntau u. Laitko 1987; Döhler 1993; Leeming 2001; Stichweh 2013).

2.2 Spezialisierung, Professionalisierung und Fachkulturen

2.2.1 Spezialisierung

Die Frage der Spezialisierung ist nicht auf die Urologie beschränkt, auch wenn die Urologie 1924 zu den ersten Fächern gehörte, die in Deutschland zumindest eine formelle Anerkennung im Sinne einer Facharztbezeichnung erhielten. Die »Specialistenfrage«, »wer sich künftighin als Specialist bezeichnen« dürfe und wer nicht (Wernich 1889, S. 333f.), wurde mit ihren positiven oder negativen Effekten für die Ärzteschaft und die Patienten zu diesem Zeitpunkt schon lange auch außerhalb der Medizin thematisiert. Insbesondere wurden ganzheitliche, generalistische Konzepte der medizinischen Ausbildung und Praxis reduktionistischen und spezialistischen Konzeptionen gegenübergestellt. Letztere hatten insbesondere im Zuge der naturwissenschaftlichen Neuorientierung der Medizin einen Aufschwung erfahren. Als Triebfedern für diesen Trend wurden ein zunehmender Wissenszuwachs, der von Generalisten nicht mehr bewältigt werden könne, die Notwendigkeit besonderer Kenntnisse und (technischer) Fertigkeiten im Interesse der Patienten und die grundsätzlich zunehmende Arbeitsteilung in der Gesellschaft angeführt (Gelfand 1976; Weisz 2003, 2006).

Der Vorteil und das ärztliche Interesse an einer Spezialisierung, dass diese im Werben um Patienten einen Marktvorteil biete, wurden kritisch diskutiert. Ganzheitliches Denken und die Sorge um die Einheit der medizinischen Wissenschaft und der Ärzteschaft wurden ihnen gegenübergestellt. Carl Wunderlich hielt etwa 1841 fest: »Sie [eine Specialité] bringt Geld und Ehre. Eine Specialité zu erdenken, ist die Hauptsorge des jungen Pariser Arztes«, um weiter fortzufahren, dass sowohl die Überschätzung des Wertes der Spezialisierung als auch ihre Geringschätzung falsch seien, denn ebenso wie die Spezialisierung »schöne Entdeckungen« und »manuelle(n) Vervollkommnungen« mit sich bringen könne, so führe »partielle Cultur nur auf Einseitigkeit« und fördere eher die Kunst als die wissenschaftlich betriebene Medizin (Wunderlich 1841, S. 17ff.).[4] Auch wurde im Entstehen von Spezialisten eine Konkurrenz für Allgemeinmediziner gesehen, mit der aber – so zumindest der Amerikaner Henry Noyes (1832–1900) – im Wissen um jeweilige Fertigkeiten und unter Wahrung ärztlicher Kollegialität umgegangen werden könne (Noyes 1865). Diese entspannte amerikanische Haltung wurde in Deutschland aber nur bedingt geteilt. Hier wollte man dem um sich greifenden »Amerikanismus«, der ökonomische Interessen über »ideale(n) Bestrebungen« stelle und der vor allem unter Spezialisten zu finden sei, Regulierungen, z.B. auf Ebene der medizinischen Fakultäten gegenüberstellen (Wernich 1889, S. 333f.).

Die hier aufscheinenden Debatten um Ganzheitlichkeit oder Spezialistentum erwiesen sich im 20. Jahrhundert als nahezu zeitlos. Friedrich Voelcker (1872–1955) z.B., Ordinarius für Chirurgie in Halle, der sich Zeit seines Lebens wissenschaftlich fast ausschließlich mit der »Chirurgie der Harnwege« beschäftigte, kritisierte in seiner Präsidentenrede zum Kongress der Chirurgen 1932 die sog. »Bindestrich-Chirurgen«, die die Einheit des Faches gefährdeten auf das Schärfste (Voelcker 1958 [1932]). Auch in den 1980er-Jahren lebte diese Spannung fort und fand sowohl in West- als auch in Ostdeutschland einen Niederschlag. In seiner Eröffnungsadresse zur 111. Versammlung der Gesellschaft Deutscher Naturforscher und Ärzte 1980 in Hamburg bezeichnete beispielsweise der Zoologe Otto Kraus die Spannung zwischen Generalisten und Experten als »zu den dringenden Problemen unserer heutigen Zeit« gehörend. Er berief sich dabei auf ein Wort Richard Hertwigs (1850–1937), der schon 1901 dem »öde(n) Spezialistentum« eine »Rückführung auf das Allgemeine« gegenübergestellt hatte (Kraus 1981, S. 10).[5] In der DDR wiederum plädierte Günter Ehmann (1930–1992), Direktor für

4 Auch Ackerknecht bezieht sich auf diese Quelle (Ackerknecht 1967, S. 163).

5 s. auch Schipperges (1972, S. 30f.). Zu den Spannungen vgl. Riedl (1982); Weisz (2006, S. 105–26).

Weiterbildung an der Akademie für Ärztliche Fortbildung der DDR, ein Jahr später für die »Erhaltung einer allgemeinen ärztlichen Einsatzfähigkeit« sowie für die Integration von Spezialwissen in allgemeines ärztliches Wissen in der Weiterbildung und warnte vor einer »Zersplitterung der medizinischen Betreuung« durch zu starke Fragmentierung und Subspezialisierung der Medizin. Die in der DDR bestehenden elf Subdisziplinen (zu denen nicht die Urologie gezählt wurde) entsprächen dem Bedarf (Ehmann 1981, S. 193).

Toby Gelfand hat versucht, die wesentlichsten Charakteristika dessen, was in diesen Debatten seit dem späteren 18. Jahrhundert als Spezialisierung begriffen wird, zusammenzufassen (Gelfand 1976, S. 518ff.). In seinen Grundannahmen geht er zunächst *zum Ersten* davon aus, dass alle Spezialisten in einem bestimmten Tätigkeitsbereich über eine gemeinsame Wissensbasis verfügen, die alle von ihnen erworben haben müssen, bevor sie sich spezialisieren. *Zum Zweiten* wurde im Zuge der Spezialisierung die durch Tätigkeitsbereiche konstituierte hierarchische Ordnung innerhalb der Medizin, die sich beispielsweise in der Unterordnung der Bader, Steinschneider und Chirurgen unter die Ärzte spiegelte, abgelöst durch eine horizontale Aufteilung von Tätigkeits- und Wissensgebieten auf mehr oder weniger gleicher hierarchischer Ordnungsstufe. *Zum Dritten* sieht er als Charakteristikum von Spezialisierungsprozessen, dass neue Spezialgebiete die Möglichkeit der weiteren Verzweigung in Subspezialitäten mit sich bringen. *Zum Vierten* insinuierten Spezialisierungsprozesse eine freie Wahl, ein eigenes Expertentum weiterzuentwickeln bzw. sich auf einen Tätigkeits- und Wissensbereich zu konzentrieren. Neigung und weniger Statusfragen beeinflussten die Entscheidung für ein bestimmtes Spezialgebiet.[6] Zusätzlich bringe heute die fachliche Spezialisierung einen höheren Status mit sich und böte damit einen Anreiz, ihr nachzugehen. Das scheint im 19. Jahrhundert eher umgekehrt gewesen zu sein, wenn Carl Wunderlich etwa davon sprach, dass es dem Untüchtigen möglich sei, in einer Spezialisierung seine Schwächen durch Fokussierung zu kaschieren (Wunderlich 1841, S. 18f.). Zuletzt und *zum Fünften* sei der Spezialist im heutigen Spezialisierungsverständnis nicht auf sein Expertenfeld beschränkt. Vielmehr stehe es ihm frei, unter Rückgriff auf die unter Punkt 1 genannte allgemeine Wissensbasis auch andere Tätigkeiten auszuüben oder andere Kenntnisbereiche weiter zu vertiefen als die, die er als Spezialist zu vertreten habe.[7]

Gelfand steht mit seiner Analyse in der Tradition Helmuth Plessners (1892–1985), der schon 1924, also in dem Jahr, als die »Facharztfrage« in der Medizin auf der Agenda des Deutschen Ärztetags in Bremen stand, luzide zur »Wissenschaftsform der modernen Gesellschaft« festhielt: »Aus der wachsenden Konkurrenz in jedem Fachberuf drängt infolgedessen der einzelne nach neuen Gebieten und schafft damit neue Spezialitäten. Immer engere Stoffgruppen, immer andere Verbindungsformen von Stoffen werden als autonom proklamiert und zu Spezialfächern, das heißt zu Erwerbsmöglichkeiten, gemacht« (Plessner 1985 [1924], S. 13). In der Vertiefung bestehe die einzige Möglichkeit, »aus der Konkurrenz in der Breite herauszukommen und der zunehmenden Spezialisierung gewachsen zu sein« (Plessner 1985 [1924], S. 17).

2.2.2 Professionalisierung

Als äußerlich sichtbare Merkmale der Spezialisierung werden zur Rekonstruktion ihres Prozesses gerne Charakteristika wie die Vertretung eines Faches an Universitäten (bei der Medizin auch in Fachabteilungen von Krankenhäusern), die Gründung von Vereinen sowie das Erscheinen von Lehrbüchern und Zeitschriften herangezogen.[8] Eine Nähe weist das Spezialisierungskonzept dabei zum soziologischen Modell der Professionalisierung auf, für das es vielleicht weniger eine Grundlage darstellt, als dass es vielmehr mit ihm verwoben erscheint. Manche Autoren sehen die Spezialisierung als Teilkomplex bzw. als Stufe im Modell der Professionalisierung. Während das Konzept der Professionalisierung innerhalb der Soziologie zwar unterschiedlich diskutiert und betrachtet wird (Leeming 2001; Mieg 2005), herrscht jedoch Einigkeit darüber, dass dieses im 20. Jahrhundert entwickelte soziologische Konzept dazu dient, den Übergang einer Aktivität in eine bezahlte Tätigkeit zu beschreiben, die wiederum bestimmten Standards folgt.[9] Im engeren Sinne beschreibt dieses Konzept die Entwicklung einer durch ein mehr oder weniger einheitliches Aufgabengebiet gekennzeichneten Berufsgruppe zu einer »Profession«, die über ein gewisses Maß an Autonomie und Selbstverwaltung in der Definition und Kontrolle der ihre Arbeit betreffenden Qualitätsstandards verfügt.

Professionalisierungstheorien[10] fragen danach, warum bestimmte Expertengruppen ein vergleichsweise hohes

6 Neigung kann dabei natürlich auch durch finanzielle Interessen begleitet sein.

7 Dies wird aber in unterschiedlichen Ländern auf verschiedene Weisen inzwischen reglementiert. In Deutschland beispielsweise regelt die Facharztordnung, dass nur benachbarte Gebiete kombiniert werden dürfen.

8 s. z.B. die oben zitierten Arbeiten zur Spezialisierung der Urologie; für das frühe 20. Jahrhundert und die Urologie s. Casper (1913).

9 Für das Folgende s. Fangerau (2009) in englischer Sprache. Die Beschreibung im Folgenden folgt vor allem Mieg (2005) und in Teilen MacDonald (1995) und Mieg (2003).

10 beginnend mit Carr-Saunders u. Wilson (1933/1964).

Maß an Freiheit in der »Kontrolle über Arbeitsbedingungen« (Mieg 2005, S. 343) erreicht haben. Zu den Hauptcharakteristika zählen dabei

- die Definitionshoheit einer Berufsgruppe über ihre Ausbildungsinhalte,
- ein relativ geschlossener Markt und die Macht, den Zugang zu diesem Markt zu kontrollieren, und
- die Autorität, berufliche Tätigkeiten und Leistung zu definieren, zu organisieren und in ihrer Qualität zu bewerten.

Entscheidend ist dabei, dass eine jeweilige soziale Gemeinschaft die sich hier zeigende Trennung zwischen Leistungsbewertung und Bezahlung der Leistung akzeptiert. Gleichzeitig muss sie politisch zulassen oder verordnen, dass die Qualitätseinschätzung einer bestimmten Arbeit zur internen Angelegenheit einer Expertengruppe wird.

Folgt man der trefflichen Zusammenfassung der Professionalisierungskonzeptionen von Mieg (2005, S. 342f.), so ist ihm zuzustimmen, dass aus historischer Perspektive und im Vergleich mit allen lokalen und regionalen Nuancen (Leeming 2001) zwei Wege der Professionalisierung unterschieden werden können: Während sich in den USA und England nach den vorherrschenden Analysen Professionen wie die Ärzteschaft »von innen« heraus entwickelt haben (so war hier z.B. die Ärzteschaft selbst Träger und Promotor von Professionalisierungsprozessen), scheinen in Deutschland und Frankreich in stärkerem Maße auch äußere Einflüsse im Sinne von staatlichen Interventionen eine Rolle bei den jeweiligen Professionalisierungsprozessen gespielt zu haben. Da die Professionalisierung einer Berufsgruppe jedoch als kontingenter und umkehrbarer Prozess verstanden werden muss und gleichzeitig eine nach Professionalisierung strebende Gruppe wieder auf z.B. Regierende einwirkt, ist eine solche Unterscheidung zumindest für Teilbereiche schwer grundsätzlich zu konstatieren. In jedem Fall konstituieren z.B. ökonomische Interessen, Macht- und Statusfragen oder berufsbezogene Spezifitäten jeweils eigene Entwicklungsstränge für unterschiedliche Berufsgruppen in unterschiedlichen Ländern und Systemen (s. z.B. Newman 1957; McClelland 1980; Siegrist 1988; Loetz 1994; Bonner 2000; Weisz 2006). Für Ärzte in Deutschland – und mit ihnen auch die Urologen – scheinen individuelle ökonomische und gruppenspezifische Interessen in ihren Professionalisierungs- und Spezialisierungsbestrebungen ebenso eine Rolle gespielt zu haben wie staatliche Interessen und deren Implementierung über Politik.

2.2.3 Fachkulturen

Auf der Subjektebene der Ärzte scheint der Prozess der Professionalisierung und mit ihm der Prozess der Spezialisierung die Entwicklung auch einer Berufsidentität mit sich gebracht zu haben, die sich wiederum durch die Idee des Habitus weiter erklären lässt (Fangerau 2007). Das Selbstverständnis und Selbstbewusstsein als Experten findet sich institutionalisiert beispielsweise in berufsethischen und berufspolitischen Standards und Stellungnahmen, die sowohl der Profilierung nach außen als auch der Selbstidentifizierung nach innen dienen. Die Etablierung eines Spezialfaches geht mit der Ausbildung einer sog. Fachkultur einher (Windolf 1992), in die neben den spezifischen Wissensbeständen und Methoden auch das in der Praxis angeeignete kollektive Erfahrungswissen einfließt.

Die Wahrnehmungs-, Denk- und Handlungsmuster, die dieser Fachkultur wiederum zugrunde liegen, haben sich den Akteuren – zum Teil unbewusst – durch das Hineinwachsen in ihre spezialisierten Praktiken eingeprägt, wie sich in Anlehnung an das Habituskonzept Bourdieus nachvollziehen lässt (Bourdieu u. Wacquant 1996, S. 154ff).[11] Durch Ausbildung und Beobachtung entstehen relativ stabile, dauerhafte Haltungen, welche die Akteure in Form bestimmter Tätigkeiten und Gewohnheiten ausdrücken. Soziale Akteure eines bestimmten Praxisfeldes *verkörpern* damit gleichsam die Bedingungen des sie umgebenden Feldes. Dieses lässt sich als das jeweilige institutionelle Umfeld begreifen, also in Bezug auf die Urologie als das universitäre und professionsspezifische Umfeld der Medizin. Der Habitus hält, indem er die Praxis der Akteure sozusagen hervorbringt, wiederum die Struktur des Feldes aufrecht. Die Strukturen des Handlungsfeldes und das Verhalten der Akteure – die fachspezifische Praxis – bedingen sich also gegenseitig.

Das Wechselspiel zwischen dem Verhalten der Akteure und der sie umgebenden und prägenden Strukturen ist mit einer allmählichen Veränderung und Weiterentwicklung der Fachdisziplinen durchaus vereinbar: Sowohl neue Verhaltensweisen der Akteure als auch strukturelle Veränderungen, wie beispielsweise technische Entwicklungen oder politische Veränderungen der Rahmenbedingungen, beeinflussen die Fachkultur auch im Hinblick auf das Gefüge einflussreicher Positionen. Das dem Habitus komplementäre Konzept des sozialen Feldes lässt sich als Kräftefeld ähnlich einem Magnetfeld begreifen, in dem die Beziehungen zwischen den verschieden starken Positionen der Pro-

11 Für eine Einführung in das Konzept des Habitus sei die konzise Darstellung von Krais und Gebauer (2002) empfohlen; vgl. auch die Kapitel »Habitus« und »Feld« (Rehbein u. Saalmann 2009) im von Fröhlich und Rehbein herausgegebenen Handbuch zu Pierre Bourdieu.

tagonisten die Feldlinien darstellen. Die Protagonisten, im hier untersuchten Zusammenhang also die Vertreter verschiedener medizinischer Spezialfächer, ringen darin um Einfluss und versuchen, ihre Interessen geltend zu machen (Rehbein u. Saalmann 2009). Bourdieu verwendet in diesem Zusammenhang auch die Metapher des Spiels, dem sich die Akteure verschrieben haben. Analog zum Einsatz in einem Spiel setzen die Akteure ihre Handlungsressourcen ein, um ihre Positionen zu sichern und zu verbessern, d.h. um Anerkennung zu gewinnen.[12] Die Grenzen ihrer Spielräume sind durch die Feldstruktur und den jeweiligen Habitus zwar festgelegt. Innerhalb der Grenzen bleibt den Akteuren jedoch eine große Variationsbreite an Handlungsmöglichkeiten erhalten (Schwingel 2009, S. 71). Neben der spezifischen, durch den typischen Habitus generierten Praxis sind abweichende Haltungen und Handlungsvariationen durchaus möglich. Die Grenzen eines Feldes sind nicht eindeutig bestimmbar, sondern verschiedene Felder überlagern sich gegenseitig (Rehbein u. Saalmann 2009, S. 101). So sind die Verhältnisse eines spezialisierten Praxisfeldes, wie es die Urologie innerhalb des umfassenderen medizinischen Feldes darstellt, nicht fixiert, sondern die Fachvertreter befinden sich in einem ständigen Aushandlungsprozess um Positionen und Einfluss.

In einem Fachgebiet, das ärztliches Handeln am Patienten, operative Verfahren und technologische Entwicklung auf der Höhe der Zeit vereint,[13] ist es z.B. das hochausgebildete technische Vermögen der Urologen, das sich die Fachvertreter selbst zuschreiben, das aber auch in unterschiedlichen Medien transportiert wird und als Auszeichnungsmerkmal – gerade auch vor dem Hintergrund einer als bedroht angesehenen Existenz des Faches – dienen kann. Sowohl in den aktuellen Äußerungen der Fachvertreter, so z.B. auf der Homepage der American Urological Association,[14] als auch in weniger offiziellen Medien werden Urologen als technologisch interessierte, versierte und vielseitige Ärzte dargestellt.[15]

Die spezifische und hohe praktisch-technische Kompetenz kann als eine der Handlungsressourcen verstanden werden, die Urologen im medizinischen Feld – als einem Bourdieuschen Spielfeld – einsetzen, um ihre Position zu sichern. Sie lässt sich bis zum Beginn der Urologie als eine ihrer Wurzeln zurückverfolgen. Insofern kann in dieser Hinsicht von einem relativ stabilen urologischen Habitus weit über Deutschland und Europa hinaus gesprochen werden. Dieser Habitus wiederum wird auch historisch begründet. Sehr früh, begonnen mit der Eröffnungsansprache zum ersten Kongress der Deutschen Gesellschaft für Urologie im Jahr 1907 durch den Vorsitzenden Anton Ritter von Frisch, hat zumindest die Fachgesellschaft das Wissen um die eigene Geschichte gepflegt und das historische Argument auch als Mittel zur eigenen Selbstvergewisserung und Etablierung eines kollektiven Habitus genutzt.[16] Sie unterhält heute beispielsweise eine Sammlung mit einem Kurator, hat seit ihren Anfängen einen Archivar im Vorstand und räumt in ihrer Fachzeitschrift der eigenen Geschichte einen Raum ein (Moll et al. 2014).

2.3 Spezialisierungsprozesse in der Urologie in der BRD und SBZ/DDR

Neben der Theorie der Fachkultur lassen sich auch die übrigen obigen konzeptuellen Annahmen zumindest für die Entwicklung der Urologie bestätigen, wobei Historiographie und Identitätsentwicklung sich verschränken. Ende des 19. Jahrhunderts etablierte sich die Urologie (parallel zu anderen medizinischen Subdisziplinen) als Expertenwissen über Krankheiten des Urogenitaltrakts. Mittels besonderer ausgeübter Fertigkeiten in der Behandlung dieser Krankheiten differenzierte sie sich neben den klassischen Fächern der Inneren Medizin und der Chirurgie und aus diesen (vor allem letzterer) heraus. Besondere Techniken (wie die Zystoskopie) trugen dazu bei, dass eine besondere urologische Qualifikation erworben werden konnte. Die meisten Urologen waren aber zunächst nach wie vor operativ tätig. Dabei wies die Urologie inhaltlich auch Beziehungen zu weiteren Nachbarfächern wie der Inneren Me-

12 Bourdieu hat für diesen Gewinn an Ressourcen und Anerkennung den Begriff des Kapitals aus der Sphäre der Ökonomie auf die Gesamtheit der sozialen Felder übertragen, vgl. z.B. Rehbein u. Saalmann (2009).

13 In einem Spot der American Urological Association antwortet ein Fachvertreter auf die Frage »Why urology?«: »All the things that appeal to you in medical schools come to life in urology.« https://www.youtube.com/watch?v=kyvDMz9MEFA (Zugriff 01.07.2015).

14 So bezeichnen sich Urologen in demselben Spot (s. FN 13) als »techies«. In einem amerikanischen Kurzfilm zum »Lifestyle« amerikanischer Urologen ist im Hintergrund eine Abfolge hochtechnischer Untersuchungs- und Eingriffsszenarien zu sehen, in denen die Ärzte, während sie von ihrem arbeitsintensiven und abwechslungsreichen Arbeitsalltag berichten, tätig sind. https://www.youtube.com/watch?v=3nXGodYAbAI (Zugriff 01.07.2015). Allerdings finden sich solche Darstellungen, die sich offenbar an angehende Ärzte richten, vor allem in amerikanischer, weniger in deutscher Sprache, wo sachliche Auftritte urologischer Fachpraxen und Kliniken und die Darstellung ihrer Behandlungsverfahren dominieren, die sich offenbar an Patienten richten.

15 In der Serie von Comicstrip-Spots »Extra Normal« werden Urologen im Kontrast zu anderen Fachspezialisten wie Orthopäden und Gynäkologen als die einzig kompetenten Spezialisten dargestellt, die gerufen werden, wenn die – zugegebenermaßen als besonders inkompetent dargestellten – Kollegen beispielsweise in einer Operation den Eileiter mit dem Harnleiter verwechselt haben oder in der internistischen Abteilung ein Blasenkatheter zu legen ist. https://www.youtube.com/watch?v=I1YH1UnmKls (Zugriff 01.07.2015).

16 s. auch Fußnote 2.

dizin, der Gynäkologie, der Labormedizin oder der Dermatologie und Venerologie auf, aus denen sie ebenfalls Wissensbestände rekrutierte (Konert 2007, 2007a).

Dieser Zustand hielt auch noch bei der Gründung der Deutschen Gesellschaft für Urologie (DGfU) im Jahr 1906 an. Hier kamen aus Neigung urologisch tätige Chirurgen, Labormediziner und Spezialisten für Endoskopie zusammen, die erst nach und nach auch einen eigenen Status und ein Selbstverständnis als Urologen entwickeln konnten, das spätestens nach dem ersten Drittel des 20. Jahrhunderts in ein Selbstbewusstsein des Expertentums überging. Im Jahr der Gründung der DGfU beschrieb der Chirurg Hermann Küttner (1870–1932) für die operative Urologie dieses aus der Emanzipation der Urologie von der Chirurgie geborene Selbstverständnis nahezu paradigmatisch, indem er feststellte, »die wachsende klinische und pathologisch-anatomische Erkenntnis, die zunehmende chirurgische Erfahrung, die verbesserte Technik« der Nierenchirurgie sei »in erster Linie die Ursache gewesen, daß der Chirurgie eine weitere aufblühende Tochterwissenschaft, die Urologie, erstanden« sei. »Diese erneute Abzweigung« beweise, »daß selbst dem Chirurgen von Fach die umfassende Beherrschung aller Teile seines Spezialgebietes kaum noch möglich ist. [...] Hier müssen die Vertreter der Sonderdisziplinen helfend einspringen und dem Kollegen seine schwere Aufgabe erleichtern, welche ihm neben den Sorgen der täglichen Praxis die Pflicht auferlegt, wissenschaftlich und technisch nicht zurückzubleiben« (Küttner 1906, S. 18; Riedl 1982).

Wie oben angedeutet schlug sich diese Entwicklung aber nicht automatisch in der Repräsentation der Spezialisierung an deutschen Universitäten nieder, ein Umstand, der insbesondere auch im Zuge der Debatte um die Facharztregelung von 1924 beklagt wurde (Rothschild 1923). Vielmehr dauerte es – mit der erwähnten Ausnahme von Ringleb 1937 – bis nach dem Zweiten Weltkrieg, bis erste Ordinariate für Urologie sowohl in West- als auch in Ostdeutschland sowie nach und nach auch an jeder Medizinischen Fakultät eingerichtet wurden (vgl. die tabellarische Aufstellung im ▶ Kap. 6 »Etablierung urologischer Lehrstühle in Westdeutschland und Herausbildung urologischer Krankenabteilungen in Westdeutschland 1945–1980«). Für diese Institutionalisierung spielte in der Selbstwahrnehmung in der BRD die Integration eines eigenen Praktikums für Urologie in die Approbationsordnung vom 28.10.1970 eine entscheidende Rolle (1970, S. 1468; Klebingat 2007, S. 64f.). In der Bestallungsordnung von 1953, die die bis dahin in der BRD geltende Bestallungsordnung von 1939 ersetzte (Schleicher 1997),[17] hatte dieses noch gefehlt. In der DDR erfolgte nach Klebingat die Integration in die Approbationsrichtlinien 1966/1967 (Klebingat 2007, S. 64).[18] Allerdings sah bereits 1951 ein zentraler Studienplan für das Fach Medizin eine zweistündige Vorlesung in Urologie vor.[19] Das »Ausbildungs- und Erziehungsprogramm für das Studium der Medizin in der DDR« von 1969 billigte ihr gar 15 Stunden zu, von denen die Hälfte als Praktikum oder Übung abgehalten werden sollte. Ferner legte dieses Programm zusätzlich einen eigenen Lernzielkatalog vor.[20]

Während sich hier in der Integration der Urologie in die Ausbildung von Ärztinnen und Ärzten eine deutsch-deutsche Parallele zeigt, die jedoch wieder jeweils vor dem Hintergrund unterschiedlicher Staatsapparate und -anschauungen betrachtet werden muss, weist die Fachentwicklung auf der Ebene der Fachgesellschaft in der DDR eine Besonderheit auf. Nicht nur die Hochschulausbildung wurde hier zentral über Studienpläne reglementiert (in der BRD erfolgte die Umsetzung der staatlichen Vorgaben der ÄAppO in Studienpläne dezentral an den einzelnen Medizinischen Fakultäten). Vielmehr versuchte die Regierung auch bis auf die Ebene der Fachgesellschaft planend und ordnend einzuwirken. Die oben beschriebenen, von Gelfand als Triebfedern der Spezialisierung genannten Interessen wirken sich damit in der DDR auf eigene Art und Weise aus. Standen, wie von Döhler (1993, S. 218) analysiert, in der BRD als Einflussfaktoren der Spezialisierung

- eine technische Orientierung,
- ein (durch das Kassen- und Versicherungswesen abgeschirmter) moderater Wettbewerb um Patienten,
- individuelle Interessen ohne größere universitäre Unterstützung und
- ein nur rahmender, aber nicht lenkender Gesetzgeber

im Vordergrund, so scheint in der DDR der eher restriktive und ordnende Einfluss des Staates dafür gesorgt zu haben, dass hier schon sehr früh vor allem das Bedürfnis nach wissenschaftlichem Austausch, Reisen und die Frage einer

17 In der DDR war die Bestallungsordnung schon 1949 durch eine neue Approbationsordnung ersetzt worden (Seigewasser 2006, S. 8).

18 s. auch den Beitrag von Konert in diesem Band.

19 Staatssekretariat für Hochschulwesen der DDR (Hrsg) (1951) Hochschulbestimmungen, Studienplan Nr. 1. Studienplan für das Fach Medizin. Berlin. Universitätsarchiv Leipzig (UAL) KMU-DS 0050. https://www.archiv.uni-leipzig.de/wp-content/uploads/druckschriften/KMU-DS%200050.pdf (Zugriff 30.06.2015).

20 Ministerium für Hoch- und Fachschulwesen (Hrsg) (1969) Ausbildungs- und Erziehungsprogramm für das Studium der Medizin in der DDR. Berlin. UAL KMU-DS 0916. https://www.archiv.uni-leipzig.de/wp-content/uploads/druckschriften/KMU-DS%200916.pdf (30.06.2015). Fraglich ist noch, inwieweit bzw. wie genau sich die einzelnen Fakultäten an diese Vorgaben hielten. So geht etwa Bühler (2009, S. 170f.) in seiner Analyse des Medizinstudiums und der Studienreform in der DDR/SBZ davon aus, dass auf Ordinarienebene zumindest bis in die 1960er-Jahre der Staatsapparat und seine Vertretungen auf ein erstaunliches Beharrungsvermögen stießen.

gewissen beruflichen Selbstbestimmung Motoren der Spezialisierungsbestrebungen bildeten.

In der BRD entwickelten sich die urologische Fachgesellschaft, ihre Publikationen, die Kliniken und auch die Forschung an den Universitäten unter neuen Vorzeichen entlang der in der Weimarer Republik und im sog. »Dritten Reich« beschrittenen Bahnen. Die im Nationalsozialismus nie offiziell aufgelöste DfGU wurde »abgewickelt« und mit den personellen Kontinuitäten der im Nationalsozialismus gegründeten Gesellschaft Reichsdeutscher Urologen als DGU neu begründet. Hauptakteure blieben die auch schon zwischen 1933 und 1945 aktiven Personen. Eine kritische Reflexion der Kooperation mit der nationalsozialistischen Regierung und dem System des Nationalsozialismus, sei es aus individuellen Interessen oder zur Spezialisierung der Urologie, erfolgte nicht (Krischel 2014). Allerdings ist eine solche auch nicht für die in der SBZ/DDR verbliebenen Urologen zu verzeichnen. Die Mitglieder in der SBZ/DDR blieben offiziell auch nach 1949 Mitglieder der DGU, sie konnten aber nur unter zunehmend schwierigeren Umständen an den Kongressen der Westgesellschaft teilnehmen.[21]

Spätestens ab 1958 war es die erklärte Politik der SED, gesamtdeutsche Initiativen zu unterbinden (Bielka u. Hohlfeld 1998, S. 89f.). Auch wenn nicht sofort alle Mitglieder von Westgesellschaften aus diesen austraten, so wurde ein auf Fachgesellschaftsebene noch nach dem Krieg bestehender Verflechtungsraum langsam ausgedünnt. Die faktisch letzte gemeinsame Tagung der Urologen beispielsweise fand, kritisch beobachtet von Seiten des Staatsapparats der DDR, in Berlin 1959 statt.[22] Ab Mitte der 1960er-Jahre wirkte sich zusätzlich die sog. »Kaderpolitik« der DDR aus. Reisen ins westliche Ausland wurden nach mehr oder weniger intransparenten Kriterien nur noch für ausgewählte, politisch zuverlässige Personen nach Prüfung durch das Ministerium für Staatssicherheit genehmigt (Bielka u. Hohlfeld 1998, S. 98ff.; Niederhut 2005).

2.3.1 Die Gesellschaft für Urologie der DDR

Einen Hintergrund für diese Entwicklung, die letztlich eine eigene Gesellschaft für Urologie der DDR hervorbrachte, bildet die 1947 per Befehl der Sowjetischen Militäradministration in Deutschland (SMAD) zugelassene »Organisation der deutschen wissenschaftlichen medizinischen Gesellschaften« (Sandner et al. 2008, S. 26). Zunächst führte dieser Befehl zur Gründung regionaler Sammelgesellschaften wie der 1948 geschaffenen »Medizinisch-Wissenschaftlichen Gesellschaft für Chirurgie, Urologie, Röntgenologie und Orthopädie« an der Universität Leipzig. Ende 1949 bestanden angeblich 46 regionale Gesellschaften, keine davon aber allein für Urologie (Rohland u. Spaar 1973, S. 49). Nach dem Mauerbau 1961 dehnte das Ministerium für Gesundheit über das dort angegliederte Generalsekretariat der medizinisch-wissenschaftlichen Fachgesellschaften seinen ordnenden und koordinierenden Einfluss aus. Dieser bremste zunächst Spezialisierungsbestrebungen auf der Ebene von Fachgesellschaften, indem am 05.06.1962 (Rohland u. Spaar 1973, S. 109) die »Gesellschaft für Klinische Medizin der DDR« als »Dachgesellschaft für die klinischen Fächer« (Sandner et al. 2008, S. 27) konstituiert wurde. Die Urologen waren hier über eine Arbeitsgemeinschaft der Urologen der DDR vertreten (Rohland u. Spaar 1973, S. 111). Ein Ziel dieser Koordination lag auch in der Kontrolle über Mitgliedschaften von Ärzten in sog. Westgesellschaften, die sich selbst allerdings häufig immer noch als gesamtdeutsche Fachgesellschaften verstanden.

Die vor 1961 noch regelhafte Verflechtung, die sich in der Urologie beispielsweise an der Herausgeberschaft und Zuordnung zu Verbänden der in Leipzig von VEB Georg Thieme verlegten »Zeitschrift für Urologie« nachzeichnen lässt (vgl. das Kapitel von Thorsten Halling, Institutionelle und soziale Netzwerke in der Urologie) [23] und die sogar den Mauerbau überdauerte (so blieb etwa der 1. Vorsitzende der Arbeitsgemeinschaft der Urologen der DDR vorerst 2. Schriftführer der Deutschen Gesellschaft für Urologie)[24], sollte eigentlich schon seit Ende der 1950er-Jahre aufgelöst und auf die DDR und Kooperationen mit dem sozialistischen Ausland konzentriert werden (Rohland u. Spaar 1973, S. 93). Ab 1969 wurden entsprechend ein »General-

21 s. ausführlich und für Details Halling (2011).

22 s. hierzu Moll et al. (2013). Ein Tagungsbericht findet sich im Bundesarchiv (BA) in den Akten des Generalsekretariats der medizinisch-wissenschaftlichen Gesellschaften beim Ministerium für Gesundheitswesen der DDR; BA DQ 101/731.

23 In Band 54 (1961) firmierte die »Zeitschrift für Urologie« als Organ der Deutschen Gesellschaft für Urologie, der Österreichischen Gesellschaft für Urologie, der Nordrhein-Westfälischen Gesellschaft für Urologie und der Berliner Gesellschaft für Urologie. Die Redaktion bildeten Hans Boeminghaus aus Düsseldorf und Martin Stolze aus Halle. Die Herausgeberschaft umfasste ost- wie westdeutsche Urologen. In Band 55 (1962) kam noch die Südwestdeutsche Gesellschaft für Urologie hinzu, die Herausgeberschaft änderte sich kaum, die Redaktion blieb gleich. In Band 57 (1964) trat zu den genannten noch die Arbeitsgemeinschaft der Urologen in der Deutschen Gesellschaft für klinische Medizin (DDR) hinzu, hinter der Deutschen Gesellschaft für Urologie wurde »(BRD)« vermerkt. Ab Band 60 (1967) wurde der Arbeitskreis durch die Gesellschaft für Urologie der DDR ersetzt, ohne dass sich an Redaktion oder Herausgeberschaft wesentliche Änderungen ergaben. Ab Band 65 (1972) verschwanden die westdeutschen und österreichischen Vereine, Dutz aus Berlin trat in die Redaktion ein. Ab Band 66 (1973) wurde Hans Boeminghaus durch Moritz Mebel ersetzt.

24 Aktenvermerk Rohland über die Unterredung mit Hienzsch vom 12.11.1963, BA DQ 101/731.

sekretariat der medizinisch-wissenschaftlichen Gesellschaften« beim Ministerium für Gesundheitswesen der DDR und ein »Koordinierungsrat« eingerichtet, die Kongresse in der DDR planen und koordinieren, die Teilnahme von DDR-Gesellschaften und ihren Mitgliedern an ausländischen Veranstaltungen und deren internationale Kontakte planen und überwachen sowie die wissenschaftlichen Publikationen der Gesellschaften kontrollieren und koordinieren sollten (Rohland u. Spaar 1973, S. 128, 206; Sandner et al. 2008, S. 27). Die Kontrolle zielte darauf ab, Gesellschaftsgründungen zentral und territorial geordnet zu koordinieren, Kader in die Vorstände zu bringen und neben der wissenschaftlichen auch ideologische und politische Inhalte in das Gesellschaftsleben zu integrieren. »Der Kampf gegen alle Erscheinungsformen von Routine, Selbstzufriedenheit und Duldung von Mittelmäßigkeit« müsse dabei, so eine ministeriale Forderung, »konsequent geführt werden«.[25] Diese staatlich verordnete Harmonisierung wurde gleichzeitig als ein nützlicher Gesellschaftspluralismus propagiert, der den von fachlicher Seite getragenen Spezialisierungsbestrebungen folgte.[26]

Letztendlich zwang aber schon der Mauerbau am 13.08.1961 die Urologen in der DDR, einen eigenen Weg der Spezialisierung zu beschreiten, der von Anfang an staatlich begleitet und gebahnt werden sollte. Am 05.10.1961 richtete der Direktor der Urologischen Klinik der Universität Halle-Wittenberg, Martin Stolze, ein Schreiben an den damaligen Leiter der Abteilung Wissenschaft im Ministerium für Gesundheitswesen, Gerhard Misgeld (1913–1991), in dem er ihn fragte, ob es möglich sei, die Westberliner Kollegen der Berliner Gesellschaft für Urologie nach Ostberlin zu Tagungen einzuladen, da es ja nun den ostdeutschen Urologen unmöglich sei, in Westberlin an Tagungen teilzunehmen.[27] In einem vermutlich nicht abgesandten Entwurf einer Antwort teilte Misgeld mit, dass es »unter keinen Umständen zu verantworten« sei, »westberliner Urologen zu unseren medizinischen Veranstaltungen im demokratischen Berlin einzuladen«,[28] eine Aussage, die er dann im tatsächlichen Antwortschreiben im Anschluss an eine persönliche Unterredung vom 20.11.1961 höflicher formulierte. Hier erklärte er, dass »von seiten des Ministeriums großer Wert darauf gelegt wird, daß die Urologen der DDR sich entweder zu einer Gesellschaft oder zu einer Arbeitsgemeinschaft für Urologie der DDR im Rahmen der Gesellschaft für Klinische Medizin« zusammenschlössen. Er sicherte hierfür die finanzielle Unterstützung des Ministeriums zu, um die Arbeit der Gesellschaft zu gewährleisten. Ferner unterstrich Misgeld den ministerialen Wunsch, dass die von Urologen aus Ost und West bis dahin gemeinsam getragene »Zeitschrift für Urologie« weiterhin in Leipzig erscheinen solle, gerne auch unter Mitarbeit von »Prof. Boninghaus« (sic!, gemeint ist Hans Boeminghaus, damals Leiter der Klinik Golzheim in Düsseldorf), wobei es ihm »zweckmäßig« erscheine, weitere Urologen aus der DDR ins Herausgebergremium aufzunehmen.[29] Zu einer geplanten Sitzung der urologischen Klinikdirektoren der DDR kündigte er die Entsendung eines Ministeriumsvertreters an, der den Standpunkt des Ministeriums für Gesundheitswesen darlegen sollte.[30]

Als sich dann am 01.12.1961 die Direktoren der Urologischen Kliniken der DDR zu einer Arbeitstagung trafen, wurden sie in der Tat von einem Vertreter des Ministeriums für Gesundheitswesen begleitet, vor dem sie sich vor allem über mit ihrem Status als Spezialdisziplin zusammenhängende Fragen austauschten. Unter anderem bemühten sie sich zum einen um die Wiederaufnahme von Tagungen in der DDR, zum anderen wollten sie eine verbesserte urologische Ausbildung und eine Neuregelung des urologischen Facharztes diskutieren. Zusätzlich strebten sie die Schaffung des Berufsbildes eines Fachpflegers für Urologie an.

Inhaltlich scheint sich die Diskussion dabei an die bisherigen Pfade der Urologie angeschlossen zu haben. Bezeichnenderweise wurde im Rahmen der Facharztdiskussion wieder die Nähe zu vielen Fächern unter gleichzeitiger Abgrenzung zur Mutterdisziplin der Chirurgie betont, wenn im Protokoll festgehalten wurde, dass zu einer vierjährigen urologischen Fachausbildung eine einjährige »in einem beliebigen Fachgebiet der Medizin« hinzukommen solle, »da alle Fachgebiete der Medizin in irgendeiner Form Berührung zur Urologie haben«. Gleichzeitig wurde von

25 »Entwurf einer Konzeption zur weiteren Entwicklung der medizinisch-wissenschaftlichen Gesellschaften der DDR«, Aktenaufnahme am 03.01.1969, BA DQ 1/4342, Zitat S. 18.

26 s. Schmidt und Schmieder (1980, S. 245f.) und vor allem auch Rohland und Spaar (1973, S. 142ff., 95–204); Lothar Rohland war zwischen 1969 und 1989 Direktor des Generalsekretariats der medizinisch-wissenschaftlichen Fachgesellschaften beim Ministerium für Gesundheitswesen; s. Süß (1999, S. 180).

27 Stolze an Misgeld 05.10.1961, Bundesarchiv, Akten des Generalsekretariats der medizinisch-wissenschaftlichen Gesellschaften beim Ministerium für Gesundheitswesen der DDR. Schriftwechsel mit verschiedenen Gesellschaften, DQ 101/731. Der Medizinhistoriker Misgeld war selbst NSDAP-Mitglied, bevor er in der DDR Karriere machte (Baumgartner u. Hebig 1996, S. 547).

28 Entwurf einer Antwort an Stolze; BA DQ 101/731.

29 Diese Stoßrichtung wurde weiter verfolgt. Zwei Jahre später hielt Rohland in einem Aktenvermerk über eine Unterredung mit dem inzwischen zum Vorsitzenden der Arbeitsgemeinschaft gewählten Emil Hienzsch fest, dass durch die Aufnahme von korrespondierenden Mitgliedern aus den sozialistischen Ländern in das Herausgebergremium »eine eindeutige Orientierung der Zeitschrift auf die wissenschaftlichen Probleme des sozialistischen Lagers erreicht werden« solle. Aktenvermerk Rohland über die Unterredung mit Hienzsch vom 12.11.1963; BA DQ 101/731.

30 Misgeld an Stolze, 22.11.1961, BA DQ 101/731.

den Teilnehmern eine Ausbildung von einem Jahr in der Chirurgie als Voraussetzung für den urologischen Facharzt einstimmig abgelehnt, »da erfahrungsgemäß eine einjährige chirurgische Ausbildung in der Urologie in keiner Weise dazu« beitrage, »ein wirklich bemerkenswertes Wissen zu erwerben«.[31]

Auf Empfehlung des ministerialen Vertreters nutzten die Anwesenden zu guter Letzt die Zusammenkunft, um sich als »Arbeitsgemeinschaft der Urologen der DDR« als Untergruppe der noch nicht formal ins Leben gerufenen Gesellschaft für Klinische Medizin zusammenzutun. Zum Vorsitzenden wurde Gerhard Wilhelm Heise (1911–?) aus Magdeburg gewählt, Johannes Keller (1899–1970) aus Dresden wurde erster Schriftführer.[32] Die neue Gruppe nahm anscheinend auch zügig ihre Arbeit auf. Am 16.02.1962 lud die neue Arbeitsgemeinschaft »die Herren Kollegen aller Med. Disziplinen, welche an den Problemen der Urologie interessiert sind« für den 2. März zur konstituierenden Versammlung ein.[33]

In den folgenden Jahren konsolidierte sich diese Arbeitsgemeinschaft unter den Augen des Ministeriums für Gesundheitswesen. Gleichzeitig aber rangen die Mitglieder des Arbeitskreises weiter sowohl um eine umfassende Anerkennung des Spezialistenstatus der Urologen als auch um Kontakte mit dem Ausland. Urologen aus dem Westen konnten wieder an Sitzungen teilnehmen. An ihrer 5. Tagung vom 20.–23.05.1964 in Wernigerode sollten acht Referenten aus Westdeutschland und acht Referenten aus dem »kapitalistischen Ausland« (Österreich und Schweden) teilnehmen. Ihnen sollten 16 Teilnehmer aus dem »sozialistischen Ausland« und 19 der DDR gegenüberstehen (am Ende wohl 30). Das Ministerium für Gesundheitswesen hielt die »politische und fachliche Anleitung« durch sich selbst für »gesichert und vornehmlich durch den Gen. [ossen] Dr. [Moritz] Mebel auch eine wirksame parteimäßige Einflußnahme« für gewährleistet.[34] Dennoch sorgte unter den Urologen auf der Tagung insbesondere ein »Offener Brief der Akademie für Ärztliche Fortbildung über Probleme der Neuregelung der Facharztausbildung« für Unruhe.[35] Die Urologen sahen in diesem ihr Fach nicht angemessen wiedergegeben, was zu anscheinend heftigen Diskussionen führte. Die »Deutsche Akademie für Ärztliche Fortbildung« war dem Ministerium direkt unterstellt, und die Urologen fürchteten, dass »die Herrschaft der Chirurgie mit ministerieller Unterstützung« ausgedehnt, d.h. die Urologie als Untereinheit der Chirurgie zurückgedrängt werden sollte.[36] Glaubt man dem Bericht des Vorsitzenden des Arbeitskreises, Gerhard Lange, an das Ministerium und dem internen Ministeriumsvermerk des Direktors des Generalsekretariats der medizinisch-wissenschaftlichen Fachgesellschaften, Lothar Rohland, veranlasste die Diskussion des Briefes fast alle Redner (einschließlich des sowjetischen) dazu, in ihren Ansprachen auf die Geschichte, Entwicklung und Spezialisierung der Urologie in ihren Ländern einzugehen. »Selbst Gen. Dr. Mebel war«, wie Rohland überrascht festhielt, »aufs äußerste erregt und erklärte, daß dieser offene Brief außerordentlich unfruchtbare Diskussionen auslösen würde«.[37] In seinem Bericht über die Tagung stritt Lange weiter für einen Ausbau der Urologie. Wenn die Urologie in der DDR den Anschluss an das Ausland behalten wolle, so Lange, müssten der Unterricht und die Prüfung für Studenten ausgeweitet, die Spezialausbildung formalisiert, Kliniken ausgebaut und die »Fortbildung der Hochschulkader« vermehrt werden.[38] Ganz unberechtigt schien die Sorge vor einer Unterordnung unter die Chirurgie nicht gewesen zu sein, denn Ende Januar 1966 kam es in Berlin zu einer Aussprache zwischen den Vorständen des Arbeitskreises und der Sektion Chirurgie der Deutschen Gesellschaft für Klinische Medizin, in der es im Wesentlichen um die Eigenständigkeit der Urologie gehen sollte. Neben einer Unterordnung unter die Sektion Chirurgie fürchteten die Urologen, die Chirurgen könnten bei Erhalt der bestehenden Arbeitsgemeinschaft in der bestehenden Form auch eine parallele eigene Arbeitsgemeinschaft für Urologie in ihrer Sektion etablieren. Das Ziel der Urologen war eine »klare Verselbständigung«, bei der sie auf die Hilfe des Ministeriums setzten, das sie um Entsendung eines Vertreters zum Gespräch ersuchten.[39] Das Ergebnis des Gesprächs war ein klarer Erfolg für die urologische Verselbstständigung. Es wurde »festgelegt, daß die Urologie ein selbständiges Fachgebiet« sei, »das in enger Beziehung zur Nephrologie eine Integration konservativer und chirurgischer Maßnahmen am uropoetischen und harnableitenden System anstreben müsse«. Auf dieser Basis solle eine »gleichberechtigte Zusammenarbeit mit der Sektion Chirurgie« wahrgenom-

31 Protokoll über die am 01.12.1961 in Berlin, Hotel »Coburger Hof«, Am Bahnhof Friedrichstraße, stattgefundene Sitzung der »Arbeitsgemeinschaft der Urologen der DDR«, BA DQ 101/731.

32 Protokoll über die am 01.12.1961 in Berlin, Hotel »Coburger Hof«, Am Bahnhof Friedrichstraße, stattgefundene Sitzung der »Arbeitsgemeinschaft der Urologen der DDR«, BA DQ 101/731.

33 Einladung, 16.02.1962, BA DQ 101/731.

34 Lothar Rohland an den Staatssekretär Michael Gehring am 14.04.1964, BA DQ 101/731.

35 BA DR 5/1874 (Angabe aus dem Findbuch, Akte selbst nicht eingesehen).

36 Rohland, Aktenvermerk über die Eröffnungssitzung der 5. Wissenschaftlichen Tagung der Arbeitsgemeinschaft der Urologie, BA DQ 101/731, S. 6.

37 Rohland, Aktenvermerk über die Eröffnungssitzung der 5. Wissenschaftlichen Tagung der Arbeitsgemeinschaft der Urologie, BA DQ 101/731, S. 6.

38 Lange, Bericht über die 5. Wissenschaftliche Tagung der Arbeitsgemeinschaft der Urologen in der DDR, BA DQ 101/731, S. 6.

39 Hienzsch an Misgeld, 17.01.1966, BA DQ 101/731.

men werden, und es wurde empfohlen, den Arbeitskreis ebenfalls in den Status einer Sektion in der Deutschen Gesellschaft für klinische Medizin zu erheben. Ferner wurde der Vorstand beauftragt, ein Exposé zum weiteren Ausbau der urologischen Fachspezialisierung zu erstellen und dem Ministerium darzulegen, wie die urologischen Abteilungen – allerdings ohne Neubauten – ausgebaut werden könnten.[40] Bereits drei Monate später beharrten die Urologen mit einem neuen Briefkopf, der sie als Sektion auswies, selbstbewusst darauf, auch in Publikationen des Ministeriums als »Sektion« ausgewiesen zu werden.[41] Nur ein Jahr später teilen die Vorstandsmitglieder der Sektion der Deutschen Gesellschaft für klinische Medizin mit, dass sie beschlossen hätten, sich nun »Gesellschaft für Urologie der DDR« nennen zu wollen.[42] Gegen die Namensänderung erhob das Ministerium keine Einwände mehr. Die »Gesellschaft für Urologie der DDR« hatte sich emanzipiert und beantragte sehr zur Freude des Ministeriums umgehend die Gründung einer eigenen nationalen Sektion der DDR in der Internationalen Gesellschaft für Urologie.[43] Allein die Ernennung von Carl Erich Alken (1909–1986), des ersten westdeutschen Lehrstuhlinhabers für Urologie, zum Ehrenmitglied, wollte das Ministerium nicht genehmigen. Vielmehr regte es aus Anlass des 50. Jubiläums der Oktoberrevolution an, vermehrt sowjetische Urologen zu Ehrenmitgliedern zu ernennen.[44]

2.4 Schluss

Die Spezialisierung der Urologie erreichte in Ost- und Westdeutschland letztendlich ab den 1970er-Jahren einen ungefähr gleichen Stand, mit dem gleichen Ausdruck an fachlicher Selbstständigkeit (Fachgesellschaft, Lehrstühle, Klinikabteilungen, Lehrbücher und Fachzeitschriften). Dennoch zeigen sich leicht unterschiedliche Wege der Verselbstständigung, die in der DDR stärker als in der BRD durch zentrale, staatliche Vorgaben und Einflussnahmen geprägt wurden. Zwar suchte die DGU in der BRD auch die Nähe zur Politik, mehr oder weniger starke staatliche Einflüsse wirkten über die Landesärztekammern als Körperschaften öffentlichen Rechts[45] und die staatlichen Approbationsordnungen oder Universitäten in Länderhoheit auch auf sie, doch erlebten sie in ihren Spezialisierungsbemühungen keine so umfassende zentrale Steuerung, Erlaubniserteilung und Begleitung wie die Urologen in der DDR.

Auch nach der Wiedervereinigung 1990 und bis heute blieb und bleibt die Spezialisierung der Urologie dabei ein ergebnisoffener Prozess, was dazu führt, dass Urologen nach wie vor für ihre Selbstständigkeit eintreten. Allerdings scheinen sich die Gewichte etwas zu verschieben. Nicht mehr die Ablösung und Abgrenzung z.B. zur Chirurgie stehen im Vordergrund.[46] Vielmehr treibt die Urologie, nun selbst Mutterdisziplin geworden, die Sorge um, ihre »Kinder« könnten sich zu schnell und in zu starkem Maße von ihr trennen.

Zu Anfang des Professionalisierungsprozesses der Urologie galt es, durch die Gründung einer Fachgesellschaft, durch wissenschaftliche Leistungen als sichtbare Zeichen fachlicher Exzellenz und durch die Einrichtung von Lehrstühlen die Anerkennung des neuen Faches zu erreichen. Dabei scheint in der Geschichte des Fachs in beiden deutschen Staaten während dieser Bemühungen nicht ganz unberechtigt gelegentlich die Angst vor einer Degradierung aufgekommen zu sein. Selbst in der jüngeren Zeit gaben etwa die Verhandlungen um die Neugestaltung der Ärztlichen Approbationsordnung (verabschiedet im Jahr 2002) erneut Anlass zur Sorge, als der Status der Urologie als Lehr- und Prüfungsfach auf dem Spiel stand. Im Rahmen des historischen Rückblicks auf das hundertjährige Bestehen der Deutschen Gesellschaft für Urologie im Jahr 2006 wurde entsprechend konstatiert, dass zur Zukunftssicherung eine »ständige, voll inhaltliche qualitätsgerechte und den Erfordernissen der Zeit angepasste Verwirklichung« der gesetzlich gesicherten Fachdefinition notwendig sei (Klebingat 2007, S. 70).

Als besonderes Charakteristikum wird von Urologen immer wieder auch die Interdisziplinarität des Faches herausgestellt, die z.B. in Bezug auf die Urogynäkologie und Kinderurologie bereits an der Bezeichnung deutlich wird. Aus der Überschneidung des urologischen Fachgebiets – wenn man so will des Bourdieuschen Praxisfeldes – mit dem internistischen, onkologischen, chirurgischen und gynäkologischen Fachgebiet, um nur einige besonders wichtige zu nennen, ergibt sich die Notwendigkeit, ständig den eigenen Wirkungs- und Einflussbereich sichern zu müssen. Die wahrgenommene Bedrohung des eigenen Fachgebietes wird auch in der Einladung zur Jahrestagung der Deutschen Gesellschaft für Urologie 2015 deutlich,

40 Aktennotiz von Misgeld zum Gespräch zwischen der Sektion Chirurgie und der Arbeitsgemeinschaft der Urologen, BA DQ 101/731

41 Lange an Hubert Müller, 17.04.1966, BA DQ 101/731.

42 Kürzinger (Generalsekretär der Deutschen Gesellschaft für klinische Medizin) an Rohland, 28.02.1967, BA DQ 101/731.

43 Briefwechsel vom 27.04.–16.05.1967, Hienzsch-Rohland, Hienzsch-Küss, BA DQ 101/731.

44 Rohland an Kürzinger, 06.03.1967, BA DQ 101/731. Auch später wollte das Ministerium westdeutsche Ehrenmitglieder nicht einfach (er-)tragen, s. Aktennotiz vom 21.04.1969 aus Anlass des Drucks einer Mitgliederbroschüre und Rohland an Hagemann, 11.06.1969, ebd.

45 s. zu diesem Komplex die umfassende Studie von Vogt (1998).

46 Die Abgrenzung erfolgt heute u.a. auch durch die Raumnutzung (s. Moll 2014).

wenn als Grund für die Verankerung der Andrologie – als ausgewiesenem Bestandteil der Urologie – angeführt wird, dass »fachfremde Disziplinen anfingen, die urologische Vorsorge beim Mann zu praktizieren«. In diesem Zusammenhang wird auch auf die Notwendigkeit hingewiesen, die zur Debatte stehenden Themenkomplexe nicht nur praktisch, sondern auch wissenschaftlich begründet zu vertreten.[47] Einen weiteren Hinweis auf die nach wie vor als notwendig angesehene Sicherung der Existenzgrundlage gibt die Feststellung, dass »[s]tillschweigend zu akzeptieren, dass häufige kinderurologische Eingriffe wie die Orchidopexie und die Zirkumzision fachfremd erfolgen, [...] einer freiwilligen Amputation unseres Faches gleich [komme]«. Strategien zur Sicherung des eigenen Fachs werden von der Vertretern der Deutschen Gesellschaft für Urologie in der stärkeren Profilierung der diagnostischen und therapeutischen Kompetenzen, die für ein weites Spektrum an Patienten – geschlechterübergreifend und in allen Lebensaltern – eingesetzt werden, gesehen.

Die Konkurrenz verschiedener Fachdisziplinen um diagnostische und besonders therapeutische Eingriffe ist zwar kein auf die Urologie und ihre Grenzgebiete beschränktes Phänomen,[48] mag jedoch angesichts der insgesamt geringen Größe und Fokussierung des Fachs hier stärker existenziell wahrgenommen werden als von einem so ausgedehnten Fach wie beispielsweise der Inneren Medizin mit ihren zahlreichen Subdisziplinen. Dabei verfügt die Urologie über ein starkes Argument, das ihre Grenzen definieren und ihre habituelle Identität fördern half: Sehr erfolgreich hat sie ihre eigene Professionalisierung historisch begleitet und historisch legitimiert. Die so gestaltete urologische Identität konnte auch über den Kalten Krieg und die »Zonengrenze« hinweg eine Einheit erhalten, die dazu beitrug, dass letztendlich Urologen in Ost und West sich immer zunächst als Urologen begegnen konnten und erst dann als Vertreter zweier deutscher Staaten.

47 http://www.dgu-kongress.de/ (Zugriff 15.06.2015).

48 Beispielsweise scheinen die Deutschen Gesellschaften für Kardiologie (DGK) und für Thorax-, Herz- und Gefäßchirurgie (DGTHG) um Einfluss beim kathetergestützten Ersatz von Herzklappen zu ringen, wenn auch eine Kooperation von beiden Seiten als notwendig erachtet wird. So konstatierte die DGTHG in einer Pressemeldung mit Blick auf die Patientensicherheit, dass es »weltfremd sei, dass der Herzchirurg sein gesamtes Können zur Rettung des Patienten [...] wie von der DGK vorgeschlagen außerhalb eines vollausgestatteten herzchirurgischen Operationssaals einbringen« könne. http://www.dgthg.de/node/511 (Zugriff 01.07.2015). Die interventionelle Radiologie überschneidet sich in Bezug auf die Einlage von Stents in verschiedene Gefäßgebiete ebenfalls mit internistischen Subdisziplinen.

Literatur

(1924) Leitsätze zur Facharztfrage. »Richtlinie« beschlossen vom 43. Deutschen Ärztetag in Bremen am 21.06.1924. Ärztliches Vereinsblatt für Deutschland 53(1317): 261–64

(1970) Approbationsordnung für Ärzte vom 28.10.1970. Bundesgesetzblatt 1: 1485–78

Ackerknecht E (1967) Medicine at the Paris Hospital 1794–1848. Johns Hopkins University Press, Baltimore

Baumgartner G, Hebig D (1996) Biographisches Handbuch der SBZ/DDR: 1945–1990. Saur, München

Bielka H, Hohlfeld R (1998) Biomedizin. In: Kocka J, Mayntz R (Hrsg) Wissenschaft und Wiedervereinigung. Disziplinen im Umbruch. Akademie-Verlag, Berlin, S 79–142

Bonner TN (2000) Becoming a physician: Medical education in Britain, France, Germany, and the United States, 1750–1945. Johns Hopkins University Press, Baltimore

Bourdieu P, Wacquant L (1996) Reflexive Anthropologie. Suhrkamp, Frankfurt a. M.

Bühler G (2009) Medizinstudium und Studienreform in SBZ und DDR. In: Schleiermacher S, Pohl N (Hrsg) Medizin, Wissenschaft und Technik in der SBZ und DDR. Organisationsformen, Inhalte, Realitäten. Matthiesen, Husum, S 153–171

Carr-Saunders AM, Wilson PA (1933/1964) The professions. Cass, London

Casper L (1913) Die Urologie als Wissenschaft und Lehrfach. Verhandlungen der deutschen Gesellschaft für Urologie, IV. Kongess vom 28.09.–01.10.1913, S 23–35

Döhler M (1993) Comparing national patterns of medical specialization: A contribution to the theory of professions. Social Science Information 32(2): 185–231

Ehmann G (1981) Spezialisierung und Integration in der ärztlichen Weiterbildung. Das deutsche Gesundheitswesen 36(5): 193–195

Eulner HH (1970) Die Entwicklung der medizinischen Spezialfächer an den Universitäten des deutschen Sprachgebietes. Enke, Stuttgart

Fangerau H (2007) Ärztliche Identität. In: Noack T et al. (Hrsg) Querschnitt Geschichte, Theorie und Ethik der Medizin. Elsevier, München, S 17–26

Fangerau H (2009) The Professionalization of medicine in Germany during the 18th and 19th centuries. In: Sakai S et al. (Hrsg) Transaction in medicine and heteronomous modernization. University of Tokyo, Tokyo, S 49–64

Frisch von A (1907) Eröffnungsrede. Verhandlungen der deutschen Gesellschaft für Urologie, I. Kongress vom 02.–05.10.1907, S 37–57

Gelfand T (1976) The origins of a modern concept of medical specialization: John Morgan's discourse of 1765. Bulletin of the History of Medicine 50: 511–535

Guntau M, Laitko H (1987) Entstehung und Wesen wissenschaftlicher Disziplinen. In: Guntau M, Laitko H (Hrsg) Der Ursprung der modernen Wissenschaften. Akademie-Verlag, Berlin, S 17–89

Halling T (2011) Urologie in Ost und West nach 1945 – Kontinuitäten und Brüche. In: Krischel M et al. (Hrsg) Urologen im Nationalsozialismus. Zwischen Anpassung und Vertreibung. Hentrich und Hentrich, Berlin, S 227–247

Hauri D (2013) Die Steinschneider: Eine Kulturgeschichte menschlichen Leidens und ärztlicher Kunst. Springer, Heidelberg

Hoppe JD (1997) Die Weiterbildungsordnung. Von der Schilderordnung zum integralen Bestandteil der Bildung zum Arztberuf. Dtsch Ärztebl 94(39): A2483–A91

Klebingat KJ (2007) Forschung, Lehre, Aus-, Fort- und Weiterbildung. In: Arbeitskreis Geschichte der Urologie (Hrsg) Urologie in Deutschland. Springer, Heidelberg, S 63–71

Konert J (2004) Von einer Familientradition zum anerkannten Spezialfach. In: Konert J, Dietrich HG (Hrsg) Illustrierte Geschichte der Urologie. Springer, Heidelberg, S 213–28
Konert J (2007) Geschichte der Urologie bis zur Herausbildung der »modernen Urologie« am Ende des 19. Jahrhunderts. In: Arbeitskreis Geschichte der Urologie (Hrsg) Urologie in Deutschland. Springer, Heidelberg, S 7–25
Konert J (2007a) Voraussetzungen für die Etablierung einer medizinischen Fachdisziplin und die Bedeutung der wissenschaftlichen Fachgesellschaften in diesem Prozess. In: Arbeitskreis Geschichte der Urologie (Hrsg) Urologie in Deutschland. Springer, Heidelberg, S 27–32
Krais B, Gebauer G (2002) Habitus. Transcript, Bielefeld
Kraus O (1981) Allgemeiner Bericht. Ansprache des Präsidenten der Jungius-Gesellschaft Prof. Dr. Otto Kraus. In: Verhandlungen der deutschen Gesellschaft für Naturforscher und Ärzte. 111. Versammlung. Springer, Heidelberg, S 9–10
Kraus P, Winckelmann HJ (2012) Die Steinschneider Johannes und Carl Palm. Ein Beitrag zur Lithotomie in Ulm im 19. Jahrhundert. In: Fangerau H, Müller I (Hrsg) Faszinosum des Verborgenen. Der Harnstein und die (Re-)Präsentation des Unsichtbaren in der Urologie. Steiner, Stuttgart, S 113–128
Krischel M (2014) Urologie und Nationalsozialismus. Eine Studie zu Medizin und Politik als Ressourcen füreinander. Steiner, Stuttgart
Krischel M, Moll FH et al. (2010) Forschungsperspektiven zur Geschichte der Urologie in Deutschland 1933–1945. Urologe A 49(9): 1188–1193
Küttner H (1906) Was ergibt sich für den praktischen Arzt aus den Fortschritten der Nierenchirurgie? (Teil 1). Deutsche Medizinische Wochenschrift 32(1): 18–22
Leeming W (2001) Professionalization theory, medical specialists and the concept of »national patterns of specialization«. Social Science Information 40(3): 455–485
Loetz F (1994) »Medikalisierung« in Frankreich, Großbritannien und Deutschland 1750–1850: Ansätze, Ergebnisse und Perspektiven der Forschung. In: Eckart WU, Jütte R (Hrsg) Das europäische Gesundheitssystem. Gemeinsamkeiten und Unterschiede in historischer Perspektive. Steiner, Stuttgart
Luce JM, Byyny RL (1979) The evolution of medical specialism. Perspectives in Biology and Medicine 22(3): 377–389
MacDonald KM (1995) The sociology of the professions. Sage, London
McClelland CE (1980) State, society, and university in Germany 1700–1914. Cambridge University Press, Cambridge
Mieg HA (2003) The science of professional knowledge and work – bridging sociology and cognition theory. In: Svensson LG, Evetts J (Hrsg) Conceptual and comparative studies of continental and anglo-american professions. Göteborg University, Göteborg, S 43–54
Mieg HA (2005) Professionalisierung. In: Rauner F (Hrsg) Handbuch der Berufsbildungsforschung. Bertelsmann, Bielefeld, S 342–349
Moll FH (2007) Die Entwicklung urologischer Krankenabteilungen. In: Arbeitskreis Geschichte der Urologie (Hrsg) Urologie in Deutschland. Springer, Heidelberg, S 53–54
Moll FH (2014) Der Urologische Operationssaal. Etablierung von fachspezifischen Funktionsräumen im Krankenhaus. In: Görgen A, Halling T (Hrsg) Verortungen des Krankenhauses. Steiner, Stuttgart, S 209–232
Moll FH, Halling T et al. (2013) »Urologen tagen in Berlin«. Martin Stolze (1900–1989) und der Urologenkongress 1959 in Ost- und Westberlin. Der Urologe A 52(9): 1314–1326
Moll FH, Halling T et al. (2014) Geschichte in der öffentlichen Kommunikation wissenschaftlicher Fachgesellschaften. Der Urologe 53(10): 1525–1532
Moran ME (2014) Urolithiasis a comprehensive history. Springer, New York
Newman C (1957) The evolution of medical education in the nineteenth century. Oxford University Press, London
Niederhut J (2005) Die Reisekader. Auswahl und Disziplinierung einer privilegierten Minderheit in der DDR. Evangelische Verlagsanstalt, Leipzig
Noyes HD (1865) Specialties in medicine. Read before the American Ophthalmological Society, June 1865. Transactions of the American Ophthalmological Society 1(2): 57–74
Plessner H (1985 [1924]) Zur Soziologie der modernen Forschung und ihrer Organisation in der deutschen Universität: Tradition und Ideologie. In: Dux G et al. (Hrsg) Helmuth Plessner. Gesammelte Schriften X. Schriften zur Soziologie und Sozialphilosophie. Suhrkamp, Frankfurt am Main, S 7–30
Rehbein B, Saalmann G (2009) Feld. In: Rehbein B, Fröhlich G (Hrsg). Bourdieu-Handbuch. Leben – Werk – Wirkung. Metzler, Stuttgart, S 99–103
Rehbein B, Saalmann G (2009) Habitus. In: Rehbein B, Fröhlich G (Hrsg). Bourdieu-Handbuch. Leben – Werk – Wirkung. Metzler, Stuttgart, S 110–118
Rehbein B, Saalmann G (2009) Kapital. In: Rehbein B, Fröhlich G (Hrsg). Bourdieu-Handbuch. Leben – Werk – Wirkung. Metzler, Stuttgart, S 134–140
Riedl H (1982) Die Auseinandersetzungen um die Spezialisierung in der Medizin von 1862 bis 1925. Dissertation. TU München, München
Rohland L, Spaar H (1973) Die medizinisch-wissenschaftlichen Gesellschaften der DDR. Geschichte, Funktion und Aufgaben. VEB Verlag Volk und Gesundheit, Berlin
Rothschild A (1923) Die Urologie und die Regelung der Facharztfrage. Ärztliches Vereinsblatt für Deutschland 52: 173–174
Sandner K, Senst W et al. (2008) Die medizinisch-wissenschaftlichen Gesellschaften in der DDR. Deutsche Gesellschaft für Unfallchirurgie 30 (Suppl 1): 26–30
Schipperges H (1972) Repräsentative Eröffnungsreden auf den Naturforscherversammlungen im 19. Jahrhundert. In: Schipperges H, Querner H (Hrsg) Wege der Naturforschung: 1822–1972 im Spiegel der Versammlungen Deutscher Naturforscher und Ärzte. Springer, Berlin, S 10–38
Schleicher M (1997) Die ärztliche Ausbildung in der Bundesrepublik Deutschland. Entwicklungen – gegenwärtige Lage – Vorstellungen für die Zukunft. Dtsch Ärztebl 94(14): A-906–A-911
Schmidt W, Schmieder H (1980) Aus- und Weiterbildung der Mitarbeiter des Gesundheitswesens und der Spezialisten auf dem Gebiet der Gesundheitserziehung in der Deutschen Demokratischen Republik. Zeitschrift für die gesamte Hygiene 26(4): 243–246
Schwingel M (2009) Pierre Bourdieu zur Einführung. Junius, Hamburg
Seigewasser P (2006) Das Diplom für Mediziner und Stomatologen in der DDR, unter besonderer Berücksichtigung der Immatrikulations- und Absolventenzahlen der Charité. Dissertation. FU Berlin, Berlin
Sewering HJ (1987) Von der »Bremer Richtlinie« zur Weiterbildungsordnung. Dtsch Ärztebl 84(36): A2299–A2306
Siegrist H (1988) Bürgerliche Berufe: Zur Sozialgeschichte der freien und akademischen Berufe im internationalen Vergleich. Vandenhoeck und Ruprecht, Göttingen
Stichweh R (2013 [1994]) Differenzierung der Wissenschaft. In: Stichweh R (Hrsg) Wissenschaft, Universität, Professionen. Soziologische Analysen. Transcript, Bielefeld, S 15–45
Süß S (1999) Politisch mißbraucht? Psychiatrie und Staatssicherheit in der DDR. Links, Berlin

Voelcker F (1958 [1932]) Eröffnungsansprache Chirurgenkongress, 56. Tagung, 1932. In: Bauer KH (Hrsg) Die Deutschen Chirurgenkongresse seit der 50. Tagung. Springer, Heidelberg, S 54–56

Vogt G (1998) Ärztliche Selbstverwaltung im Wandel. Eine historische Dokumentation am Beispiel der Ärztekammer Nordrhein. Deutscher Ärzte-Verlag, Köln

Weisz G (2003) The emergence of medical specialization in the nineteenth century. Bulletin of the History of Medicine 77: 536–575

Weisz G (2006) Divide and conquer. A comparative history of medical specialization. Oxford University Press, Oxford

Wernich A (1889) Der Entwickelungsgang im Preussischen Medicinalwesen. II. Die Reformbewegungen im ärztlichen Stande. Zeitschrift für Medicinalbeamte 2(10): 330–335

Windolf P (1992) Fachkulturen und Studienplatzwahl. Ergebnisse einer Befragung von Studienanfängern. Kölner Zeitschrift für Soziologie und Sozialpsychologie 44(1): 76–98

Wunderlich CA (1841) Wien und Paris. Ein Beitrag zur Geschichte und Beurtheilung der gegenwärtigen Heilkunde in Deutschland und Frankreich. Ebner und Seubert, Stuttgart

Neuordnung des Gesundheitswesens in beiden deutschen Staaten

Friedrich Moll, Peter Rathert

T. Halling, F. Moll, H. Fangerau (Hrsg.), *Urologie 1945–1990*,
DOI 10.1007/978-3-662-48178-3_3,

3.1 Einleitung

Nach der bedingungslosen Kapitulation des Deutschen Reiches waren ca. 14 Mio. Menschen in Deutschland von Flucht und Vertreibung betroffen. Schleswig-Holstein nahm zunächst die meisten Flüchtlinge auf (Köhler 2012). Es herrschte Mangel an allem. In Köln beispielsweise waren von Mai bis August 1945 täglich für jeden Einwohner Rationen von nur 1.150 Kalorien vorgesehen, ausgegeben wurden aber nur 607 Kalorien – »Friedhofsrationen« nannte diese der rheinische Volksmund, die Differenz wurde als »Papierration« bezeichnet. Todesfälle infolge Unterernährung gehörten zum alltäglichen Erleben (Moll 2007).[1] Typhus, Poliomyelitis, Ruhr und Fleckfieber waren in allen Besatzungszonen weit verbreitet. Die Tuberkulose war die Volkskrankheit der Nachkriegszeit, insbesondere aufgrund der schlechten Ernährungslage. Nicht nur im späteren Bundesland Nordrhein-Westfalen bestand bis in die 1950er-Jahre ein spürbarer Mangel an Spezialkrankenhäusern zur Behandlung von Tuberkulosekranken (Moll 2007). Insbesondere in Großstädten wie Köln waren viele Krankenhausgebäude ganz oder teilweise zerstört worden, so dass große Teile der Bettenkapazitäten zunächst in provisorischen Einrichtungen bereitgestellt werden mussten (◘ Abb. 3.1; ◘ Abb. 3.2). Der investive Nachholbedarf im Krankenhaussektor nach dem Kriege wurde auf über 30 Milliarden DM geschätzt (Köhler 2012).

Auch Verbrauchsmaterial war rar: Nach Kriegsende waren Röntgenfilme beispielsweise in der britischen Zone nicht verfügbar und mussten umständlich aus Hessen (Dr. Schleussner, Adox®, Frankfurt) oder sogar aus der sowjetische besetzten Zone (Filmfabrik Wolfen der Agfa, später ORWO®) bezogen werden. Die Farbenwerke Bayer lieferten zunächst nur »Röntgenpapier«, das deutlich schlechtere Abbildungseigenschaften besaß als die vor dem Krieg benutzen Folien. Die Versorgung mit Verbandsmaterial war ebenfalls nicht in ausreichendem Maße möglich, da es an entsprechenden Rohstoffen mangelte und diese darüber hinaus oftmals von minderer Qualität waren. Fieberthermometer konnten oft nur in Tausch von Kaffee in die Westzonen aus Thüringen geschmuggelt werden, jedenfalls solange die Zonengrenzen noch durchlässig waren (Moll 2007). Anstelle von Gummihandschuhen wurde in Zwirnhandschuhen operiert oder sogar ohne (Koslowski 2001). Auch fehlten u.a. so grundlegende Dinge wie Äther oder Alkohol, Chloroform, Sulfonamide und Impfstoffe. Weiterhin fehlte es an Herzmitteln auf Adrenalin-Grundlage und an Jod; es gab zu wenig Wismut-Präparate zur Be-

1 Die Kölner Krankenanstalt Lindenburg sowie das Augusta-Hospital besaßen an einem Augusttag 1945 nicht einmal eine Kartoffel. Obwohl in den 1920er- bis 1930er-Jahren Unterernährung in Deutschland praktisch nicht mehr vorkam, konnte 1946 von dem Kölner Internisten Hans Schulten (1899–1965) eine Buchpublikation »Die Hungerkrankheit« erscheinen.

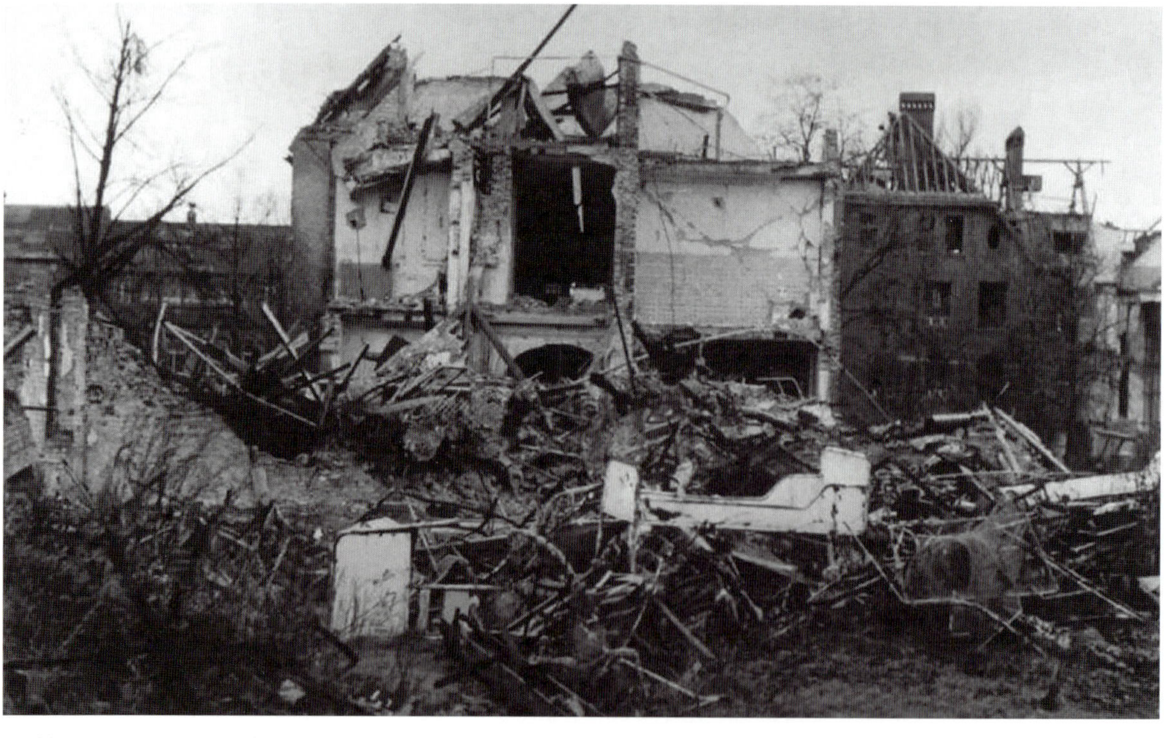

◘ **Abb. 3.1** Kriegszerstörte Gebäude, Universitätsklinik zu Köln, Betriebsteil Lindenburg, Medizinische Klinik, um 1945–1947. (Fotoserie Walter Dick, Institut für Geschichte und Ethik der Medizin der Universität Köln, Repro Frank, mit freundlicher Genehmigung)

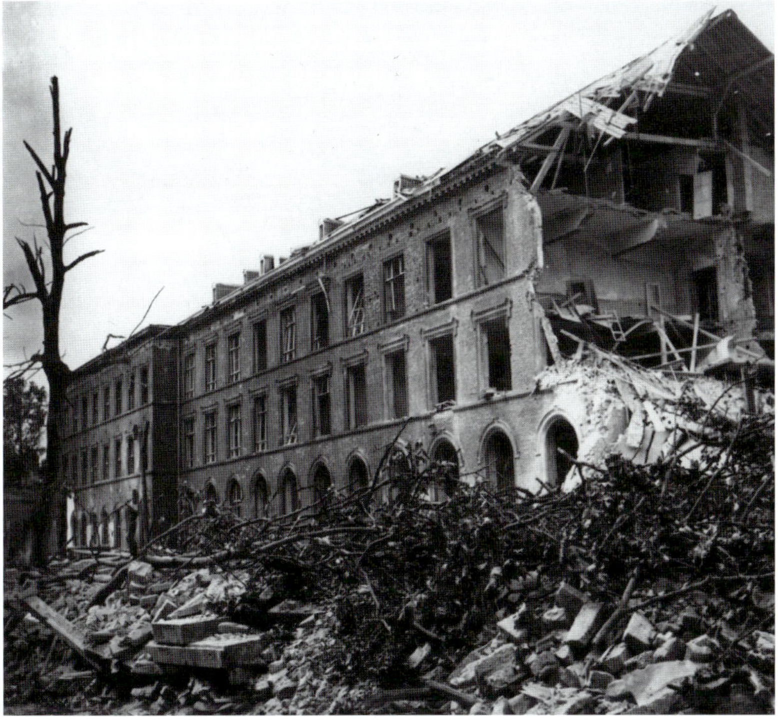

Abb. 3.2 Kriegszerstörter Flügel des Kölner Bürgerhospitals. Die Totalzerstörung des größten innerstädtischen Krankenhauses in Köln, das gleichzeitig mehrere Universitätspolikliniken beherbergte, war bei ständig steigenden Einwohnerzahlen durch rückströmende Heimkehrer und Flüchtlinge durch die vorhandenen Betten der kleineren konfessionellen Krankenhäuser nicht zu kompensieren. Waren die einzelnen Hauptabteilungen auch in Ausweichkrankenhäuser ausgelagert, so wurden diese nunmehr rasch wieder in die Stadt zurückgeführt, was zur Errichtung eines neuen Krankenhauses in einer ehemaligen Luftwaffenkaserne (Fliegerhorst Ostheim) in Köln-Merheim (rechtsrheinisch) führte. (Sammlung Moll, Kopie einer Reproduktion aus dem Bestand der Kliniken der Stadt Köln, Repro Moll, mit freundlicher Genehmigung)

handlung von Syphilis, zu wenig Vitamine B, C und D (Schützler 2000). Die britische Besatzungszone besaß zwei Penicillin-Produzenten, einmal die 1946 gegründete Penicillin-Gesellschaft, die in Göttingen produzierte (Handelsprodukt Penicillin »Göttingen«) und die im gleichen Jahr von dem Seifenfabrikanten Hermann Wirtz (1896–1973) gegründete Firma Chemie Grünenthal, die in Stolberg (Rheinland) bei Aachen (Handelsprodukt Penicillin »Grünenthal«) ihren Sitz hatte.[2] In der französischen und russischen Besatzungszone lief die Penicillin-Produktion weitaus langsamer an, da die Besatzungsländer selber nicht über das neue »Wundermittel« verfügten. In Jena entstand eine vergleichsweise geringe Produktion bis 1950/1951 durch den VEB Jenapharm (Penicillin »Jenapharm«; Abb. 3.3). Diese konnte den Penicillin-Bedarf der DDR decken. In den amerikanischen und britischen Militärlazaretten wurde der Urin der mit Penicillin behandelten Patienten gesammelt, um daraus neues Penicillin zu

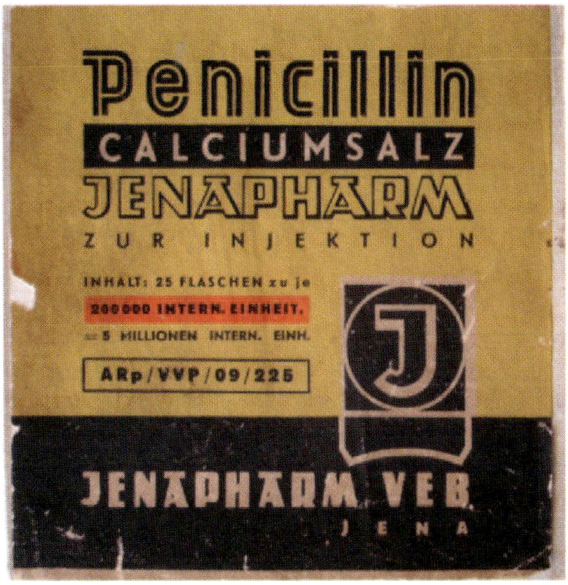

Abb. 3.3 Penicillin Jenapharm, Sammlung Moll, Repro Keyn. Mit freundlicher Genehmigung

2 Es war das erste Unternehmen, das Penicillin auf dem deutschen Markt einführte, dessen Produktion in Deutschland damals vom Alliierten-Kontrollrat untersagt war. http://www.spiegel.de/einestages/braune-vorgeschichte-a-948837.html (Recherche 05.06.2015).

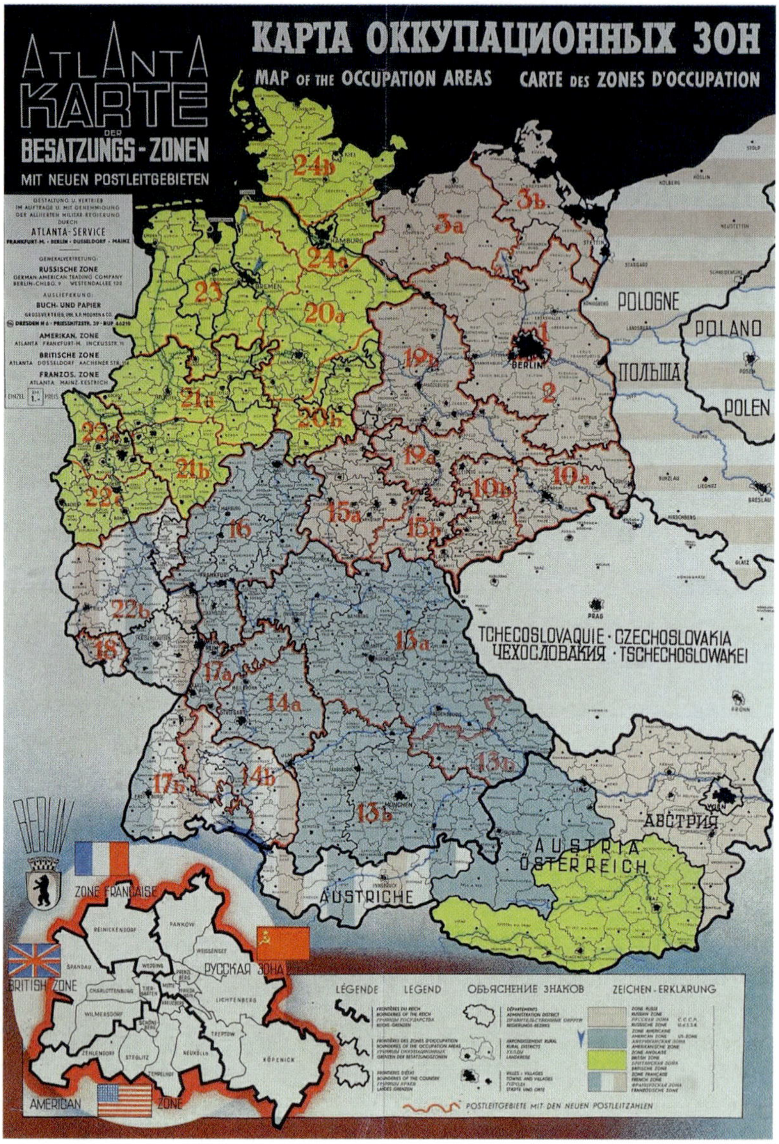

■ **Abb. 3.4** Deutschland in seinen Besatzungszonen 1945. (Atlanta-Service Frankfurt, Stiftung Haus der Geschichte, Berlin, EB Nr. H. 1998/04/0005, ausgestellt vom Zeitgeschichtlichen Forum, Leipzig. Mit freundlicher Genehmigung)

regenerieren. Dieser kostspielige Vorgang lohnte sich unter den damaligen Verhältnissen (Lahn 2009). Die Therapie der Syphilis mit Penicillin im Gebiet der späteren Bundesrepublik begann zunächst in der US-Zone, 1947 auch in der britischen Zone und 1948 in der französischen Zone (Lindner 2004). Auch das für die Tuberkulosetherapie notwendige Streptomycin war zunächst nur auf illegalem Wege zu erhalten und wurde bei scheinbar aussichtslosen Fällen von tuberkulöser Meningitis eingesetzt (Moll 2007).

Dennoch kann auch im Gesundheitswesen nicht von einer »Stunde Null« nach dem Ende des Zweiten Weltkrieges ausgegangen werden (Arndt 2009). In Köln beispielsweise ging am 06.03.1945 der Krieg zu Ende. Noch am selben Tag begann das Gesundheitsamt als erste Behörde wieder mit der Arbeit (Gerhadt 2005; Moll 2007) Eine schnelle Wiederherstellung eines funktionierenden Gesundheitswesens lag im Bestreben der Alliierten, auch um die Gesundheit der eigenen Besatzungstruppen nicht zu gefährden (Arndt 2009). Besonders Fragen der Seuchenbekämpfung und des Infektionsschutzes, insbesondere bei Geschlechtskrankheiten, standen neben der Bekämpfung der Unterernährung sowie der Lösung von hygienischen Problemen deshalb im Vordergrund.

Das Gesundheitswesen in beiden deutschen Staaten war nach dem Zweiten Weltkrieg sowohl von fortbestehenden Traditionen als auch von Neuanfängen geprägt, die

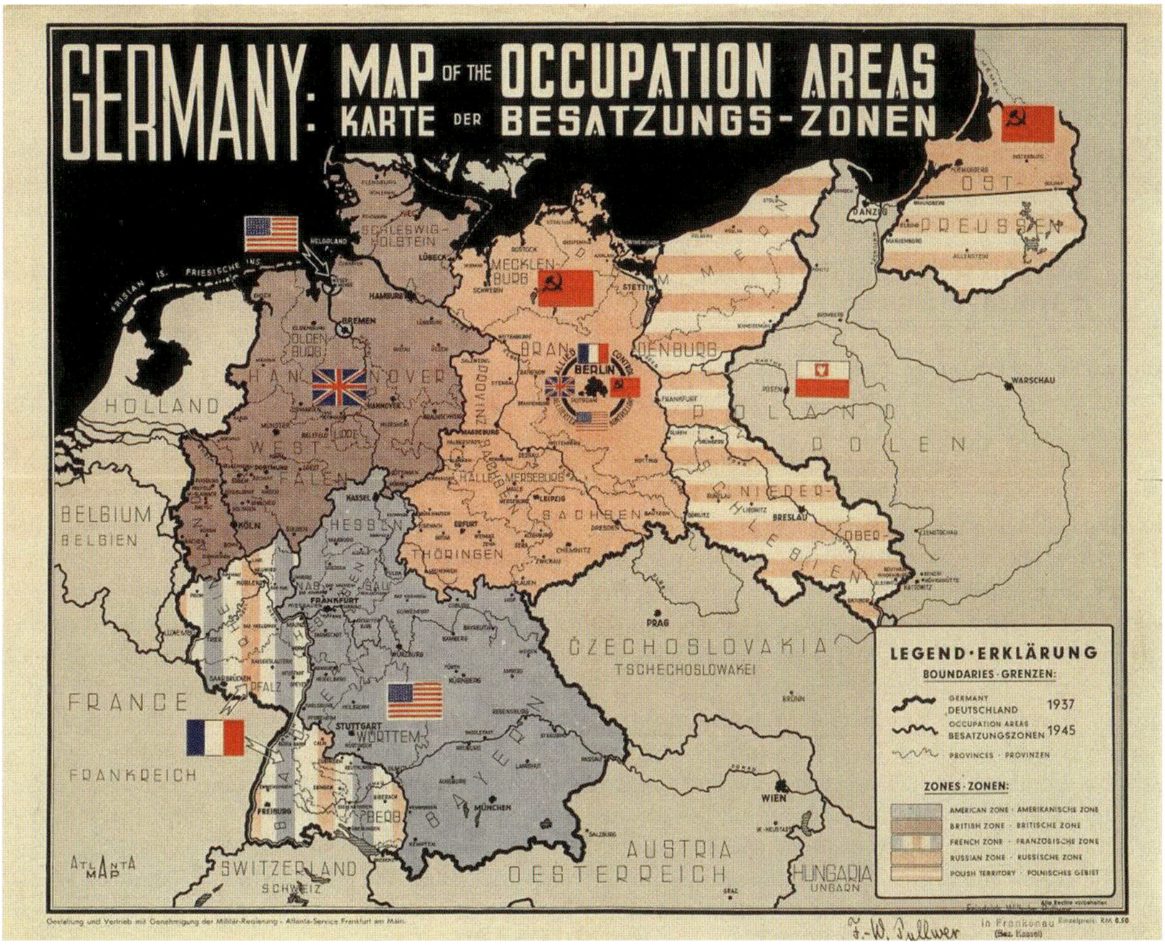

Abb. 3.5 Karte der Besatzungszonen 1945–1949. In der Markierung spiegelt sich schon die unterschiedliche Sichtweise von Ost und West auf das geteilte Deutschland wider. Stiftung Haus der Geschichte, Berlin. Mit freundlicher Genehmigung

diese Traditionen unter jeweils spezifischen ideologischen Aspekten weiterentwickelten. Dabei griffen die Akteure auf Strukturen und Organisationen zurück, die bereits seit dem Kaiserreich bestanden oder sich in der Weimarer Republik ausgebildet hatten. Konstanten bildeten die ambulante und stationäre Patientenversorgung sowie das öffentliche Gesundheitswesen (Arndt 2009). Kontrovers blieben Fragen des Einflusses von Kommunen oder gesamtstaatlichen Stellen auf die Gesundheitsfürsorge sowie die Auseinandersetzung von in freier Praxis tätigen Ärzten und gesetzlichen Krankenkassen (Arndt 2009). Hierbei spielte der Gegensatz individueller gegenüber kollektiver Gesundheitsvor- und fürsorge eine entscheidende Rolle (Labisch 1987). Die Gesundheitspolitik war jeweils eng mit der Politik der Alliierten in ihren jeweiligen Besatzungszonen verbunden, wobei die Unterschiede in den drei Westzonen (Sons 1983; Schleiermacher 2002; Lindner 2004) sowie der sowjetisch besetzen »Ostzone« sofort deutlich wurden (Schagen 2002). Insbesondere bildete sich bald eine sog. Systemkonkurrenz heraus.

Die vergleichende Darstellung der Gesundheitspolitik in den verschiedenen Besatzungszonen und später zwischen der BRD und der DDR beinhaltete in der Vergangenheit daher immer auch eine politisch-praktische und legitimatorische Relevanz, was heute ein Vergleich im wissenschaftlichen Sinne zwischen Entwicklungen in beiden Staaten oder auch nur einen Vergleich zwischen gesellschaftlichen Teilsektoren beider Staaten nicht einfacher macht. Denn eine komparative Sicht hat zur Voraussetzung, dass man es mit voneinander weitgehend unabhängigen Beobachtungseinheiten zu tun hat. Dass diese Voraussetzung im deutschen Fall einer »geteilten Nation« ganz offensichtlich nicht erfüllt war, ist mehrfach hervorgehoben worden (Kleßmann 1993; Manow 1997; Abb. 3.4; Abb. 3.5).

Während für das Gebiet der alten Bundesrepublik einige Untersuchungen vorliegen (Alber 1992; Gerst 2004)[3], fehlen für die DDR-Gesundheitspolitik, bis auf die Unter-

3 exemplarisch: Metzler (2003).

suchungen des ehemaligen Parteisekretärs im Ministerium für Gesundheitswesen der DDR, ausführliche Untersuchungen (Spaar et al. 1996, 1999). Für die Rolle der Ärzteschaft liegen bereits Analysen vor (Ernst 1997; Müller 1997), jedoch auch erst spät für die Geschichte der ärztlichen Selbstverwaltung (Gerst 2004).

3.2 Reorganisation der Ärzteschaft in Westdeutschland

Die westdeutschen Akteure im Gesundheitswesen knüpften an bestehende Strukturen des Kaiserreiches und der Weimarer Republik, aber auch des NS-Staats an, lösten sich aber von als sozialistisch wahrgenommen und rassenideologischen Elementen (Arndt 2009). So blieb etwa in der Bundesrepublik die Stellung der Gesundheitsämter durch das »Gesetz über die Vereinheitlichung des Gesundheitswesens« (unter Herausnahme der Bestimmungen über die »Erb- und Rassenpflege«) vom 03.07.1934 unangetastet. Gleichzeitig war das öffentliche Gesundheitswesen in den Westzonen von Bund-Länder-Divergenzen geprägt, in denen es vorrangig um die Verteilung von Verantwortlichkeiten ging (Labisch u. Woelck 1996). Sehr schnell übten die Selbstverwaltungsorgane auch einen großen politischen Einfluss aus (Gerst 2004). Der Rückgriff auf bestehende Strukturen ärztlicher Selbstverwaltung erschien sowohl den Militärverwaltungen der westlichen Besatzungszonen als auch den von ihnen eingesetzten deutschen Verwaltungsbehörden unverzichtbar (Gerst 1997).

Bis Ende 1945 gelang es Medizinern auf regionaler Ebene, den Erhalt von Ärztekammern mit dem Erhalt von mit öffentlich-rechtlichen Aufgaben befassten Selbstverwaltungseinrichtungen auf regionaler Ebene zu sichern (Gerst 2004). Diese wurden weder von den einzelnen Militärverwaltungen der Besatzungszonen noch von der Ärzteschaft selber angezweifelt. Am 01.10.1945 erging vom Hauptquartier der US-Streitkräfte in Europa die Weisung, die regionalen kassenärztlichen Strukturen nach der Rechtslage von 1931 wiederherzustellen. Schnell bildeten sich nun in den westlichen Besatzungszonen Ärztekammern. Im Januar 1946 fanden beispielsweise Wahlen zur Ärztekammer Nordrheinprovinz statt, die sich besonders um die Sicherstellung der ambulanten ärztlichen Versorgung kümmern sollte (KVN u. Behlau 2012). Die Arbeitsgemeinschaft westdeutscher Ärztekammern (später Bundesärztekammer) wurde 1947 gegründet.

Am 21.04.1948 beschlossen Vertreter der Ärzteschaft in der britischen Besatzungszone, selbstständige Kassenärztliche Vereinigungen auf der Basis der alten Landesstellen zu schaffen. Diese Landesstellen, während des Nationalsozialismus zu ausführenden Organen der KVD herabgestuft, übernahmen nun in Anlehnung an die Regelungen von 1931 die Sicherstellung der ambulanten medizinischen Versorgung und erteilten die Zulassung zur Kassenarztpraxis (KVN u. Behlau 2012).

Zur Regulierung der Niederlassung des Überangebotes an Ärzten, die in die Westzonen strebten (Flüchtlinge, Kriegsgefangene, »Notapprobierte«), wurden Niederlassungsgenehmigungen nur mit Zulassungen zu Kassensitzen erteilt, wobei heimatberechtigte Bewerber bevorzugt werden sollten. Mit Zustimmung des Oberpräsidenten wurde beispielsweise für den Kammerbezirk Nordrhein 1946 eine Zulassungssperre verhängt (Gerst 2004). Medizinische Vereine wurden in den Westzonen ebenfalls rasch wieder zugelassen. Aus Mitgliedern der »Gesellschaft Reichsdeutscher Urologen« bildete sich in der Bundesrepublik z.B. die Deutsche Gesellschaft für Urologie neu.

Weitere Schwerpunktthemen der Restrukturierung des Gesundheitssystems waren die Beziehungen zu den Krankenkassen. Am 25.05.1955 konnte nach langjährigen politischen Konflikten und Verhandlungen das »Gesetz über das Kassenarztrecht« (BGBL I, 513) verabschiedet werden, das den Kassenärztlichen Vereinigungen eine bundesgesetzliche und einheitliche Rechtsgrundlage (KVN u. Behlau 2012) sowie die Entnazifizierung sicherte. In den Nachkriegsjahren war die Bereitschaft gering, sich kritisch mit der jüngsten Vergangenheit auseinanderzusetzen. So wurde im Jahr 1947 das Schicksal jüdischer Ärzte während des Nationalsozialismus im »Mitteilungsblatt der Ärztekammer der Nordrheinprovinz« euphemistisch als »Ausfall von mehreren Tausend jüdischen Ärzten« bezeichnet. Bis zur Einrichtung von gesetzlich geregelten Spruchkammerverfahren während des Jahres 1946 war es den wieder gegründeten Ärztekammern in den drei Westzonen gelungen, an der politischen Überprüfung der Ärzteschaft beteiligt zu werden. Die Alliierten ließen zunächst nur unbelastete deutsche Ärzte in leitenden Positionen zu. Da aber bereits die Mitgliedschaft in einer der NS-Organisationen ein Belastungsgrund war, konnten kaum Kandidaten für berufspolitische Funktionen gefunden werden: So war bei der Gründungsversammlung des ärztlichen Kreisvereins in Jülich nur ein »nicht belasteter« Arzt anwesend. Die Entnazifizierung verlief insgesamt uneinheitlich, woran auch die Haltung der Militärregierungen, für die die Aufrechterhaltung der gesundheitlichen Versorgung der Bevölkerung und damit indirekt der eigenen, besondere Priorität besaß. Daher war die Entnazifizierung der Ärzteschaft oft relativ unkompliziert und dies vor dem Hintergrund einem, verglichen mit anderen Berufsgruppen, hohen Anteil an Mitgliedern in NSDAP- und NS-Organisationen. »Es ist kein Geheimnis, dass gerade hier die Entnazifizierung nicht mit der erforderlichen Intensität durchgeführt wurde«, stellte ein Autor des Bayrischen Ärzteblattes schon 1946 fest (Schieckel 1946).

Auch in der SBZ/DDR konnten trotz der erheblichen Unterschiede in der Zielstellung, der Wertung, der Verfahrensweise und in den Ergebnissen des Entnazifizierungsprozesses zwischen dem westlichen und dem sowjetischen Besatzungsgebiet und später zwischen den beiden deutschen Staaten de facto Nationalsozialisten in Ämtern verbleiben. In der DDR wurde das mit »Kaderproblemen im Gesundheitswesen« umschrieben. Aber es gab auch Beschwerden, dass politisch unbelastete Ärzte keine Zulassung erhielten und belastete und inhaftierte Ärzte ihre Zulassung behielten. Eine zentralisierte Ärzteorganisation mit weitreichenden Befugnissen wie die »Kassenärztliche Vereinigung« (KVD) war den Amerikanern und Briten jedoch suspekt. Stattdessen vertrauen sie dem ursprünglichen Konzept einer regionalen Gliederung (KVN u. Behlau 2012). Insgesamt bildete sich in der Bundesrepublik ein stark fragmentiertes System mit differenzierten Entscheidungsstrukturen heraus, in der das öffentliche Gesundheitswesen eher eine untergeordnete Rolle spielte und die Position der freien Ärzteschaft gesichert und gesteigert wurde (Arndt 2006). Dieser differenzierten Mischkultur aus öffentlichen, frei-gemeinnützigen und privaten Trägern für die stationäre Versorgung stand der ambulante Sektor mit freiberuflichen Kassenärzten, überwiegend im Rahmen von Einzelpraxen tätig, gegenüber. Den Kassenärzten der Bundesrepublik wurde mittels Gesetz über das Kassenarztrecht des Jahres 1955 der Sicherstellungsauftrag für die ambulante ärztliche Behandlung der GKV-Versicherten übertragen. Das Gesamthonorar soll sich von nun an am Leistungsvolumen der Mediziner und nicht mehr an der allgemeinen Lohnentwicklung orientieren. Dafür verzichten die Ärzte auf das Streikrecht und akzeptierten eine verbindliche Schlichtung durch Schiedsämter (KVN u. Behlau 2012). Deutlich stärker als in der DDR waren in der Bundesrepublik somit die Säulen ambulanter und stationärer Behandlung voneinander getrennt (Ritter 2007).

3.2.1 Krankenkassen

Der Aufbau des Kassenwesens in Westdeutschland war wesentlich von dem Aspekt geprägt, einen Umbau zu einem Einheitsversicherungssystem, wie er von Gewerkschaften und teils auch den Alliierten gefordert wurde, abzuwehren sowie auch Entwicklungen nach dem Muster des britisch-skandinavischen »Welfare State« zu entgegnen. Die Bedeutung der Krankenkassen lag in dem besonderen Umstand, dass mehr als 70 Prozent der Arbeiter und Angestellten in ihnen versichert waren, wie auch nichterwerbstätige Rentner und familienversicherten Ehefrauen und Kindern. Nach der Gründung der Bundesrepublik Deutschland wurde erst 1952 die Selbstverwaltung der Krankenkassen wiederhergestellt. 1955 wurde mit dem Gesetz über Verbände der gesetzlichen Krankenkassen und der Ersatzkassen das Verbänderecht und in dem Zuge u.a. der organisatorische Aufbau, die Rechtsstellung sowie die Aufgaben der Verbände der Krankenkassen und Ersatzkassen geregelt. Gleichzeitig wurde mit dem Kassenarztgesetz aber auch die starke ärztliche Stellung gefestigt. Das Lohnfortzahlungsgesetz von 1969 brachte dann die Gleichstellung von Arbeitern und Angestellten bei der Lohnfortzahlung im Krankheitsfall (Tauchnitz 2004).

Im Mai 1946 fand in Hameln die erste Zusammenkunft der privaten Krankenversicherer der britischen Besatzungszone statt. 1947 wurde der Verband der privaten Krankenversicherung für die britische Zone mit Sitz in Köln gegründet. 1948 konstituierte sich der bizonale Verband der privaten Krankenversicherung. 1949 dehnte sich der Verband auf das gesamte Gebiet der Bundesrepublik Deutschland aus (Tennstedt 1976; Lindner 2004).

3.2.2 Universitäten – medizinische Fakultäten – urologische Lehrbücher

Die Besatzungsmächte nahmen entsprechend ihrer noch gemeinsam im Alliierten-Kontrollrat gefassten Beschlüsse maßgeblichen Einfluss auf die Hochschulpolitik in ihren Besatzungszonen. Hierzu gab es in den westlichen Besatzungszonen Hochschuloffiziere. Die sowjetische Militäradministration nahm diese Aufgabe durch die Abteilung für Volksbildung innerhalb der SMAD wahr (Heinemann 1990). Die Universitäts- und Wissenschaftspolitik entsprach den gesellschaftlichen Systemen der jeweiligen Besatzungsmacht und stützte sich auf drei verschieden Konzeptionen der Demokratisierung durch Militärherrschaft (Uta 2006). Besonders dem Medizinstudium wurde von allen Besatzungsmächten große Aufmerksamkeit gewidmet, da die Medizin und die Rasseforschung im Nationalsozialismus zu Leitdisziplinen entwickelt worden waren. Weiterhin wählten nach dem Krieg 40 Prozent der Studierenden diesen Studiengang (Schleiermacher 2006).

In allen Besatzungszonen setzte im Wintersemester 1945/1946 ein Hochschulleben in Trümmern wieder ein. Lehrbücher in deutscher Sprache waren auch aufgrund der Papierknappheit rar. Im Fachbereich der Urologie war in den letzten Kriegsjahren bei Georg Thieme in Leipzig nur die Reihe »Urologie in Einzeldarstellungen« erschienen, in der die Arbeiten von Hans Boeminghaus überwogen und in der auch bereits 1946 wieder Publikationen erschienen (Boeminghaus 1946). Für interessierte Studenten gab es somit nur das Lehrbuch von Kurt Boshammer (1900–1981). Es war 1939 bei Gustav Fischer in Jena in erster Auflage erschienen, noch kurz vor Kriegsende 1942 in zweiter Auflage. Der Nachholbedarf nach dem Krieg ließ

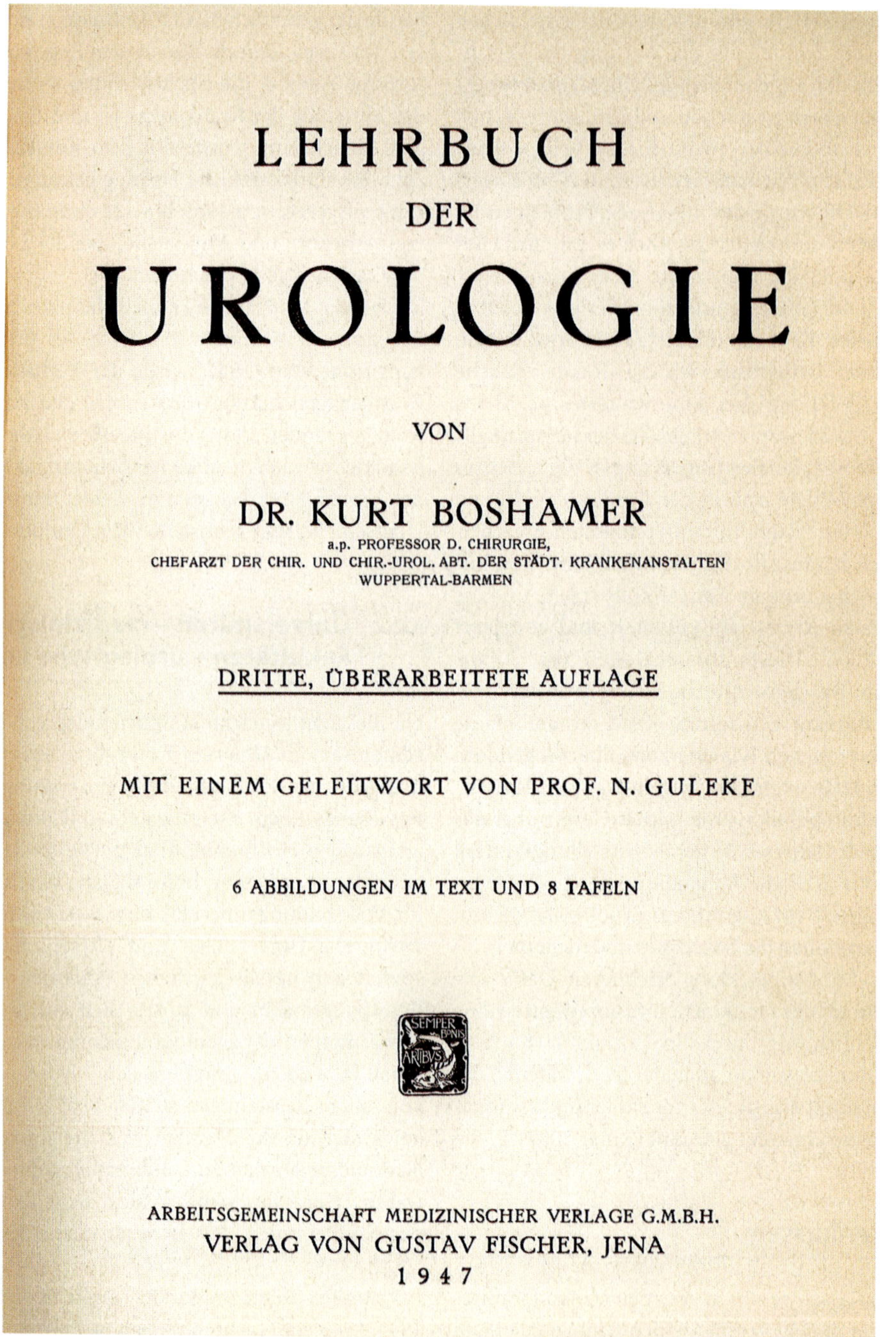

LEHRBUCH

DER

UROLOGIE

VON

DR. KURT BOSHAMER

a.p. PROFESSOR D. CHIRURGIE,

CHEFARZT DER CHIR. UND CHIR.-UROL. ABT. DER STÄDT. KRANKENANSTALTEN

WUPPERTAL-BARMEN

DRITTE, ÜBERARBEITETE AUFLAGE

MIT EINEM GELEITWORT VON PROF. N. GULEKE

6 ABBILDUNGEN IM TEXT UND 8 TAFELN

SEMPER BONIS ARTIBVS

ARBEITSGEMEINSCHAFT MEDIZINISCHER VERLAGE G.M.B.H.

VERLAG VON GUSTAV FISCHER, JENA

1947

Abb. 3.6 Das Lehrbuch von Kurt Boshammer wurde nach dem Krieg zunächst noch bei Gustav Fischer in Jena herausgegeben, das von Hans Schlagintweit erschien nun bei Urban und Schwarzenberg, vor dem Krieg war es bei J. A. Lehmanns in München herausgegeben worden

1947 eine dritte Auflage und 1949 eine vierte Auflage noch in Jena erscheinen (Abb. 3.6). Ab 1953 kam dann bei dem Westableger des Verlages in Stuttgart eine weitere Auflage heraus. Die inzwischen mehr als 15 Jahre alten Lehrbücher von Hans Boeminghaus (1927; Gustav Fischer-Verlag) sowie Hans Wildbolz (1924; Springer-Verlag) waren vergriffen. Das kleine, sehr an der Praxis orientierte Lehrbuch des Münchener Badearztes und Literaten Hans Schlagintweit (1868–1950) »Urologie des praktischen Arztes« (Schagintweit 1948), 1933 in zweiter Auflage bei Lehmanns in München herausgekommen, konnte 1948 dann in einer dritten Auflage im Urban-und-Schwarzenberg-Verlag erscheinen und trug besonders in Süddeutschland zu einer Entspannung der Nachfrage bei.

Die Alliierten hatten sich auf der Konferenz in Potsdam auf die Entnazifizierung des öffentlichen Lebens verständigt. Jeder Professor und Dozent bedurfte daher der Zulassung durch die Militärregierung, die vom Ergebnis einer politischen Überprüfung abhängig gemacht wurde. Es fehlte in der Frühphase der Entnazifizierung jedoch an konkreten Durchführungsbestimmungen in den Westzonen. Aus der dadurch entstehenden rechtlichen Unsicherheit ergaben sich große regionale Unterschiede in der Handhabung des Verfahrens z.B. innerhalb der britischen Zone. Deutsche Behörden verstanden es auch in diesem Bereich zum Teil, die durch die unklare Rechtslage entstandenen Freiräume als Chance für eine Selbstreinigung zu nutzen (Horn 1985; Becker 2008).

Somit gehören sowohl die Besatzungsmächte als auch die Professoren der Universitäten zu den besonderen Akteuren. Die »Normalisierung« des Lebens der Bevölkerung bedeutete auch einen Sicherheitsfaktor für die Besatzungstruppen (Haupts 2007). Da wie in anderen Bereichen Facheliten gebraucht wurden, war man bei der Beurteilung ihrer Mitwirkung im Nationalsozialismus nachsichtig. Eher standen ältere Professoren zur Verfügung, da sie nicht mehr im Kriegseinsatz gewesen waren und bei den jüngeren, in der NS-Zeit herangebildeten Ärzten der Weg in die Universitätslaufbahn meist mit einer besonderen Nähe zum Nationalsozialismus und dessen Organisationen verbunden war. Bis auf Berlin war zu diesem Zeitpunkt das Fachgebiet der Urologie noch nicht durch Lehrstühle etabliert.

Nur an Universitäten gab es in den Westzonen traditionell Polikliniken, deren Neugründung in der SBZ/DDR jetzt auch durch die Stärkung des sozialhygienischen Gedankens politisch motiviert wurde, wie später aufgezeigt werden wird. Polikliniken waren seit jeher Bestandteil der Universitätskliniken mit ihren medizinischen Fächern und diesen in der Regel zugeordnet, teils auch in ihrer Tradition noch länger bestehende »Armenbesuchsanstalten«, die dann zur Ausbildungszwecken an die Universitätskliniken angebunden wurden (Brinkschulte 1998).

3.2.3 Wissenschaftliche Fachgesellschaften/ DGU

Die wissenschaftlichen Fachgesellschaften spielen für den Austausch von Informationen eine große Rolle, vor allem in ihren jeweiligen Zeitschriften. Die »Zeitschrift für Urologie«, das Organ der Deutschen Gesellschaft für Urologie (DGU), bei Georg Thieme in Leipzig seit 1907 herausgegeben, hatte 1945 mit Band 39, Heft 1 und 2, in den letzten Kriegstagen ihr Erscheinen eingestellt und wurde erst wieder 1947 mit Band 40 weitergeführt. Im Jahr 1946 erschien kein Heft. Die »Zeitschrift für Urologische Chirurgie und Gynäkologie«, das Pendant im Springer-Verlag, hatte schon im August 1944 mit Band 47 ihr Erscheinen für immer eingestellt. Der wissenschaftliche Alltag, so der Eindruck, den die Zeitschriften der unmittelbaren Nachkriegszeit vermitteln wollten, knüpfte mehr oder minder nahtlos an die lange Tradition der alten wissenschaftlichen Erfolge an. So bedauerte Otto Kneise (1875–1953; Halle) im Geleitwort zur ersten Ausgabe der »Zeitschrift für Urologie« nach dem Krieg lediglich die kurzzeitige Einstellung und betonte die Bedeutung der deutschen Wissenschaft in der Welt (Halling 2011).

Auch fand bis zum Jahre 1947 keine Tagung der Urologen in Deutschland statt. Im September 1948 kamen die Urologen dann unter Vorsitz von Hans Boeminghaus (1893–1979) in Düsseldorf zum ersten Nachkriegstreffen zusammen, nachdem Boeminghaus und Heusch in den Westen übergesiedelt waren. Der zu dieser Tagung erschienene Verhandlungsbericht lässt kaum Unterschiede zu den bis 1933 und nach 1948 Erschienenen erkennen. Einzig in Boeminghaus‘ Begrüßung wird auf nicht näher bestimmte »zeitbedingte Schwierigkeiten« hingewiesen sowie darauf, dass »organisatorische Fragen unserer Gesellschaft« zunächst zurückgestellt werden müssten. Boeminghaus schloss mit den Worten: »Ich erhoffe von dieser ersten Tagung nach dem Kriege, daß sie den Anstoß gibt, an die alte, gute Tradition der Deutschen Gesellschaft für Urologie anzuknüpfen und sie fortzuführen« (Boeminghaus 1948). Diese Formulierung verschleiert einerseits den 1935 durch die auch von Boeminghaus selbst mitgetragene Gründung der »Gesellschaft Reichdeutscher Urologen« (GRU) und den damit vollzogenen Traditionsbruch mit der DGfU und andererseits die Entrechtung und Vertreibung zahlreicher Fachvertreter nach 1933. Nach 1945 gehörten zunächst also die gleichen Männer der Führung der DGU an, die auch in den 1930er-Jahren die Geschicke der Fachgesellschaft bestimmt und zu großen Teilen der NSDAP angehört hatten. Während für viele Urologen ein Anknüpfen an die »alte, gute Tradition« also gar nicht mehr möglich war, konnten die Funktionäre der »Gesellschaft Reichsdeutscher Urologen« – so auch der ehemalige SS-Obersturmführer Boeminghaus – nicht nur ihre Karrieren mit lediglich kurzen Unterbrechungen fortsetzen, sondern auch in der wiederbegründeten Deutschen Gesellschaft für Urologie an führenden Stellen wirken. Hierzu ist zu bemerken, dass Boeminghaus als Präsident der dann abgesagten Jahrestagung der GRU im Jahr 1938 in Eisenach und 1943 für einen Lehrstuhl entweder für Urologie oder Chirurgie vorgesehen war.[4] Durch seine Präsidentschaft 1951 und die nachträgliche Aufwertung des Treffens von 1948 zum

4 Brief Max de Crinis' an Paul Rostock (15.12.1943), Bundesarchiv Berlin, PK 13 DIN A4/AJ Boeminghaus, Hans.

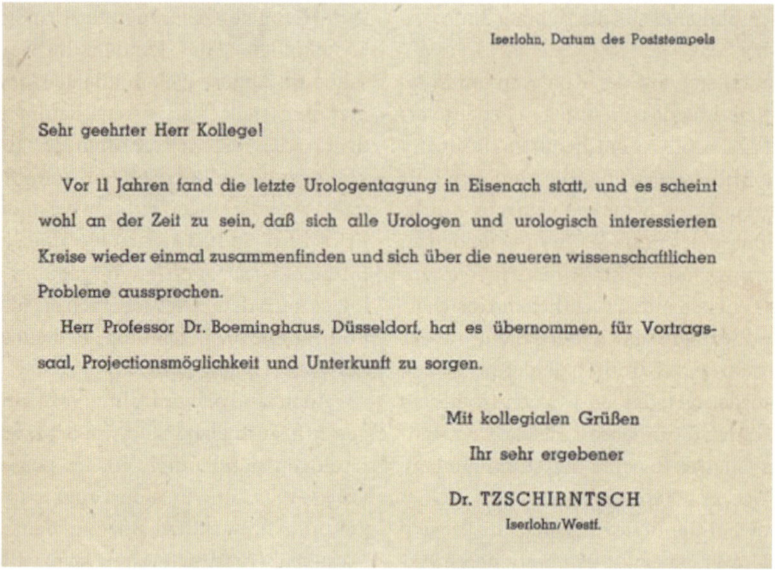

Iserlohn, Datum des Poststempels

Sehr geehrter Herr Kollege!

Vor 11 Jahren fand die letzte Urologentagung in Eisenach statt, und es scheint wohl an der Zeit zu sein, daß sich alle Urologen und urologisch interessierten Kreise wieder einmal zusammenfinden und sich über die neueren wissenschaftlichen Probleme aussprechen.

Herr Professor Dr. Boeminghaus, Düsseldorf, hat es übernommen, für Vortragssaal, Projectionsmöglichkeit und Unterkunft zu sorgen.

Mit kollegialen Grüßen

Ihr sehr ergebener

Dr. TZSCHIRNTSCH

Iserlohn/Westf.

Abb. 3.7 Einladung zum ersten Urologenkongress nach dem Ende des Zweiten Weltkriegs 1948 in Düsseldorf. Interessant ist die Formulierung, die über die politischen Ereignisse und institutionellen Brüche innerhalb der Deutschen Gesellschaft für Urologie hinweggeht und eine Kontinuität der Tätigkeit der Fachgesellschaft demonstriert. (Archiv der Deutschen Gesellschaft für Urologie, Repro Krichel, mit freundlicher Genehmigung)

12. Kongress der DGU ist Boeminghaus auch der einzige zweimalige Kongresspräsident in der gemeinsamen Geschichte von DGfU, GRU und DGU (Halling 2011; Krischel u. Halling 2013; Abb. 3.7).

3.3 SBZ/DDR

Für das DDR-Gesundheitswesen und die Sozialpolitik besaßen das sowjetische Modell sowie die Erfahrung der Entscheidungsträger während der Weimarer Republik eine entscheidende Bedeutung (Manow 1997; Ritter 2005). Leitlinien der Politik in der SBZ/DDR waren die Auffassungen, dass der Gesundheitsschutz eine gesamtgesellschaftliche Verantwortung besäße, dessen Wahrnehmung dem Staat und den gesellschaftlichen Organisationen übertragen sei (Seidel et al. 1985). Die Sozialhygiene, die bereits Wurzeln in der deutschen Medizin am Ende des 19. Jahrhunderts und zu Beginn des 20. Jahrhunderts besaß, wurde zum Leitkonzept mit ihrer Ausrichtung auf Prävention (Schagen 2006). Der Einzelne hatte einerseits das Recht auf Gesundheitsschutz, stand andererseits aber in der Pflicht zur Gesundheitsfürsorge. Dabei stand stets die Erhaltung der Arbeitskraft im Vordergrund, was im Umkehrschluss zu einer Benachteiligung der nichtarbeitenden Bevölkerung führen sollte (Schäfer et al. 2008). Weiterhin sollte die materielle Sicherstellung des Gesundheitswesens und die Finanzierungsträger der Sozialversicherungsleistungen getrennt werden. Eine allgemeine zugängliche und unentgeltliche Behandlung bei freier Arztwahl sollte gewährleistet sein. Das System war auf eine prophylaktische Orientierung (Gesundheitsschutz und Betreuung statt Versorgung) ausgerichtet mit einer poliklinisch organisierten ambulanten Versorgung.[5] [6] »Der Medizin ist heute die Aufgabe gestellt, (den) veralteten Standpunkt zu überwinden und die Prophylaxe in den Mittelpunkt ihres Interesses, ihrer Forschung und ihrer Arbeit zu stellen« (Winter 1948, S. 742) stellte Kurt Winter (1910–1987), später Vize-Präsident der »Deutschen Zentralverwaltung Gesundheitswesen« (DZVG), Rektor der Akademie für Ärztliche Fortbildung der DDR und maßgeblicher Förderer des Poliklinik-Gedankens in der DDR, fest. Weiter konstatierte er, daß »die Ärzte erst im Sozialismus die Möglichkeit (erhielten), dem humanen Gehalt ihrer Arbeit und den Ansprüchen der Wissenschaft im großen wie im kleinen wirksam gerecht zu werden«. »Zur Lösung so verzweigter und weitreichender Aufgaben (wäre) das Studium des dialektischen Materialismus unerlässlich«, wobei die »Herausbildung des sozialistischen Bewusstseins und (die) Vertiefung des Verständnisses für die Bedeutung des Kollektives … meistens miteinander Schritt halten (würden)« (Mette et al. 1958, S. 66).

Somit sollte das Gesundheitswesen immer einen wichtigen Beitrag zum Sozialismus bzw. dessen Akzeptanz leis-

5 http://www.forum-gesundheitspolitik.de/meilensteine/meilensteine.pl?content=DDR (Recherche 20.03.2015).

6 N. N. (1974) »Mit dem Bewußtsein hapert es«. Spiegel-Report über das Gesundheitswesen der DDR. http://www.spiegel.de/spiegel/print/d-41599484.html S. 80–86 (Recherche 20.03.2014).

ten. Diese Grundsätze wurden bereits in den Gesundheitspolitischen Richtlinien der SED 1947 festgelegt.[7] »Die gesamte Entwicklung macht deutlich, daß die SED entgegen den Behauptungen des Gegners (vgl. Bartholomäi, R. 1977, S. 81–94) bereits in der antifaschistisch-demokratischen Umwälzung klare Vorstellungen von der Entwicklung der Sozial- und Gesundheitspolitik besaß, die sie schrittweise verwirklichte« (Autorenkollektiv 1985). Das fürsorgliche Gesundheitssystem der DDR sollte später stets im politischen Selbstverständnis dieses Staates als eines der Vorzeigeerrungenschaften für den Aufbau des Sozialismus gelten (Erices u. Gumz 2014). Entsprechend lautete das Resümee nach 30 Jahren des Bestehens eines DDR-Gesundheitswesens: »Die Weltanschauung der Arbeiterklasse wird schrittweise immer stärker Grundlage des Denkens und Handelns der Ärzte, Zahnärzte, Apotheker und Schwestern« (Fischer et al. 1979, S. 135). »Der sich entwickelnde sozialistische Wettbewerb im Gesundheitswesen trug entscheidend dazu bei, jene gesundheitspolitischen Ziele zu erreichen, die die Partei aus der Sorge um den Menschen gesteckt hatte und die der Stärkung der Arbeiter- und Bauern-Macht dienten« (Autorenkollektiv 1985).

Von einem radikalen Bruch im Gesundheitswesen zur den traditionellen Strukturen der Vorkriegszeit kann dennoch auch in der SBZ/DDR nicht ausgegangen werden (Manow 1997). Der Umstand, dass man sich in besonderer Weise in der Erbschaftslinie des Hitlerwiderstandes verortete, verhinderte nicht, dass im Nationalsozialismus eingeführte Regelungen übernommen wurden (Wiedereinführung des Arbeitsbuches, Fortführung des vertrauensärztlichen Dienstes sowie latente Verbindungslinien zwischen Winterhilfswerk und Volkssolidarität) (Manow 1997). Im Gegenteil, die Übernahme erfolgte problemlos, weil rhetorisch ein radikaler Bruch zum NS-Regime konstatiert wurde.

3.3.1 Schritte zur Neuordnung

Am 09.06.1945 wurde die sowjetische Militäradministration eingerichtet, die die Leitungs- und Gesetzgebungskompetenz besaß. Auf Länder- und Kreisebene waren ihr sowjetische Militärabteilungen (SMA) für die Administration vor Ort unterstellt. Da die Besatzung die eigentliche Macht ausübte, kam dieser für die spätere Entwicklung der sowjetischen Besatzungszone (SBZ) eine maßgebliche Bedeutung zu (Weber 2012). Mit der »Verordnung über den Neuaufbau des öffentlichen Gesundheitswesens erlassen von der DZVG am 18.9.1945« wurden die Gesundheitsämter kommunalisiert, die in der späteren DDR eine zentrale Stellung einnehmen sollten (Linser 1948). Auch setzten sofort Maßnahmen zur Zentralisierung und Verstaatlichung ein, und die autonome Stellung der Ärzte im Gesundheitswesen wurde geschwächt. Sozialistische Gesundheitspolitik wurde mit demokratischer Gesundheitspolitik gleichgesetzt, die im sozialistischen Verständnis den Staat mit dem Gesundheitsvorsorgegedanken verband. Das Gesundheitswesen wurde somit als Teil des Gesundheitsschutzes angesehen und hatte als Institution die gesellschaftliche Aufgabe und Verantwortung, für alle staatlichen, kommunalen und betrieblichen Einrichtungen die gesundheitliche Betreuung zu übernehmen. Der Zugang zur Gesundheitsversorgung sollte von den Werten sozialer Gleichheit und sozialer Sicherheit bestimmt sein.

Damit wollte man – der Theorie nach – gleiche Gesundheits- und Lebensbedingungen für alle schaffen (Wasem et al. 2008). Schon sehr früh setzte die SMAD mit Befehl Nr. 17 (27.07.1945) noch vor der Potsdamer Konferenz eine zentrale Struktur, die »Deutsche Zentralverwaltung für Gesundheitswesen« (DZGW) in der sowjetischen Besatzungszone ein[8], zu deren Präsident der Sozialhygieniker und Sozialdemokrat Paul Konitzer (1894–1947) auf Vorschlag Otto Grotewohls (1894–1964) eingesetzt wurde, mit dem er seit seiner Zeit als Stadtmedizinalrat in Magdeburg während des Endes der Weimarer Republik bekannt war. Das wichtige Amt des Vizepräsidenten hatte das KPD-Mitglied, der Chirurg und spätere (1949/1950) ärztlichen Direktor der Charité und (1950–1952) Leiter der Hauptabteilung Wissenschaft und Forschung des Ministeriums für Gesundheitswesen der DDR, Maxim Zetkin (1883–1965; Schneck u. Barth 2010), inne. Die SMAD war dem sowjetischen Rat der Volkskommissare und damit Josef Stalin (1878–1953) direkt unterstellt (Broszat et al. 1993; Schneck 2004). Laut Satzung war die Zentralverwaltung zum bedingungslosen Gehorsam gegenüber der zuständigen sowjetischen Dienststelle verpflichtet. Sein Nachfolger wurde der (parteilose) Dermato-Vernerologe und spätere Ordinarius an der Charité Karl Linser (1895–1975), dem nach westdeutscher Auffassung eher die Rolle eines Aushängeschildes zukam (Weiß 1952). De facto waren alle wichtigen leitenden Funktionen mit KPD/SED-Funktionären besetzt (Schäfer et al. 2008). Im Januar 1947 wurde von der SMAD die Vereinheitlichung der Sozialversicherung befohlen, weitere Befehle zum Aufbau eines Betriebsgesundheitswesens und zur Errichtung von Polikliniken (s.u.) folgten im Oktober bzw. Dezember desselben Jahres (Schäfer et al. 2008). Die Regelungen der kassenärztlichen Abrechnung wurde dem FDGB übertragen (Gerst 2004). Obwohl offiziell nur ausführendes Organ der SMAD, beruhten viele Anordnungen auf einer engen Absprache zwischen der

7 Gesundheitspolitische Richtlinien der SED (1947) Beschluß des Zentralsekretariats vom 31.03.1947 (Seidel et al. 1986).

8 http://www.verfassungen.de/de/de45-49/sma-befehl17.htm (Recherche 23.03.2015).

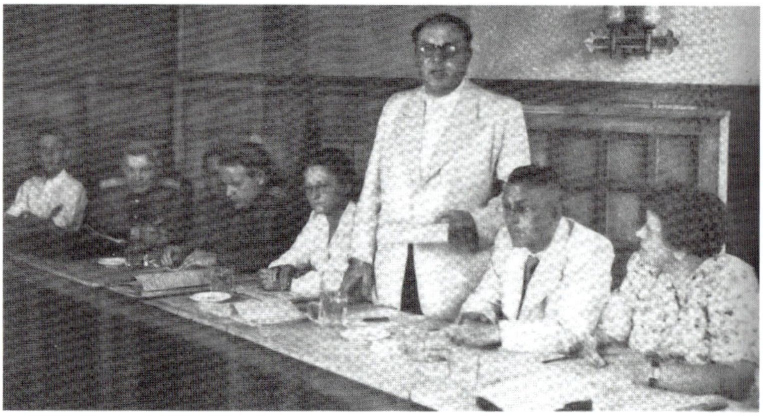

Abb. 3.8 Beratung der Zentralverwaltung für das Gesundheitswesen (1947). Von rechts nach links: Jenny Matern (1904–1960) SED, Gustav Brack (1892–1953) SED, Karl Linser (1895–1976) parteilos, Elfriede Paul (1900–1981) KPD/SED, Vertreter SMAD, Georg Pietruschka parteilos (Autorenkollektiv 1985). Repro Keyn. Mit freundlicher Genehmigung

Militärregierung und der deutschen Gesundheitsverwaltung (Schagen u. Schleiermacher 2001).

Die Führungsrolle der SED war eng mit dem staatlichen Planungswesen verwoben, dem auch das Gesundheitswesen unterlag (Linser 1948; Arndt 2009). Mit SMAD-Befehl Nr. 103 sollten Wirtschaftsplänen für 1946 aufgestellt werden (19.10.1945). Von einer auch nur annähernden effizienten Wirtschaftsplanung konnte keine Rede sein (Brunner 2006).

Die SED befand sich in dem Dilemma, einerseits in der Programmatik einer kommunistischen Partei das Gesundheitswesen sozialistisch umzugestalten, andererseits nicht durch allzu radikale Einschnitte die schon vorhandenen sozialismuskritische Tendenz der Ärzteschaft zu verstärken, die zu Flucht und Ausreise führte und damit die allgemeine Gesundheitsversorgung bedrohte (Müller 1997).

Die politischen Akteure standen der Ärzteschaft als Vertreter des Bürgertums kritisch gegenüber. Infolge wurden zahlreiche Maßnahmen erlassen, die besondere, bis dahin geltende gesellschaftliche Stellung zu beseitigen. Ende September 1945 wurde die gegründete Ärztekammer Sachsen auf Anordnung der Zentralverwaltung für das Gesundheitswesen in der SBZ der Provinzialverwaltung als Unterabteilung eingegliedert (Abb. 3.8).[9]

An der Spitze des Gesundheitswesens stand nach Gründung der DDR ein Ministerium. Mit der Auflösung der Länder 1952 traten an deren Stelle die 15 Bezirke mit Bezirksärzten, die für alle Einrichtungen ambulant und stationär verantwortlich waren. In den 189 Landkreisen und 26 Stadtkreisen sowie den elf Stadtbezirken von Ost-Berlin waren Kreisärzte/Stadtbezirksärzte in gleicher Weise zuständig. Diese wurden vom Kreistag gewählt und waren gleichzeitig Mitglieder des »Rates des Kreises« (Kreisverwaltung). Der Kreisarzt war damit höchster staatlicher und politischer Leiter für die Ärzte (Winter 1974; Müller 1997). Als staatliche Leiter hatten die Bezirksärzte regelmäßige Kontakte zur Staatssicherheit. Über diese Kontakte konnte der Geheimdienst einen großen Teil seines »Informationsbedarfs« decken. In der Regel war die Zusammenarbeit offiziell. Grundsätzlich gehörte auch die »gezielte Einflussnahme auf die sozialistische Bewusstseinsentwicklung« zu den Aufgaben der Bezirksärzte. Die DDR forderte von den Ärzten neben dem beruflichen Abschluss als promovierter Facharzt »fundierte Kenntnisse des Marxismus-Leninismus« und ein »ausgeprägtes sozialistisches Bewusstsein«. Die Bezirksärzte entschieden mit, welche Absolventen zum Medizinstudium zugelassen wurden, waren an Personalentscheidungen der Krankenhäuser beteiligt und waren ebenfalls mitverantwortlich für die Wohnungssuche von Ärzten. Die Bezirksärzte hatten zudem Einfluss auf weitere Bereiche. Sie entschieden mit, ob Ärzte ins westliche Ausland reisen durften, und gaben ihr Votum dazu ab, ob eine Dienstreise fachlich sinnvoll sein würde oder ob Mediziner in sog. dringenden familiären Angelegenheiten zu den Verwandten in die Bundesrepublik fahren durften (Erices u. Gumz 2012; Abb. 3.9; Abb. 3.10).

3.3.2 Polikliniken

Auch mithilfe der Schaffung von Polikliniken[10] sollten Standesprivilegien und hohe Einkommenserwartungen

9 BA Berlin Q: 1 Min. für das Gesundheitswesen, Nr. 93, zitiert nach Gerst (2004).

10 Die historischen Vorläufer gehen auf Christoph Wilhelm Hufeland zurück, der sich 1810 in Berlin um die Eröffnung der ersten Poliklinik bemühte.

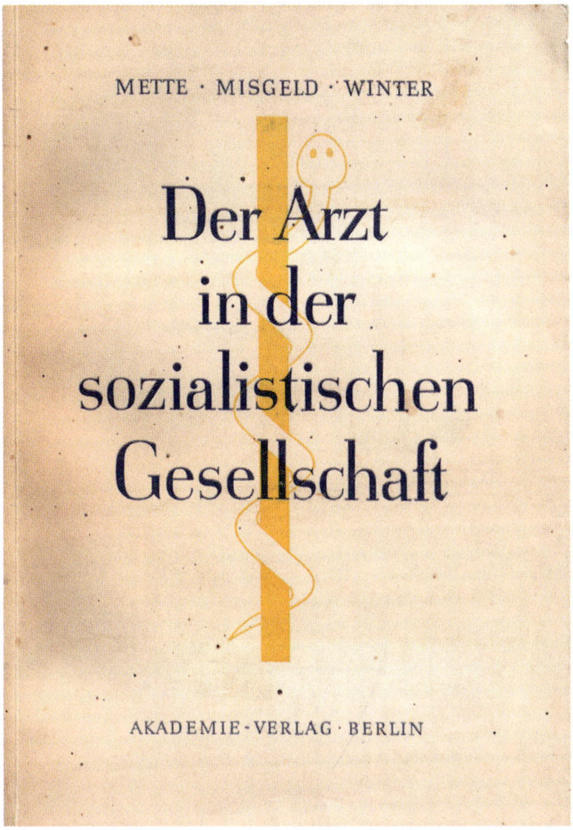

Abb. 3.9 Während »westdeutsche Ärzte zu reinen Unternehmern« degradiert wurden, stellte man im Gegensatz hierzu die neuen und besseren Berufsmöglichkeiten der Ärzte in der DDR heraus. Über ihre Leitungsfunktionen waren Ärzte stets in den politischen ideologisierten Bereich des Gesundheitswesens einbezogen. (Sammlung Keyn, Repro Keyn, mit freundlicher Genehmigung)

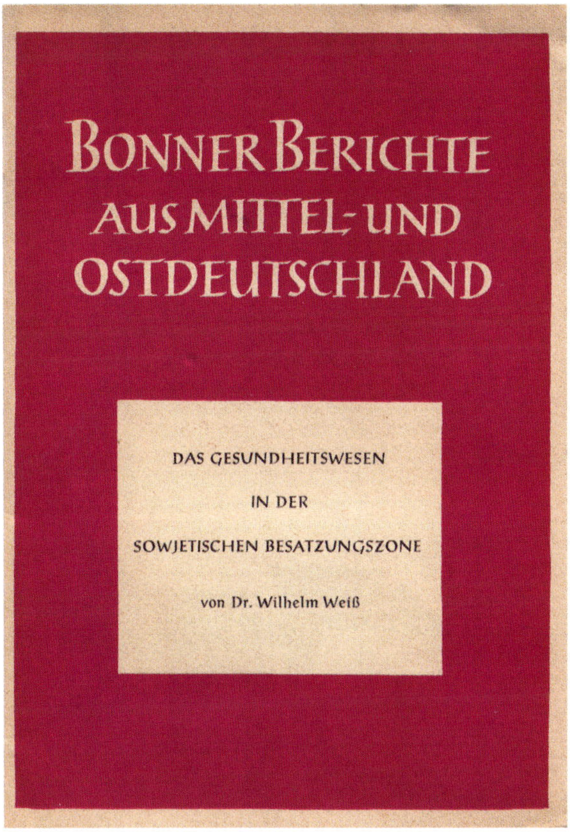

Abb. 3.10 Auch in der Bundesrepublik erschienen Informationsschriften aus dem Bundesministerium für gesamtdeutsche Fragen wie die gezeigte von 1952, die die »Sowjetisierung« Mitteldeutschlands anhand »vielfach nachgeprüfter Berichte von Männern und Frauen« sowie von »Fachleuten, die in der Sowjetzone beheimatet sind« zur »Erhaltung des deutschen Einheitsbewußtseins« aufzeigen sollten. (Sammlung Moll, Repro Keyn, mit freundlicher Genehmigung)

der Ärzteschaft gebrochen und die Ärzte zu Demokraten erzogen werden. Die Polikliniken dienten als Gegenmodell zur bisherigen ambulanten Versorgung durch ausschließlich niedergelassene Ärzte (Schagen u. Schleiermacher 2001). Die Poliklinik sei, so hieß es 1947, »das wirksamste Mittel zur Hebung des Gesundheitsstandes und zur Demokratisierung des Gesundheitswesens im Sinne einer allmählichen Aufhebung der von jeher als bedauerlich empfundenen Scheidung in Kasse- und Privatpatienten« (Winter 1947).

Karl Linser (1895–1976), Präsident der Deutschen Zentralverwaltung für das Gesundheitswesen in der sowjetischen Besatzungszone (Linser 1941, 1946) und später Ordinarius für Dermato-Venerologie an der Charité stellte schon 1948 fest, »die Kranken« hätten »… rasch Vertrauen zu den Polikliniken bekommen. Sie merken, daß man dort sowohl in diagnostischer wie in therapeutischer Hinsicht oft besser betreut werden kann, als dies bei dem frei praktizierenden Arzt mit seiner bescheidenen Einrichtung möglich ist…« (Linser 1948). »In den Polikliniken«, so wurde rückblickend bestätigend konstatiert, seien »… die wissenschaftlichen und technischen Voraussetzungen einer Ganzheitsbehandlung gegeben« (Winter 1974).

Mit SMAD-Befehl Nr. 234 vom 09.10.1947 wurden Betriebspolikliniken für Betriebe mit mehr als 5.000 Beschäftigten begründet. Hier wurde auch den Ärzten nach den höchsten Versorgungsnormen der Arbeiter in den Betriebsstellen eine Lebensmittelzuteilung zugesichert (Fischer et al. 1979). Mit SMAD-Befehl 272 vom 11.12.1947 wurden dann die Polikliniken offiziell ins Leben gerufen (Fischer et al. 1979). Diese sollten mindestens vier ärztliche Fachbereiche abbilden. Kleinere oder spezialisierte Einrichtungen – teilweise auch in den einzelnen Betrieben – wurden Ambulatorium, Landambulatorium oder Landambulanz genannt. In einer Ambulanz arbeiteten mindestens ein Allgemeinmediziner und ein Arzt für Kinderheilkunde sowie ein Zahnarzt. Fachärzte aus der übergeordneten Poliklinik hielten hier regelmäßige Sprech-

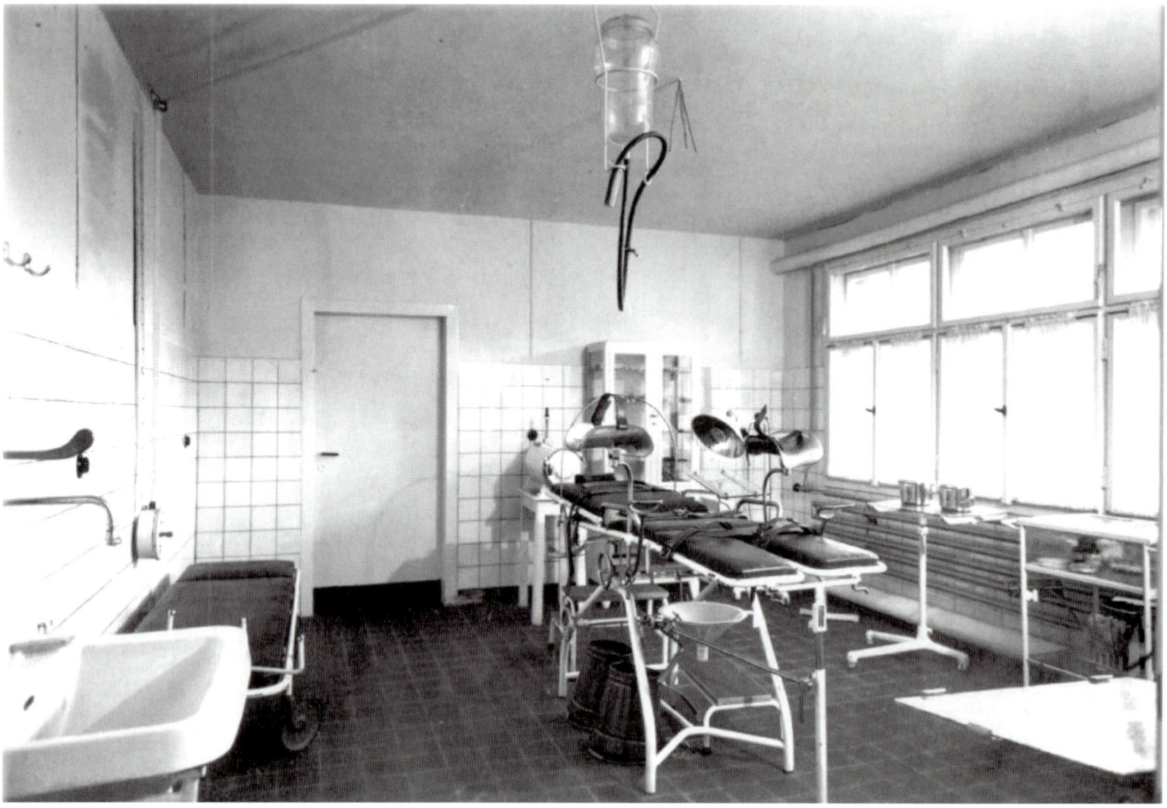

Abb. 3.11 Zystoskopierzimmer in der Poliklinik Rudolstadt. (http://drk-ddr.de/page.php?v=1170200, mit freundlicher Genehmigung)

stunden. Ab den 1970er-Jahren waren mindestens fünf fachärztliche Abteilungen in den Polikliniken angesiedelt sowie ein Zahnarzt und eine Apotheke (Wasem et al. 2008; Abb. 3.11).

In den 1950er-Jahren wurde zuletzt die »Einheit Poliklinik-Krankenhaus« geschaffen, der in der Regel ein ärztlicher Direktor vorstand. Träger waren die Gebietskörperschaften und nicht mehr die Krankenkassen (Arndt 2006). 1950 bestanden 148 Polikliniken neben den Einrichtungen des Betriebsgesundheitswesens, davon arbeiteten 76 selbstständig, 20 waren Krankenhäusern angeschlossen und 52 Universitätskliniken.

Es gab 466 Ambulatorien. Bis 1961 stieg die Zahl auf 318 (41 selbstständige, 206 an Krankenhäusern und 71 an Universitätskliniken; Schagen u. Schleiermacher 2004. Im ersten Fünfjahrplan (1951–1955) wurde verkündet, bis 1955 146 neue Polikliniken zu gründen. Die Zahl der Landambulatorien sollte um 500 Einrichtungen erhöht werden (Arndt 2009, Winter 1950).

Obwohl durch die verstärkte Gründung von Polikliniken und Ambulatorien mit staatlicher Anstellung von Ärzten an den Grundfesten der niedergelassenen Ärzte kräftig gerüttelt wurde, erbrachten niedergelassene Ärzte während der 50er-Jahre hindurch und auch noch 1960 über 50 Prozent aller ambulanten medizinischen und zahnmedizinischen Leistungen. Festgelegt und eingehalten wurde die Zusage der Behörden, dass kein niedergelassener Arzt oder Zahnarzt seine Praxis zugunsten der Poliklinik aufgeben müsse.[11] Im Bereich der Urologie gab es 1949 in der DDR (Konert 1989) fünf urologische Klinikambulanzen und bereits zwei Polikliniken sowie zehn freipraktizierende Ärzte. An stationären Betten lassen sich in primären Einrichtungen (selbstständigen urologischen Abteilungen in den Städten Berlin, Halle, Dresden und Erfurt) 490 Betten nachweisen, davon 320 in Berlin. 1962 waren 40 Fachärzte registriert (Mebel 1979).

In einer historischen Übersicht über die Entstehung des Gesundheitswesens der DDR wurde 1985 das Fazit gezogen, dass »die konservativen Kräfte versuchten, in Ärzteversammlungen, im Bekanntenkreis, bei Patienten und in der Öffentlichkeit die Poliklinikärzte, die in der Regel auch die politisch progressiven waren, zu diskriminieren« (Autorenkollektiv 1985). Die Befürworter der Polikliniken wurden in den entsprechenden Publikationen als modern und progressiv beschrieben sowie darauf hingewiesen, dass deren Gegner längst »abgetane Verleumdungen« (Winter 1968) hervorholten, um diese als rückständig zu

11 http://www.luise-berlin.de/bms/bmstxt01/0103prog.htm (Recherche 23.03.2015).

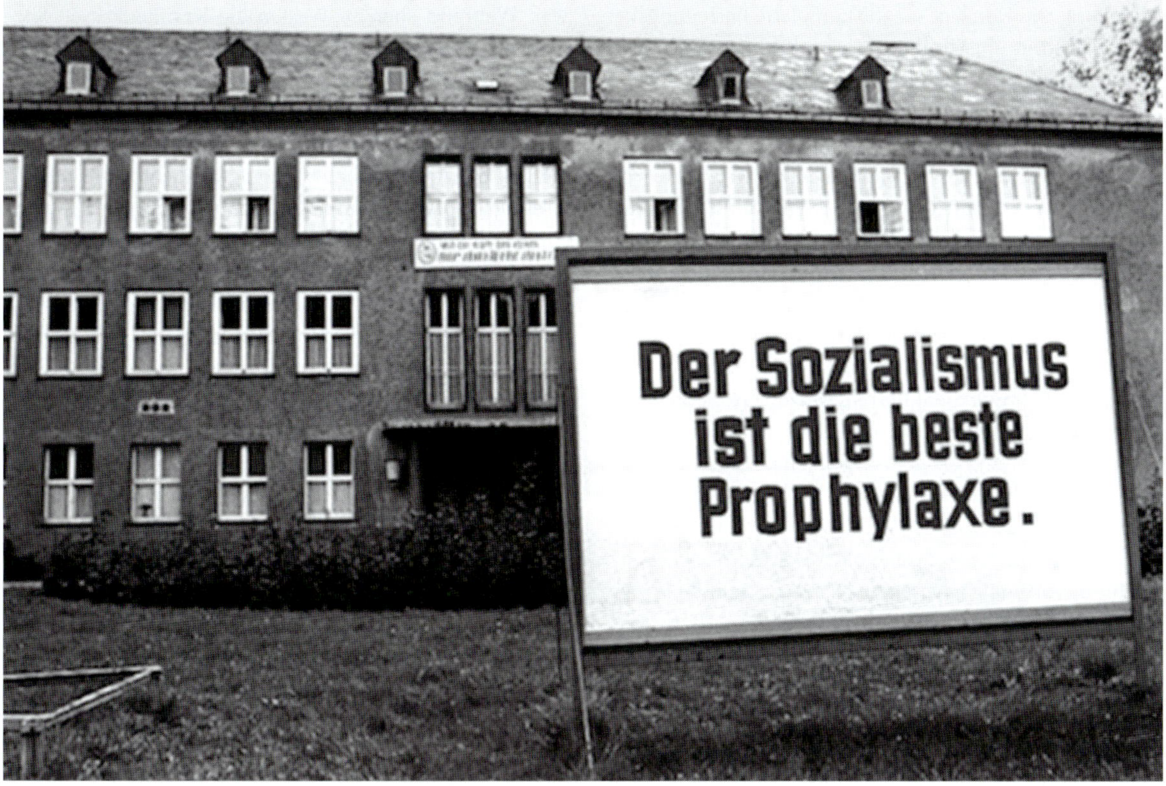

Abb. 3.12 »Die beste Prophylaxe ist der Sozialismus.« Ein heimlich aufgenommenes Foto des Stern-Fotojournalisten Harald Schmitt (Zwickau) aus den 1980er-Jahren, zu sehen in einer Ausstellung der Bundesstiftung zur Aufarbeitung der SED-Diktatur namens »Die heile Welt der Diktatur? Herrschaft und Alltag in der DDR«. (Repro Keyn, mit freundlicher Genehmigung)

verunglimpfen. Am Ende bestand eine erhebliche Diskrepanz zwischen dem auch in diesen Zitaten zum Ausdruck kommenden Anspruch der SED, ihr Staats-, Gesellschafts- und Gesundheitswesen auf nicht-kapitalistischer Grundlage erfolgreicher als das der Bundesrepublik zu entwickeln, und der Nichteinlösung dieses Anspruches in der Realität (Müller 1997). Mangelverwaltung bestimmte bis zum Ende der DDR den medizinischen Alltag in vielen Bereichen.[12, 13]

Bestand in den 1960er-Jahren noch eine gewisse Vielfalt von Produktionsstätten in unterschiedlichen Eigentumsformen, so hatten die dann planwirtschaftlich organisierten VEBs zunehmend Lieferschwierigkeiten und Produktionsengpässe, die nur teilweise durch Lieferungen aus den RGW- (Rat für gegenseitige Wirtschaftshilfe) Ländern oder durch Produktimporte aus dem Westen kompensiert werden konnten.[14] Als dann im Oktober 1961 die DDR-Regierung ein sog. »Medikamentengesetz« erließ, das die Einfuhr westlicher Arzneien in die DDR verbot und damit die medizinische Betreuung von chronisch Kranken empfindlich einschränkte, führte der Mangel an vielen Orten zu Widerstand (Bruns 1999; Ammer 1995; Lienert 2011; Abb. 3.12).

3.3.3 Dispensaire

Ungeachtet dieser Entwicklung sollte eine ständige gesundheitliche Beobachtung der Bevölkerung durch die sog. Dispensairebetreuung sichergestellt werden. Der Begriff »Dispensaire« stammt aus dem Französischen und bezeichnet ursprünglich eine Abgabestelle für Medizin an

12 http://www.kas.de/wf/de/71.6659/ (Recherche 20.03.2015).

13 In einer Fernsehserie des Fernsehens der DDR von 1982 namens »Geschichten übern Gartenzaun«, in der einige Protagonisten in einer Poliklinik arbeiteten, waren das Fehlen von Einmalartikeln, Emailleschalen und Teilen der Möbellierung aus der Vorkriegszeit Bild für eine Standardeinrichtung eines Poliklinikraumes. Sicherlich sollte hier der durchschnittliche Alltag ohne den DDR-typischen Mangel (der sicher der Zensur zum Opfer gefallen wäre) dargestellt werden (s. Staffel 7, Die Leistungsschau. http://www.rbb-online.de/filmzeit/film/geschichten_uebern_3.html. Wiederausstrahlung am 06.04.2015). Die Diskrepanz zu entsprechenden Szenen des zur gleichen Zeit laufenden Westdeutschen Fernsehrenners »Schwarzwaldklinik« sind unübersehbar.

14 http://www.uni-greifswald.de/fileadmin/mp/6_informieren/Kustodie/Plakat_10_Medizintechnik_Alltag_DDR_01.pdf (Recherche 06.04.2015).

Mittellose. Das Konzept sah die komplette Betreuungskette von Vorsorge über Früherkennung bis hin zur Nachsorge vor, differenziert nach Risikomerkmalen und Schweregrad der Erkrankung. Daher hatte die Dispensairebetreuung auch im betrieblichen Gesundheitswesen eine große Bedeutung. Diese Dispensairestruktur war Mitte der 1950er-Jahre eingeführt und bis 1989 kontinuierlich ausgebaut worden. Verbindlich war diese Betreuung für Schwangere, Mütter und deren Kinder sowie Diabetiker und Krebskranke.

»Die Dispensairebetreuung ist eine Arbeitsmethode des sozialistischen Gesundheitswesens, die seiner prophylaktischen Richtung dient und im ganzen Gesundheitswesen Anwendung findet« (Mette et al. 1958) hieß es in einer Schrift zum »Arzt in der sozialistischen Gesellschaft«, wobei der Kontrolle des Arbeitsplatzes eine besondere Bedeutung beigemessen wurde. Der »Kampf um die Erhaltung der Arbeits- und Leistungsfähigkeit während des Lebens« wurde als vorrangig angesehen. Dem Arzt kam die Aufgabe zu, die Patienten hygienisch aufzuklären und zu erziehen (Mette et al. 1958). Erkrankungen wie Geschlechtskrankheiten, Tuberkulose und psychische Störungen bei Kindern und Jugendlichen waren in der DDR meldepflichtig. Die Betroffenen wurden in speziellen Dispensairestellen betreut. Diese waren zunächst in Polikliniken angesiedelt.

Bei einigen Krankheitsbildern wurden die Krankenhäuser stärker einbezogen, so dass die Dispensairebetreuung immer mehr aus dem ambulanten Sektor verschwand. In den 1970er-Jahren gab es fast 2.000 Dispensairestellen mit hoher fachlicher Zersplitterung. Auch aus Kostengründen wurden sie wieder stärker zusammengeführt. So entstand ein allgemeinmedizinisches Grunddispensaire, bei dem u.a. auch die Betreuung der »Gesamtfamilie« geschaffen wurde.[15]

3.3.4 Niedergelassene Ärzteschaft

»Selbständige Ärzte wollen wir nicht mehr zulassen.«[16] So lautete das erklärte Ziel der DDR-Regierung, das im Protokoll der 21. Tagung des ZK festgehalten war. Bereits die »Verordnung über die vorläufige Neuregelung der Approbation in der SBZ und Niederlassung« vom 17.10.1945 verlangte eine Genehmigung für die Niederlassung, die nur erteilt wurde, wenn eine Kassenpraxis betrieben wurde, was ähnlich in den Westzonen geregelt war. Während aber im Westen die Krankenkassen Sitze genehmigten und verteilten, erteilten in der SBZ die Gesundheitsämter die Genehmigung (Nasser 2000). Mit den »Anordnungen der Deutschen Wirtschaftskommission vom 23. Februar 1949 und vom 23. März 1949 zur Niederlassung der Ärzte und Zahnärzte« wurde die freie Niederlassung der Ärzte in der DDR nur noch in begrenzten Ausnahmefällen durch das Landesgesundheitsamt zugelassen (Weiß 1952; Arndt 2009). Eine Überschreibung einer Praxis an Familienangehörige war nicht mehr möglich. Die Erlaubnis zur Niederlassung war zu versagen, wenn ein Arbeitsplatz bei der ersten Niederlassung im öffentlichen Gesundheitsdienst der sowjetischen Besatzungszone nachgewiesen wurde oder auch eine »ordnungsgemäße Ausübung der Praxis nicht gesichert erschien« (Weiß 1952), was de facto jeder behördlicher Willkür freie Bahn gab. Die Erlaubnis war mit der Auflage verbunden, dass eine nebenberufliche Tätigkeit im öffentlichen Gesundheitsdienst (d.h. einer Poliklinik, einem Ambulatorium oder einer Betriebspoliklinik) angenommen wurde. Auch wurde die Erlaubnis mit dem Vorbehalt versehen, dass diese jederzeit widerrufen werden konnte. Die Erlaubnis konnte u.a. versagt werden, wenn die Gesundheitsbehörden wegen »undemokratischen Verhaltens« – eine weit auslegbare Bestimmung– des Antragstellers Bedenken hatten (Weiß 1952). Ende 1989 gab es nur noch 341 ambulant tätige Ärzte in einer Praxis als niedergelassener Arzt, häufig mit dem Titel Sanitätsrat ausgestattet (1974 gab es noch 1.100) (Müller 1997; Ritter 2005; ◘ Abb. 3.13).

Die Möglichkeiten, niedergelassene Ärzte zu behindern, waren vielfältig. Neben den beschriebenen Maßnahmen griffen zudem Steuererhöhungen, das Einfrieren der »Allgemeinen Deutschen Gebührenordnung für Ärzte« (ADGO) auf den Stand von 1936 sowie das Verbot von Privathonoraren. Darüber hinaus wurden niedergelassene Ärzte bei der Versorgung mit Geräten deutlich benachteiligt (Schäfer et al. 2008). »Vom Idyll des Hausarztes« müsse sich verabschiedet werden, weil die neuen Zeiten neue Anforderungen an den Arzt stellten. Er dürfe sich nicht nur für den einzelnen Fall interessieren, sondern müsse eindeutig politische Positionen beziehen, »um die alte Mauer, die nicht ohne Absicht zwischen Werktätigen und intellektuellen Schichten unseres Volkes errichtet wurde, zu beseitigen und eine vertrauensvolle Zusammenarbeit beider herzustellen als unabdingbare Bedingung für den Fortschritt überhaupt« (Winter 1947). Vor allem bis 1961 und dann wieder in den 1980er-Jahren führte eine massenhafte Ärzteflucht zu einem chronischen Mangel besonders an den dringend benötigten Spezialisten, auch an Urologen. In Westdeutschland wurden deren Fluchten auch medial stark beleuchtet wie die des Urologen Peter Döbler, der 50 Kilometer durch die Ostsee

15 http://www.aerztezeitung.de/politik_gesellschaft/gp_specials/special-mauerfall-20/article/574143/prinzipien-finanzierung-organisation-des-ddr-gesundheitswesens.html (Recherche 20.03.2015).

16 Protokoll der 21. Tagung des ZK vom 12.–14.11.1954 in SAPMO BA, DY 30/IV 2/19/4 Bl 21–31, hier 23, zitiert in Arndt (2009).

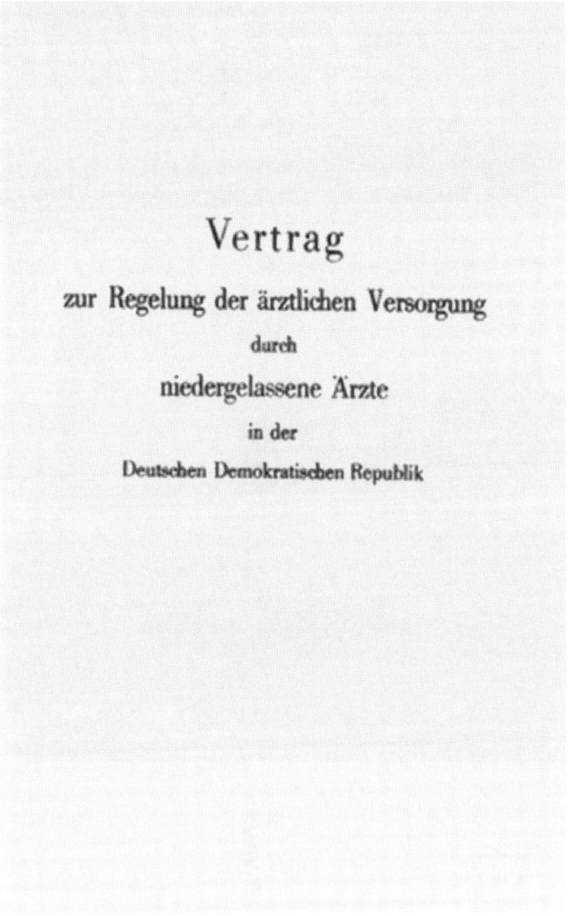
Vertrag

zur Regelung der ärztlichen Versorgung

durch

niedergelassene Ärzte

in der

Deutschen Demokratischen Republik

Abb. 3.13 Vertrag zwischen der Sozialversicherung der DDR, der Gewerkschaft Gesundheitswesen und dem Ministerium für Gesundheitswesen vom 05.01.1955 (Autorenkollektiv 1985). (Repro Keyn, mit freundlicher Genehmigung)

schwamm,[17] oder auch die des Urologen Johannes Fischer (Fischer 1995).

Der Ärztemangel begleitete das Gesundheitswesen der SBZ und der späteren DDR (Bühler 1997). Für den Zeitraum von 1949–1961 liegen keine durchgängig auf die einzelnen Jahre bezogenen Zahlen vor. 1954 verließen 201 Ärzte und Zahnärzte die DDR, während 1957 ein Anstieg auf 478 und 1961 auf 834 erfolgte (Spaar et al. 1998). Um der Republikflucht von Ärzten entgegenzuwirken, war die DDR gezwungen, Eingeständnisse in der Vergütung von Ärzten sowie in der Ausbildung von Ärztekindern zu machen.[18] Ende der 1950er-Jahre wurden die meisten Ärztekinder zur Ober- und Hochschule zugelassen. Dabei verfuhren die Hochschulen auch in der Bewertung von Zeugnissen nachsichtig.[19] In späteren Jahren war dann neben den schulischen Leistungen die Bereitschaft zum Militärdienst für die DDR ein entscheidendes Auswahlkriterium für weiterführenden Schulbesuch und anschließendes Studium (Lienert 2011). Im September 1958 wurde vom Politbüro der SED ein Kommunique mit dem Titel »Zu den Fragen der medizinischen Intelligenz« herausgegeben, auf dessen Grundlage mit Klinikleitern monatliche Aussprachen durchgeführt wurden, mit den niedergelassenen Ärzten einmal im Quartal. Diese Aussprachen sollten die personelle Situation und mögliche Besserung für die Ärzteschaft aufzeigen (Weber 1958; Wenske 2009).[20] Seit 1959 bestand für die niedergelassenen Ärzte ein eigenständiges Zusatzversorgungssystem, nach dem niedergelassene Ärzte nach Erreichen der Altersgrenze einen festen Betrag beanspruchen konnten.[21] Hierzu mussten die Ärzte zwei Prozent ihrer Honorare aufwenden. Aus der Sicht der DDR las sich das 1989 dann so: »Die Mehrheit unserer Ärzte begrüßte die entschlossene Haltung der Partei- und Staatsführung, als sie durch die Sicherung unserer Staatsgrenze 1961 in Berlin und in den an die BRD grenzenden Bezirken mit der friedensgefährdenden Auspowerung der DDR und dem Diversantentum, besonders gegenüber den Gesundheitseinrichtungen, Schluß machten. Ihr Berufsethos und das Vertrauen, das sie in unsere Staatsführung setzen, gebot ihnen, ihre Kraft in den Dienst am Volk zu stellen, das sich mit so viel Entschiedenheit zum Sozialismus bekannte« (Felkel 1989).

Um die ansteigenden Tendenz der Ärzte zur Übersiedlung in die Westzonen zu verhindern und diese Berufsgruppe längerfristig in der DDR zu halten, wurde 1949 von der Deutschen Wirtschaftskommission neben verschiedenen Privilegien wie Schwerarbeiterrationen auch der »Ehrentitel« »Verdienter Arzt des Volkes« angeregt oder ab 1951 auch der Nationalpreis »Hervorragender Wissenschaftler des Volkes« (u.a. Theodor Brugsch (1878–1963), Albert Fromme (1881–1966), Walter Stoeckel (1871–

17 http://www.bilderfest.de/31-0-Freiheit-um-jeden-Preis.html (Recherche 06.04.2015).

18 Verordnung über die Altersversorgung der Intelligenz an wissenschaftlichen, künstlerischen, pädagogischen und medizinischen Einrichtungen der DDR vom 12.07.1951; Verordnung über den Abschluß von Einzelverträgen mit Angehörigen der Intelligenz, die in wissenschaftlichen, medizinischen, pädagogischen und künstlerischen Einrichtungen der DDR tätig sind; Gesetzbl. DDR Nr. 85 vom 17.07.1951, S. 675–682.

19 »Notizen für den Genossen Hager zur Vorbereitung der Ärztekommission«, 06.10.1958, Stiftung Archiv der Parteien und Massenorganisationen der DDR, Bundesarchiv Berlin (SWAPMO BA) DY 30/ IV 2/19/5 Bl 32, zitiert in Arndt M (2009).

20 N. N. (1958) Ärzte – Der Aderlass. Der Spiegel vom 24.09.1958, S. 26–28. http://magazin.spiegel.de/EpubDelivery/spiegel/pdf/ 41759179 (Recherche 10.06.2015).

21 Nichtveröffentlichte Vereinbarung zwischen dem Ministerium für Gesundheitswesen und dem Zentralvorstand der Gewerkschaft. Gesundheitswesen BVR 1926/96. http://www.bundesverfassungsgericht.de/SharedDocs/Entscheidungen/DE/1999/04/ rs19990428_1bvr192696.html (Recherche 23.03.2015).

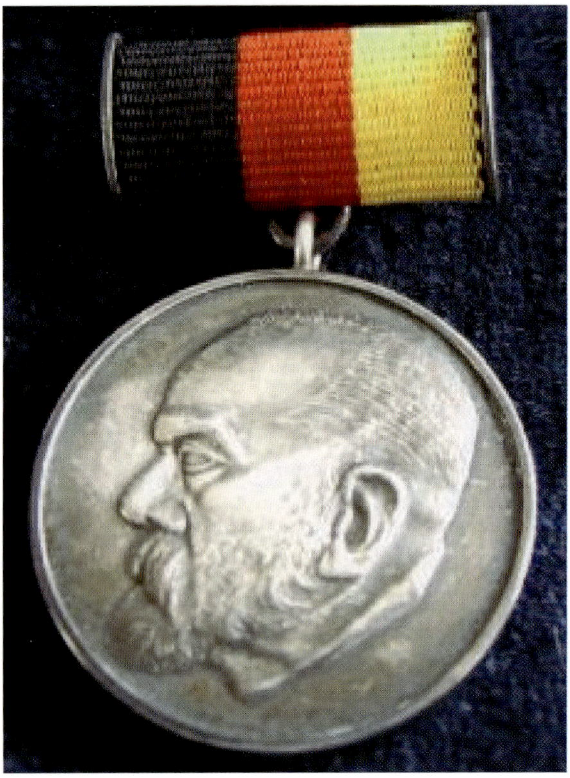

■ **Abb. 3.14** Die Medaille »Verdienter Arzt des Volkes« wurde in einer Stufe verliehen und am Geburtstag von Robert Koch (11.12.) seit 1961 am »Tag des Gesundheitswesens« in der DDR verliehen. Preisträger waren u.a. Theodor Brugsch, Albert Fromme, Jussuf Ibrahim, Maxim Zetkin, 1969 Moritz Mebel (Urologe und späteres ZK-Mitglied, Chefarzt der Urologischen Klinik des Krankenhauses Berlin-Friedrichshain), 1975 Werner Krebs (Chefarzt der Urologischen Klinik in Berlin-Buch), 1978 Emil Hienzsch (Direktor der Urologischen Universitätsklinik Jena)

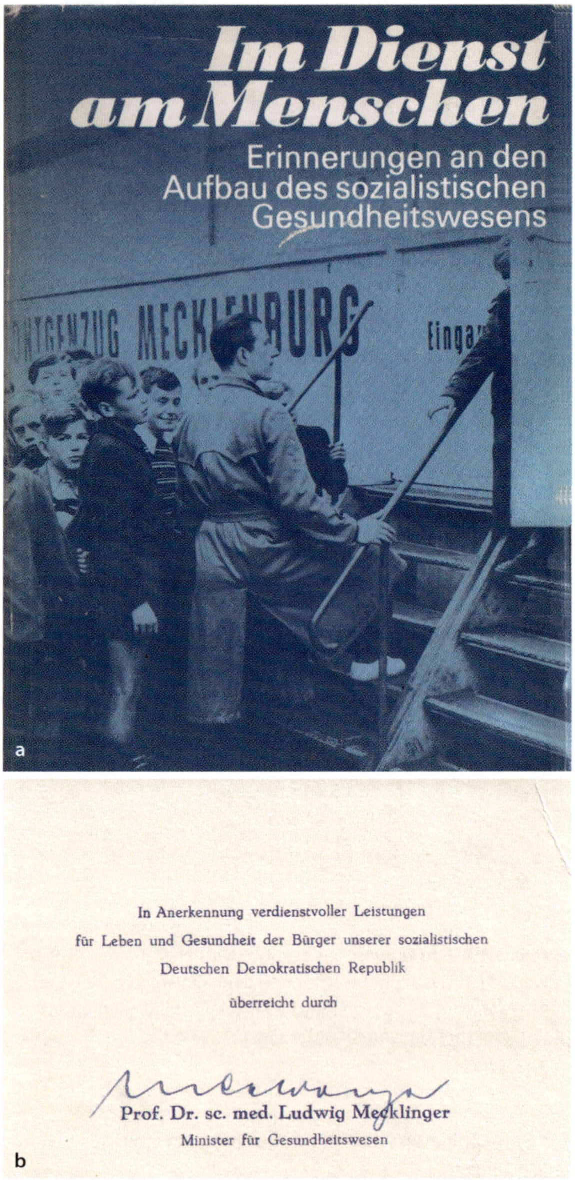

■ **Abb. 3.15a,b** Noch 1989 dienten Erinnerungen von »Initiativen der SED, die sozialistische Ideologie zu verbreiten« dazu, »mehr Mitarbeiter des Gesundheitswesens für ihre Gesundheitspolitik zu gewinnen und den Einfluss des Gegners zurückzudrängen«. Diese wurden den verdienten Kadern und aufwändig gestalteten Publikationen durch den Gesundheitsminister überreicht. (Sammlung Keyn, Repro Keyn, mit freundlicher Genehmigung)

1961), Maxim Zetkin, Karl Linser). Mit der Verleihung dieses Ehrentitels war die Auszahlung einer Prämie in Höhe bis zu 4.000 Mark der DDR verbunden (Ludz 1971; Wolf 2000; Hubrich 2013; ■ Abb. 3.14).

Die Entnazifizierung verlief in der DDR wie in der Bundesrepublik zögerlich. 43 Prozent der zwischen 1946 und 1961 amtierenden Ordinarien waren Parteigenossen gewesen. Die Mitläufer waren meist bis 1947, die schwerer Belasteten bis 1949 offiziell wieder im Amt, viele mit Notdienstverträgen schon früher (Ernst 1997; Stein 1998). Der Befehl Nr. 43 der SMAD vom 18.03.1948 beendete die Entnazifizierungen (Nasser 2000; ■ Abb. 3.15a,b).

3.3.5 Krankenkassen

In der sowjetischen Besatzungszone wurde einer Sozialversicherung nach sowjetischem Vorbild eingeführt und als zentral gelenkte Einheitsversicherung gebildet. Im Januar 1947 wurde von der SMAD die Vereinheitlichung der Sozialversicherung befohlen. Die Vorsorge gegen die Risiken der Invalidität, des Unfalls, der Krankheit, des Todes, des Alters und der Arbeitslosigkeit war nur einem Versicherungsträger unterstellt. 1951 wurde die Führung dieser Einheitsversicherung dem Freien Deutschen Gewerkschaftsbund übergeben. Gleichzeitig wurde jedwede Tätigkeit der privaten Krankenversicherung (PKV) verboten. Eine große

Anzahl von Versicherungsunternehmen siedelte darum in das Gebiet der Bundesrepublik über. Arbeiter, Angestellte, Lehrlinge, Studenten, Fachschüler, freiberuflich tätige Ärzte, Zahnärzte und Tierärzte waren in der Sozialversicherung des Freien Deutschen Gewerkschaftsbundes (SV FDGB) pflichtversichert. Der einheitliche Beitragssatz von 20 Prozent des Bruttoeinkommens für die Kranken-, Unfall- und Rentenversicherung galt für alle Versicherten. Jeweils die Hälfte des Beitrags wurde vom Arbeitgeber und vom Versicherten gezahlt. Die freiberuflichen Ärzte zahlten den vollen Beitrag selbst. Die Krankenversicherung der SV FDGB schloss folgende Leistungen ein:

- ambulante und stationäre ärztliche und zahnärztliche Behandlung
- Versorgung mit Medikamenten, Zahnersatz und anderen Heilmitteln
- Inanspruchnahme von Kuren und Rehabilitationsmaßnahmen
- Zahlung von Kranken- und Ausfallgeld
- Entgeltfortzahlung im Krankheitsfall von 50 Prozent des beitragspflichtigen Bruttolohns für die Dauer von 78 Wochen
- Ausgleich der Differenz zwischen Krankengeld und 90 Prozent des Nettoverdienstes durch den Arbeitgeber für die Dauer von sechs Wochen
- Schwangerschafts- und Wochengeld für Schwangere und Mütter
- Unterstützungszahlungen für die Pflege kranker Kinder und Ehegatten

Selbstständige Unternehmer und alle freiberuflich Tätigen (außer Ärzte), Mitglieder der Landwirtschaftlichen Produktionsgenossenschaften (LPG) und der Produktionsgenossenschaften des Handwerks (PGH) waren in der Staatlichen Versicherung der DDR sozialversichert. Auch hier betrug der einheitliche Beitragssatz 20 Prozent (Brillinger u. Mayer 2009).[22] Für Ärzte gab es ein differenziertes System einer besonderen Altersversorgung.[23]

22 http://www.ratgeber-krankenversicherung.de/geschichte-der-krankenversicherung/ (Recherche 01.06.2015).

23 Altersversorgung der Ärzte, Zahnärzte, Apotheker und anderer Hochschulkader in konfessionellen Einrichtungen des Gesundheits- und Sozialwesens, eingeführt mit Wirkung vom 01.01.1979 – Freiwillige zusätzliche Versorgung für Ärzte, Zahnärzte, Apotheker und andere Hochschulkader in konfessionellen Einrichtungen des Gesundheits- und Sozialwesens, eingeführt mit Wirkung vom 01.07.1988. – Freiwillige zusätzliche Versorgung für Ärzte, Zahnärzte, Apotheker und andere Hochschulkader in staatlichen Einrichtungen des Gesundheits- und Sozialwesens, einschließlich der Apotheker in privaten Apotheken, eingeführt mit Wirkung vom 01.07.1988 – Altersversorgung der Ärzte und Zahnärzte in eigener Praxis, eingeführt mit Wirkung vom 01.01.1959 – Altersversorgung der Ärzte und Zahnärzte in privaten Einrichtungen des Gesundheitswesens, eingeführt mit Wirkung vom 01.01.1959.

3.3.6 Universitäten – medizinische Fakultäten – urologische Lehrbücher

Gemäß des SMAD-Befehls Nr. 50 vom 04.09.1945 (Neuaufnahme der Lehr- und Forschungstätigkeit der Hochschulen) nahmen sechs Universitäten ihren Lehrbetrieb wieder auf. Die wichtigste Voraussetzung für die Neueröffnung war wie im Westen die personelle Säuberung. Die Ausbildungsinhalte und die Struktur der Universitäten sollten in einer so bezeichneten ersten Hochschulreform verändert und den neuen Zielen dienstbar gemacht werden. Die meisten kommunistischen Funktionäre standen der Studentenschaft kritisch gegenüber, da sie selber keine Hochschulerfahrung besaßen. Obwohl älter als das moderne Bürgertum, symbolisierten die Hochschulen in den Augen vieler Funktionäre die bürgerliche Welt schlechthin. Für die Herausbildung von neuen Strukturen und Organisationsformen mussten neue Kader erst rekrutiert werden (Kowalczuk 2003). In einer Rückschau von 1987 galt es, »antikommunistische Borniertheit (unter den Studenten) abzubauen« (Laitko 1987). Durch diese erste Hochschulreform sollten das bürgerliche Bildungsprivileg gebrochen und schnell Arbeiter- und Bauernkinder für das Hochschulstudium befähigt werden (Kowalczuk 2003; Krause 2003). In den nächsten zwei Jahrzehnten gab es dann faktisch ein proletarisches bzw. funktionärsproletarisches Bildungsmonopol. Mit diesem sollte sichergestellt werden, dass die »Hochschulen die kaderpolitische Heranbildung einer realsozialistischen Dienstklasse leisteten« (Pasternak 2010).

Die Wiedereröffnung der Berliner Humboldt-Universität erfolgte am 29.01.1946, u.a. mit einem neuen Studienplan für Medizin, ausgearbeitet durch Angehörige der Berliner Medizinischen Fakultät und der Zentralverwaltung für Gesundheitswesen und Volksbildung. Dieser war bereits am13.01.1946 auf einer Tagung der Landes- und Provinzialgesundheitsämter öffentlich vorgestellt worden. Nach Entfernung nationalsozialistischen Gedankengutes wie der Lehre in »Wehrmedizin« und »Rassenhygiene« entsprach er in wesentlichen Zügen den alten Lehrplänen, setzte allerdings eine Reihe neuer Akzente durch Fächer wie Sozialhygiene oder Gewerbehygiene (Schagen 1997). Er galt für alle sechs Universitäten in der sowjetischen Besatzungszone Deutschlands.

Auf »Anregung der SMAD« schlossen sich im März 1946 fünf Verlage zur »Arbeitsgemeinschaft Medizinischer Verlage GmbH zusammen. »Beyer, Zetkin, Brugsch wählten die ersten sechs von faschistischen und rassistischen Irrlehren gereinigten Lehrbücher zum Druck in diesen Verlagen aus« (Laitko 1987). Hier erlebten die bereits in der Vorkriegszeit bewährten Handbücher von Kneise-Schober zur Zystoskopie sowie das Lehrbuch von Boshammer eine Renaissance. Während versucht wurde, formal

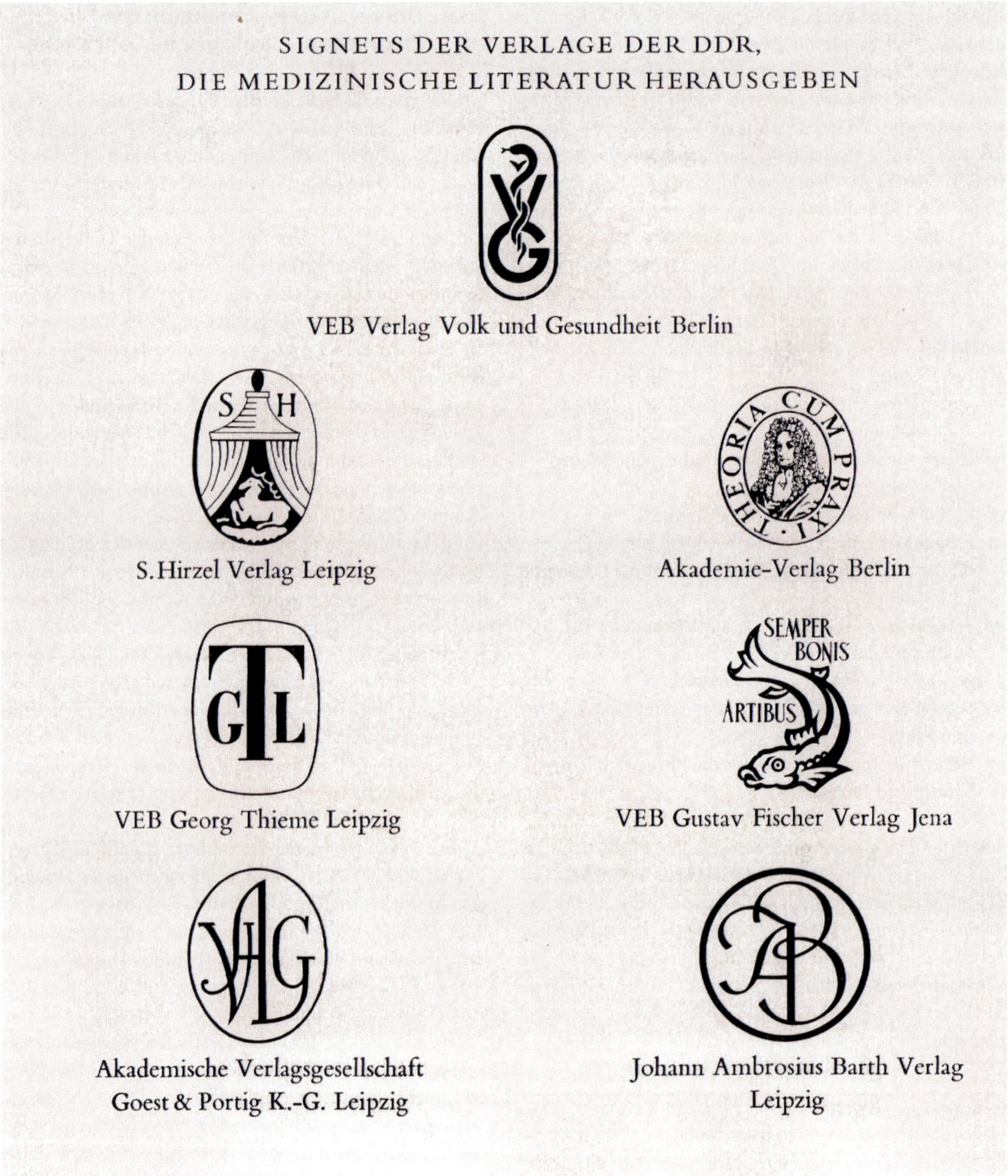

Abb. 3.16 Medizinische Verlage in der DDR. (Aus Fischer et al. 1979; Repro Keyn, mit freundlicher Genehmigung)

belastete und öffentlich durch ihre Nähe zum Nationalsozialismus hervorgetretene Hochschullehrer aus den Ämtern zu nehmen, wurden konservativ denkende Mediziner nicht nur in ihren Ämtern belassen, sondern hoch geehrt (Meinicke 1987; Schagen 1997). Thieme sowie Gustav Fischer besaßen Pendants in der Bundesrepublik (Abb. 3.16).

Bereits die »Vorläufige Arbeitsordnung der Universitäten und wissenschaftlichen Hochschulen der Sowjetischen Besatzungszone Deutschlands« vom Mai 1949, die bis Ende 1952 in Kraft war, schränkte die 1946 gewährte Hochschulautonomie in der SBZ/DDR wesentlich ein. Die Universitäten unterstanden sowohl den Volksbildungsministerien der Länder und gleichzeitig der Deutschen Verwaltung für Volksbildung bzw. dem Ministerium für Volksbildung (Lienert 2011). Mit einer zweiten Hochschulreform 1951/1952 (Verordnung über die Neuorganisation des Hochschulwesens vom 22.02.1951) wurde die zentralistische Steuerung des Hochschulwesens in der DDR noch erheblich weiter formuliert. Das neu gegründete Staatssekretariat für das Hochschulwesen war von da an für die Leitung und Koordinierung des gesamten Hochschulbereichs zuständig. Es gab für alle Studienrichtungen einheitliche Studien- und Prüfungspläne mit einer genauen Regelung des Studienganges heraus (Kowalczuk 2003). Weiterhin wurden die Pflichtfächer Marxismus-Leninismus, politische Ökonomie sowie dialektischer und historischer Materialismus eingeführt. Mit Beginn des Studienjahres 1951/1952 wurde das jeweils im September beginnende 10-Monats-Studienjahr mit dem ersten Vorlesungsabschnitt (Herbstsemester) und dem zweiten Vorlesungsabschnitt (Sommersemester) eingeführt. Damit wurde mit dem traditionellen deutschen Semesterstudium gebrochen und eine Anlehnung an das sowjetische Modell vollzogen (Krause 2003). Somit waren die 50er-Jahre in der DDR wissenschaftspolitisch vorrangig durch Zentralisierung, Gegenprivilegierung und Kaderpolitisierung gekennzeichnet (Pasternak 2010).

Auch gerieten die medizinischen Fakultäten aufgrund ihres Rufes bürgerlicher Prägung und ausgesprochen konservativer Werthaltung früh in das Blickfeld des im Februar 1950 gegründeten Ministeriums für Staatssicherheit (Hottenrott 2010).

3.3.7 Wissenschaftliche Fachgesellschaften

Der SMAD-Befehl 124 vom 21.05.1947 zur »Organisation der deutschen wissenschaftlichen medizinischen Gesellschaften« erlaubte »zwecks Förderung der weiteren Demokratisierung der deutschen medizinischen Wissenschaft und der Gesundheitsfürsorge in der sowjetischen Besatzungszone« (SBZ) wieder die Konstitution wissenschaftlicher Fachgesellschaften.[24] Unmittelbar danach fand dann vom 18.–21.06.1947 die erste »Zonen-Tagung der Chirurgen der sowjetischen Besatzungszone« statt, die wesentlich von Maxim Zetkin (1883–1965) organisiert wurde.[25] 1947/1948 gründeten sich in der »Ostzone« wieder wissenschaftliche regionale chirurgische Fachgesellschaften, etwa an den Universitäten bzw. medizinischen Akademien in Sachsen-Anhalt, Sachsen und Thüringen. Die wissenschaftlichen Gesellschaften für Chirurgie in der sowjetischen Besatzungszone im Land Sachsen wurden nach dem SMAD-Befehl 124 vom 21.10.1947 im Jahre 1948 gegründet, die in Thüringen erst 1950.[26] Vorher waren sie nur als wissenschaftliche Tagung der »Fachgruppe Ärzte im FDGB« möglich.

Regionale urologische Fachgesellschaften existierten bis auf Berlin (BUG, gegr. 1912) nicht vor dem Zweiten Weltkrieg. Wissenschaftliche Präsentationen auf lokaler Ebene erfolgten auf den regionalen Chirurgenkongressen (Klosterhalfen u. Becker 1953). Die Berliner Urologische Gesellschaft wurde auf Initiative von Walter Paetzel (1895–1972) 1955 neu gegründet und hielt bis zum Bau der Mauer 1961 jährlich eine Tagung ab. Es wurden für Ost-Berlin (Martin Stolze) sowie West-Berlin (Heinrich Götz 1908–2004) getrennte Schriftführer ernannt (Schmitz 1969; Dietrich 2006; Wenske 2009). Die Deutsche Gesellschaft für Urologie wurde im Westen für Gesamtdeutschland formal nach dem Zweiten Weltkrieg wieder gegründet, unter Auflösung der bis 1933 bestehenden Gesellschaft gleichen Namens und personaler Kontinuität von leitenden Personen der »Gesellschaft Reichsdeutscher Urologen« (Krischel u. Halling 2013). Bis zum Mauerbau waren in ihr Mitglieder aus beiden deutschen Staaten vertreten. 1959 konnte in Berlin sogar eine gemeinsame Tagung in beiden Stadtteilen unter erschwerten Bedingungen gehalten werden. Der letzte gesamtdeutsche Urologenkongress (1959) wurde im Sinne der politischen Systemkonkurrenz zwischen Ost und West instrumentalisiert und präsentierte gleichzeitig die neue Strahlkraft der gesamtdeutschen Urologie nach der durch die NS-Zeit und den Zweiten Weltkrieg bedingten wissenschaftlichen Isolation. Doch sollte der »asymmetrische Verflechtungsraum« [27]der Urologen in beiden deutschen Staaten weiter bestehen bleiben, wie z.B. Mitgliedschaften von Urologen (im Mitgliederverzeichnis als »Chirurg« aufgeführt) wie Hans Boeminghaus (1893–1979) 1952, Martin Stolze (1900–1989) 1962, Carl-Erich Alken (1909–1986) 1971, Wolfgang Lutzeyer (1923–2006) 1972, Egbert Schmiedt (1920–2011) 1973, in der »Leopoldina« in Halle, der ältesten, ununterbrochen existierende naturwissenschaftlich-medizinische Akademie der Welt, belegen. Erst 1952 hatte die DDR die Eigenständigkeit der Einrichtung anerkannt, die dann in einem gewissen Rahmen Freiräume ausloten konnte. Die Mitarbeit von Urologen aus West und Ost an den Harnsteinsymposien der Universität Jena bzw. Bonn sind ein weiteres Beispiel für diese Verflechtungen (Moll et al. 2013).

24 Organisation der deutschen wissenschaftlichen medizinischen Gesellschaften. Befehl Nr. 124 der SMAD vom 21.05.1947. Zentralverordnungsblatt Nr. 9/1947 vom 26.07.1947.

25 Die FDJ-Grundorganisation der Charité wurde nach ihm benannt (Autorenkollektiv 1985).

26 http://www.zscherben.de/index.php?kategorie=&first=V&suchtext=chirurgenkongress&id=126 (Recherche 25.04.2015).

27 Der Begriff des Asymetrischen Verflechtungsraumes geht auf den Historiker Christoph Kleßmann (1993) zurück.

Die Mitgliedschaft in medizinisch-wissenschaftlichen Gesellschaften, zuerst noch als gesamtdeutsche Gesellschaften (wie die DGU bis 1961), konnte aber keinen angemessenen Ersatz für eine eigene Standesvertretung bieten (Müller 1997). Ansätze zur Weiterführung von Strukturen ärztlicher Selbstverwaltung (Ärztekammern) wurden jedoch in der sowjetischen Zone unterbunden (Gerst 2004; s.o.). Das staatliche Gesundheitswesen und die Gewerkschaft (FDGB) nahmen über Kreis- und Bezirksärzte alle Aufgaben der Qualitätskontrolle ärztlicher Fachabschlüsse wahr. Weiterhin wurde seitens der SED schon frühzeitig der Schachzug realisiert, die Honorarabrechnung über die Gewerkschaft (IG 15 Gesundheitswesen) vornehmen zu lassen (s.o.). Dadurch waren die niedergelassenen Ärzte und Zahnärzte gezwungen, Mitglieder des FDGB zu werden. 1955 stellte man befriedigt fest, dass im Bezirk Magdeburg über 90 Prozent der niedergelassenen Ärzte gewerkschaftlich organisiert waren (Müller 1997).[28] Die wiederholte Ablehnung ihrer Forderung, eine Standesvertretung in eigener Regie zur Wahrnehmung ihrer Interessen gründen zu dürfen, empfanden viele Ärzte als Nachteil.

Von dieser Atmosphäre blieben natürlich auch die Krankenhausärzte nicht verschont. Sie bemerkten zunehmend, dass ihr Aufstieg zum Oberarzt, Chefarzt oder Ärztlichen Direktor von einem Bekenntnis, mindestens jedoch von einer loyalen Haltung gegenüber dem politischen Wollen des Staates, besser noch von einem Parteibuch der SED abhängig gemacht wurde. Dennoch blieb die Zahl der SED-Mitglieder unter den Ärzten in den 50er-Jahren im Vergleich zu anderen Intelligenzberufen relativ gering: 1951 waren es nur 10,6 Prozent und 1960 11,7 Prozent.[29]

Für die staatlich angestellten Ärzte und Zahnärzte bestand nach dem Passgesetz von 1957 ohne Einwilligung der Vorgesetzten keine Möglichkeit mehr, an Tagungen oder Kongressen im Westen teilzunehmen.[30] Es klingt dann nach heutigen Maßstäben schon fast zynisch, wenn sich 1958 in einem Entschluss des Politbüros folgender Passus findet: »Die Entsendung von Ärzten zu wissenschaftlichen Kongressen sowie wissenschaftlichen wertvollen Veranstaltungen im Ausland und in Westdeutschland muß gewährleistet sein.« Gleichzeitig wurde aber die »Diskriminierung von Bürgern der Deutschen Demokratischen Republik seitens westdeutscher Behörden, durch die Tätigkeit von Agenten und Spionageorganisationen sowie Abwerbung« deutlich im Text hervorgehoben.[31]

Selbst nach dem Mauerbau wurde aber nicht der sofortige Austritt von Ostärzten aus den westdeutschen medizinischen Gesellschaften verlangt. Zwar sollten die Bemühungen, eigene aktive Organisationen zu gründen, unterstützt werden, die Mitgliedschaft in den Westinstitutionen sollte aber davon zunächst unberührt bleiben.[32] So konnte Hermann Dettmar (1918–1995) 1965 eine hochrangige Delegation aus der DDR zum 21. DGU-Kongress in Düsseldorf mit folgenden Worten begrüßen: »Eine ganz besondere Freude ist es mir aber, daß wir in diesem Jahre Herrn Hientsch aus Jena, Herrn Lange aus Aschersleben, Herrn Mebel aus Berlin-Friedrichshain, Herrn Müller aus Magdeburg, Herrn Nette aus Leipzig und Herrn Stolze aus Halle a. d. Saale hier in Düsseldorf bei uns haben« (Dettmar 1965; Halling 2011).

3.4 Fazit

Mediziner waren in der DDR dem Wohl ihrer Patienten verpflichtet, zugleich oblag ihnen aber auch die »Förderung des Sozialismus«. »Gut ist, auch im Verhalten des Arztes unserer Gesellschaft, das, was dem Sozialismus dient, ihn fördert, ihm nutzt, ihn festigt und entwickeln hilft …«. Wie groß der politische Druck auf den einzelnen Arzt war, hing jedoch sehr von dem unmittelbaren Umfeld ab. Dementsprechend heterogen waren dann auch die Urteile der Ärzte über das umgestaltete Gesundheitssystem. Sie reichten von weitgehender Unterstützung bis zu völliger Ablehnung. Dass es dem Staat damit sehr ernst war, zeigt die hohe Rate der auf Ärzte angesetzten inoffiziellen Mitarbeiter der Staatssicherheit. Mit mindestens zwei bis drei Spitzeln pro 100 Ärzten lag der Durchschnitt über dem der Normalbevölkerung (Müller 1997; Schäfer et al. 2008).

Die Initiativen zur Neuorganisation in Westdeutschland entsprangen keiner zentralen Initiative von Partei oder Militärverwaltung, sondern entwickelten sich auf regionaler Ebene auf Initiative von Ärztekammern, die ihre Unentbehrlichkeit unter Beweis stellten. Spätestens ab der Währungsreform besserte sich auch die Versorgung mit Medikamenten und Materialien. Der Nachholbedarf im Krankenhauswesen sollte, bedingt durch das sehr differenzierte und divergente Finanzierungssystem bei gleichzeitig einer Vielzahl von Akteuren mit sehr unterschiedlichen Interessen bis in die 1970er-Jahre andauern.

---

28 http://www.luise-berlin.de/bms/bmstxt01/0103prog.htm (Recherche 23.03.2015).

29 Mitteilung der Abteilung Parteiorgane des ZK der SED vom 22.08.1973.

30 http://www.luise-berlin.de/bms/bmstxt01/0103prog.htm (Recherche 23.03.2015).

31 N. N. (1958) Kommunique zu Fragen des Gesundheitswesens der medizinischen Intelligenz, Beschluss des Politbüros des ZK der SED vom 16.09.1958, Dokumente der SED, Bd. VII. Dietz, Berlin, 1961, S. 348 (Fischer et al. 1949)

32 ZK Abt. Wissenschaften, »Betr.: Unser Verhalten gegenüber gesamtdeutschen wissenschaftlichen Gesellschaften«, 24.08.1961, SAPMO BA, DY 30/IV2/19/20, Bl 165, zitiert in Arndt (2009).

Sowohl das nationalsozialistische Gesundheitswesen als auch das der DDR versuchten, die Verfügung über das Gesundheitswesen zu monopolisieren. Während beide Diktaturen gesundheitspolitische Entscheidungsstrukturen zentralisierten, kennzeichnen fragmentäre Strukturen, schwach ausgebildete Zentralinstanzen und die korporative Einbindung von Leistungsanbietern in den Steuerungsprozess das Gesundheitssystem der Bundesrepublik (Alber 1992; Süß 1998).

Literatur

Alber J (1992) Das Gesundheitswesen der Bundesrepublik Deutschland. Entwicklung, Struktur und Funktionsweise. Campus, Frankfurt a. M.

Ammer T (1995) Die Gedanken sind frei - Widerstand an den Universitäten 1945 bis 1961. In: Poppe U, Eckert R, Kowalczuk I (Hrsg) Zwischen Selbstbehauptung und Anpassung. Formen des Widerstandes und der Opposition in der DDR. Links, Berlin, S 142–161

Arndt M (2006) Die Frage der Polikliniken ist augenblicklich in Berlin wiederum heiß umstritten. In: Lembke M Schaufenster der Systemkonkurrenz. Die Region Berlin-Brandenburg im Kalten Krieg. Böhlau, Köln, S 247–268

Arndt M (2009) Gesundheitspolitik im geteilten Berlin 1948–1961. Böhlau, Köln

Autorenkollektiv (1985) Im Dienst am Menschen. Erinnerungen an den Aufbau des neuen Gesundheitswesens 1945–1949. Dietz, Berlin

Bartholomäi, R, Sozialpolitik nach 1945. Geschichte und Analysen. Verlag Neue Gesellschaft, Bonn-Bad Godesberg 1977

Becker T (2008) Zwischen Diktatur und Neubeginn. Die Universität Bonn im »Dritten Reich« und in der Nachkriegszeit. Vandenhoeck u. Ruprecht, Göttingen

Boeminghaus H (1927) Urologische Diagnostik und Therapie für Ärzte und Studierende. Gustav Fischer, Jena

Boeminghaus H (1946) Harnstauungsnieren, Indikation, Methoden und Aussichten organischer Eingriffe. Thieme, Leipzig

Boeminghaus H (1948) Begrüßung durch den Vorsitzenden. Verhandlungsbericht der Urologentagung in Düsseldorf vom 15.–17.09.1948, S 8

Brillinger C, Mayer S (2009) Die Ungleichbehandlung von Patienten im Deutschen Gesundheitssystem. Europäischer Hochschulverlag, Bremen

Brinkschulte E (1998) Krankenhaus und Krankenkasse. Soziale und ökonomische Faktoren der Entstehung des modernen Krankenhauses im frühen 19. Jahrhundert. Die Beispiele Würzburg und Bamberg. Matthisen, Husum

Broszat M, Braas G, Weber H (1993) SBZ-Handbuch. Staatliche Verwaltungen, Parteien, gesellschaftliche Organisationen und ihre Führungskräfte in der Sowjetischen Besatzungszone Deutschlands 1945–1949. Oldenbourg, München

Brunner D (2006) Der Schein der Souveränität. Landesregierung und Besatzungspolitik in Mecklenburg-Vorpommern 1945–1949. Böhlau, Köln

Bruns G (1999) Politischer Widerstand an den Medizinischen Fakultäten der DDR bis 1961. In: Grigat F Zeitzeugen berichten. Wie die DDR die Universitäten unterdrückte. Bonn, S 49–79

Bühler G. (1997) Pflichtassistenz, klinisches Praktikum und Ärztemangel in der DDR. Hochschule Ost (6)2: 52–67. http://www.hof.uni-halle.de/journal/hefte/1997_2.pdf (Recherche 23.03.2015)

Dettmar H (1965) Begrüßungsansprache des Präsidenten in Verhandlungsbericht der Deutschen Gesellschaft für Urologie 1965 in Düsseldorf. Springer, Heidelberg, S 1–4

Dietrich H (2006) Die Berliner Urologische Gesellschaft von 1912–2006. Urologe 45: 1103–1108

Erices R, Gumz A (2012) DDR-Bezirksärzte – Im Zweifelsfall für die sozialistische Sache. Dtsch Ärztebl 109(43): A-2128–2133

Erices R, Gumz A (2014) DDR-Gesundheitswesen: Die Versorgungslage war überaus kritisch. Dtsch Ärztebl 111(9): A-348–350

Ernst AS (1997) Die beste Prophylaxe ist der Sozialismus. Ärzte und medizinische Hochschullehrer in der SB/DDR 1945–1961. Waxmann, Münster

Felkel G (1989) Unsere Arbeit mit den niedergelassenen Ärzten im FDGB. In: Autorenkollektiv Im Dienst am Menschen. Dietz, Berlin, S 81

Fischer E, Rohland L, Tutzke D (1979) Für das Wohl des Menschen. 30 Jahre Gesundheitswesen der Deutschen Demokratischen Republik. VEB Verlag Volk und Gesundheit, Berlin

Fischer J (1995) Von Leipzig nach St. Pauli. Lebensreport eines Arztes. Tauchaer Verlag, Taucha

Gerhadt U (2005) Soziologie der Stunde Null. Zur Gesellschaftskonzeption des amerikanischen Besatzungsregimes in Deutschland 1944–1945/46. Suhrkamp, Frankfurt a. M.

Gerst T (1997) Neuaufbau und Konsolidierung: Ärztliche Selbstverwaltung und Interessenvertretung in den drei Westzonen und der Bundesrepublik Deutschland 1945–1955. In: Jütte R (Hrsg) Geschichte der deutschen Ärzteschaft. Dt Ärzteverlag, Köln, S 195

Gerst T (2004) Ärztliche Standesorganisationen und Standespolitik in Deutschland 1945–1955. Steiner, Stuttgart

Halling T (2011) Urologie in Ost und West nach 1945. In: Krischel M, Moll F, Bellmann J, Scholz A, Schultheiss D (Hrsg) Urologen im Nationalsozialismus. Zwischen Anpassung und Vertreibung. Hentrich, Berlin, S 227–248

Haupts L (2007) Die Universität zu Köln am Übergang vom Nationalsozialismus zur Bundesrepublik. Böhlau, Köln

Heinemann M (1990) Hochschuloffiziere und Wiederaufbau des Hochschulwesens in Westdeutschland 1945–1952, Teil 1. Akademie, Berlin, S 5–10

Horn J (1985) Schwierige Orientierung. Die Neuanfänge der Universitäten. In: Honnef K, Schmidt HM (Hrsg) Aus den Trümmern. Rheinland, Köln, S 487–490

Hottenrott L (2010) Die Charité als Observationsobjekt des MfS. In: Herrn R, Hottenrott L Die Charité zwischen Ost und West 1945–1990. Bebra, Berlin, S 191

Hurbrich D (2013) Verleihungsliste zum Ehrentitel »Verdienter Arzt des Volkes« der DDR von 1949 bis 1978. http://www.deutsche-gesellschaft-fuer-ordenskunde.de/DGOWP/wp-content/uploads/2013/06/VL-VAdV-1949-1978.pdf (Recherche 25.04.2015)

Kassenärztliche Vereinigung Nordrhein (KVN), Behlau C (2012) Die Geschichte der KV Nordrhein. KV Düsseldorf, Düsseldorf

Kleßmann C (1993) Verflechtung und Abgrenzung. Aspekte der geteilten und zusammengehörigen deutschen Nachkriegsgeschichte. Aus Politik und Zeitgeschichte B 29-30/93: 30–41

Klosterhalfen H, Becker H (1985) Urologische Vorträge. In: Haenisch G, Rodenwald G 75 Jahre Vereinigung Norddeutscher Chirurgen, Bd 2. Schmidt-Römhild, Lübeck, S 165–170

Köhler M (2012) Beschreibung und Analyse der Gesundheitspolitik des Landes Schleswig-Holstein der Jahre 1955–2005 mit Schwerpunktbetrachtung des Krankenhaussektors. Dissertation. Institut für Politik, Universität Flensburg, Flensburg

Konert J (1989) Die historische Entwicklung der Urologie in Halle und der spezifische Beitrag der »Hallenser urologischen Schule« zur Disziplingenese. Dissertation B. Medizinische Fakultät Universität Halle-Wittenberg, Halle/Saale

Koslowski L (2001) Chirurgie 1945–2000. Ein Weg durch viele Schulen. Schattauer, Stuttgart

Kowalczuk IS (2003) Geist im Dienste der Macht: Hochschulpolitik in der SBZ/DDR 1945 bis 1961. Links, Berlin

Krause K (2003) Alma mater Lipsiensis. Geschichte der Universität Leipzig von 1409 bis zur Gegenwart. Leipziger Universitätsverlag, Leipzig

Krischel M, Halling T (2013) Die Deutsche Gesellschaft für Urologie in der unmittelbaren Nachkriegszeit. Kontinuitäten und Brüche. Urologe 52: 991–1003

Labisch A (1987) Problemsicht, Problemdefintion und Problemlösungsmuster durch Staat, Kommunen und primäre Gesellschaften. In: Kaufman FX (Hrsg) Staat, intermediäre Instanzen und Selbsthilfe. München, S 91

Labisch A, Woelck W (1996) Öffentliche Gesundheit in der Nachkriegsgeschichte der Bundesrepublik Deutschland. Ein Bund-Länder-Vergleich von 1945 bis 1965. Public Health Forum 4(12): 3–4

Lahn AV (2009) Syphilis in Hamburg in der Nachkriegszeit. Dissertation. Medizinische Fakultät Universität Hamburg, Hamburg

Laitko H (1987) Befreiung – Besinnung – Neubeginn 1945–1949. In: Autorenkollektiv Wissenschaft in Berlin. Von den Anfängen bis zum Neubeginn 1945. Dietz, Berlin, S 643

Lienert M (2011) Zwischen Widerstand und Repression. Studenten der TU Dresden 1946–1989. Böhlau, Köln

Lindner U (2004) Gesundheitspolitik in der Nachkriegszeit. Großbritannien und die Bundesrepublik im Vergleich. München

Linser K (1941,1946) Die Geschlechtskrankheiten: Ihre Gefahren für Familie und Volk, ihre Behandlung und Bekämpfung. Verlag des Deutschen Hygienemuseums, Dresden

Linser K (1948) Der Zweijahresplan im Gesundheitswesen in der Ostzone. Dt Gesundheitswesen 3: 645–652, 681–688

Ludz PC (1971) Studien und Materialien zur Soziologie der DDR. Z f Soz (Sonderheft 8): 257–260

Manow P (1997) Entwicklungslinien ost- und westdeutscher Gesundheitspolitik zwischen doppelter Staatsgründung, deutscher Einigung und europäischer Integration. ZSR 43: 101–131

Mebel M (1979) Die Urologie – ein fester Bestandteil des sozialistischen Gesundheitswesen. Z Urol Nephrol 72: 635–639

Meinicke W (1984) Die Entnazifizierung in der sowjetischen Besatzungszone 1945–1948. ZfG 32: 965–978

Mette A, Miesgeld G, Winter K (1958) Der Arzt in der sozialistischen Gesellschaft. Akademie, Berlin

Metzler G (2003) Der deutsche Sozialstaat. Vom bismarckschen Erfolgsmodell zum Pflegefall. München 2003

Moll F (2007) Von »Kellerstationen« und »Bratkartoffelverhältnissen«. Anfänge in Merheim nach dem Zweiten Weltkrieg. In: Frank M, Moll F Kölner Krankenhausgeschichten… Am Anfang war Napoleon. Verlag des kölnischen Stadtmuseums, Köln, S 582

Moll F, Halling T, Fangerau H (2013) Urologen tagen in Berlin. Urologe 52: 1314–1327

Müller KD (1997) Die Ärzteschaft im staatlichen Gesundheitswesen der SBZ und DDR 1945–1989. In: Jütte R (Hrsg) Geschichte der deutschen Ärzteschaft. Organisierte Berufs- und Gesundheitspolitik im 19. und 20. Jahrhundert. Dt Ärzteverlag, Köln, S 243–273

Nasser G (2000) Hausärzte in der DDR. Relikte des Kapitalismus oder Konkurrenz für die Polikliniken. Eppe, Bergatreue

Pasternak P (2010) Wissenschaft und Politik in der DDR. Rekonstruktion und Literaturübersicht. Institut für Hochschulforschung der Universität Halle-Wittenberg, Halle. http://www.hof.uni-halle.de/dateien/ab_4_2010.pdf (Recherche 25.04.2015)

Ritter G (2005) Thesen zur Sozialpolitik der DDR. In: Hoffmann D, Schwarz M Sozialstaatlichkeit in der DDR: Sozialpolitische Entwicklungen im Spannungsfeld von Diktatur und Gesellschaft 1945/49–1989. Oldenbourg, München, S 11–12

Ritter G (2007) Geschichte der Sozialpolitik Deutschlands seit 1945. Nomos, Baden-Baden

Schäfer G, Westermann S, Groß D (2008) Von Bildungsbürgern zu Professionals. Die Entwicklung ärztlicher Berufsgruppen. Die Ärzteschaft in der sowjetischen Besatzungszone und in der DDR. In: Groß D, Winckelmann, HJ (Hrsg) Medizin im 20. Jahrhundert. Fortschritte und Grenzen der Heilkunde seit 1900. Business Information, München, S 270

Schagen U (1997) Daher ist es selbstverständlich ..., dass der Geist der neuen Zeit auch den gesamten Ausbildungsgang der Medizinstudierenden erfasst. Zum Neubeginn an der Medizinischen Fakultät der Berliner Universität. Hochschule Ost 6(2): 9–24. http://www.hof.uni-halle.de/journal/hefte/1997_2.pdf (Recherche 23.03.2015)

Schagen U (2002) Kongruenz der Gesundheitspolitik der Arbeiterparteien, Militäradministration und Zentralverwaltung für das Gesundheitswesen der Sowjetischen Besatzungszone. In: Woelk W, Vögele J Geschichte der Gesundheitspolitik in Deutschland von der Weimarer Republik bis in die Frühgeschichte der »doppelten Staatsgründung«. Duncker u. Humblot, Berlin, S 379–404

Schagen U (2006) Sozialhygiene als Leitkonzept für Wissenschaft und Gesellschaft. Der Bruch mit dem Biologismus in der Medizin der SBZ. In: Vom Bruch R, Gerhardt U, Pawliczek A Kontinuitäten und Diskontinuitäten in der Wissenschaftspolitik des 20. Jahrhunderts. Steiner, Stuttgart, S 223 –232

Schagen U, Schleiermacher S (2001) Gesundheitswesen und Sicherung bei Krankheit und im Pflegefall. Einleitung: Rahmenbedingung für die Reorganisation des Gesundheitswesens. Die Sowjetische Besatzungszone und Berlin. In: Bundesministerium für Arbeit und Sozialordnung und Bundesarchiv (Hrsg) Geschichte und Sozialpolitik in Deutschland seit 1945. Nomos, Baden-Baden, S 464–484, 511–528

Schagen U, Schleiermacher S (2004) Gesundheitswesen und Sicherung bei Krankheit. In: Hoffmann D, Schwarz M Geschichte der Sozialpolitik in Deutschland seit 1945. Nomos, Baden-Baden, S 390–433

Schagintweit H (1948) Urologie des praktischen Arztes. Urban u. Schwarzenberg, München

Schieckel A (1946) Warum Kassenzulassung? Bayr Ärzteb 1(3): 1. http://www.bayerisches-aerzteblatt.de/fileadmin/aerzteblatt/ausgaben/1946/10/komplettpdf/10_1946.pdf (Recherche 25.03.2015)

Schleiermacher S (2002) Gesundheitspolitische Traditionen und demokratische Herausforderung in Niedersachsen nach 1945. In: Woelk W, Vögele J Geschichte der Gesundheitspolitik in Deutschland von der Weimarer Republik bis in die Frühgeschichte der »doppelten Staatsgründung«. Duncker u. Humblot, Berlin, S 265–283

Schleiermacher S (2006) Reform oder Restauration? Vorschläge für das Medizinstudium in der amerikanischen und sowjetischen Besatzungszone. In: Vom Bruch R, Gerhardt U, Pawliczek A Kontinuitäten und Diskontinuitäten in der Wissenschaftsgeschichte des 20. Jahrhunderts. Steiner, Stuttgart, S 247–261

Schmitz J (1969) Die Berliner Urologische Gesellschaft von 1912–1955. Dissertation. Medizinische Fakultät FU Berlin (West), Berlin

Schneck P (2004) Paul Konitzer (1894–1947): Hygieniker, Amtsarzt, Sozialmediziner, Gesundheitspolitiker. NTM 12: 213–232

Schneck P, Barth PR (2010) Zetkin, Maxim. In: Müller-Enbergs H et al. (Hrsg) Wer war wer in der DDR? Links, Berlin. http://www.bundesstiftung-aufarbeitung.de/wer-war-wer-in-der-ddr-%2363%3B-1424.html?ID=3936 (Recherche 25.04.2015)

Schützler H (2000) Das Rettungsamt ohne Krankenwagen. Gesundheitszustand und Gesundheitswesen 1945. Berlinische Monatsschrift 2: S 39–40. http://www.luise-berlin.de/bms/bmstxt00/0002prof.htm (Recherche 04.04.2015)
Schulten H (1946) Die Hungerkrankheit. Haug, Berlin
Seidel K, Büttner L, Köhler C (1985) Im Dienst am Menschen: Erinnerungen an den Aufbau des neuen Gesundheitswesens 1945–1949. Dietz, Berlin
Sons HU (1983) Gesundheitspolitik währen der Besatzungszeit. Das öffentliche Gesundheitswesen in Nordrhein-Westfalen 1945–1949. Hammer, Wuppertal
Spaar A, Rausch A, Rohland L (1996) Dokumentation zur Geschichte des Gesundheitswesens der DDR, Teil I: Die Entwicklung des Gesundheitswesens in der sowjetischen Besatzungszone (1945–1949). Trafo, Berlin
Spaar A Rausch A, Rohland L (1998) Dokumentation zur Geschichte des Gesundheitswesens der DDR, Teil III: Das Gesundheitswesen zwischen neuem Kurs und der Schließung der Staatsgrenze (1953–1961). Trafo, Berlin
Spaar A, Rausch A, Rohland L (1999) Das Gesundheitswesen der DDR. Eine historische Bilanz für zukünftige Gesundheitspolitik. Trafo, Berlin
Stein R (1998) »Auf marxistisch kann ich nicht operieren«. FAZ vom 17.02.1998, S 10. http://www.faz.net/aktuell/feuilleton/politik/rezension-sachbuch-auf-marxistisch-kann-ich-nicht-operieren-11309143-p2.html (Recherche 06.04.2015)
Süß W (1998) Gesundheitspolitik. In: Hockerts HG Drei Wege Deutscher Sozialstaatlichkeit. NS-Diktatur, Bundesrepublik und DDR im Vergleich. Oldenbourg, München, S 55–100
Tauchnitz T (2004) Die »organisierte Gesundheit: Entstehung und Funktionsweise des Netzwerkes aus Krankenkassen und Ärzteorganisationen im ambulanten Bereich. Dt Universitätsverlag, S 322–326
Tennstedt F (1976) Sozialgeschichte der Sozialversicherung. Enke, Stuttgart
Uta G (2006) Die Wiederanfänge der Soziologie nach 1945 und die Besatzungsherrschaft. In: Franke B, Hammerich K Soziologie an deutschen Universitäten. Verlag für Sozialwissenschaften, Wiesbaden, S 31–114
Wasem J, Mill D, Wilhelm J (2008) Gesundheitswesen und Sicherung bei Krankheit und im Pflegefall. In: Boyer C, Henke K, Skyba P Geschichte der Sozialpolitik in Deutschland seit 1945. Nomos, Baden-Baden, S 363–415
Weber H (2012) Die DDR 1945–1990. Oldenbourg, München
Weber R (1958) Fragen, die unsere Ärzte stellen. Aus der Presse der Sowjetzone. Der Spiegel vom 24.09.1958, S 29. http://magazin.spiegel.de/EpubDelivery/spiegel/pdf/41759180 (Recherche 10.06.2015)
Weiß W (1952) Bonner Berichte aus Mittel- und Ostdeutschland. Das Gesundheitswesen in der Sowjetischen Besatzungszone. Bundesministerium für gesamtdeutsche Fragen, Bonn
Wenske S (2009) Die Herausbildung urologischer Krankenabteilungen in Berlin. Ein Beitrag zur Berliner Medizingeschichte. Logos, Berlin, S 57
Wildbolz H (1924) Lehrbuch der Urologie und der chirurgischen Krankheiten der männlichen Geschlechtsorgane. Springer, Heidelberg
Winter K (1947) Demokratisierung des Gesundheitswesens und Einrichtung von Polikliniken. Dt Gesellschaftswesen 2: 740–743
Winter K (1950) Das Gesundheitswesen im Fünfjahrplan. Dt Gesundheitswesen 5: 1155–1156
Winter K (1968) Die Entwicklung des Gesundheitsschutzes im Sozialismus. In: Mette W, Winter I Geschichte der Medizin – Einführung in ihre Grundzüge. VEB Volk und Gesundheit, Berlin, S 250–261
Winter K (1974) Das Gesundheitswesen in der Deutschen Demokratischen Republik. Eine Bilanz zum 25. Jahrestag der Staatsgründung. VEB Verlag Volk und Gesundheit, Berlin
Wolf B (2000) Hervorragender Wissenschaftler des Volkes. Sprache in der DDR. de Gruyter, Berlin

Medizin und Öffentlichkeit: Sexologie und medikale Subkulturen in divergenten Gesellschaftssystemen 1945–1968

Friedrich Moll, Dirk Schultheiss

T. Halling, F. Moll, H. Fangerau (Hrsg.), *Urologie 1945–1990*,
DOI 10.1007/978-3-662-48178-3_4,

4.1 Einleitung

Die Jahrzehnte zwischen dem Zweiten Weltkrieg und der sog. »Sexuellen Revolution« Mitte der 1960er-Jahre stellen interessanterweise aus Sicht der Sexualgeschichte ein noch immer gering erforschtes Terrain dar (Eder 2008).

Erzählstränge von der – ursprünglich dem linken »Befreiungsdiskurs« entstammenden – Vorstellung einer Sexualrepression bzw. -feindlichkeit des Nationalsozialismus und deren Projektion auf die Wiederaufbau- und Wirtschaftswunderjahre erweisen sich heute teils als weniger zutreffend. De facto hatte sich die allgemeine Sexualpraxis schon in den 1940er- bis 1950er-Jahren recht weit von der durch Kirchen, konservative Parteien oder – in der DDR – auch von der SED propagierten normativen Liebes- und Sexualmoral entfernt. Auch die Nachkriegszeit war durchaus schon von einer weitergehenden Erosion des wertkonservativen Sexualideals geprägt. Ab Ende der 1940er-Jahre bis in die frühen 1960er-Jahre kam es – so die hier zugrunde liegende These – in Deutschland trotz einer insgesamt normativen öffentlichen Meinung zu einer ersten kleinen »Sex-Welle« und zu einer »Systemkonkurrenz BRD-DDR« (Sharp 2004) in diesem Bereich.

Im Mittelpunkt der Analyse stehen dabei vor allem populäre Diskurse, aber auch die langsam wachsende Berücksichtigung in medizinischen, speziell auch in urologischen Fachbüchern in beiden deutschen Staaten.

4.2 Sexualität während der NS-Zeit 1933–1945

Das Sexuelle besaß insbesondere in der pronatalistischen Politik der Nationalsozialisten durchaus eine bedeutende positiv besetzte Rolle. Solange die Erotik, die sexuelle Stimulierung und Befriedigung die heterosexuelle Begierde der sog. Arier und Arierinnen förderten, waren diese höchst willkommen, und dies auch vor und außerhalb der Ehe wie beispielsweise die Förderungsmaßnahmen für ledige Frauen oder (während des Krieges) der »Lebensborn« oder die staatlich organisierte Prostitution zeigten (Czarnowski 1991; Paul 1994; Roos 2002; Koop 2007). Heinrich Himmler, Reichsführer SS, hatte Anfang der 1930er-Jahre die »SS-Männer sowie alle deutschen Frauen und Mädels guten Blutes« dazu aufgefordert, »Kinder für unseren Führer ohne Rücksicht auf Sitte und Moral zu zeugen, immer im Glauben an den Führer und im Willen zum ewigen Leben unseres Blutes«.[1] Dagmar Herzog wagte sich mit ihrer mittlerweile zum Standardwerk avancierten Publikation »Die Politisierung der Lust – Sexualität in der deutschen Geschichte des 20. Jahrhunderts« 2005 erstmals in diese Tabuzone. Ihre Aufsehen erregenden Thesen revidierten das langjährige Dogma der 68er-Generation, wonach der Nationalsozialismus vor allem durch einen sexual repressiven Charakter gekennzeichnet war, der mit dem frivolen Lotterleben und den Liberalisierungstendenzen der Weimarer Republik aufräumen wollte. Die überkommenden Moralvorstellungen taten die Nationalsozialisten als »pfäffische Heuchelei« ab. Zwar war die NS-Sexualpolitik antisemitisch und rassistisch überformt, aber innerhalb der Grenzen einer so definierten »Volksgemeinschaft« war diese zugleich vergleichsweise libertär. Dass die Nationalsozialisten im Jahr 1938 selbst die Scheidungsgesetzgebung lockerten, galt dies allerdings vor allem dann, wenn die »ehelichen Pflichten« aus ihrer Sicht mangelhaft erfüllt, Verhütungsmittel eingesetzt oder Unfruchtbarkeit festgestellt worden war. Fortpflanzung in oder außerhalb der Ehe war es also, was sich die Nationalsozialisten angesichts sinkender Geburtenraten seit Beginn des 20. Jahrhunderts wünschten. Vor allem die Männer – zumal in den Kriegsjahren von 1942 an – wurden zur Untreue ermutigt (Herzog 2005).

Der NS-Staat wurde – nach der These von Anna Siegmund – während des Zweiten Weltkrieges zum größten »Freudenhaus-Betreiber Europas« (Sigmund 2008, 2013), das Thema der Häftlingsbordelle in den KZ ist hierbei noch immer mit einer enormen Tabu-Schwelle behaftet (Sommer 2006). »Während des Zweiten Weltkrieges kam es auf Initiative der Wehrmacht zu einem organisierten Bordellsystem in weiten Teilen des deutsch beherrschten Europas. Hierbei lassen sich sowohl sanitäts-, rassen- und abwehrpolitische Zielsetzungen nachweisen. Diese Bordelle müssen von den Lagerbordellen in den KZ unterschieden werden. Für die Kontrolle der Prostitution war das Wehrmachtssanitätswesen zuständig. Als hauptverantwortliche Instanzen fungierten neben den Spitzen der Sanitätsabteilungen im OKH (Oberkommando des Heeres) und OKW (Oberkommando der Wehrmacht) die einzelnen Sanitätseinheiten in der deutschen Besatzungsverwaltung. Hier organisierte Siegfried Handloser (1885–1954) als Chef des Sanitätswesens der Wehrmacht die Prostitution in den vom Deutschen Reich besetzten Gebieten. Durch die geordnete Prostitution sollten zudem unerwünschte Kontakte zu Frauen in den besetzen Gebieten unterbunden werden. Im November/Dezember 1941 verfügte die Besatzungsmacht im Militärverwaltungsgebiet A (ca. 1/3 des zu diesem Zeitpunkt deutschbesetzten franz. Territoriums) über 143 Wehrmachtsbordelle, in denen 1.166 Frauen arbeiteten« (Forsbach u. Hofer 2015, S. 88–89). Insgesamt bestanden um die 500 Wehrmachtsbordelle (◘ Abb. 4.1). Die »Rekrutierung der Prostituierten« erfolgte in einer Mischform von »herkömmlichen Anstellungen« und »unterschiedliche[n] Formen von Zwangsprostitution« (Beck 2004; Sander u. Johr 2005).

1 http://www.strassenfeger.org/archiv/article/2206.0011.html (Recherche 31.03.2015).

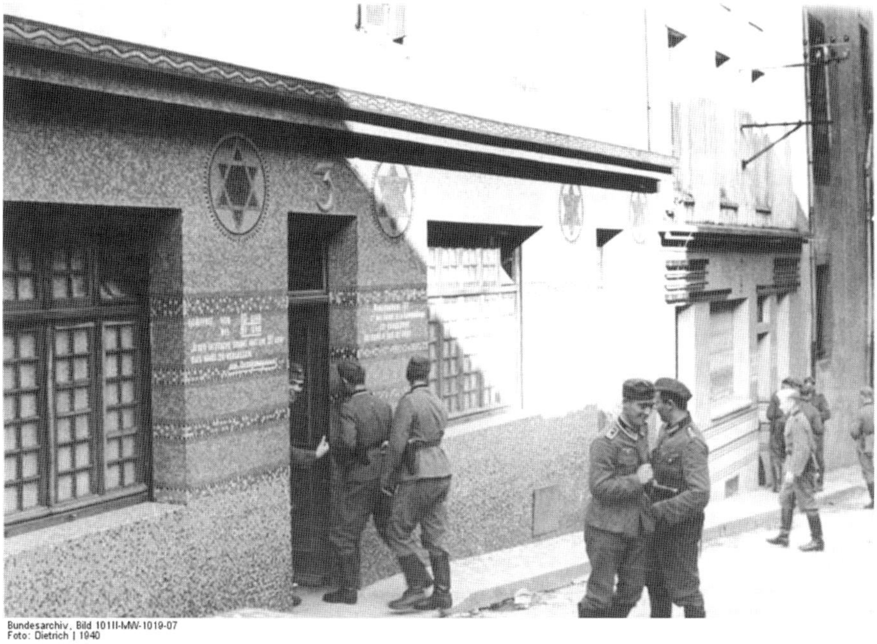

Abb. 4.1 Wehrmachtsbordell Brest in einer ehemaligen Synagoge. Unmittelbar nach dem Bordellbesuch hatten sich die Soldaten in sog. Sanierstuben von Sanitätsdienstgraden untersuchen zu lassen. (Bundesarchiv, Bild 101 II-MW-1019-07; Foto von Dietrich 1940)

Zwar wurde 1933 die »Ankündigung, Anpreisen und Ausstellung« von Verhütungsmitteln unter Strafe gestellt, den Verkauf beeinflusste dieses Werbeverbot aber offenbar nicht. 1938 wurden 27 Mio. Kondome verbraucht, stellte ein NS-Arzt konsterniert fest. Sie waren auch überall an öffentlichen Orten zu haben (Meinen 1999). Gehörten im Ersten Weltkrieg acht Kondome pro Mann und Monat zur Standardausrüstung, so gab es in der Wehrmacht sogar zwölf.

Der von den Nationalsozialisten propagierte Sex sollte natürlich, gesundheitsfördernd und körperbetont sein, ein Ausdruck des neuen Lebensstandards wie des »Kraft durch Freude«-Programms, das auch neue Konsum- und Freizeitmöglichkeiten oder zumindest entsprechende Images bot (Baranowski 2004). Die nationalsozialistische Nacktkultur wirkte im Vergleich zur abgelehnten Laszivität und Lüsternheit, die man der Weimarer Vergnügungsindustrie und den Juden zuschrieb, starr und steril. Zudem waren die Sterilisation »Erbkranker«, die Kriminalisierung der Abtreibung und homosexueller Akte, das Verbot sexueller Kontakte zu Zwangsarbeitern oder Kriegsgefangenen die Kehrseiten einer keineswegs frei wählbaren Libertinage (Herzog 2005; Reichardt 2006). Diese Ambivalenz findet sich auch in der medizinisch-wissenschaftlichen Auseinandersetzung um Verhütung von Geschlechtskrankheiten oder Geburtenförderung.

4.3 Lehrbücher

Vor allem in den Fachgebieten Gynäkologie und Urologie erschienen schon in den 1930er-Jahren entsprechende Lehrbücher, beispielsweise zur Ejakulatsdiagnostik (Stiasny 1937). Boris Belonoschkin (1906–1988), Oberarzt an der Gaufrauenklinik in Posen (Belonoschkin 1942; Mildenberer 2005), Hans Stiasny (Stiansny u. Generales 1937) und Hans Boeminghaus (1893–1979, Berlin, Düsseldorf) gehörten in den 1940er-Jahren zu den führenden Ärzten auf dem Gebiet der Erforschung der männlichen Sterilität. Wichtige Impulse zur männlichen Sterilitätsforschung kamen in den 1940er-Jahren auch aus der Frauenklinik der Universität Basel. Dort hatte Charles A. Joël (1945) neben weiteren Publikationen 1942 eine Monographie mit dem Titel »Studien am menschlichen Sperma« (Joël 1942) vorgelegt. Während die genannten Autoren aus dem Deutschen Reich ihre Ergebnisse zu Beginn der NS-Zeit weitgehend unabhängig voneinander erzielt und publiziert hatten, entspann sich zwischen ihnen während des Krieges eine Diskussion über Ursachen, Diagnose und Behandlung der männlichen Unfruchtbarkeit (Boeminghaus 1939, 1942; Heinitz u. Roscher 2010). Sie gingen dazu über, Erfahrungen umzusetzen, die sie im Rahmen der Sterilisationspraxis erworben hatten. Für die Sterilitätsdiagnose, in der die Spermienuntersuchung eine wesentliche Rolle spielte, verwendete Stiasny ein sog. »Spermiogramm« (Stiasny 1944). Stiasny hatte diese Methode im Rahmen seiner Forschungen zur Fertilität »erbkranker« Männer entwickelt. Sie diente dazu, die Anzahl »normaler« und »pathologischer« Spermien im Ejakulat eines Mannes zu klassifizieren und zu berechnen (neben der Beweglichkeit von Spermien galt – und gilt bis heute – ihre Form als Indikator für ihre Befruchtungsfähigkeit). Obwohl der Begriff »Reproduktionsmedizin« erst nach 1945 Eingang in die Lehrbücher fand, verdeutlichen die Forschungen während der NS-Zeit zur männlichen Fertilität, dass der Nationalsozialismus ein wichtiges Kapitel in »herkömmlichen Anstellungen« und »unterschiedliche[n] Formen von Zwangsprostitution« der Geschichte dieses Forschungsfeldes darstellt. Durch die Sterilisationsoperationen, das NS-Terrorsystem, aber auch durch die Definition der Sterilität als Krankheit und die Gründung von Einrichtungen zur Sterilitätsbehandlung, fanden Mediziner in einem bis dahin unbekannten Ausmaß Zugang zu männlichen Patienten. Obwohl sich eine medizinische Subspezialisierung zu dieser Zeit noch nicht entwickelt hatte, gab es im nationalsozialistischen Deutschland Ärzte, aber auch Institutionen und Strukturen, die sich mit der männlichen Fertilität befassten. Von Bedeutung ist auch, dass die Suche nach Möglichkeiten, die »Lebensdauer« von Spermien künstlich zu verlängern, in demselben historischen Kontext stattfand wie die Entwicklung eines Verfahrens zur »Vernichtung« der Spermien »erbkranker« Männer (Vienne 2006, 2008; Schultheiss 2011; Hofer 2012).

4.4 Die 1950er- und 1960er-Jahre

Die 1950er- und frühen 1960er-Jahre genießen in der Öffentlichkeit eine sehr unterschiedliche Wertschätzung. Nicht selten dienten sie, vor allem seit den 1970er-Jahren, in aktuellen politischen Debatten als negativ oder positiv besetztes Symbol eines bestimmten Gesellschaftsmodells (Schild 2002).

»Sex sells« – das war nach Ende des Zweiten Weltkrieges auch in Deutschland die Devise. Erotik und Sex wurden nun immer mehr Inbegriff einer freien Lebensgestaltung sowie zugleich Teil einer neuen Konsumgesellschaft nach westlichem Vorbild. Es war die gesellschaftliche Selbstsuche, die den sozialen Konflikt um Sexualität in dieser Zeitspanne der deutschen Geschichte verdeutlicht (Steinbacher 2011). Die Sexual- und Familienbeziehungen entwickelten sich in den 1950er-Jahren in Westdeutschland zu den Hauptschauplätzen der Vergangenheitsbewältigung. Die Ablehnung von Nacktheit konnte nun – vor allem im Namen christlicher Werte – legitim und zutreffend als Wendung gegen den Nationalsozialismus verstanden werden (Herzog 2005). Einerseits herrschte eine noch fest verankerte christlich-konservative Familiennorm mit einer auf den ehelichen Sexualverkehr zugeschnittenen Sexualmoral. Familienminister Franz-Josef Würmeling (1900–1986) erklärte bei Amtsantritt 1953 sein Ministerium zur Abwehrinstanz gegen die Gleichberechtigung der Frau (Steinbacher 2011). Trotzdem hatten Männer und Frauen zunehmend Zugang zu Informationsmaterial zu sexuellen Themen und zu erotischer Literatur. Rund sechs Millionen sog. »Sex-Heftchen« sollen bis Ende der 1940er-Jahre auf den Markt gekommen sein (Steinbacher 2011). Doch mit diesem Boom machten sich auch selbsternannte Sittenwächter daran, ein auf Kaiserreich und Weimarer Republik zurückgehendes »Schmutz und Schund«-Gesetz neuer Wirksamkeit zuzuführen.

4.5 Aufklärungsliteratur in der Bundesrepublik und der DDR

Die »Aufklärungsliteratur« in Form von Gesundheitsratgebern und psychologischen Ratgebern, die häufig als Anregungen zur »Erotisierung der Ehe« vermarktet wurden, hatte in West- und Ostdeutschland Konjunktur. In der westdeutschen Literatur verstecken sich hinter eher reißerischen Titeln medizinische Sachinformationen zu den Körperfunktionen. Hier wurde die DDR im Gegensatz zu anderen Themen im Gesundheitsbereich nicht thematisiert. D. Felder (1950) streut in seinem Werk »Die idealste und vollkommenste Ehe«, das zwischen 1950–1955 mehrere Auflagen erlebte, einige erotische Abbildungen in den Text ein, während die übrigen Autoren in Ost und West – falls überhaupt – bei Schemazeichnungen verblieben (■ Abb. 4.2a,b). Felder beispielsweise knüpft an die Mutter aller »Aufklärungsbücher«, Theodoor Hendricks van der Veldes (1873–1937) Buch »Die vollkommene Ehe« (Van der Velde 1927), das schon 1927 erschienen war, an.

Der Autor Karl Rak (1955) setzte sich intensiv mit den »gefährlichen Wahrheiten« Alfred Kinseys (1894–1956; Schmidt 2009) auseinander und publizierte zur Verhütungsmethode nach Knaus Ogino (■ Abb. 4.3).

In der ostdeutschen Literatur (Schnabl 1969; ■ Abb. 4.4) assoziierte man mit dem westlichen Sex Kapitalismus, Vermarktung und schädliche Konsumorientierung.[2] Die SED-Führung postulierte mit Unterstützung einiger Autoren die sexuelle Überlegenheit der Ostdeutschen und bezog sich auf Studien, die einen höheren Grad an sexueller Zufriedenheit auswiesen (Weeks 1985; Sharp 2003).

Rudolf Neubert (1898–1992)[3] stellt fest, dass dem »Sozialismus nichts fremder sei als Zuchtlosigkeit und das

2 In der Westausgabe für den Bertelsmann-Verlag wurden die »roten Passagen« weggelassen. »nur ohne rote Farbe«.http://www.berliner-zeitung.de/archiv/siegfried-schnabl-was-macht----, 10810590,10662766.html

3 zuletzt Inhaber des Lehrstuhls für Sozialhygiene und Direktor des Instituts für Sozialhygiene in Jena.

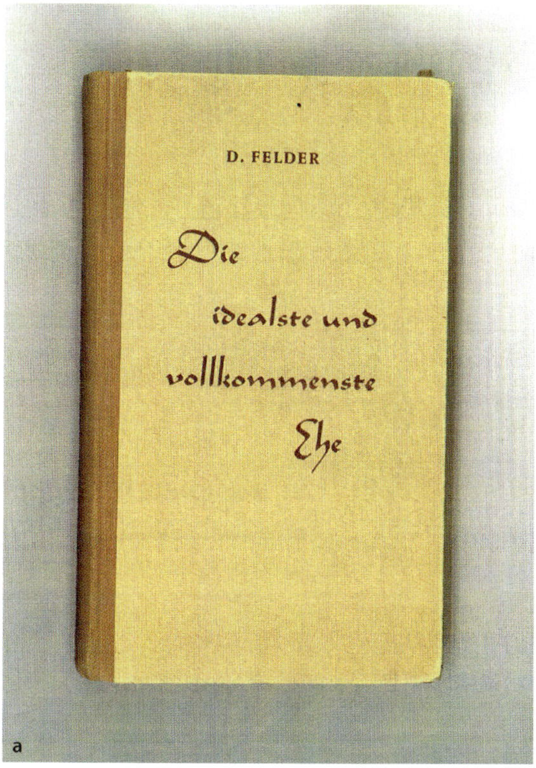

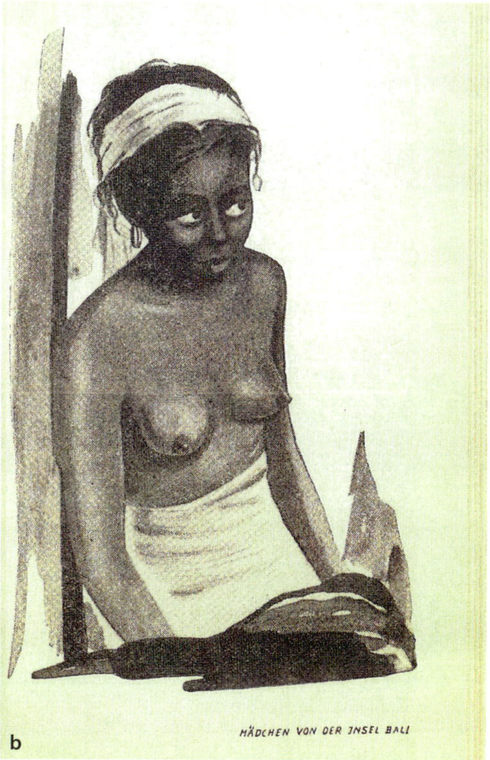

Abb. 4.2a,b Felder D (1954) Die idealste und vollkommenste Ehe. Planetverlag, Braunschweig. Die Auswahl des Sujets lässt immer noch eine postkoloniale männlich geprägte Sicht gepaart mit einem gehörigen Voyeurismus erkennen. (Sammlung Moll, Repro Keyn, mit freundlicher Genehmigung)

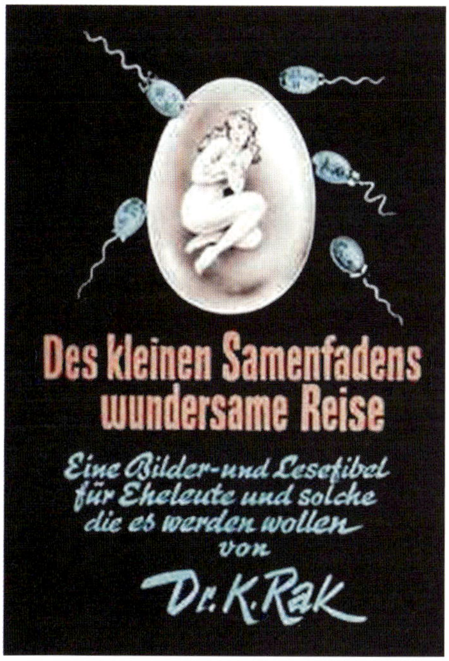

Abb. 4.3 Rak K (1956) Des kleinen Samenfadens wundersame Reise. Wadi, Baden-Baden. Die Covergestaltung wurde zu dieser Zeit auch schon reißerisch aufgemacht. (Sammlung Moll, Repro Keyn, mit freundlicher Genehmigung)

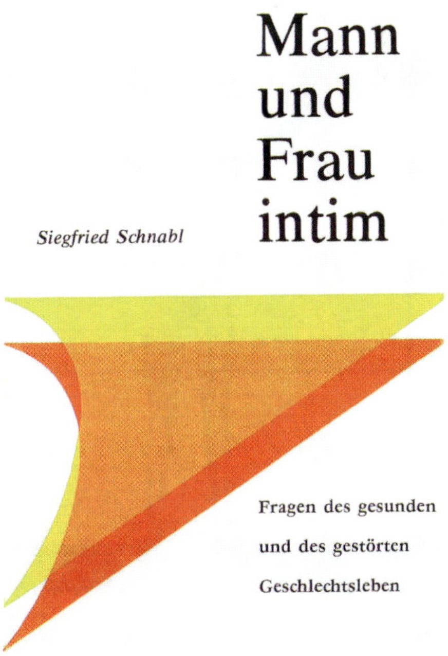

Abb. 4.4 Schnabl S (1969) Mann und Frau intim. Fragen des gesunden und des gestörten Geschlechtsleben. Greifenverlag, Rudolfstadt. (Repro Keyn, mit freundlicher Genehmigung)

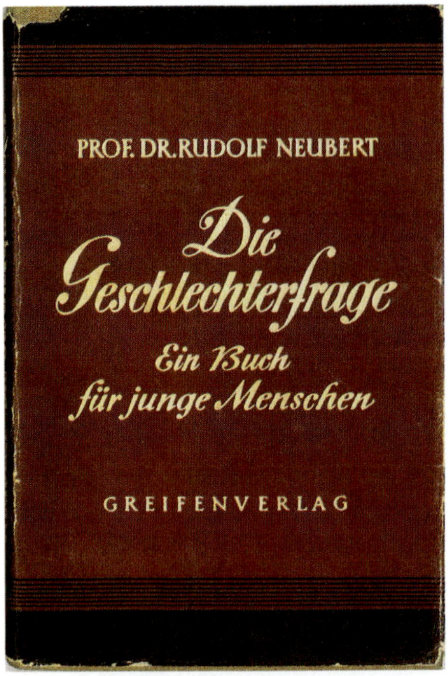

Abb. 4.5 Neubert R (1956) Die Geschlechterfrage. Ein Buch für junge Menschen. Greifenverlag, Rudolfstadt

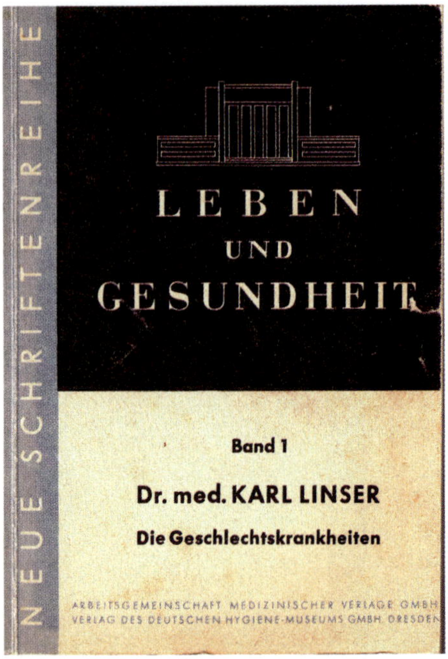

Abb. 4.6 Linser K (1946) Leben und Gesundheit. Arbeitsgemeinschaft Medizinischer Verlage. Neuauflage einer schon 1942 verfassten Schrift zur allgemeinen Information über die Geschlechtskrankheiten

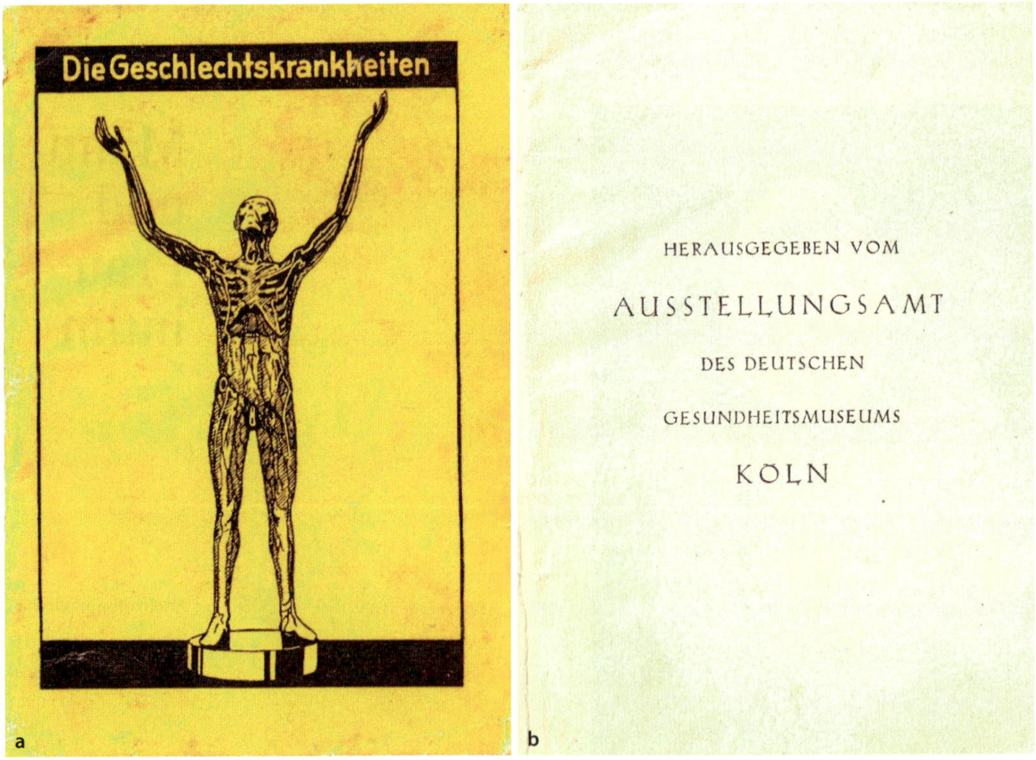

Abb. 4.7a,b Die entsprechende Einrichtung der Bundesrepublik, das Deutsche Gesundheitsmuseum, war in Köln. Dessen Leiter Georg Seiring (1883–1972), wegen Mitgliedschaft in der NSDAP in Dresden 1948 entlassen, baute mithilfe von NRW-Kultusministerin Christine Teusch (1888–1968) – trotz Störungen aus der DDR – wieder eine Einrichtung auf. Diese setzte ebenfalls in den ersten Jahren auf Informationen zu Geschlechtskrankheiten

Bürgertum im Kapitalismus sittlich entarte« (Neubert 1956; Klee 2007; ◘ Abb. 4.5). Der Psychotherapeut Siegfried Schnabl erlangte mit seiner bis 1990 in 18 Auflagen erschienenen Publikation »Mann und Frau intim« große Popularität in der DDR und trug maßgeblich zur öffentlichen Thematisierung von Sexualität bei. Ähnlich hohe Auflagenzahlen erlangte nur ein Gartenratgeber. Schnabl führte zudem die bis dahin größte empirische Untersuchung über sexuelle Funktionsstörungen und Sexualpraktiken in der Ehe bei 3.500 Männern und Frauen durch (Herzog 2005).

Bei halbstaatlichen Stellen wie dem Deutschen Gesundheitsmuseum-Zentralinstitut für Gesundheitserziehung e.V. (1948 in Köln gegründet) oder seiner Heimatorganisation, dem Deutschen Hygienemuseum in Dresden, waren Ende der 1940er-Jahre die populärwissenschaftlichen Informationen, die sich hauptsächlich mit der Verhütung von Geschlechtserkrankungen befassten, sogar analog und knüpften an die Vorkriegstraditionen an (Linser 1942, 1946; Gesundheitsmuseum Köln 1948; Sammer 2013; ◘ Abb. 4.6; ◘ Abb. 4.7a,b). Das Problem der deutlichen Infektionszunahme besaß zu dieser Zeit besondere Aufmerksamkeit von Ärzten und Gesundheitspolitikern sowie den Alliierten.

Außer dem erwähnten Heftchen-Boom war dies zunächst der Wirbel um Alfred C. Kinsey (1894–1956), der zu Beginn der 1950er-Jahre in Europa ebenso populär wie umstritten war. Sein Name stand für eine »Zeitenwende im Umgang mit Sexualität« (Steinbacher 2011). Der US-Sexualforscher forderte die Aufhebung der bisherigen Unterscheidung zwischen »normalem« und »abnormalem« sexuellen Verhalten und endpathologisierte so unter anderem die Homosexualität.

4.6 Der Versandhandel

Sexhefte und Verhütungsmittel kamen durch den Versandhandel in Ost und West als dem entscheidenden Distributionsweg (Beate Uhse, BRD, 1951 gegründet; Heineman 2011; sowie Hans Kästnern DDR, 1899 gegründet[4]) in die breite Öffentlichkeit, da die Waren per Katalog ausgesucht und dann anonym und neutral verpackt zugesandt wurden (Heinemann 2015; ◘ Abb. 4.8).

4 http://www.gute-geschichten.de/wp-content/uploads/2011/02/Gl%C3%BCcksbote.pdf.

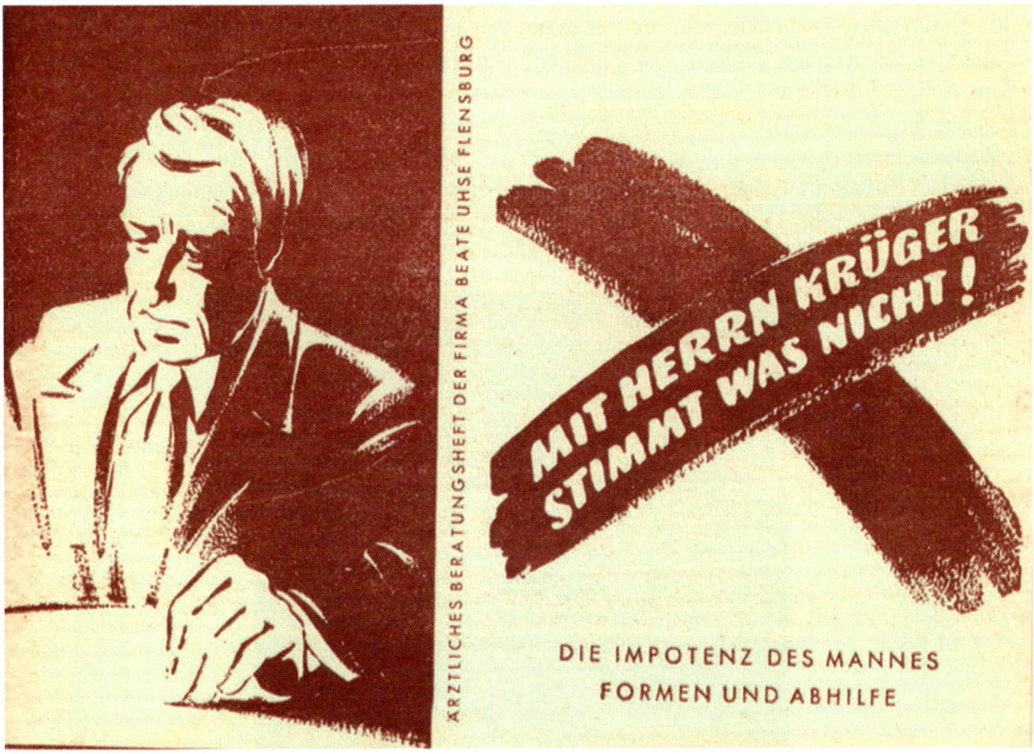

◘ **Abb. 4.8** Mit Informationsbroschüren versuchte Beate Uhse (1919–2001) in der Bundesrepublik der Adenauerzeit, die Sexualität von ihrem sündigen Ruch zu befreien, um sich einen soliden Kundenstamm aufzubauen. Dabei rührte sie auch an handfesten Tabus wie der Impotenz des Mannes. »Mit Herrn Krüger stimmt was nicht!« taufte sie ihr »ärztliches Beratungsheft«, das nicht nur das Problem beim Namen nannte, sondern gleichzeitig Produkte aus ihrem Hause bewarb, die Abhilfe schaffen sollten. (Sammlung Moll, Repro Keyn)

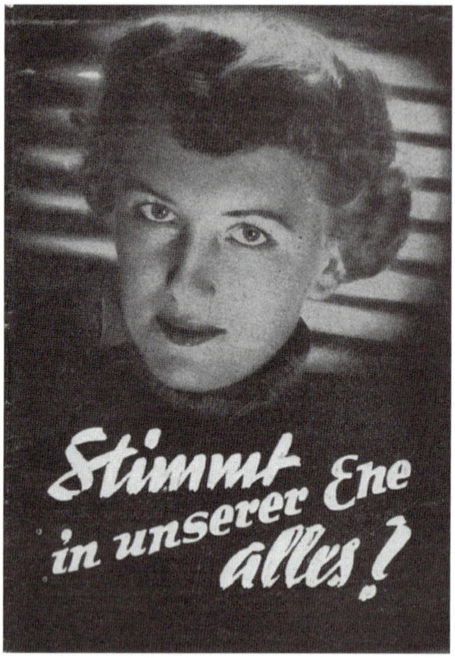

Abb. 4.9 Beate Uhse Katalog 1952 (Sammlung Moll, Repro Keyn)

Beate Uhse (1919–2001) bot den Frauen Wissen über ihren eigenen Körper und den Männern Rat, wie die eheliche Sexualität zum einen genussvoller, zum anderen aber auch sicherer zum Schutze vor Geschlechtskrankheiten und zur Verhütung werden könne, indem beispielsweise Kondome angeboten wurden (Abb. 4.9).

Der postalische Vertrieb von Kondomen der Marke Mondos®, die der VEB Gummiwerke Werner Lamberz, später GWT Waltershausen BT 11, Plastina Erfurt, als alleiniger Hersteller in der DDR produzierte (Stück EVP, 1,65 Mark der DDR), war seither so etwas wie ein Monopol der Firma Kästner (Abb. 4.10).

In besten Zeiten verließen täglich 150 bis 200 Sendungen das Haus. 30.000 Kunden verzeichnete die Kartei. Das Spektrum der angebotenen Waren aus volkseigener Produktion spiegelte das Selbstverständnis des Hauses Kästner wider (Abb. 4.11a,b,c,d). Nicht etwa als das ostdeutsche Gegenstück zum Beate Uhse-Versandhaus verstand sich die Firma, sondern als Versand von Hygiene- und Schönheitsartikeln im Dienste der Volksgesundheit und der sozialistischen Familienplanung. Das korrekte Image wurde von der Staatsgewalt gebührend gewürdigt. Auch der Berichterstatter der Zeitschrift »Die private Wirtschaft«, Organ der Industrie- und Handelskammern der Bezirke der DDR (erst 1972 eingestellt), war des Lobes voll. Er unterschlug aber schamhaft, welcher Art die Produkte sind, die »Herr Kästner und seine sieben Angestellten« jeden Tag zusammenpackten. Die Anzeigen mit dem Ausrufezeichen »H. Kästner Versand, Gummischutz, diskreter und spesenfreier Versand« kannte jeder in der DDR (Caspary 1998).

Ende 1949 eignete sich die DDR die Fabriken des jüdischen, nach England emigrierten deutschen Kondomherstellers Julius Fromm (1883–1945) im Ostteil Berlins an. Grundlage bildete das »Gesetz zur Einziehung von Vermögenswerten der Kriegsverbrecher und Naziaktivisten vom 8. Februar 1949«. Die Behörden attestierten Fromm eine »arbeiterfeindliche Einstellung« und konfiszierten seinen Besitz als »Vermögen von Kriegsverbrechern und Naziaktivisten« – ein ebenso bizarres wie schändliches Kapitel des »Antifaschismus« in der DDR. Ein Antrag der Erben von Julius Fromm auf Rückübereignung wurde 1951 abgelehnt (Aly u. Sontheimer 2007).

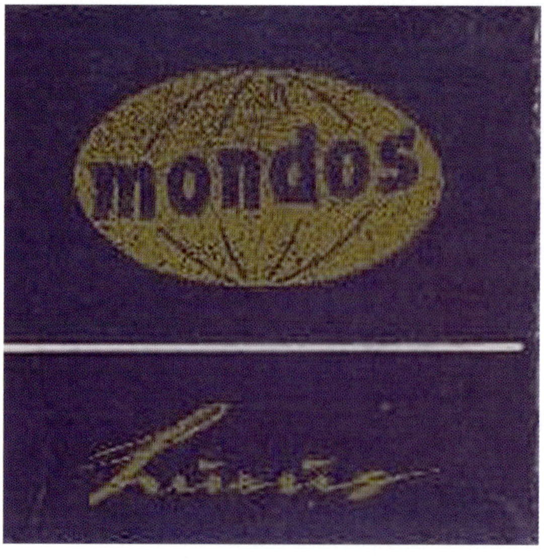

Abb. 4.10 Mondos Luxus. Museum, Bibliothek und Archiv der Deutschen Gesellschaft für Urologie

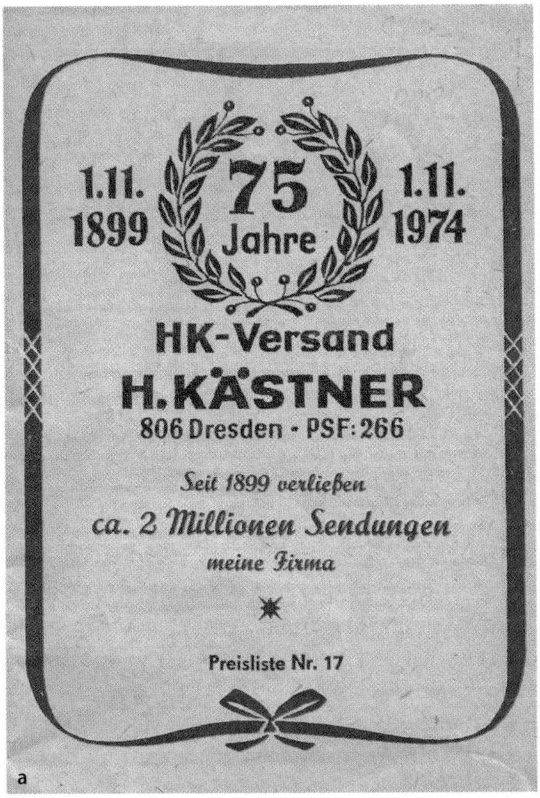

1.11. 1899

75 Jahre

1.11. 1974

HK-Versand

H. KÄSTNER

806 Dresden · PSF: 266

Seit 1899 verließen

ca. 2 Millionen Sendungen

meine Firma

Preisliste Nr. 17

a

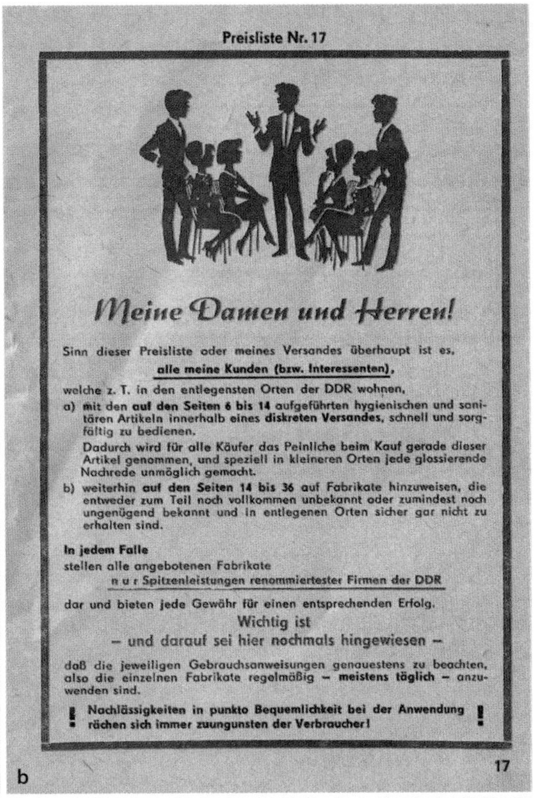

Preisliste Nr. 17

Meine Damen und Herren!

Sinn dieser Preisliste oder meines Versandes überhaupt ist es,

alle meine Kunden (bzw. Interessenten),

welche z. T. in den entlegensten Orten der DDR wohnen,

a) mit den **auf den Seiten 6 bis 14** aufgeführten hygienischen und sanitären Artikeln innerhalb eines **diskreten Versandes**, schnell und sorgfältig zu bedienen.

Dadurch wird für alle Käufer das Peinliche beim Kauf gerade dieser Artikel genommen, und speziell in kleineren Orten jede glossierende Nachrede unmöglich gemacht.

b) weiterhin **auf den Seiten 14 bis 36** auf Fabrikate hinzuweisen, die entweder zum Teil noch vollkommen unbekannt oder zumindest noch ungenügend bekannt und in entlegenen Orten sicher gar nicht zu erhalten sind.

In jedem Falle

stellen alle angebotenen Fabrikate

n u r Spitzenleistungen renommiertester Firmen der DDR

dar und bieten jede Gewähr für einen entsprechenden Erfolg.

Wichtig ist

– und darauf sei hier nochmals hingewiesen –

daß die jeweiligen Gebrauchsanweisungen genauestens zu beachten, also die einzelnen Fabrikate regelmäßig – **meistens täglich** – anzuwenden sind.

! Nachlässigkeiten in punkto Bequemlichkeit bei der Anwendung rächen sich immer zuungunsten der Verbraucher! !

b 17

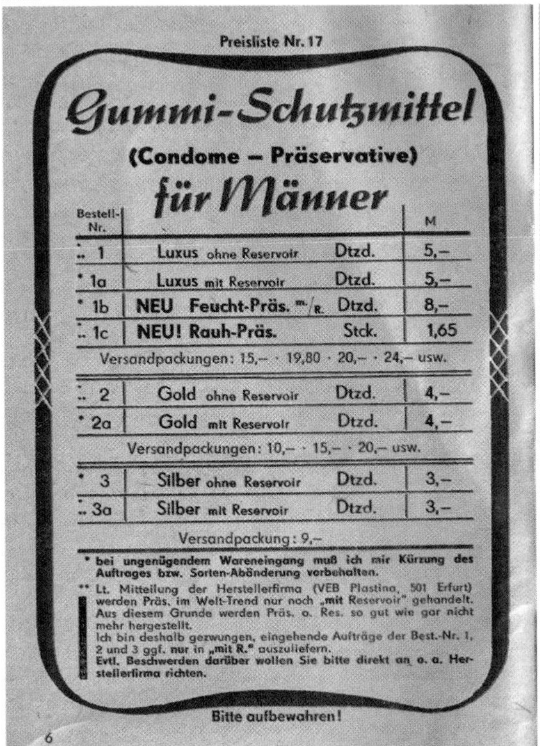

Preisliste Nr. 17

Gummi-Schutzmittel

(Condome – Präservative)

für Männer

Bestell-Nr.			M
.. 1	Luxus ohne Reservoir	Dtzd.	5,–
* 1a	Luxus mit Reservoir	Dtzd.	5,–
* 1b	NEU Feucht-Präs. m/R.	Dtzd.	8,–
.. 1c	NEU! Rauh-Präs.	Stck.	1,65
Versandpackungen: 15,– · 19,80 · 20,– · 24,– usw.			
.. 2	Gold ohne Reservoir	Dtzd.	4,–
* 2a	Gold mit Reservoir	Dtzd.	4,–
Versandpackungen: 10,– · 15,– · 20,– usw.			
* 3	Silber ohne Reservoir	Dtzd.	3,–
.. 3a	Silber mit Reservoir	Dtzd.	3,–
Versandpackung: 9,–			

* **bei ungenügendem Wareneingang muß ich mir Kürzung des Auftrages bzw. Sorten-Abänderung vorbehalten.**

** Lt. Mitteilung der Herstellerfirma (VEB Plastina, 501 Erfurt) werden Präs. im Welt-Trend nur noch „**mit** Reservoir" gehandelt. Aus diesem Grunde werden Präs. o. Res. so gut wie gar nicht mehr hergestellt.
Ich bin deshalb gezwungen, eingehende Aufträge der Best.-Nr. 1, 2 und 3 ggf. **nur in „mit R."** auszuliefern.
Evtl. Beschwerden darüber wollen Sie bitte direkt an o. a. Herstellerfirma richten.

Bitte aufbewahren!

6

c

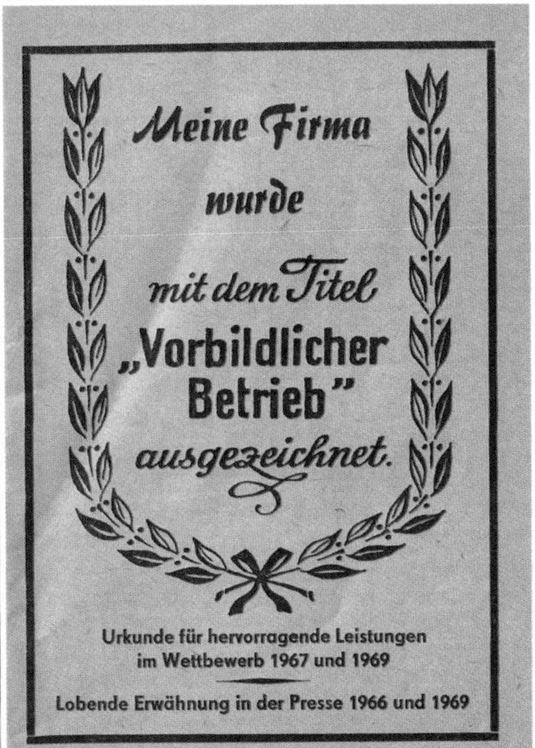

Meine Firma

wurde

mit dem Titel

„Vorbildlicher Betrieb"

ausgezeichnet.

Urkunde für hervorragende Leistungen im Wettbewerb 1967 und 1969

Lobende Erwähnung in der Presse 1966 und 1969

d 3

Abb. 4.11a,b,c,d Preisliste des H. Kästner-Versands, Dresden, 1974. Sammlung Keyn, Repro Keyn, mit freundlicher Genehmigung. Aufgrund eines fehlenden Wettbewerbes in der DDR ist das werbegraphische Design des Kataloges/Preisliste noch an die Gestaltungsregeln der 1920er-Jahre angelehnt, wie diese der Kölner Professor für Betriebswirtschaftslehre Rudolf Seyfert (1893–1971) in seinem Lehrbuch der »Allgemeinen Werbelehre«, Poeschel, Stuttgart, bereits 1929 aufgestellt hatte

4.7 Ein Geldschein und ein Film geraten in den Fokus der Sittenwächter in Westdeutschland

Nackte Brüste genügten, um die junge Bundesrepublik erbeben zu lassen. Als 1950 ein neuer Fünf-Mark-Schein in Umlauf kam, war die Empörung groß. Die Banknote zeigte eine barbusige Europa, die mit einem Banner in der Hand auf einem Stier ritt (Abb. 4.12). Das klassische Motiv führte zu einer Rüge aus dem Bundesfinanzministerium und zur Forderung des bayrischen Kultusministers Alois Hundhammer (1900–1974), das Corpus delicti einziehen und neu gestalten zu lassen. Die Notenbank sah sich zu der Erklärung veranlasst, dass sie keine unsittlichen Absichten gehabt habe. Am Ende blieb der Geldschein in Umlauf.

Zu einer sittlichen Machtprobe wurde 1951 der Spielfilm »Die Sünderin«, in dem Hildegrad Knef (1925–2002) ein paar Augenblicke lang nackt zu sehen ist. Der Film wurde damals zu einem riesigen Skandal: ›Die Sünderin‹ Ein Faustschlag ins Gesicht jeder anständigen deutschen Frau!«, so stand es in einem Flugblatt. Manche Vorführungen des Films waren nur unter Polizeischutz möglich. Der Skandal wurde nicht speziell durch die kurze Nacktszene der Knef ausgelöst, sondern der Skandal des Filmes lag in den angesprochenen Themen, die gezeigt wurden: Selbstmord und Prostitution – Tabuthemen der Zeit. Natürlich rankte sich ganz viel um diese Nacktszene, und die Neugier des Publikums konzentrierte sich auch darauf. Der Erzbischof von Köln, Kardinal Joseph Frings (1887–1978), verurteilte den Film in einem Hirtenbrief, der Ende Februar 1951 beim Filmstart in Köln verlesen wurde. 1954 stellte das Bundesverfassungsgericht den Kunstwert des Films fest. Diese Debatten um Sexualität – Sittlichkeit war damals der Begriff – spiegelten einen starken Orientierungsbedarf nach moralischen Normen wider. Das Ideal von der deutschen Frau als Hausfrau wurde wieder aufgerichtet, und alternative Lebensentwürfe wie arbeitende Frauen wurden energisch diskreditiert (Burghardt 1996; Steinbacher 2011).

Eine weitere Sex-Welle entspann sich 1966 um die Indexierung des 200 Jahre alten (!) erotischen Briefromans von John Cleland (1709–1789) »Fanny Hill« – zu einem Zeitpunkt, als an Plakatwänden längst freizügige Werbung prangte. Am 23.07.1969 entschied der Bundesgerichtshof in Karlsruhe, »dass Fanny Hill zwar ein Werk der erotischen Literatur, aber keine unzüchtige Schrift« sei.[5]

4.8 Schmutz-und-Schund-Diskurs – »Der Katholische Volkswartbund«

Diese vielfältigen Erscheinungen beförderte die sog. »Schmutz-und-Schund-Diskussion«, die seit Anfang der 1950er-Jahre in Gang kam. Das Muster jedes dieser »Schlachtfelder« (Steinbacher 2011) war dabei sehr ähnlich: Kleine, oft religiöse bzw. »tiefbraune« Gruppen mobilisierten geneigte Kreise in der Politik. Diese reagierten mit Repression, die »veröffentlichte Meinung« (Steinbacher 2011) antwortete mit Spott und Unverständnis, während »Otto Normalverbraucher« sich kaum um die Verbote scherte (Perinelli u. Steinbacher 2011).

1953 wurde ein »Gesetz über die Verbreitung jugendgefährdender Schriften« (Bundesgesetzblatt Teil I, vom 16.06.1953, Nr. 27, S. 377–379) verabschiedet, dem eine lebhafte Diskussion vorausging. Als Folge wurde eine »Bundesprüfstelle« für jugendgefährdende Schriften eingerichtet, die keiner juristischen Kontrolle untersteht. Bis weit in die 1960er-Jahre widmete diese sich vornehmlich der Zensur sexueller Inhalte (Herzog 2005). Erst 1973 gal-

5 N. N. (1969) Literatur – Fanny-Hill-Prozess – Eher pensionsreif. Der Spiegel vom 28.07.1969, S.104. http://www.spiegel.de/spiegel/print/d-45789136.html (Recherche 10.04.2015).

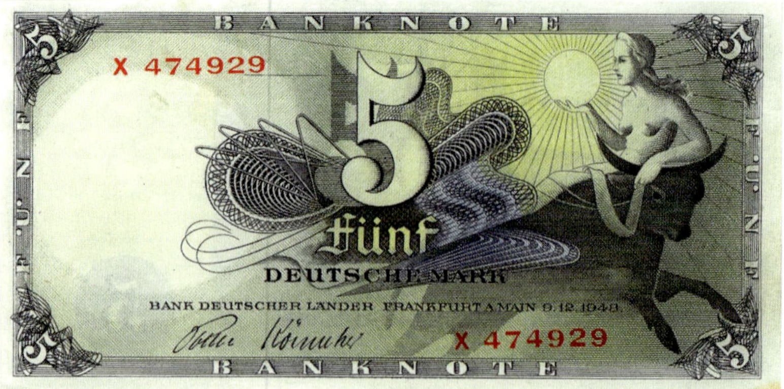

Abb. 4.12 Fünf-Mark-Schein, Erstausgabe vom 22.03.1950, zweite Serie »Bank deutscher Länder«. Die Banknoten bestanden aus wenig strapazierfähigem Papier und wurden in England, Frankreich und den USA gedruckt

ten Schriften, die mit Bildern für die Nacktkultur warben, nicht mehr offensichtlich schwer jugendgefährdend wie bisher.[6] Infolge der Zensur wurde die konservative Ratgeberliteratur bald marktbeherrschend, denn andere Aufklärungsliteratur war verboten. Es wurden einige Schlüsselbotschaften verankert: Mädchen seien von Natur aus weniger an Sexualität interessiert, Selbstbefriedigung beinträchtige die psychische Gesundheit. Bis weit in die 1960er-Jahre bestimmten konservative Politiker die Debatte (Herzog 2005). Hier spielte der bereits im Kaiserreich gegründete katholische Kölner Volkswartbund eine herausragende Rolle. Während die progressiven und liberalen Kreise überzeugt davon waren, eine »befreite Sexualität« zeuge von einer fortschrittlichen und freiheitlichen Gesellschaft, sahen gerade konservative Kreise im Festhalten an der Sittlichkeit die Basis für den geistigen Wiederaufbau. Diese Debatte wurde besonders leidenschaftlich ausgetragen, da sich damit der »moralische Reflexionsbedarf in Bezug auf die NS-Vergangenheit« abarbeiten lassen konnte. Die handfesten Zusammenhänge zwischen rigider Sexualmoral und nationalsozialistischen Tätern als deren Exekutoren waren unübersehbar (Steinbacher 2011; Horst 2013).

Unter dem Stichwort »Jugendschutz« ließ sich auf kulturellem Gebiet wiederherstellen, was politisch nach Kriegsende kaum möglich war: moralische Unbescholtenheit. Eine Schlüsselrolle bei der Legitimierung und Einforderung der strafrechtlichen Verfolgung spielten besonders die katholische Kirche und ihr nach 1945 wieder gewachsener gesellschaftlicher Einfluss. Dieser Zuwachs war möglich, da sie als durch den Nationalsozialismus nicht moralisch kompromittiert galt. Der Kölner »Bischöflichen Arbeitsstelle für Fragen der Volkssittlichkeit«,[7] die die NS-Zeit unbeschadet überstanden hatte, 1971 in die »Zentralstelle für Fragen der Sozialethik und Sozialhygiene e.V.« umgewandelt wurde und heute als »Katholische Bundesarbeitsgemeinschaft Jugendschutz e.V.« auftritt[8], lag vor allem die Wahrnehmung des literarischen Jugendschutzes und die Bekämpfung der »öffentlichen Unsittlichkeit« am Herzen. Sie wurde als »Moralwächter der Volksseele« tituliert (von Wilpert 1969). Diese belieferte, da selbst nicht antragsberechtigt, die Innenministerien der Länder mit fertig ausgearbeiteten Indizierungsanträgen, die nur noch unterschrieben weitergeleitet zu werden brauchten. Laut Volkswartbund sahen Gefährdungen in der Praxis wie folgt aus:

> Es waren im Laufe der vergangenen 6 Jahre in erster Linie Sexualaufklärungsbücher, die wegen ihres verzerrenden Einflusses auf gediegene Urteilsschemata Jugendlicher indiziert wurden. Ebenso waren die Comics oft genug mit dieser Regelung zu fassen. Nach den ersten Comic-Reihenverboten der Jahre 1953 und 1954 – alle nach § 1 Abs. 1 (des oben genannten Gesetzes über jugendgefährdende Schriften) trat eine deutlich sichtbare Besserung der Produktion insofern ein, als die Häufung und Detaillierung der Brutalitäten und Sexualitäten vermindert wurden. Was jedoch kaum verändert wurde, war die unglaubliche Primitivität der Bilder, der Bildfolgen und, damit verbunden, der Story, die weiterhin – und das ist das Wesentliche – auf der Darstellung von Gewalt als herrschendem Gesellschaftsprinzip stehenblieb.[9] (Gatzweiler 1955)

Ab Anfang der 1950er-Jahre schritt der »Volkswartbund« bei Diskussionen um die Strafrechtsreform des §175 effektvoll und agitatorisch ein und übersandte Rundbriefe an die entsprechenden Ministerien und Meinungsbildner, in denen »Homosexualität als akute öffentliche Gefahr« gesehen wurde sowie eine »hohe Gefahr der Verfilzung«. Der Köln-Bonner Amtsgerichtsrat Richard Gatzweiler[10] (1911–?) verfasste für die Institution zwischen 1951–1960 mehrere Schriften auch zu diesem Thema (Gatzweiler 1951, 1953, 1954, 1961) in denen »der Gefährlichkeit der Seuche angepasste Bestrafung« gefordert wurde« (Gatzweiler 1958; Schäfer 2006; Steinbacher 2011), was direkte publizistische Gegenreaktionen hervorrief (Biederich 1951). Im Juni 1964 schritt der Volkswartbund wiederum ein: Die Auslieferung des Juni-Hefts der Zeitschrift »Pardon« wurde in Köln verweigert. Die Redaktion reagierte schnell. Das Heft mit der satirischen Titelgeschichte über Deutschlands Mädchen »im Bette unbesiegt« erschien in

6 http://www.bundespruefstelle.de/bpjm/Aufgaben/geschichte.html (Recherche 15.04.2015).

7 »Der Volkswartbund konstituierte sich 1927 als privater katholischer Verein als Nachfolgeinstitution des 1898 gegründeten ›Kölner Männervereins zur Bekämpfung der öffentlichen Unsittlichkeit‹ mit seinem Organ Der Volkswart (seit 1908). Er überstand die NS-Zeit unbeschadet. Seit 1951 nannte er sich ›Bischöfliche Arbeitsstelle für Fragen der Volkssittlichkeit‹, der die Fuldaer Bischofskonferenz ›vor allem die Wahrnehmung des literarischen Jugendschutzes und die Bekämpfung der öffentlichen Unsittlichkeit‹ übertrug. (...) Der Volkswartbund bezeichnete sich selbst als Initiator des GjS, arbeitete zu Beginn mit mehreren Mitgliedern in der BPS mit, er beobachtete den Buchmarkt und belieferte, da selbst nicht antragsberechtigt, die Innenministerien der Länder mit ausgearbeiteten Indizierungsanträgen, die nur noch unterschrieben weitergeleitet zu werden brauchten« (Kienzle u. Mende 1981). Ab 1965 veröffentlichte der VWB die Zeitschrift »Concepte«. 1971 wurde er in die »Zentralstelle für Fragen der Sozialethik und Sozialhygiene e.V.« umgewandelt.

8 https://www.jugendhilfeportal.de/institution/katholische-bundesarbeitsgemeinschaft-kinder-und-jugendschutz/ (Recherche 15.05.2015).

9 N. N. (o.J.) http://www.censuriana.de/01text02palandt.htm (Recherche 15.05.2015)

10 Richter am Amtsgericht Köln (ab 01.08.1942), vgl. Handbuch der Justiz (1958) Die Träger und Organe der rechtsprechenden Gewalt in der Bundesrepublik Deutschland

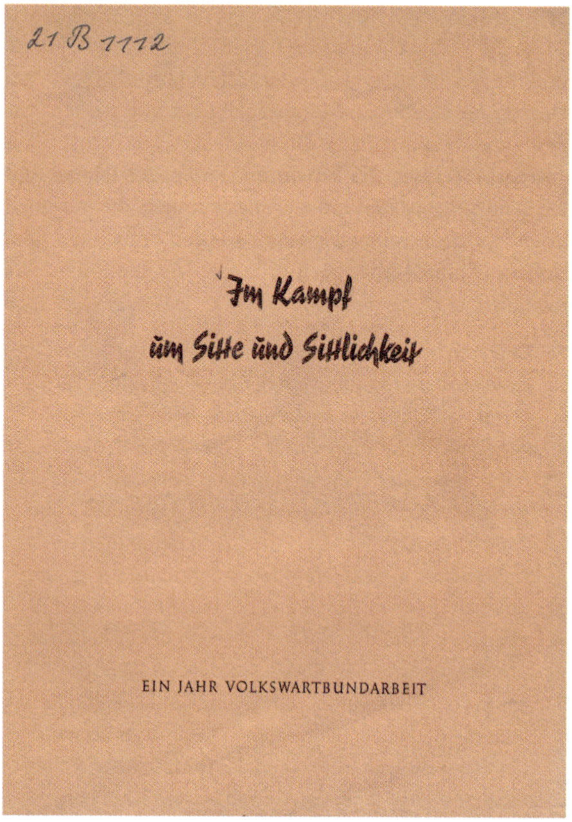

Abb. 4.13 Autorenkollektiv (1955) Im Kampf um Sitte und Sittlichkeit. Ein Jahr Volkswartbundarbeit. Volkswartbund, Köln-Klettenberg. (Sammlung Moll, Repro Keyn, mit freundlicher Genehmigung)

Köln als Sonderausgabe – mit Blasen und Balken über allen unschamhaften Worten und Körperteilen. Von diesem Schlag erholte sich der Volkswartbund nie so recht.[11]

Der Volkswartbund kämpfte an vorderster Front mit den anderen Akteuren, wenn es darum ging, gestrenge Sittlichkeitsnormen zu prägen und in die Praxis umzusetzen. Er war es auch, der sich nach dem Ende der NS-Diktatur besonders aktiv um eine strenge Normierung der Sittlichkeit und um die Bekämpfung alles »Unzüchtigen« bemühte, womit er bereitwillig dem Justizapparat in die Hände arbeitete. Die selbsternannten Sittlichkeitsverfechter waren Ausdruck für ein »Bedürfnis nach Rückversicherung« jener Jahre (Steinbacher 2011; Abb. 4.13).

Bei den Aktivitäten gegen jugendgefährdende Schriften spielten ebenfalls Fragen der Sexualmoral eine führende Rolle (Bauchloh 2014). Die »Bundesprüfstelle für jugendgefährdende Schriften« (BPS) in Bonn stufte noch 1972 in Folge zwei Hefte der Jugendzeitschrift »Bravo«, die seit 1969 unter anderem Fragen von Jugendlichen zur Sexualität beantwortete, als »jugendgefährdend« bzw. »sozialethisch verwirrend« ein, weil in ihnen über Masturbation und Homosexualität berichtet wurde. Der Leiter der o.g. Bundesprüfstelle, der evangelische Theologe und Sexualforscher Heinz Hunger (1907–1995), der bereits in der NS-Zeit hervorgetreten war (Klee 2003), führte in der Begründung hierzu aus: »Die Geschlechtsreife allein berechtigt noch nicht zur Inbetriebnahme der Geschlechtsorgane.«[12]

Nach dem Krieg wurde den Überlebenden der Homosexuellenverfolgung der NS-Zeit häufig die Anerkennung als Opfer versagt. Erst 2002 wurden Männer, die vor NS-Gerichten als Homosexuelle verurteilt worden waren, »vom Bundestag juristisch rehabilitiert«. Gegen Stimmen von CDU/CSU und FDP wurde eine Ergänzung zum Gesetz zur Aufhebung nationalsozialistischer Unrechtsurteile in der Strafrechtspflege (BGBl. 2002 I S. 2714) eingeführt. In der noch jungen Bundesrepublik existierte der in der NS-Zeit verschärfte Paragraph 175 des StGB weiter. 1969 kam es zu einer ersten, 1973 zu einer zweiten Reform. Seitdem waren nur noch sexuelle Handlungen mit männlichen Jugendlichen unter 18 Jahren strafbar, wogegen das Schutzalter bei lesbischen und heterosexuellen Handlungen bei 14 Jahren lag. Erst nach der Wiedervereinigung wurde 1994 der § 175 auch für das Gebiet der alten Bundesrepublik ersatzlos aufgehoben (Schäfer 2006). Noch 1957 wies das Bundesverfassungsgericht eine Klage gegen die Bestimmungen des Strafgesetzbuches zur Strafbarkeit von Homosexualität zurück. Sie seien weder formal noch inhaltlich nationalsozialistisch geprägt. Zudem verstoße der Paragraph 175 nach Ansicht der Verfassungsrichter nicht gegen das Grundrecht auf die freie Entfaltung der Persönlichkeit (Art. 2. Abs. 1 GG). Weiterhin wurden tausende Männer wegen ihrer sexuellen Orientierung unter anderem zu Haftstrafen verurteilt; ca. 45.000 Verurteilungen gab es zwischen 1950 und 1965 in der Bundesrepublik[13] (Kraushaar 1997). Dies verdeutlicht den eklatanten Widerspruch zwischen wissenschaftlicher Erkenntnis und öffentlicher Diskussion einerseits und politischer sowie juristischer Handlungsweise andererseits zwischen 1945–1969 (Lorenz 2007).

4.9 Prostitution und Geschlechtskrankheiten

Nach Kriegsende hatte sich das Verhältnis von »gewerblichen Dirnen« hin zu »heimlich hwG-treibenden« Perso-

11 PARDON 1970; 9(12): 7, Jubiläumsbeilage. http://www.censuriana.de/01text02palandt.htm (Recherche 15.05.2015)

12 http://www.museumsmagazin.com/2011/s03/sexualitaet/der-osten-sprach-unter-vier-augen-den-westen-bewegte-dr-sommer/ (Recherche 25.04.2015).

13 http://www.bpb.de/politik/hintergrund-aktuell/180263/20-jahre-homosexualitaet-straffrei (Recherche 25.04.2015).

zialisierung von Erotik und Sexualität prägen heute wesentlich den Diskurs.

Dieser Wandel wird bereits museal thematisiert: »Schamlos – Sexualmoral im Wandel« war bereits der Titel einer Ausstellung zwischen November 2014 bis April 2015 im Zeitpolitischen Forum in Leipzig, die sich diesen Entwicklungen annahm.[15]

Literatur

Alken CE (1955) Lehrbuch der Urologie. Thieme, Stuttgart
Aly G, Sontheimer M (2007) Wie der jüdische Kondomfabrikant Julius F. unter die deutschen Räuber fiel. Fischer, Frankfurt a. M.
Baranowski S (2004) Strength through joy. Consumerism and mass tourism in the Third Reich. Cambridge, New York
Bauchloh S (2014) Erotik und Kommunismus im Visier. Der Staat gegen Berthold Brecht und gegen die »Schundliteratur«. In: Mix YG Kunstfreiheit und Zensur in der Bundesrepublik Deutschland. de Gruyter, Berlin, S 67–95
Bauer W (1956) Geschichte und Wesen der Prostitution. Weltspiegel, Stuttgart
Beck B (2004) Wehrmacht und sexuelle Gewalt. Sexualverbrechen vor deutschen Militärgerichten 1939–1945. Schöningh, Paderborn
Belonoschkin B (1942) Biologie der Spermatozoen im menschlichen Hoden und Nebenhoden. Archiv für Gynäkologie 174: 357–368
Biederich P (1951) Entgegnung auf die Schrift »Das dritte Geschlecht« des Amtsgerichtsrats R. Gatzweiler. Bonn, Hamburg, Bundesarchiv Koblenz, Signatur B 141/4072
Boeminghaus H (1939) Zur chirurgischen Behandlung mechanisch bedingter Unfruchtbarkeit des Mannes (Azoospermie). Zeitschrift für Urologie 33: 193–204
Boeminghaus H (1942) Ursachen und Behandlung der männlichen Sterilität. Medizinische Welt 16: 815–843
Borelli S (1971) Potenz und Potenzstörungen des Mannes. Gebr. Hartmann, Berlin
Boshammer K (1953, 1963) Lehrbuch der Urologie. Gustav Fischer, Stuttgart
Bronnen B, Henny F (1975) Liebe, Ehe, Sexualität in der DDR. Interviews und Dokumente. Piper, München
Burghardt K (1996) Werk, Skandal, Exempel. Tabudurchbrechung durch fiktionale Modelle. Willi Forsts »Die Sünderin« [BR Deutschland, 1951]. In: Diskurs Film, Bibliothek. Band 11. Diskurs-Film-Verlag Schaudig und Ledig, München
Caspary C (1998) Diskreter Glücksbote der Werktätigen. Der Dresdner Kästner-Versand, Inbegriff realsozialistischer Sexualität, mußte aufgeben. Beate Uhse war stärker. Die Zeit online vom 19.03.1998. http://www.zeit.de/1998/13/Diskreter_Gluecksbote_der_Werktaetigen (Recherche 31.03.2015)
Czarnowski G (1991) Das kontrollierte Paar. Ehe- und Sexualpolitik im Nationalsozialismus. Ergebnisse der Frauenforschung, Bd. 24. Dt. Studienverlag, Weinheim
Eder FX (2008) Auf die ‚gesunde Sinnlichkeit' der Nationalsozialisten folgte der Einfluss der Amerikaner: Sexualität und Medien vom Nationalsozialismus bis zur Sexuellen Revolution. Zeitenblicke 7(3). http://www.zeitenblicke.de/2008/3/eder/index_html, URN: urn:nbn:de:0009-9-16347
Elste G, Krell L (1970): Zur Bedeutung der Verhütungs- und Bekämpfungsmaßnahmen von Geschlechtskrankheiten in der DDR bei »uneinsichtigen Gefährdeten und Kranken«. Dermatologische Monatsschrift 156: 932–938
Falck U (1998) VEB Bordell. Geschichte der Prostitution in der DDR. Links, Berlin
Falck U (2005) Das unsichtbare Treiben. Prostitution in der DDR. In: von Dücker E, Museum der Arbeit Hamburg (Hrsg) Sexarbeit. Prostitution – Lebenswelten und Mythen. Bremen, S 94
Fehr G (1981) Zu einigen Aspekten der Entwicklung der Risikogruppe der männlichen Homosexuellen und der Risikogruppe der kriminell gefährdeten, nicht lesbischen, weiblichen Jugendlichen und Jungerwachsenen in der Hauptstadt Berlin. Dissertation. Gesellschaftswissenschaftliche Fakultät der HU Berlin, Berlin
Felder D (1950) Die idealste und vollkommenste Ehe. Planetverlag, Braunschweig
Forsbach R, Hofer HG (2015) Die Deutsche Gesellschaft für Innere Medizin in der NS- Zeit. Ausstellung aus Anlass des 121. Kongresses der Deutschen Gesellschaft für Innere Medizin, 18.–21.04.2015 in Mannheim. Cuno, Calbe
Freund-Widder M (2003) Frauen unter Kontrolle: Prostitution und ihre staatliche Bekämpfung in Hamburg vom Ende des Kaiserreichs bis zu den Anfängen der Bundesrepublik. Lit, Münster
Gatzweiler R (1951) Das dritte Geschlecht . Um die Strafbarkeit der Homosexualität. Volkswartbund, Köln
Gatzweiler R (1953) Gleichberechtigung der Homosexuellen: Neue Angriffe gegen den § 175 StGB. Volkswartbund, Köln
Gatzweiler R (1954) Die Homosexualität des Mannes und das Strafgesetz. Volkswartbund, Köln
Gatzweiler R (1955) Verbrecher-Comics gefährden die Jugend. Volkswartbund, Köln
Gatzweiler R (1958) Freikörperkulturzeitschriften, Bekämpfung des Dirnenunwesens und Automatenverkauf. Volkswartbund, Köln
Gatzweiler R (1961) Die Homosexualität des Mannes und die Strafrechtsreform. Volkswartbund, Köln
Gesundheitsmuseum Köln (1948) Geschlechtskrankheiten. ohne Verlagsangabe, Köln
Grau G (2008) Sexualwissenschaft in der DDR – ein Resümee. In: Sigusch V, Geschichte der Sexualwissenschaft. Campus, Frankfurt, S 487–509
Grimm W (1961) Neue Rechtsgrundlage der Bekämpfung der Geschlechtskrankheiten in Mitteldeutschland. Zeitschrift für Haut- und Geschlechtskrankheiten und deren Grenzgebiete 31: 274–277
Handbuch der Justiz (1958) Die Träger und Organe der rechtsprechenden Gewalt in der Bundesrepublik Deutschland. Decker, Hamburg
Hartmann (1946) Rechtsfragen. Zeitschrift für Haut- und Geschlechtskrankheiten und deren Grenzgebiete 1340–341 (Befragung des Hamburger Arbeitsrichters Gradenwitz, nach §123 Ziff. 8 der Gewerbeordnung)
Heider U (2014) »Vögeln ist schön«. Die Sexrevolte von 1968 und was von ihr bleibt. Rotbuch, Berlin
Heineman E (2011) Before porn was legal: The erotica empire of Beate Uhse. University of Chicago Press, Chicago
Heineman E (2015) »Zu unzüchtigem Gebrauche bestimmt«. Natürlichkeit, Sittlichkeit und sexuelle Hilfsmittel in der BRD 1949–1980. In: Bänziger PP, Beljan M, Eder FX, Eitler P (Hrsg) Sexuelle Revolution? Zur Geschichte der Sexualität im deutschsprachigen Raum seit den 1960er Jahren. Transcript, Bielefeld, S 113–130
Heinitz AF, Roscher R (2010) The Making of German Sperm. Überlegungen zum Zusammenhang von Spermakonservierung, Männlichkeiten und Nationalsozialismus. In: Samenbanken-Samenspender ethnographische und historische Perspektiven auf Männlichkeit und Reproduktionsmedizin. Berliner Blätter, Ethnographische und Enthnologische Beiträge, Sonderheft 5: 29–67

15 http://www.hdg.de/leipzig/ausstellungen/wechselausstellungen/aktuell/schamlos-sexualmoral-im-wandel/ (Recherche 15.05.2015)

Heinke D, Doepfner R (1960) Fertilitässtörungen beim Mann. Somatischer Teil. In: Jadassohn J (Hrsg) Handbuch der Haut- und Geschlechtskrankheiten. Ergänzungswerk, 6/3. Springer, Berlin, S 1–630
Heise G, Hienzsch E, Mebel M, Krebs W (1977–86) Allgemeine und spezielle Urologie. Lehrbuch für Klinik und Praxis in 11 Bänden. VEB Georg Thieme, Leipzig
Heite HJ, Wokalek H (1980) Lehrbuch der Männerheilkunde. Lehrbuch der Krankheiten und Funktionsstörungen des männlichen Genitale. Gustav Fischer, Stuttgart
Herzog D (2005) Die Politisierung der Lust. Sexualität in der deutschen Geschichte des 20. Jahrhunderts. Siedler, München
Herzog D (2008) East Germany's sexual evolution. In: Pence K, Betts P (Hrsg) Socialist modern. East German Everyday Culture and Politics, Michigan, S 81
Herzog D (2011) Cold War cultures 1945–1990. In: Herzog D Sexuality in Europe. A twentieth-century history. Cambridge University Press, S 96–132
Hofer HG (2012) Der Frauenarzt und die Sterilität des Mannes: Über das Verhältnis von Gynäkologie und Andrologie Anfang der 1950er Jahre. In: Anthuber et al. (Hrsg) Herausforderungen. 100 Jahre Bayerische Gesellschaft für Geburtshilfe und Frauenheilkunde. Thieme, Stuttgart, S 186–196
Horst E (2013) Die Nackten und die Tobenden. Fkk. Wie der freie Körper zum deutschen Kult wurde. Blessing, München
Joël CA (1942) Studien am menschlichen Sperma. Schwabe, Basel
Joël CA (1945) Die männliche Sterilität. Ätiologie, Diagnostik, therapeutische Ausblicke. Monatsschrift für Geburtshilfe und Gynäkologie 120: 225–250
Kienzle M, Mende D (1981) Zensur in der Bundesrepublik. Heyne, München
Klee E (2003) Das Personenlexikon zum Dritten Reich. Fischer, Frankfurt a. M.
Klee E (2007) Das Personenlexikon zum Dritten Reich. Wer war was vor und nach 1945. Fischer TB, Frankfurt a. M.
Kollano U (2012) Kollektiv d'amour: Liebe, Sex und Partnerschaft in der DDR. Jaron, Berlin
Koop V (2007) Dem Führer ein Kind schenken. Die SS-Organisation Lebensborn e.V. Böhlau, Köln
von Kowalski G (1987) Homosexualität in der DDR, ein historischer Abriss. Verlag Arbeiterbewegung und Gesellschaftswissenschaft, Marburg
Kraushaar E (1997) Hundert Jahre schwul – Eine Revue. Rowohlt, Berlin
Lahn AV (2009) Syphilis im Hamburg der Nachkriegszeit. Dissertation. Medizinische Fakultät Universität Hamburg, Hamburg
Linser K (1942) Die Geschlechtskrankheiten, ihre Gefahr für Familie und Volk, ihre Behandlung und Bekämpfung. Leben und Gesundheit 1. Verlag des Hygienemuseums Dresden, Dresden
Linser K (1946) Geschlechtskrankheiten – Verhütung und Heilung, eine allgemeinverständliche Darstellung. Landesverwaltung Sachsen, Dresden
Lokatis S (2005) Nimm die Elefanten – Konturen einer Verlagsgeschichte. In: Brack S, Lokatis S (Hrsg) Fenster zur Welt. Eine Geschichte des DDR-Verlages Volk und Welt. Links, Berlin
Lorenz G (2007) Was 1935 Recht war, durfte 1957 nicht Unrecht sein. Zur Situation homosexueller Männer in Hamburg zwischen 1945 und 1969. http://www.dr-lo.de/index.php?byFile=Waldschloesschenvortrag.htm (Recherche 06.06.2015)
Ludvik W (1976) Andrologie. Eine Einführung. Thieme, Stuttgart
Meinen I (1999) Wehrmacht und Prostitution – Zur Reglementierung der Geschlechterbeziehungen durch die dt. Militärverwaltung im besetzten Frankreich 1940–1944. Zeitschrift für Sozialgeschichte des 20. und 21. Jahrhunderts 14(2): 35–37. 55ttp://diepresse.com/home/politik/innenpolitik/weltbisgestern/374634/Die-Welt-bis-gestern_Sex-im-3-Reich_Im-Bett-war-der-Fuehrer-machtlos
Molnar J (1963) Allgemeine Spermatologie. Verlag der Ungarischen Akademie der Wissenschaften, Budapest
Molnar J, Glander HJ (1985) Die Infertilität des Mannes. In: Heise A et al. (Hrsg) Allgemeine und Spezielle Urologie. Thieme, Leipzig, S 229–258
Molnar J, Szarvas F (1978) Andrologie. Thieme, Leipzig
Mildenberger F (2005–2007) Tintenfische und Frauenkörper. Leben und Werk von Boris Belonoschkin (1906–1988). Fachprosaforschung – Grenzüberschreitungen 1: 227–246
Neubert R (1956) Die Geschlechterfrage. Greifenstein, Rudolstadt
Nitzschke U, Tuschy U, Dieterich F (1985) Ausgewählte endokrinologische Erkrankungen in der Urologie. In: Heise A et al. (Hrsg) Allgemeine und Spezielle Urologie. Thieme, Leipzig, S 177–228
Paul C (1994) Zwangsprostitution. Staatlich errichtete Bordelle im Nationalsozialismus. Hentrich und Hentrich, Berlin
Perinelli M (2014) Über Heider, Ulrike: Vögeln ist schön. Die Sexrevolte von 1968 und was von ihr bleibt. Berlin. http://hsozkult.geschichte.hu-berlin.de/rezensionen/type=rezbuecher&id=22135&view=pdf
Perinelli M, Steinbacher S (2011) Wie der Sex nach Deutschland kam. Der Kampf um Sittlichkeit und Anstand in der frühen Bundesrepublik. Siedler, München. http://hsozkult.geschichte.hu-berlin.de/rezensionen/type=rezbuecher&id=15793&view=pdf (Recherche 31.03.2015)
Rak K (1955) Sexuelle Wahrheiten – Spielarten und Varianten der Erotik. Wadi, Baden-Baden
Reichardt S (2006) Review of Herzog, Dagmar. Sex after fascism: Memory and morality in twentieth-century Germany. http://www.h-net.org/reviews/showrev.php?id=20143
Roos J (2002) Backlash against prostitutes' rights. Origins and dynamics of Nazi prostitution policies. Journal of the History of Sexuality 11(1/2): 67–94
Sammer C (2013) »Das Ziel ist das gesunde Leben«. Die Verflechtungen zwischen dem Deutschen Gesundheits-Museum in Köln und dem Deutschen Hygiene-Museum in Dresden in den 1950er Jahren. In: Brunner D, Grashoff U, Kötzing A (Hrsg) Asymmetrisch verflochten. Links, Berlin, S 133–147
Sander H, Johr B (2005) Befreier und Befreite – Krieg – Vergewaltigung – Kinder. Frankfurt a. M.
Sauerteig L (1999) Krankheit, Sexualität, Gesellschaft. Geschlechtskrankheiten und Gesundheitspolitik in Deutschland im 19. und frühen 20. Jahrhundert. Steiner, Stuttgart
Schäfer C (2006) »Widernatürliche Unzucht« (§ 175, 175a, 175b, 182a, a. F. StgB). Reformdiskussion und Gesetzgebung seit 1945. Berliner Wissenschaftsverlag, Berlin
Schild A (2002) Deutschland in den 50er Jahren. Gesellschaftliche Entwicklung. Informationen zur politischen Bildung 256. http://www.bpb.de/izpb/10124/gesellschaftliche-entwicklung?p=0 (Recherche 15.05.2015)
Schirren C (1961) Fertilitätsstörungen des Mannes: Diagnostik, Biochemie des Spermaplasmas, Hormontherapie. Enke, Stuttgart
Schirren K (1971) Praktische Andrologie. Gebr. Hartmann, Berlin
Schmidt G (2009) Alfred C. Kinsey (1894–1956). In: Sigusch V, Grau G (Hrsg) Personenlexikon der Sexualforschung. Campus, Frankfurt a. M., S 350–359
Schnabl S (1969) Mann und Frau intim. Fragen des gesunden und des gestörten Geschlechtslebens. Greifenverlag, Rudolstadt

Schneider NF (1994) Familie und private Lebensführung in West- und Ostdeutschland. Eine vergleichende Analyse des Familienlebens 1970–1992. Enke, Stuttgart

Schönfeld W (1947) Lehrbuch der Haut- und Geschlechtskrankheiten. Thieme, Stuttgart

Schultheiss D (2011) Die Zerschlagung der Sexualwissenschaft – Auswirkungen auf die Fachentwicklung der Andrologie und Sexualmedizin. In: Krischel M et al (Hrsg) Urologen im Nationalsozialismus. Zwischen Anpassung und Vertreibung. Hentrich und Hentrich, Berlin, S 173–189

Setz W (2006) Homosexualität in der DDR – Materialien und Meinungen. Männerschwarm, Berlin

Sharp I (2003) The sexual unification in Germany. Journal of the History of Sexuality 13(3): 248–265

Sigmund A (2008) »Das Geschlechtsleben bestimmen wir – Sexualität im Dritten Reich«. Heyne, München

Sigmund A (2013) Die Frauen der Nazis. Heyne, München

Sommer R (2006) Der Sonderbau. Die Errichtung von Bordellen in den nationalsozialistischen Konzentrationslagern. Magisterarbeit. HU Berlin, Berlin

Staehler W (1959) Klinik und Praxis der Urologie. Thieme, Stuttgart

Steinbacher S (2011) Wie der Sex nach Deutschland kam. Der Kampf um die Sittlichkeit. Siedler, München

Stiasny H (1937) Unfruchtbarkeit beim Mann. Diagostik und Therapie mit Hilfe des Spermiogramms. Enke, Stuttgart

Stiasny H (1944) Unfruchtbarkeit beim Mann. Diagnostik und Therapie mit Verwendung des Spermiogramms. Enke, Stuttgart

Stiasny H, Generales K (1937) Erbkrankheit und Fertilität. Mikropathologie der Spermien erbkranker Männer. Enke, Stuttgart

Stümpke A (1948) Bericht über die gemeinsame Tagung der Nordwestdeutschen und Hamburger Dermatologengesellschaften am 02.–04.05.1948 in Hamburg. Zeitschrift für Haut- und Geschlechtskrankheiten und deren Grenzgebiete 5: 43–64

Tonutti E, Weller O, Schuchardt S, Heinke E (1960) Die männliche Keimdrüse. Struktur, Funktion, Klinik. Thieme, Stuttgart

Van der Velde TH (1927) Die vollkommene Ehe. Eine Studie über ihre Physiologie und Technik. Montana, Leipzig

Vasterling H (1960) Praktische Spermatologie: ein Leitfaden für Ärzte. Thieme, Stuttgart

Vienne F (2006) Der Mann als medizinisches Wissensobjekt. Der blinde Fleck. NTM 14: 222–230

Vienne F (2008) Gestörtes Zeugungsvermögen: Samenzellen als neues humanmedizinisches Objekt, 1895–1945. In: Vienne F et al. (Hrsg) Wissensobjekt Mensch. Berlin, S 165–186

Voss A (1955) Die Aufgaben der Gesundheitsstelle und ihre Möglichkeiten zur Bekämpfung der Prostitution. Der öffentliche Gesundheitsdienst 17: 155

Weeks J (1985) Sexuality and its discontents. Meanings, myths and modern sexualities. London

von Wilpert G (1969) Sachwörterbuch der Literatur. Kröner, Stuttgart

Winkler K (1946) Beobachtungen und Erfahrungen über die Behandlung von Geschlechtskrankheiten im letzten Jahr. Zeitschrift für Haut- und Geschlechtskrankheiten und deren Grenzgebiete 1: 114–118

Wolle S (1998) Die heile Welt der Diktatur. Alltag und Herrschaft in der DDR 1971–1989. Links, Berlin, S 172–173

Ärzte als inoffizielle Mitarbeiter des Ministeriums für Staatssicherheit der DDR

Francesca Weil

T. Halling, F. Moll, H. Fangerau (Hrsg.), *Urologie 1945–1990*,
DOI 10.1007/978-3-662-48178-3_5,

5.1 Einleitung

Den hier vorgestellten Ergebnissen liegt eine empirische Untersuchung zur inoffiziellen Kooperation von Ärzten aller Fachrichtungen mit dem Ministerium für Staatssicherheit (MfS) zugrunde (Weil 2008).[1] Ziel der Analyse war es zum einen, Besonderheiten der konspirativen Zusammenarbeit von Ärzten mit dem Staatssicherheitsdienst zu ermitteln. Zum anderen wurde mit der Untersuchung der Versuch unternommen, zu einer differenzierten Sicht auf die Tätigkeit von inoffiziellen Mitarbeitern (IM) unter Medizinern zu gelangen.[2] Die Verfasserin analysierte hierfür 493 IM-Akten (von 453 IM und 40 IM-Kandidaten/-Vorläufen) und wertete 21 von ihr geführte Interviews mit ehemaligen inoffiziellen Mitarbeitern und einem Verweigerer aus. Zu dem für die Studie verwendeten Sample der 493 IM zählen u.a. elf Urologen. Im Folgenden sollen die spezifischen Merkmale der konspirativen Tätigkeit von Ärzten für die Staatssicherheit – wenn möglich, exemplarisch anhand der elf Fachärzte für Urologie – dargestellt werden.

5.2 Staatssicherheitsdienstliches Interesse an der Ärzteschaft

Zu Beginn der 1970er-Jahre offenbarten Mediziner »im Denken und Handeln« angeblich noch immer »Übereinstimmung mit den Argumenten des Gegners«, was eine MfS-Komplexanalyse von sog. operativen Vorgängen nicht anpassungsbereiter sowie ausreisewilliger und deshalb unter Beobachtung stehender Ärzte und Ärztinnen nachzuweisen versuchte.[3] Diverse Forschungsarbeiten der Potsdamer MfS-Hochschule zur »medizinischen Intelligenz« verdeutlichten in diesem Zusammenhang wiederholt die politische Abstinenz eines verstaatlichten Berufsstandes, der seine ethischen Maßstäbe nicht von den Auffassungen der Partei ableite und eine verbreitete Unlust zeige, sich fachfremden Funktionären unterzuordnen.[4] Das offenbare »die Zählebigkeit bürgerlicher politischer, ideologischer, ökonomischer, kultureller und moralisch-ethischer Auffassungen, Gewohnheiten und Vorstellungen« und nicht zuletzt »hochgespielte Humanitätsgedanken«.[5] Die Verfasser der Studien räumten aber auch ein, dass die schwierigen Arbeitsbedingungen der Ärzte in den Polikliniken und ihre Überlastung infolge unbesetzter Planstellen in den Krankenhäusern vielfach begünstigende Bedingungen für »feindlich-negative Einflüsse« darstellten.[6]

Die große Mehrheit der Mediziner blieb trotz der Nichtakzeptanz ihres besonderen Status und der zunehmend komplizierteren Arbeitsbedingungen in der DDR. Andererseits flohen viele Tausende Ärzte mit ihren Familien bzw. reisten in die Bundesrepublik aus.[7] Daraus schlussfolgerte das MfS, dass der »Gegner unter den Bedingungen der verschärften Klassenauseinandersetzungen zwischen Sozialismus und Imperialismus« seine Bestrebungen besonders im Bereich Gesundheitswesen verstärke, »ideologische Zersetzungsarbeit« leiste und andere »feindliche Aktivitäten« wie beispielsweise »Kontaktpolitik« entwickle.[8] Dabei würden »die Versuche der Abwerbung und Ausschleusung von Angehörigen der medizinischen Intelligenz einen Schwerpunkt der Feindangriffe« darstellen. Derartige Attacken machten nach Ansicht der Staatssicherheit in der ersten Hälfte der 1970er-Jahre ca. 70 Prozent aller »feindlichen Angriffe gegen diesen Bereich« aus, wodurch »zeitweise erhebliche ideelle und materielle Schäden für die sozialistische Entwicklung [des] Gesundheitswesens« entstanden seien. Damit habe diese Tendenz »eine bedeutende Gesellschaftsgefährlichkeit« erreicht.[9]

Bei der inoffiziellen Überwachung der Ärzteschaft ging es dem MfS deshalb vor allem um die Aufdeckung und vorbeugende Bekämpfung von »Delikten des staatsfeindlichen Menschenhandels und des illegalen Verlassens der DDR von Angehörigen der medizinischen Intelligenz« sowie um die Aufklärung von Ursachen, Motiven und be-

1 zu den Auffassungen der Verfasserin über den aktuellen Stand der Forschung zu IM und dem MfS vgl. Weil (2014; hier insbesondere die Einleitung).

2 Unter IM versteht man Personen, die mit der Staatssicherheit eine Vereinbarung getroffen hatten, konspirativ für sie zu arbeiten. Zu ihren Aufgaben zählten das Sammeln von Informationen, die Unterstützung bei der »Feindbekämpfung«, die Einflussnahme auf gesellschaftliche Entwicklungen und logistische Hilfestellungen. Wenn die IM auch nur als »bloße Erfüllungsgehilfen der tatsächlichen Machtträger« des SED-Regimes wirkten, so waren sie dennoch für das Funktionieren des politischen Systems und für den Machterhalt der Partei unverzichtbar. Nicht umsonst bezeichnete der Minister für Staatssicherheit, Erich Mielke, die IM als »Hauptwaffe der Staatssicherheit«, denn sie stellten die eigentliche »geheime Verbindung zwischen der Staatssicherheit und der Gesellschaft« dar. Das MfS verfügte über ein Netz inoffizieller Mitarbeiter mit beträchtlichem Umfang, »das anfangs bei 10.000, teils auf geringen Niveau, und zuletzt bei 174.000 IM lag. Demnach war jeder hundertste DDR-Einwohner allein im Jahre 1989 als IM erfasst. Mit dieser ›Hauptwaffe im Kampf gegen den Feind‹ war eine ›totale flächendeckende Überwachungsarbeit‹ möglich«. Wenn man außerdem bedenkt, dass jährlich etwa zehn Prozent dieses Netzes ausgetauscht worden ist, waren während der vierzigjährigen Geschichte des MfS etwa 600.000 Menschen einmal als IM erfasst gewesen. Vgl. Gieseke (2001, S. 110), Müller-Enbergs (1996, S. 7, 11 f.; 2000, S. 165 f.).

3 Vgl. BStU, JHS, MF VVS 160-304/74, Schröder u. Seidel (1974), Bl. 12

4 Vgl. ebd.

5 Vgl. ebd., Bl. 24 und 41.

6 Vgl. ebd., MF VVS 001-1220/85, Bl. 9.

7 Vgl. ebd., HA XX 7137, Bl. 26; vgl. Ernst (1997, S. 258).

8 Vgl. BStU, JHS, MF VVS 160-304/74, Bl. 8 und 58.

9 Vgl. ebd., Bl. 8.

günstigenden Bedingungen für diese zu Straftaten erklärten Handlungen. Damit verband sich das Ansinnen, mithilfe von IM die zahlreichen »Republikflucht«- bzw. ausreisewilligen, politisch kritischen sowie illoyalen und oppositionellen Mediziner langfristig zu beobachten, unter Kontrolle zu halten und ggf. deren Absichten und Pläne zu verhindern.[10]

5.3 Anwerbung von Ärzten als IM

Da die »medizinische Intelligenz« nach Überzeugung der MfS-Führung »eine Reihe von Besonderheiten in ihrem allgemeinen und gesellschaftlichen Verhalten« aufwies, sollten die zu werbenden IM unbedingt »der Zielgruppe des Gegners«, d.h. der Ärzteschaft selbst angehören.[11] Nur mit inoffiziellen Mitarbeitern aus der jeweiligen »Zielgruppe« sei auch tatsächlich eine »wirksame Bekämpfung der feindlichen Absichten« möglich. Die Neuwerbung von IM zur »Verbesserung der inoffiziellen Absicherung der medizinischen Intelligenz« erhielt seit Beginn der 1970er-Jahre höchste Priorität und war schließlich fester Bestandteil der Jahresarbeitspläne von MfS-Kreisdienststellen und -Bezirksverwaltungen.[12]

Mit Blick auf das tradierte Standesbewusstsein der Ärzte hielt man die hauptamtlichen Mitarbeiter des MfS in den 1970er-Jahren an, bei der Auswahl potenzieller IM für die Berufsgruppe zutreffende Kriterien zu beachten: Der innerhalb der Ärzteschaft zum Einsatz kommende IM sollte über einen Hochschulabschluss verfügen, ein interessantes Hobby verfolgen, in seiner Ausdrucksweise gewandt sein, »bürgerliche Umgangsformen« pflegen und möglichst als politisch indifferent, d.h. höchstens als Mitläufer, nicht jedoch als »aktiver Genosse« bekannt sein. Zudem waren ein gesichertes Einkommen, ein Auto und eine gut eingerichtete Wohnung wesentlich für die Auswahl.[13]

In den 1980er-Jahren traten die bis dahin vorherrschenden Anforderungen an einen IM-Arzt mit dem typischen Charakter eines bildungsbürgerlichen Intellektuellen allerdings hinter politisch-ideologischen Ansprüchen zurück. Die Staatssicherheit hielt im letzten Jahrzehnt ihrer Existenz vor allem eine loyale bis positive politisch-ideologische Grundeinstellung der IM-Kandidaten gegenüber der DDR und deren daraus zu erwartende Erziehungs- und Schulungsfähigkeit für das entscheidende Selektionsmerkmal.[14] All diese grundsätzlichen Auswahlkriterien galten zwar theoretisch als Vorlage für konkrete Anforderungsbilder der zu werbenden inoffiziellen Mitarbeiter, in der Praxis konnte eine Selektion anhand dieser Eigenschaften jedoch nicht durchgehalten werden. In den meisten Fällen blieben die Anforderungsbilder – wie generell üblich (Gieseke 2001) – eher allgemein gehalten oder wurden exakt auf die insgeheim bereits vorhandenen IM-Ärzte zugeschnitten.

In den ersten Kontaktgesprächen mit den ausgewählten IM-Kandidaten stellten die Offiziere der Staatssicherheit die angestrebte konspirative Tätigkeit prinzipiell als honorablen Beitrag zur Sicherung des Friedens, zum Aufbau des Sozialismus in der DDR und zur Stärkung des Staates dar. Die weitaus häufigste, daraus abgeleitete Strategie zur Anwerbung von Ärzten war der Versuch hauptamtlicher MfS-Mitarbeiter, die Abwerbung und Ausschleusung von hoch qualifizierten und fachkompetenten Medizinern aus der DDR als Verlust für das sozialistische Gesundheitswesen sowie als berufsethisches Vergehen gegenüber den Patienten darzustellen, was es mit allen Mitteln zu verhindern galt.[15]

Einer Reihe von Ärzten leuchtete dieses Argument aufgrund der grundsätzlichen Probleme im Gesundheitswesen und damit einhergegangener persönlicher Erfahrungen auch durchaus ein. Der größte Teil der geworbenen IM-Ärzte konnte deshalb mittels dieser Strategie für die Spitzeltätigkeit gewonnen werden. Teilweise wurde die Werbestrategie entsprechend der medizinischen Fachrichtungen der IM-Kandidaten modifiziert bzw. konkretisiert.[16] Manche Ärzte wurden auch durch ihr Berufsethos zur inoffiziellen Arbeit veranlasst (Müller-Ensbergs 2002). Man appellierte an die Grundeinstellung als Arzt und nahm sie dafür ein, auch über den Rahmen ihrer ärztlichen Tätigkeit hinaus Menschen »helfen« zu müssen. In einer Reihe von Fällen benutzten die Stasioffiziere – wie bei IM anderer Berufsgruppen auch – zusätzlich »Legenden« bzw. »operative »Legenden« oder die Kenntnis um berufliche bzw. persönliche Belange, die den Werbungen förderlich sein konnten.

Die Mehrheit der ermittelten IM-Ärzte ging ohne langes Zögern die Verpflichtung zur inoffiziellen Tätigkeit ein; nur ein geringerer Teil schwankte vorerst. Abgesehen von einer Ausnahme wurden alle 453 IM-Ärzte mündlich, per Handschlag oder schriftlich zur Zusammenarbeit verpflichtet oder allmählich und mit Kenntnis des Zwecks, der Aufgaben und der Modalitäten in die Kooperation einge-

10 Vgl. ebd., Bl. 57.
11 Vgl. ebd., BV Leipzig, AIM 1383/84, Akte I/1, Bl. 12.
12 Vgl. ebd., AIM 6204/92, Akte I/1; Bl. 12; vgl. ebd., AIM 653/85, Akte I/1, Bl. 40. In regelmäßig angefertigten Lageeinschätzungen zu den Jahresarbeitsplänen der Abt. XX der Bezirksverwaltungen wurden Ist- und Sollstand der IM-Werbung im Gesundheitswesen verglichen und entsprechend der »Sicherheitserfordernisse« ausgewertet. Vgl. ebd., BV Dresden, Abt. XX 9744, Bl. 1–3.
13 Vgl. ebd., JHS, MF VVS 160-304/74, Bl. 31.
14 Vgl. ebd., MF VVS 001-1220/85, Bl. 14–17.
15 Vgl. BStU, ZA, AIM 2973/80, Akte I/1, Bl. 17; vgl. ebd., BV Leipzig, AIM 2250/92, Akte I/1, Bl. 167.
16 Vgl. ebd., BV Dresden, AIM 3213/90, Akte I/1, Bl. 67.

bunden. Sie wussten demnach – abgesehen von ihrer Bezeichnung als »IM« – um den Pakt mit dem MfS und um dessen konspirativen Charakter. Wenn keine Verpflichtungserklärung unterzeichnet wurde, hielt das der zuständige MfS-Mitarbeiter in der Regel als Vermerk fest, wie z.B. im Fall des IM »Ludwig«, eines Spezialisten für Nierenerkrankungen an der Universitätsklinik Rostock 1968 geschehen.[17]

5.4 Ausbau des IM-Netzes unter Ärzten

Mit der Platzierung einzelner inoffizieller Mitarbeiter unter Medizinern begann das MfS bereits in den 1950er-Jahren. Seit Anfang der 1970er-Jahre baute es sukzessive ein IM-Netz innerhalb der Ärzteschaft auf. Zum Beispiel gab die Berliner Hauptabteilung (HA) XX für das Jahr 1974 ein »inoffizielles Netz« von insgesamt mehr als 2.000 IM unter den Beschäftigten im Gesundheitswesen an. Darunter seien 852 Ärzte gewesen.[18] Territoriale Schwerpunkte gebe es insbesondere in Bezirken mit hoher Bevölkerungsdichte sowie mit medizinischen Ausbildungseinrichtungen, wie z.B. Berlin, Halle und Leipzig. Daneben existierten Schwerpunktbereiche in den Kreisen und Städten, die laut MfS-Expertise von medizinischen Einrichtungen wie Kurhäusern, Sanatorien und Forschungsstellen geprägt waren, oder in Bezirken, in denen sich medizinische Fakultäten an Universitäten, Medizinischen Akademien, medizinischen Fachschulen, Bäder- und Rehabilitationszentren konzentrierten.[19] Der IM-Anteil unter Ärzten nahm schließlich ungefähr drei bis fünf Prozent ein und lag damit eindeutig höher als der in der Gesamtbevölkerung (Süß 1999). Das darf allerdings nicht als besondere ideologische Anfälligkeit des Ärztestandes gedeutet werden, sondern bestätigt vielmehr, dass die Partei- und Staatsführung diese bildungsbürgerlich geprägte Berufsgruppe mit tradiertem Standesbewusstsein aus den bereits genannten Gründen besonders kritisch observieren lassen wollte.

Dem MfS ist es gelungen, in allen Ärztefachgruppen und unter den Zahnärzten inoffizielle Mitarbeiter zu gewinnen bzw. einzusetzen. Zahlenmäßig konnten besonders viele Internisten, Chirurgen, Allgemeinmediziner, Psychiater, Zahn- und Sportärzte als IM ausgemacht werden. Der IM-Anteil schien allerdings weitgehend der jeweiligen Größenordnung der Fachrichtungen bzw. deren Anteilen an der gesamten Ärzteschaft entsprochen zu haben. Mit zwei Ausnahmen: Die Fachgruppen der Psychiater und Sportärzte waren besonders hoch mit IM-Ärzten infiltriert.[20] Die 493 untersuchten Fälle von IM-Ärzten bzw. IM-Vorläufen[21] deckten darüber hinaus das ganze Tätigkeitsspektrum von Medizinern ab. Seit den 1970er-Jahren gab es kein Krankenhaus, keine Poliklinik und keine Ambulanz mehr, in der nicht mindestens ein IM platziert war. Lediglich in den 1950er-Jahren war der Anteil von IM an den Universitäten und Universitätskliniken besonders hoch, da den medizinischen Fakultäten in diesem Zeitraum außerordentlich große staatssicherheits-

17 Vgl. BStU, BV Rostock, AIM 2769/87, Bl. 92.

18 Vgl. ebd., HA XX 11663, Bl. 95.

19 Vgl. ebd., Bl. 93.

20 Psychiater standen deshalb stärker als andere Ärzte im Fokus der Staatssicherheit, weil sie neben ihren Kollegen auch »gerichtlich untergebrachte« bzw. politisch relevante Patienten beobachten sollten. Das geht nicht nur aus den entsprechenden Berichtsinhalten, sondern teilweise auch aus den Aufgabenstellungen in den jeweiligen IM-Akten hervor. Vgl. BStU, BV Leipzig, AIM 1598/92, Akte I/1, Bl. 134; vgl. ebd., AIM 2251/92, Akte I/1, Bl. 7. Hinzu kam, dass Psychiater und Psychologen bei »Republikfluchtversuchen« und bei der »politischen Untergrundtätigkeit« gegenüber ihren Kollegen aus anderen Fachgebieten überrepräsentiert waren und deshalb nach Ansicht des MfS unter besondere Beobachtung gestellt werden mussten. Vgl. Süß (1999, S. 243). Bei den Sportmedizinern ging es der Staatsicherheit in erster Linie um Berichte über DDR-Leistungssportler und Reisen zu Sportveranstaltungen in das sog. »nichtsozialistische Wirtschaftsgebiet« (NSW) und damit auch um die Bespitzelung von Sportlern und Sportfunktionären anderer Staaten. Darüber hinaus sollten durch IM unter Sportmedizinern alle Angelegenheiten in Zusammenhang mit Doping, dessen Kontrolle und die damit einhergehenden »Erfolge und Misserfolge« überwacht werden. Vgl. BStU, BV Karl-Marx-Stadt, AIM 2306/88, Akte I/1, Bl. 154; vgl. ebd., BV Leipzig, AIM 715/86, Akte II/1, Bl. 30; vgl. ebd., AIM 5368/92, Akte II/1, Bl. 19, vgl. ebd., AIM 715/86, Akte II/1, Bl. 184.

21 Bei den sog. Vorläufen handelte es sich nicht um inoffizielle Mitarbeiter einer bestimmten Kategorie, sondern um Fälle eines sog. Vorgangstyps bzw. um »zur Werbung als IM vorbereitete Personen«. Den Werbungen aller IM gingen »Vorläufe« voraus, während derer sie von den hauptamtlichen Mitarbeitern als kontaktierte IM-Kandidaten geführt und in der zentralen MfS-Registratur als solche angemeldet wurden. Gelang die Werbung, registrierten die Führungsoffiziere die IM-Kandidaten zu inoffiziellen Mitarbeitern einer bestimmten Kategorie um. Die hauptamtlichen Mitarbeiter erzielten jedoch aus den unterschiedlichsten Gründen heraus nicht bei allen »Vorläufen« Verpflichtungserfolge. Zu den eigentlichen Werbegesprächen kam es in diesen Fällen nicht. Bei einem Teil dieser »Kandidaten« sahen die Stasioffiziere keine Perspektive (mehr) für eine Zusammenarbeit. Der andere Teil der »Vorläufe« lehnte die »Offerte« des MfS vor der Verpflichtung oder während des Werbegesprächs ab. Die Behörde des BStU macht bei der Herausgabe von IM-Vorlauf-Akten Unterschiede. Paragraph 6/(4)/2 des StUG definiert, dass es sich bei inoffiziellen Mitarbeitern um Personen handele, »die sich zur Lieferung von Informationen an den Staatssicherheitsdienst bereit erklärt haben«. Diese Begriffsbestimmung schließt auch bestimmte IM-Kandidaten ein. Das von der Autorin analysierte Sample an 40 IM-Vorläufen umfasst demnach Ärzte, die eine Mitarbeit nicht von vornherein ausgeschlossen haben, sondern während der sog. Vorbereitungsphase (vorerst) Bereitschaft für weitere Treffen und zur Zusammenarbeit signalisierten und/oder Fragen der MfS-Mitarbeiter zu Personen bereitwillig und mehr oder weniger ausführlich beantworteten. Vgl. Müller-Enbergs (1996, S. 240; 2000, S. 171).

dienstliche Aufmerksamkeit galt. Zwei Drittel der 29 ermittelten IM, die zwischen 1951 und 1959 geworben wurden, studierten zu diesem Zeitpunkt Medizin oder waren an den Universitäten und ihren Kliniken in Lehre, Forschung und mit der Behandlung von Patienten beschäftigt. Sie mussten in erster Linie über die Situation an den Hochschuleinrichtungen berichten.[22]

Hier hatten sich nach der Entnazifizierung, d.h. seit Beginn der 1950er-Jahre Angehörige der sog. bildungsbürgerlichen Generation von Ärzten wieder etabliert, die kaum den Vorstellungen von Partei- und Staatsführung entsprachen und deshalb nach deren Ansicht besonderer Kontrolle bedurften. Man befürchtete, dass diese Altersgruppe die von ihnen in Theorie und Praxis auszubildenden Medizinstudenten mit ihrem tradierten Standesbewusstsein, ihren Berufsansprüchen und ihrem kritischen Blick auf die Entwicklung in der DDR beeinflussen konnte. Aus dieser »Gefahr« heraus galt es für die Staatssicherheit, ebenfalls Medizinstudenten zu beobachten, einmal mehr aber auch, weil die medizinischen Fakultäten in diesem Zeitraum wegen »negativen Auftretens von Studenten, Provokationen bei Veranstaltungen [...], Feindtätigkeit wie Hetzschriften ablegen und Zerstörung von Wandzeitungen einen politisch-operativen Schwerpunkt« für das MfS bildeten.[23] Unter diesen Gesichtspunkten wurde beispielsweise 1958 IM »Armin Hähnel«, zum damaligen Zeitpunkt Medizinstudent an der Rostocker Universität, geworben. Der IM sollte mit seiner Tätigkeit für das MfS mithelfen, die Medizinische Fakultät zu einer »sozialistischen Fakultät« zu entwickeln.[24]

Seit Beginn der 1950er-Jahre wurden inoffizielle Mitarbeiter jedoch nicht nur aufgrund der komplizierten Situation an medizinischen Fakultäten der Universitäten geworben, sondern auch wegen der Flucht zahlreicher gut ausgebildeter medizinischer Fachkräfte nach Westdeutschland. In den folgenden Jahrzehnten standen ausgewählte Tätigkeitsfelder von Ärzten nicht mehr im Mittelpunkt des MfS-Interesses. Der Prozentsatz an IM-Ärzten kam seither der Anzahl und Größe von medizinischen Einrichtungen gleich. Diese Verteilung entsprach den Intentionen der Staatssicherheit, das Gesundheitswesen mit einem alle dort beschäftigten Personen erfassenden IM-Netz zu durchsetzen und sich in den jeweiligen medizinischen Einrichtungen immer stärker auf die »operativen Schwerpunkte«, d.h. auf die »Republikflucht« sowie auf ausreisewillige und politisch (scheinbar) illoyale Ärzte zu konzentrieren.

Im Laufe der Jahre ging das MfS bei der »Gestaltung des IM-Netzes« mitunter auch zu langfristigen Planungen über. Fast alle der 14 im Rahmen der Untersuchung ermittelten minderjährig Geworbenen gerieten deshalb in den Fokus der Staatssicherheit, weil sie Ambitionen hegten, ein Medizinstudium aufzunehmen. Neben der Bespitzelung von Mitschülern ging es dem MfS perspektivisch gesehen vor allem um die langfristige Entwicklung von »qualifizierten« und bereits »erfahrenen« inoffiziellen Mitarbeitern unter Medizinstudenten, aber vor allem unter Ärzten.

Bei zwei Dritteln der minderjährig Geworbenen endete die inoffizielle Tätigkeit jedoch unmittelbar nach der Volljährigkeit, d.h. kurz nach dem Schulabschluss oder spätestens mit Beendigung des Medizinstudiums. Demnach erlitten die MfS-Offiziere bei der langfristigen Erziehung sehr jung verpflichteter IM mehr Niederlagen, als sie Erfolge erzielen konnten. Anders sah das unter den 59 ermittelten, ebenfalls noch im jugendlichen Alter geworbenen Medizinstudenten aus. Etwas mehr als die Hälfte von ihnen ging ihrer Spitzeltätigkeit über die Studienzeit hinaus, d.h. auch als etablierte Ärzte, nach. Damit verbuchte das MfS innerhalb dieser Zielgruppe durchaus zahlreiche dauerhafte Erfolge. Auch der bereits oben erwähnte IM »Armin Hähnel« berichtete dem MfS über die Studienzeit hinaus, als er bereits als Facharzt für Nephrologie tätig war.[25] Bis dahin gaben die meisten IM unter Medizinstudenten unter anderem ausführliche Informationen über ihre Kommilitonen preis. Das exemplifizieren die ausufernden Berichte von IM »Oberländer«, einem Medizinstudenten und späteren Urologen an der Medizinischen Akademie Dresden, über Schwierigkeiten während einer FDJ-Versammlung[26] oder über die Reise einer Studentenbrigade nach Leningrad[27] hinlänglich.

5.5 Motive für die IM-Tätigkeit[28]

Bei der übergroßen Mehrheit der IM-Ärzte gaben die Führungsoffiziere an, die Mediziner auf »Grundlage der politischen Überzeugung« geworben zu haben. Eine Reihe

22 Vgl. BStU, BV Leipzig, AIM 197/88, Akte I, Bl. 97.
23 Vgl. ebd., ZA, AIM 12175/70, Akte I/1, Bl. 59.
24 Vgl. ebd., BV Rostock, AIM 2181/69, Bl. 18.
25 Vgl. ebd., AIM 2181/69, Handakte für GMS, Bl. 18–21, 23 f., 26 f.
26 Vgl. ebd., BV Dresden, AIM 2712/90, Akte I/1, Bl. 87–94.
27 Vgl. ebd, Akte II/1, Bl. 43–50.
28 In den sog. Auskunftsberichten der IM-Akten dokumentierten die Führungsoffiziere kurz und knapp die von ihnen bis zum Werbegespräch und während dessen ermittelten Gründe der IM für die Zusammenarbeit. Bei diesen eher formalisierten Motiven unterschied das MfS prinzipiell nur drei Kategorien: »politische Überzeugung« (oder »Einsicht in die Notwendigkeit«), »Wiedergutmachung« und »persönliche Interessen«. Welche Gründe darüber hinaus in den entsprechenden Aktenprotokollen angegeben wurden, lag im Ermessen der zuständigen Stasioffiziere, an den unmittelbaren Gegebenheiten während der Werbung und mitunter an den Anlässen für die ersten Kontakte. Für die Aufnahme der inoffiziellen Tätigkeit war, nach Auffassung der zuständigen MfS-Mitarbeiter, bei ca. 72 Prozent der ermittelten IM-Ärzte »politische Überzeugung« das ausschlaggebende Motiv. Bei knapp elf Prozent der Fälle gaben sie »Wiedergutmachung« und bei etwas mehr als sieben Prozent »persönliche Interessen« (Vorteilsnahme) an. Die Motive von 10 Prozent der untersuchten Fälle konnte nicht ermittelt werden.

dieser 356 IM-Ärzte stand dem Sozialismus als Idee, der DDR als dessen »realem Gesellschaftssystem« und darüber hinaus einer konspirativen Tätigkeit für die Staatssicherheit »im Interesse der Sache« tatsächlich aufgeschlossen gegenüber. Das verdeutlichen nicht nur die großen Anteile von IM in Schlüsselpositionen[29] und an SED-Mitgliedern, sondern auch die in den Akten abgehefteten, ausführlichen IM-Beurteilungen zusammen mit den angefügten Lebensläufen. Für zahlreiche IM-Ärzte traf aber auch zu, dass zum Motiv »politische Überzeugung« nicht-ideologische Beweggründe wie persönliche oder berufliche Interessen, aber auch Angst und Unsicherheit hinzukommen konnten. In vielen dieser Fälle schürten die Stasioffiziere zusätzlich bewusst Angst oder bedrohten die zu Werbenden subtil (◘ Abb. 5.1).

Die Interviewaussagen der 21 ehemaligen IM-Ärzte bestätigen, dass es sich in der Regel um eine Gemengelage an Beweggründen handelte, welche die Anwerbung durch das MfS ermöglichten bzw. begünstigten. Prinzipielle Unterschiede zwischen den Aktenvermerken zur Motivlage und den Interviewaussagen traten bei der Hälfte der gesprächsbereiten Ärzte auf, in deren Akten »politische Überzeugung« als Grund für die Zusammenarbeit angegeben war. Diese Mediziner widersprachen dem in den Auskunftsberichten der Akten festgehaltenen Motiv und gaben eher unpolitische Gründe, mehrfach Angst, aber auch Berufs- und Karrierewünsche sowie »Abenteuerlust« an. Die andere Hälfte der »aus politischer Überzeugung« tätigen Ärzte folgte den Angaben der ehemaligen hauptamtlichen Mitarbeiter. Diese Mediziner waren teilweise tatsächlich davon überzeugt gewesen, das MfS unterstützen zu müssen, konkretisierten allerdings Art, Absicht oder Hintergrund ihrer »Hilfeleistungen«. Einige von ihnen fühlten sich eingebunden in staatliche oder militärische Strukturen, die Kontakte mit dem MfS unvermeidbar erscheinen ließen. Andere hielten das MfS für ein »Schutzorgan«, das man glaubte im Dienste der SED-Politik oder des eigenen Krankenhauses unterstützen zu müssen. Die meisten dieser ehemaligen IM gaben aber ebenfalls zu, zusätzlich von Angst, Hilflosigkeit, aber zumindest von Unsicherheit geleitet worden zu sein (Weil 2008).

Außerdem gab es im jeweils unmittelbaren Arbeitsbereich angesiedelte Beweggründe, die zu sog. »Alltagsdenunziationen« führten (Gieseke 2003). Ein derartiges Verhalten belegen nicht nur die detaillierten und teilweise diffamierenden Berichte über Kollegen, sondern auch die Interviewaussagen eines Arztes. Der ehemalige

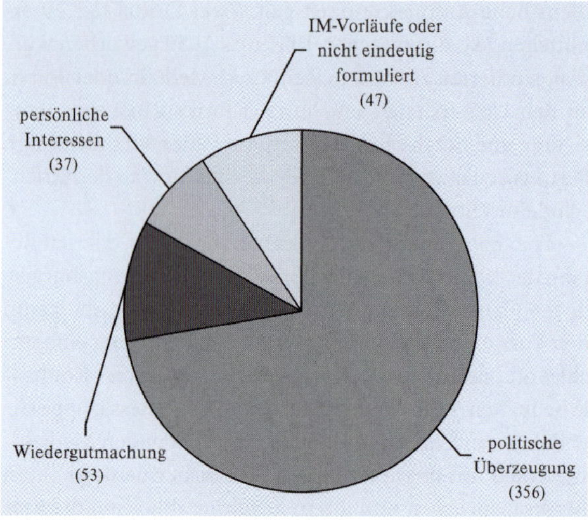

◘ **Abb. 5.1** Motive der 493 IM

inoffizielle Mitarbeiter »Hans«, ein Anästhesist, gab im Gespräch zu, bei der »Qualität« von Personenberichten mitunter nach Sympathie oder Antipathie für die Betroffenen »ausgewählt« zu haben. So habe er beispielsweise einen Kollegen und eine Kollegin einschätzen sollen, die Reisen ins »nichtsozialistische Ausland« geplant hatten. Mit dem Kollegen habe er unmittelbar und vor allem gut zusammengearbeitet. Laut Interview kannte der ehemalige IM dessen politische Einstellung, weshalb er den Bericht ein bisschen »positiv gefärbt« habe. Allerdings räumte »Hans« an dieser Stelle ein, dass er dem Kollegen aber auch keine »sozialistischen Ideale« hätte »andichten« können. Andere Ansichten des Berufsgenossen seien wiederum von ihm abgeschwächt worden. Die Kollegin dagegen habe er absolut nicht leiden können und deshalb in seinen Informationen an das MfS keinerlei Rücksicht auf sie genommen. Der Kollege sei schließlich ins Ausland gereist, die Kollegin nicht.[30] Mitunter bekamen die Führungsoffiziere diese »Auswahl« auch mit. Über IM »Felix«, einen Urologen und Chefarzt in einem Kreiskrankenhaus, berichtete der zuständige MfS-Mitarbeiter 1979: »Er ist bemüht, Aufträge zuverlässig und pünktlich zu erfüllen. Er kann Personen konkret einschätzen. Dabei besteht aber bei ihm die Gefahr, daß er subjektiv negativ einschätzt, wenn er selbst zu der Person einen negativen Kontakt hat. Das trifft vor allem bei ›Konkurrenten‹ im Beruf zu.«[31]

Das vom Staatssicherheitsdienst als »Wiedergutmachung« bezeichnete Motiv für inoffizielle Mitarbeit basierte eindeutig auf der Nötigung anvisierter IM-Kandidaten und/oder auf (anschließend getroffenen) Vereinbarungen

29 Bei Ärzten in sog. Schlüsselpositionen handelte es sich um Mediziner in hohen Leitungsfunktionen, z.B. um Ärztliche Direktoren oder Chefärzte, aber um auch Funktionsärzte wie Bezirks- und Kreisärzte.

30 Vgl. Interview der Autorin mit »Hans« vom 07.07.2005, S. 6–8.

31 Vgl. BStU, BV Leipzig, AIM 2340, Akte I/2, Bl. 11.

zwischen ihnen und den Stasioffizieren. Die 53 hier ermittelten Ärzte wurden von offiziellen MfS-Mitarbeitern bedroht bzw. unter Druck gesetzt und/oder durch Angebote gefügig gemacht. Ließen sich genötigte Ärzte auf einen Pakt mit der Staatssicherheit ein, konnte ihnen der Verlust der Approbation, Disziplinarmaßnahmen, Verurteilung, Haft überhaupt, aber auch eine lange Haftstrafe erspart bleiben. Auch in diesen Fällen decken sich die in den Gesprächen mit den ehemaligen IM-Ärzten gemachten Angaben weitgehend mit den Darstellungen der Führungsoffiziere in den Akten. Allerdings hoben die interviewten Ärzte zum einen den nötigenden Aspekt der Anwerbung stärker hervor und brachten zum anderen deutlich häufiger Gefühle wie Angst, Hilflosigkeit, Ausgeliefertsein und Ohnmacht zum Ausdruck, welche in den MfS-Unterlagen zwar mitunter verbrämt, aber nicht in diesem Ausmaß zu finden waren.

Darüber hinaus gab es eine kleine Gruppe von Medizinern, die sich in schier aussichtslosen Situationen – z.B. in Haft – befanden und nur deshalb auf die Offerten des MfS eingingen. Auch wenn sie die Methode des MfS als Erpressung empfunden haben sollten, trifft das nicht ganz den Kern ihres Handelns. Eigentlich ließen auch sie sich auf eine wechselseitige Abmachung mit der Staatssicherheit ein. Im Fall des IM »Kurt Berger«, einem an der Medizinischen Akademie in Dresden tätigen Urologen, verhielt es sich laut Auskunftsbericht der IM-Akte folgendermaßen: »Der IM wurde unter Ausnutzung kompromittierenden Materials angesprochen und durch allmähliche Überzeugung an unsere Arbeit herangeführt. Der IM wurde 1970 an der bundesrepublikanisch-tschechoslowakischen Grenze festgenommen, da er sich unmittelbar in der Sperrzone aufhielt. Der Verdacht eines ungesetzlichen Verlassens bestätigte sich bei ihm nicht und es folgte die Anwerbung.«[32] Die Befragung zum Tathergang verband der zuständige MfS-Offizier zielgerichtet mit der Werbung des Arztes. Laut Aktennotiz wurde die Befragung bewusst so geführt, dass man ihm aufgrund seiner bisherigen Einstellung und Tätigkeit nicht glauben könne, dass er nicht die Absicht gehabt habe, die DDR illegal zu verlassen. In diesem Zusammenhang unterbreitete ihm der MfS-Mitarbeiter den Vorschlag, »seine Unschuld durch eine aktive Zusammenarbeit mit unserem Organ unter Beweis zu stellen«. Der Arzt willigte ein und unterschrieb ohne Zögern die Verpflichtungserklärung.[33] Seine IM-Tätigkeit währte ohne Unterbrechungen bis ins Jahr 1989.[34]

Obwohl eine Reihe der 53 Mediziner tatsächlich glaubte, ihre (angebliche) Straftat wieder gutmachen zu müssen, wird andererseits deutlich, dass das von den Führungsoffizieren attestierte Motiv »Wiedergutmachung« nicht auf alle derartig geworbenen IM-Ärzte zutrifft. Dieser Beweggrund dokumentiert in den meisten Fällen lediglich die Auffassungen der MfS-Offiziere. Der Anteil derer unter den 53 IM-Ärzten, die sich erpresst fühlten und aus Angst, aus persönlichen, aber auch beruflichen Gründen heraus keinen Ausweg aus ihrer Zwangslage entdeckten, ist recht hoch. Viele von ihnen hatten mit Sicherheit nicht das Bedürfnis, etwas wieder gutzumachen, sondern fühlten sich zur Kooperation mit der Stasi schlichtweg genötigt.

Bei näherem Hinsehen ist außerdem zu erkennen, dass die Mehrzahl dieser 53 Ärzte nicht vordergründig geworben wurde, weil sie etwas »wieder gutzumachen hatten« oder unter Druck besonders leicht zu werben waren. Gerade ihr Einsatz lohnte sich für das MfS. Viele von ihnen galten in ihrem Arbeitsumfeld als politisch illoyale Ärzte und waren nach Ansicht der Stasioffiziere deshalb in der Lage, eine große Nähe zu den »operativen Schwerpunkten« der IM-Tätigkeit, d.h. zu »negativen Personenkreisen« wie »Republikflucht«- oder Ausreisewilligen, aber auch zu sog. »Schleuserbanden« auf- bzw. auszubauen.

Mit Sicherheit waren Motive wie bestimmte persönliche Interessen bei zahlreichen IM-Ärzten stark ausgeprägt. Sie haben nicht in allen, aber in vielen Fällen materiellen oder beruflichen Nutzen aus ihrer Zusammenarbeit mit dem Ministerium für Staatssicherheit gezogen. Der »Spitzenverdiener« unter den hier untersuchten Ärzten war IM »Dr. Hans Walther«, leitender Arzt in einer Ambulanz, der innerhalb von 16 Jahren Spitzeltätigkeit mit 209 Prämien bzw. Geschenken zwischen 10 und 685 DDR-Mark und damit mit insgesamt 28.638 DDR-Mark bedacht wurde.[35] Im Fall des 1976 geworbenen IM »Felix«, einem Urologen und Chefarzt in einem Kreiskrankenhaus, bescheinigte ihm der Führungsoffizier zum einen die pünktliche und zuverlässige Erfüllung der erhaltenen Aufträge, kritisierte aber auch, dass der IM »überdurchschnittlich auf die Erlangung persönlicher Vorteile durch seine inoffizielle Tätigkeit aus ist«. Das sei in Forderungen nach einer Professur, nach Einführung eines Mercedes über Genex und nach häufigeren Reisen seiner Frau in die Bundesrepublik zum Ausdruck gekommen.[36] Ihre stimulierende Wirkung verfehlten die Zuwendungen häufig nicht, da sie in jedem Fall eine engere Bindung an das MfS und eine »Effektivierung« der konspirativen Zusammenarbeit bewirken konnten.

---

32 Ebd., BV Dresden, AIM 2741/90, Akte I, Bl. 157.
33 Vgl. ebd., Bl. 51 f.
34 Vgl. ebd., Bl. 157.
35 Vgl. ebd., BV Leipzig, AIM 5113/92, Akte I/1, Bl. 25–73.
36 Vgl. ebd., AIM 2340/88, Akte I/2, Bl. 6.

5.6 Brisanz der Personenberichte[37]

Die übergroße Mehrheit der IM-Ärzte war aufgrund der bereits beschriebenen Schwierigkeiten, welche die SED-Führung mit diesem bildungsbürgerlich geprägten Berufsstand hatte, auf die Bespitzelung ihrer Kollegen angesetzt. In der Regel enthielten die Berichte über Berufskollegen weitreichende Informationen, kombiniert aus politischen, beruflichen und persönlichen Angaben von unterschiedlichem Umfang, variierend zwischen oberflächlichem und detailreichem Charakter sowie zwischen ausschließlich berichtendem und beurteilendem Modus. So denunzierte beispielsweise der 1978 geworbene IM »Peter Wendler«, ein an einer Poliklinik angestellter Facharzt für Urologie,[38] laut Akte 1982 zwei Kollegen bei seinem Führungsoffizier. Von einer Kollegin wusste er zu berichten, dass sie während eines Elternabends an der Schule ihres Sohnes die Sitzung mit den Worten »Darauf könne sie verzichten« verlies. Die Ursache hierfür sei die Tatsache gewesen, dass die Klassenleiterin weniger schulische Probleme angesprochen, sondern ein politisches Referat gehalten habe. Einem anderen Kollegen stellte IM »Peter Wendler« laut Akte als »prowestlich« dar. Er habe viel Westverwandtschaft, bekomme viele Geschenke; außerdem erzähle man sich, dass er in die SED nur eingetreten sei, »um seinen Doktor machen zu können«.[39]

Die Berichte unterscheiden sich nicht nur im Umfang, sondern auch und vor allem im Detail. Mancher IM bemühte sich um Angaben von (teilweise hinlänglich bekannten) Fakten zu Personen. Andere wiederum gingen nicht nur auf intimste Details ein, sondern »vervollständigten« ihre Berichte durch Beurteilungen und moralische Bewertungen. Neben Aussagen über Kollegen lieferten viele IM-Ärzte auch Informationen und Einschätzungen zu Verwandten und Bekannten. Zu den wenigen Unterlagen, anhand derer sich unmittelbare Konsequenzen einer Denunziation konkret nachvollziehen lassen, zählt die Akte des Psychiaters und IM »Karl Schönherr«. Durch seine Hinweise konnte nicht nur eine beabsichtigte Republikflucht vereitelt werden; die entsprechende Person wurde darüber hinaus verhaftet und verurteilt. Aus einer Beurteilung der Zusammenarbeit mit dem inoffiziellen Mitarbeiter durch den entsprechenden Führungsoffizier geht hervor, dass der IM 1983 eine Information an das MfS weitergeleitet hat, in der er über die Absicht einer Bekannten berichtete, die DDR über die ČSSR »ungesetzlich« zu verlassen. Aufgrund dieses Hinweises wurde die Frau verhaftet und zu zwei Jahren und sechs Monaten Haft verurteilt. IM »Karl Schönherr« erhielt daraufhin als »Auszeichnung« eine Prämie von 400 Mark.[40]

Das Ergebnis einer Analyse, nach dem gerade die inoffiziellen Mitarbeiter, die aus Überzeugung mit dem MfS zusammengearbeitet haben, großes Engagement bei der Informationsbeschaffung gezeigt hätten, die meisten der Übrigen eher weniger (Müller-Enbergs 2000), kann an dieser Stelle nicht bestätigt werden. Das Gegenteil belegen neben anderen Akten beispielsweise die von IM »Dr. Munkwitz«, einem Allgemeinmediziner mit privater Praxis, und von IM »Peter«, einem Medizinstudenten und späteren Zahnarzt. Ersterer war 1971 in Haft unter Angabe des Motivs »Wiedergutmachung« angeworben worden und füllte bis 1989 14 Aktenordner mit ausführlichen (handgeschriebenen) Berichten über zahllose Personen.[41] Letzterer, in dessen Akte das Motiv »politische Überzeugung« angegeben wurde, sagte im Interview, den Führungsoffizieren ganz bewusst nur Belanglosigkeiten oder allgemein Bekanntes berichtet zu haben.[42] Diese Interviewaussage lässt sich anhand der Treffberichtsprotokolle tatsächlich weitgehend nachvollziehen.[43] Außer-

37 Um mehr über die Qualität der gelieferten Auskünfte und Hinweise zu erfahren, wurden im Laufe der Aktenauswertung die schriftlichen Informationen als Personen-, Stimmungs-, Reise- und Sachberichte deklariert und unterschieden. Bei Personenberichten handelte es sich um Beurteilungen von Kollegen, Vorgesetzten, Patienten oder Bekannten sowie Verwandten. Sie umfassten konkrete Angaben zu Tätigkeit, Charakter, Interessen, zum Verhalten im »Kollektiv«, zur politischen Einstellung, zu eventuellen Kontakten ins westliche Ausland, zur finanziellen und Familiensituation. Bei Patienten kamen darüber hinaus noch Informationen zum Gesundheitszustand, zu Diagnosen, Therapien und ggf. zu sozialen Kompetenzen hinzu.
Auskünfte über die Stimmung in den Krankenhäusern, den Polikliniken oder auf den jeweiligen Stationen, u.a. auch in Hinblick auf ausgewählte politische Ereignisse bzw. auf die gesamtgesellschaftliche Lage in der DDR, wurden als Stimmungsberichte erfasst. Wenn auch eine Reihe von ihnen mit wortwörtlicher Wiedergabe von Personenaussagen versehen sind, standen – wie in den Sachberichten auch – Angaben zu ausgewählten Personen nicht im Mittelpunkt. Sachberichte beinhalteten Informationen aus dem jeweiligen Arbeitsbereich, zu Problemen der medizinischen Versorgung, z.B. mit Medikamenten, Instrumenten, mit der Hygiene oder mit dem Personalstand. In Reiseberichten dokumentierten die IM hauptsächlich den Verlauf von Dienstreisen, u.a. zu internationalen Sportveranstaltungen bzw. Fachkongressen, von Privatreisen oder längerfristigen, in der Regel berufsbedingten Auslandsaufenthalten. Die überwiegende Mehrheit, d.h. 96 Prozent der 418 IM-Ärzte, deren Berichte eingesehen werden konnten, berichteten über Personen. 78 Prozent fertigten (zudem) Sachberichte an. 38 Prozent der Ärzte lieferten dem MfS (darüber hinaus) Stimmungsberichte und 20 Prozent (zusätzlich) Reiseberichte. 61, d.h. 15 Prozent, der inoffiziellen Mitarbeiter waren längerfristig in »operative Vorgänge« involviert und damit konkret auf bereits vom MfS erfasste Personen »angesetzt«.

38 Vgl. BStU, BV Dresden, AIM 3526/84, Akte I, Bl. 154 f.

39 Vgl. ebd., Akte II, Bl. 132.

40 Vgl. ebd., BV Leipzig, AIM 2262/92, Akte I, Bl. 264 f.

41 Vgl. BStU, BV Leipzig, AIM 498/91, Akten I und II. In einem Aktenordner hefteten die Führungsoffiziere in der Regel bis zu 300 Blatt beschriebenes Papier ab.

42 Vgl. Interview der Autorin mit »Peter« vom 01.06.2004, S. 1 und 5.

43 Vgl. BStU, BV Leipzig, AIM 149/89, Akte II.

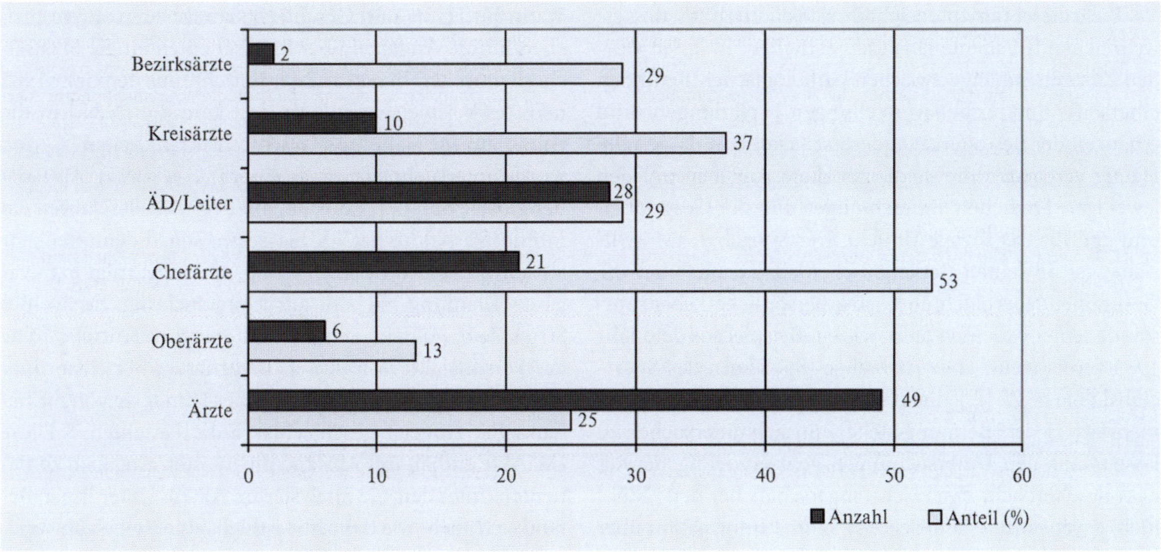

Abb. 5.2 Schweigepflichtsverletzungen der IM

dem umfasst die, im Vergleich zu anderen, ausgesprochen dünne Berichtsakte nur wenige Seiten mit Informationen.

Aus den geführten Gesprächen mit den ehemaligen IM geht hervor, dass sich viele der interviewten Ärzte (scheinbar) nicht mehr genau erinnern konnten, in welchem Ausmaß und über welche Personen sie berichtet hatten. In der Rückschau fielen ihnen nur Bruchstücke ihrer Hinweise ein. Andererseits entsannen sie sich aber sehr deutlich ihres generellen Berichtsverhaltens. Die meisten der befragten Ärzte beschrieben es genauso oder ähnlich, wie es seit der Zugänglichkeit der Stasiakten von vielen ehemaligen IM dargestellt wurde und wird. Nicht wenige von ihnen behaupteten, nur Banalitäten oder öffentlich Bekanntes erzählt zu haben. Die meisten der IM-Ärzte konnten während ihrer Kooperation tatsächlich nur vermuten, aber niemals selbst beurteilen, ob sie anderen durch ihre Treffberichte tatsächlich geschadet hatten oder nicht. Die übergroße Mehrheit von ihnen hatte über die Folgen ihrer inoffiziellen Informationen keine Rückmeldungen von den Führungsoffizieren erhalten. Dennoch unterschätzten sie damals wie heute die möglichen Konsequenzen auch unverfänglich erscheinender Spitzelberichte.

Die Staatssicherheit trat nicht an jeden der 493 als IM oder IM-Vorlauf registrierten Ärzte heran, um (ebenfalls) Hinweise über Patienten zu erhalten. Das geht eindeutig aus den Aktenvorgängen hervor. Verlangten die Führungsoffiziere jedoch Angaben zu Patienten, hielten die wenigsten darauf angesprochenen Ärzte trotz ihres Berufsethos von Anfang an dagegen oder entzogen sich dieser Forderung während des Verlaufs ihrer IM-Tätigkeit. Etwas mehr als ein Viertel der in der Untersuchung erfassten IM-Ärzte verletzte die ärztliche Schweigepflicht im Rahmen der gesetzlichen Regelungen der DDR.[44] Die meisten dieser 116 Ärzte berichteten weitgehend uneingeschränkt über gesundheitliche Probleme, persönliche Belange und politische Einstellungen von Patienten. Von dem Drittel der 21 interviewten Mediziner, das laut Aktenvermerken das Schweigegebot eindeutig gebrochen hatte, äußerte sich allerdings nur einer zu dem damit verbundenen Ereignis. Alle anderen verneinten die Frage nach der gebrochenen Schweigepflicht (Weil 2008; Abb. 5.2).

44 Die ärztliche Schweigepflicht galt auch in der DDR und war ähnlich wie in der Bundesrepublik gesetzlich geregelt. Auch ihre Einschränkung (§ 225 StGB-DDR) kam ungefähr der Regelung gemäß § 138 StGB-BRD gleich; die Nichtanzeige geplanter Straftaten (§ 226 StGB-DDR) entsprach weitgehend der vergleichbaren Regelung gemäß § 139 StGB-BRD. Bei »Anzeigeunterlassung des Vorhabens, der Vorbereitung und der Ausführung von Verbrechen vor deren Beendigung« drohten Ärzten Freiheitsstrafen von bis zu fünf, in schweren Fällen von bis zu zehn Jahren. Die Anzeigepflicht durch den Arzt schloss in der DDR neben Gewaltverbrechen jedoch auch politische Delikte wie »staatsfeindlicher Menschenhandel«, schwere Fälle von »staatsfeindlicher Hetze« und planmäßige Vorbereitung »ungesetzlicher Grenzübertritte« ein. Die Planung dieser »Vergehen« durch Patienten galt demnach auch als gesetzlicher Aufhebungsgrund der ärztlichen Schweigepflicht. Aufgrund dieser Bestimmungen konnten Mediziner in dramatische Gewissenskonflikte geraten, wenn ihnen Patienten von Flucht- oder politischen Widerstandsplänen berichteten. Zum einen ist aber wegen der kritischen Einstellung zahlreicher Ärzte zur Politik in der DDR kaum anzunehmen, dass jeder von ihnen diese Anforderung in Hinblick auf politische Delikte auch tatsächlich erfüllte. Zum anderen rechtfertigte diese Klausel nicht die Verletzung der Schweigepflicht im Rahmen einer IM-Tätigkeit. Bei der »inoffiziellen« Weiterleitung von Informationen über Patienten wurde in jedem Fall das in der DDR geltende Recht konspirativ unterlaufen, zumal wenn es sich um Informationen über Diagnose, Therapie, Persönlichkeitsstruktur, soziale oder andere persönliche Probleme handelte. Vgl. Süß (1999, S. 259 f.).

Viele dieser Berichte zeichnen sich dadurch aus, dass sie weitreichende Patientenanalysen enthalten. In ihnen wurden Zusammenhänge zwischen pathologischen Befunden einerseits und Lebensvorstellungen, -planungen und -chancen der Betroffenen andererseits konkret dargestellt. Häufig verbanden die Mediziner diese Angaben mit den jeweiligen ärztlichen Empfehlungen für die Gesundheit und ggf. für das soziale Umfeld. Der Sportarzt, IM »Ullrich«, gab in seinen Berichten ebenfalls Details über die Gesundheit, aber auch über ganz persönliche Lebensumstände seiner Patienten preis, wie ein Beispiel aus dem Jahr 1983 verdeutlicht: »Die ehemalige [Sportlerin des Sportclubs], die z. Z. [...] direkt studiert, weilte [dieses Jahr] mehrfach in der [Beratungsstelle], um sich untersuchen zu lassen. Aus den Untersuchungen geht eindeutig hervor, dass der Verdacht einer Schwangerschaft bei der [N.N.] nicht gegeben ist.«[45] Eine ebenso intime Information über eine Sportlerin gab IM »Helmut Dombrowski«, ebenfalls als Sportarzt tätig, 1975 an den zuständigen MfS-Mitarbeiter weiter: »Wie mir bekannt ist, gibt es zwischen der [N.N.] und ihren Eltern einige Differenzen, [was] mit ihrem Freund zusammenhängen [muss]. Weiterhin ist mir noch bekannt, dass die [N.N.] z. Z. schwanger ist, aber das Kind nicht haben möchte.«[46] Die meisten Patientenberichte sind außerdem mit zumindest kurzen Bemerkungen über die politischen Auffassungen der behandelten Personen durchsetzt. IM »Helmut Dombrowski«, der zu jenen inoffiziellen Mitarbeitern zählte, die dem Staatssicherheitsdienst zahlreiche Patienteninformationen zukommen ließen, ergänzte seine Krankenberichte fast durchgängig mit Hinweisen von politischem Charakter. 1976 erzählte er, dass er eine Patientin wegen Kehlkopfreizungen mit Sprachstörungen ärztlich behandelt habe. An einem Tag habe die Gelegenheit bestanden, ein längeres Gespräch zu führen. Sie seien unter anderem auf die Affäre Biermann zu sprechen gekommen, wobei »die Entscheidung der Ausbürgerung« von der Patientin nicht gebilligt worden sei. Sie habe sinngemäß geäußert, »dass es sich die DDR doch leisten könne, auch einen solchen Mann zu verkraften«. Außerdem habe Biermann, ihrer Auffassung nach, in vielem Recht.[47]

In einigen Patientenberichten fanden auch persönliche Verhältnisse und gesundheitliche Aspekte Erwähnung, die nicht nur an der ethischen Berufsauffassung dieser Ärzte zweifeln lassen. Sie sind wegen der Schilderung der konkreten Umstände, der damit verbundenen moralischen Abwertung der jeweiligen Patienten und der geschmacklosen Wortwahl einmal mehr Ausdruck eines inhumanen Menschenbildes.[48] So gab beispielsweise IM »Irina«, Fachärztin für Haut- und Geschlechtskrankheiten, ausgesprochen intime Angaben über ihre Patienten an die Staatssicherheit weiter. In einem ihrer Berichte aus dem Jahr 1982 heißt es beispielsweise: »Am [...] kam die [N.N.] in die Ambulanz für Haut- und Geschlechtskrankheiten [...] und wurde untersucht. Sie war an einer [...] erkrankt. Als Partner gibt sie den [...], Köln, an, mit dem sie seit 6 Jahren ein intimes Verhältnis hat. [...] Sie ist eine sog. ›Edelnutte‹, sehr attraktiv, tizianrotes Haar, große Ohrringe, trägt extravagante Kleidung, so z.B. zur Untersuchung ein weißes Strickkleid, goldene Schuhe und goldener Gürtel.«[49] Die der Personalakte von »Irina« beigefügten Berichtsordner mit 470 Seiten geben Auskunft über Hunderte von ihr behandelte, zumeist geschlechtskranke Patienten.[50] Diese IM-Akte enthält mit Abstand die meisten Angaben zu Patienten unter den 493 analysierten Akten. Unter ihnen befand sich auch, wie das MfS festhielt, eine Reihe von »operativ relevanten Personen«.[51] Dafür bekam IM »Irina«, die zudem eine Ambulanz leitete, regelmäßig finanzielle Zuwendungen vom MfS. Bereits im Werbungsgespräch von 1982 war vereinbart worden, dass die inoffizielle Mitarbeiterin monatlich 200 Mark »Zusatzgehalt« vom MfS erhält. Die Ärztin habe sich darüber sehr gefreut und bereitwillig die erste Quittung mit ihrem Decknamen unterschrieben,[52] hielt ihr Führungsoffizier fest und fügte kurz darauf in einer Beurteilung hinzu: »Der IM ist materiell interessiert und stellt für unser Organ eine wichtige Schlüsselposition dar.«[53]

5.7 Auswirkungen der IM-Berichte auf die Schwierigkeiten im Gesundheitswesen

Aufgrund der in den Sachberichten angesprochenen Schwierigkeiten in den medizinischen Einrichtungen und der Art ihrer Formulierung ist davon auszugehen, dass ein Großteil der IM-Ärzte tatsächlich dem Glauben erlag, ihre Kritik an eine einflussreiche und auch weitreichend Einfluss nehmende Institution weitergeleitet zu haben. Sie erhofften vielleicht weniger prinzipielle Veränderungen, aber (ersatzweise) partielle, konkrete Hilfe. Einige Ärzte nutzten die persönlichen Beziehungen zum MfS deshalb ganz bewusst und fordernd, um ihre jeweilige Einrichtung mit dringend notwendiger Medizintechnik bzw. unbedingt erforderlichen Instrumente versorgen zu können.[54]

45 BStU, BV Karl-Marx-Stadt, XIV 853/67, Akte II/2, Bl. 527.
46 Ebd., AIM 2471/89, Akte II/1, Bl. 26.
47 Vgl., Bl. 192 f.
48 Vgl. BStU, BV Leipzig, XIV 279/82, Bl. 31 und Akte II.
49 Ebd., XIV 279/82, Bl. 31.
50 Vgl. ebd., Akte II.
51 Vgl. ebd., Bl. 13.
52 Vgl. ebd., Akte I/1, Bl. 55.
53 Ebd., Bl. 60.
54 Vgl. ebd., BV Karl-Marx-Stadt, XIV 651/77, Akte I/1, Bl. 143 und 156 f., vgl. ebd, AIM 817/79, Akte II/1, Bl. 236.

Wie aus einigen wenigen IM-Akten hervorgeht, gelang es MfS-Mitarbeitern vereinzelt, dringende Probleme auf ausdrücklichen Wunsch von IM-Ärzten zu lösen.[55] So beschäftigte sich beispielweise IM »Gerd«, Internist und Oberarzt, in der zweiten Hälfte der 1970er-Jahre mit Forschungsaufgaben zur Verbesserung der Implantation von Herzschrittmachern. Dafür benötigte er ca. 50 bis 100 Stück eines dänischen Instruments, auf welches man bis zur Entwicklung eines geeigneten Materials in der DDR angewiesen war. Der Internist wandte sich deshalb schriftlich an das Büro für »Medizintechnik-Erzeugnisse-Import« beim Ministerium für Gesundheitswesen. Parallel dazu bat sein Führungsoffizier Mitarbeiter der Berliner MfS-Zentrale, entsprechend ihren Möglichkeiten Einfluss zu nehmen, damit das Ministerium für Gesundheitswesen bzw. die Importabteilung diesem Antrag entspreche. Dem Stasioffizier ging es dabei aber nicht vorrangig um einen erfolgreichen Abschluss des Forschungsvorhabens, sondern in erster Linie um die weitere Festigung der bestehenden Kontakte zu IM »Gerd«.[56]

In diesem Fall scheint die Einflussnahme des hauptamtlichen MfS-Mitarbeiters tatsächlich zum Gelingen der Arbeit beigetragen zu haben. Während einer wenige Wochen später stattgefundenen Aussprache zwischen ihm und »Gerd« wurden dem Internisten »mit vielen Grüßen des Leiters der Bezirksverwaltung« zehn aus dem westlichen Ausland beschaffte Glühlampen für medizinische Geräte übergeben. Der IM-Arzt bedankte sich daraufhin nicht nur für die Glühbirnen, sondern auch für die o.g. dänischen Instrumente. Es seien ihm zwar nur sechs Stück übergeben worden, er habe sie aber bereits in zwei Fällen anwenden können. Aufgrund dieses Erfolges und der gelungenen engeren Bindung »Gerds« an das MfS fasste der Führungsoffizier weitere derartige Unterstützungen ins Auge.[57]

Die Staatssicherheit konnte jedoch nicht jedem Wunsch der IM-Ärzte nachkommen und erst recht nicht auf die sich verschlechternde Gesamtentwicklung in den einzelnen Einrichtungen und im Gesundheitswesen maßgeblichen Einfluss nehmen. Ein Teil der IM-Ärzte, die sich Veränderungen durch das MfS erhofft hatten, war enttäuscht und schließlich nicht mehr zur inoffiziellen Zusammenarbeit bereit (Weil 2008).

Mit den Stimmungsberichten verfuhr die Staatssicherheit ähnlich wie mit den Sachberichten. IM-Informationen wurden in den jeweiligen Dienststellen zu Analysen zusammengefasst und sowohl den übergeordneten Einheiten als auch den zuständigen SED-Leitungen zur Kenntnis gegeben.[58] Diese »Auswertungen« machen deutlich, dass die MfS-Mitarbeiter den tatsächlichen Ursachen für die zunehmend kritischen Stimmen gegenüber den Verhältnissen im Gesundheitswesen nicht auf den Grund gehen wollten oder konnten. Dagegen verwiesen sie einerseits auf die verbesserungsbedürftige politisch-ideologische Arbeit in den medizinischen Einrichtungen und andererseits auf die zu verstärkende staatliche Einflussnahme und Kontrolle, z.B. durch Kreis- und Bezirksärzte.[59]

In den auf Grundlage von IM-Berichten erstellten »Lageeinschätzungen zu den Jahresarbeitsplänen« leiteten die MfS-Diensteinheiten darüber hinaus »weiterführende und neue Sicherheitserfordernisse« ab. Dazu zählten auch Maßnahmen zur Effektivierung der sog. »inoffiziellen Basis«. Wurde der IM-Bestand vor Ort quantitativ als »für die Lösung der anstehenden Aufgaben ausreichend« eingeschätzt, gelangten die Leiter der MfS-Dienststellen in den meisten Fällen zu der Schlussfolgerung, dass es an der »notwendigen Qualität« mangele. In der Konsequenz sollten durch den »noch wirksameren Einsatz« von vorhandenen IM in Schlüsselpositionen und durch »geeignete offizielle Kontakte« aufgetretene Mängel und ihre Folgen für die Stimmung unter dem medizinischen Personal abgestellt werden.[60] Diese »Lageeinschätzungen« sind somit nicht nur Ausdruck ideologischer Verbohrtheit, sondern sie spiegeln ebenso das Unvermögen der Staatssicherheit wider, die grundlegenden Probleme im Gesundheitswesen zu benennen und Lösungsansätze anzubieten. Auch die Flucht- und Ausreisewilligkeit von Ärzten wurde dadurch nicht gebremst, sondern eher bestärkt.

Auffällig ist in diesem Zusammenhang, dass sich unter den IM-Ärzten, die angesichts der Schwierigkeiten mehr oder minder hilflos ihre Stasiberichte formulierten und von dieser Instanz Unterstützung erhofften, viele Mediziner in leitenden Positionen, d.h. auch Kreis- und Bezirksärzte, befanden (◘ Abb. 5.3). Eigentlich war vorgesehen, dass ihr Einsatz als IM in Schlüsselposition die direkte Beseitigung von Mängeln und Missständen einschloss. Wie aus den Sach- und Stimmungsberichten hervorgeht, konnte diese Absicht vielerorts nicht in Taten umgesetzt werden. Die Kreis- und Bezirksärzte waren aufgrund der gesellschaftlichen und wirtschaftlichen Gesamtsituation kaum oder überhaupt nicht dazu in der Lage und mit dem an sie gestellten Anspruch zwangsläufig überfordert. Letztendlich musste es in den meisten Gesprächen zwischen IM-Ärzten in Schlüsselpositionen und ihren Führungsoffizieren beim bloßen Austausch von Informa-

55 Vgl. ebd., XIV 651/77, Akte I/1, Bl. 143.
56 Vgl. ebd.
57 Vgl. ebd., Bl. 156 f.
58 Vgl. BStU, BV Magdeburg, KD Staßfurt 15416, Bericht des Leiters der Kreisdienststelle (KD) Staßfurt vom 21.11.1983 »Stimmungen und Meinungen im Bereich Gesundheitswesen«, Bl. 1 ff.
59 Vgl. ebd., HA XX 527, Bl. 102.
60 Vgl. ebd., BV Dresden, Abt. XX 9744, Bl. 2 f.

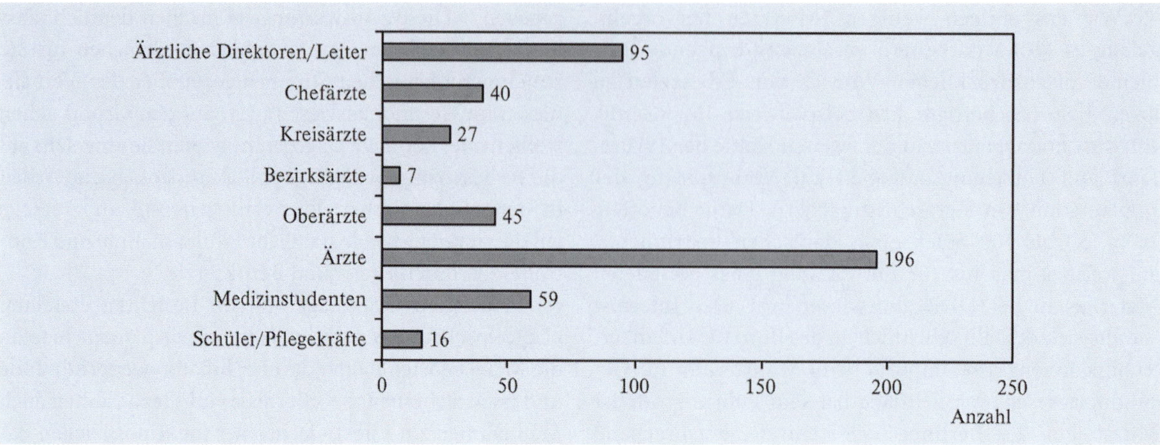

Abb. 5.3 IM-Ärzte in der Hierarchie

tionen und beim Hin- und Herschieben von Verantwortung bleiben.

5.8 Probleme des MfS mit dem IM-Bestand innerhalb der Ärzteschaft

Der Anteil von 19 Prozent »hochwertigen« inoffiziellen Mitarbeitern unter den IM-Ärzten erscheint im Vergleich zum Anteil von IMV und IMB[61] am gesamten IM-Bestand in der DDR (1988: drei Prozent)[62] sehr hoch. Dieser Bedarf resultierte vor allem aus dem auffällig starken und unvermindert anhaltenden Flucht- bzw. Ausreisewillen von Ärzten. Aus MfS-Sicht war der zu beobachtende Kreis an verdächtigen Personen deshalb in dieser Berufsgruppe besonders groß und der Einsatz zahlreicher IMV bzw. IMB, die »Feindverbindungen« besaßen oder »im Verdacht der Feindtätigkeit stehende Personen bearbeiten« sollten, seit den 1970er-Jahren dringend erforderlich. Beispielsweise wurde der 1970 geworbene IM »Oberländer«, als Urologe an der Medizinischen Akademie in Dresden beschäftigt, 1979 zum IMV »umregistriert«. In der Begründung dafür heißt es, dass er die bisherige »Aufklärung und Kontrolle« eines republikfluchtwilligen Arztes und einer unter demselben Verdacht stehenden Krankenschwester ausbauen und festigen solle.[63] In den 1980er-Jahren gewann der Einsatz von IMB auch angesichts der Zunahme von oppositionellen Aktivitäten an Bedeutung.[64]

Die geforderte intensivere Werbung von »hochwertigen« IM unter Ärzten gelang in den 1970er-Jahren durchaus, konnte aber in den 1980er-Jahren nicht in diesem Ausmaß fortgeführt werden. Das spricht zum einen dafür, dass unter den ermittelten IM-Ärzten im Laufe der Jahre immer weniger ausgemacht werden konnten, die Kontakte zu den zu beobachtenden Personen oder Personengruppen pflegten und darüber hinaus auch bereit waren, über diese freiwillig zu berichten. Zum anderen wog im Vergleich der Anteil von Ärzten schwer, die als IM in sog. Schlüsselpositionen geworben wurden und die aufgrund ihrer beruflichen Stellung und damit verbundenen Staatsnähe nur in seltenen Fällen über derartige Kontakt- und Informationsmöglichkeiten verfügten.

Die Expansion des MfS erfolgte demnach nicht ziellos, sondern richtete sich seit den 1960er-, aber vor allem seit den 1970er-Jahren besonders auf Ärzte in Schlüsselpositionen (Süß 1999). Viele von ihnen galten laut Einschätzun-

61 Das MfS teilte die inoffiziellen Mitarbeiter entsprechend ihren Aufgaben, ihrer Einsatzschwerpunkte und der Brisanz bzw. Wertigkeit ihrer Aufträge in unterschiedliche Kategorien ein, wobei deren Differenzierung im Laufe der Jahre zunahm. Insbesondere seit den 1970er-Jahren forcierte das MfS die Gewinnung »hochwertiger« IM-Kategorien innerhalb von Einrichtungen des Gesundheitswesens, da sich »hohe Anforderungen an den schwerpunktmäßigen Einsatz der vorhandenen IM« und »an die Schaffung notwendiger neuer Quellen nach durchdachten Anforderungsbildern« stellen würden. Bereits »erprobte und entwicklungsfähige« IM sollten ausgewählt und vorbereitet werden, damit sie schließlich an der »unmittelbar an der Bearbeitung und Entlarvung im Verdacht der Feindtätigkeit stehender Personen« mitarbeiten konnten. Diesen Typus bezeichnete die Staatssicherheit in ihrem Sprachgebrauch 1968 bis 1979 als IMV. Seit 1980 galt für die Kategorien IMV die Bezeichnung IMB; sie waren sog. »inoffizielle Mitarbeiter der Abwehr mit Feindverbindung bzw. zur unmittelbaren Bearbeitung im Verdacht der Feindtätigkeit stehender Personen«. Dabei wurde einmal mehr betont, dass sie »direkt« an den »feindlich tätigen Personen« arbeiten sollten. Sie mussten deren Vertrauen erlangen, Beweise sammeln und zur »Bekämpfung und Zurückdrängung subversiver Aktivitäten« beitragen. Vgl. BStU, JHS, MF VVS 001-329/77, Bl. 24. Vgl. Müller-Enbergs (1996, S. 76–78).

62 Vgl. ebd., S. 79.

63 Vgl. BstU, BV Dresden, AIM 2719/90, Akte I/1, Bl. 160–162.

64 Von 1985 bis 1988 erhöhte sich ihre Anzahl um sechs Prozent auf rund 3.900; ihr Anteil betrug zuletzt drei Prozent des IM-Bestandes. Vgl. Müller-Enbergs (1996; S. 79).

gen durch die Führungsoffiziere als »staatsbewusste« bzw. weitgehend politisch loyale Ärzte. Mitunter hatten sie diesen Ruf auch innerhalb der Ärzteschaft, weil ihre beruflich hoch angesiedelten Funktionen in der Regel »Staatsnähe« und ggf. auch die Mitgliedschaft in der SED voraussetzten. Gegebenenfalls als »hochwertige« IM geführt, lieferten sie nicht nur umfangreiche Informationen, sondern verfügten – zumindest theoretisch – über Möglichkeiten der unmittelbaren und raschen Einflussnahme auf »negative Personenkreise«, wie beispielsweise auf ausreisewillige Ärzte. Das traf beispielsweise auf den 1975 geworbenen IM »Jungmann« zu, einem Urologen, der von 1972 bis 1980 als Kreisarzt im Gesundheitswesen von Frankfurt/Oder tätig war.[65] Laut Akte wurde er in seiner Funktion als Kreisarzt[66] insbesondere bei der Erörterung von »allgemeinen Problemen und Erscheinungen des staatlichen Gesundheitswesens« hinzugezogen. Darüber hinaus informierte er das MfS über Chefärzte, Kaderprobleme und beabsichtigte Neueinstellungen.[67]

Der Anteil an SED-Mitgliedern unter den IM-Ärzten entsprach mit 35 Prozent ungefähr dem am gesamten IM-Bestand (Weil 2008). Laut den Anforderungskriterien sollten inoffizielle Mitarbeiter unter Ärzten jedoch möglichst nicht der SED angehören. Für diesen Widerspruch zwischen Anspruch und Realität musste es demzufolge Ursachen gegeben haben. Zum einen griff die Staatssicherheit offenbar dann auf »aktive Genossen« zurück, wenn sie keine (hauptamtlichen) Parteifunktionen innehatten, weitgehend über Personen in ihrem (beruflichen) Umfeld berichten konnten und kein parteiloser Arzt für die inoffizielle Mitarbeit im anvisierten Schwerpunktbereich geworben werden konnte. »Staatsbewusste« DDR-Bürger ließen sich zudem generell einfacher werben. Auch unter MfS-Zuträgern innerhalb der Ärzteschaft zeigen sich demnach die erheblichen Überschneidungen bei der Zusammensetzung des IM-Netzes mit der systemloyalen Trägerschaft des Staatssozialismus (Gieseke 2001). Zum anderen musste das MfS bei der verstärkt geforderten IM-Werbung unter Ärzten in Leitungsfunktionen oder sog. Schlüsselpositionen in Kauf nehmen, dass diese in vielen Fällen der SED angehörten. Die Anzahl parteiloser Ärzte unter Medizinern in leitender Stellung und in Schlüsselpositionen war offenbar so gering, dass das MfS auch in diesen Fällen häufiger als erwünscht auf »Genossen« angewiesen war.

Die Führungsoffiziere steckten spätestens seit Mitte der 1970er-Jahre in einem Dilemma, was die Anforderungen an die zu werbenden IM unter Ärzten anging. Einerseits sollten sie Wert auf inoffizielle Mitarbeiter in sog. Schlüsselpositionen legen, um nicht nur über gut informierte, sondern auch über einflussreiche Mediziner verfügen zu können. Andererseits mahnte die MfS-Führung den hohen Anteil an Parteimitgliedern unter den inoffiziellen Mitarbeitern immer wieder an, da die Zugehörigkeit zur SED den Zugang von IM zu kritischen Informationen und zu »politisch-negativen« Personen bzw. zu »politisch-operativen Schwerpunkten« maßgeblich einschränkte. Dessen waren sich die jeweiligen Führungsoffiziere bewusst. Allerdings konnte in dieser Hinsicht bis 1989 keine einschneidende Veränderung erreicht werden, zumal bei der Werbung von IM unter Ärzten im letzten Jahrzehnt des Bestehens der DDR das Auswahlkriterium »loyale oder positive politische Grundeinstellung zur DDR« Priorität erhielt.

Ein weiterer »Nachteil« für die inoffizielle Kooperation des MfS mit IM unter Medizinern bestand in der durchweg anhaltenden hohen Fluktuationsrate. 132, d.h. knapp 27 Prozent, der hier untersuchten IM-Ärzte entschlossen sich im Laufe der Zeit zum endgültigen Abbruch ihrer informellen Beziehungen zum MfS. Die Zahl an IM-Ärzten, welche die konspirative Mitarbeit von sich aus beendeten, ist offenbar wesentlich höher als die in anderen Berufsgruppen bzw. in anderen Bereichen (■ Abb. 5.4). Anhand der Aktenanalyse und der Interviewergebnisse wird neben einem Spektrum an Abbruchsmöglichkeiten deutlich, dass in der Regel ein Bündel an vielfältigen Motiven zur Beendigung der inoffiziellen Zusammenarbeit mit dem MfS führte. So endete beispielsweise der Werbungsversuch des IM-Vorlaufs »Stein« bereits nach wenigen Monaten. Obwohl der damalige Urologe und Hochschullehrer an der Leipziger Universität laut Akte während des ersten Kontaktgespräches im Januar 1989 bereits Informationen – auch über Kollegen – preisgegeben hatte,[68] äußerte er in

65 Vgl. BstU, BV Frankfurt/Oder, AM 818/83; Akte I, Bl. 302 f.

66 Die Fachabteilungen für Gesundheits- und Sozialwesen leiteten Bezirks- bzw. Kreisärzte, welche von den Bezirks- bzw. Kreistagen gewählt wurden und in der Regel Mitglieder der Räte der Bezirke bzw. der Kreise waren. Die seit 1952 an die Stellen der Landesgesundheitsministerien getretenen Bezirksärzte verantworteten die prinzipielle Umsetzung der Gesundheitspolitik in ihren Bezirken. Die Abteilungen für Gesundheits- und Sozialwesen der Bezirke und das Ministerium für Gesundheitswesen leiteten die Kreisärzte fachlich an. Diese ersetzten seit 1952 die ehemaligen Amtsärzte und hatten wiederum die Aufsicht über alle Einrichtungen und das Personal des Gesundheitswesens der Kreise inne. Ihnen zur Seite standen seit 1960 Kreisfachärzte, die für ihr jeweiliges Fachgebiet eingesetzt wurden (Kreishygienearzt, Kreissportarzt, Kreiszahnarzt, Kreisbetriebsarzt u.a.m.). Die Kreisärzte besaßen zudem eine Mittlerfunktion zwischen den medizinischen Einrichtungen der Kreise und den politischen Führungsriegen auf Kreisebene. Neben der Verantwortung für den Haushalt und die Verwaltung sowie der Überwachung der ambulanten und stationären Betreuung mussten die Kreisärzte alle in den Einrichtungen Tätigen auch politisch anleiten. Die Kreisärzte waren demzufolge nicht nur staatliche, sondern auch politische Leiter des medizinischen Personals in ihrem Territorium. Aufgrund dessen baute die SED diese wichtigen Positionen zu von ihr dominierten Bereichen aus. Vgl. Bibliographisches Institut (Hg.), Meyers Neues Lexikon, 2. Aufl., Bd. 11, S. 418; vgl. Müller (1997, S. 243–273, hier S. 253).

67 Vgl. BstU, BV Frankfurt/Oder, AM 818/83; Akte I , Bl. 322.

68 Vgl. BStU, BV Leipzig, AIM 1766/89, Akte I, Bl. 33.

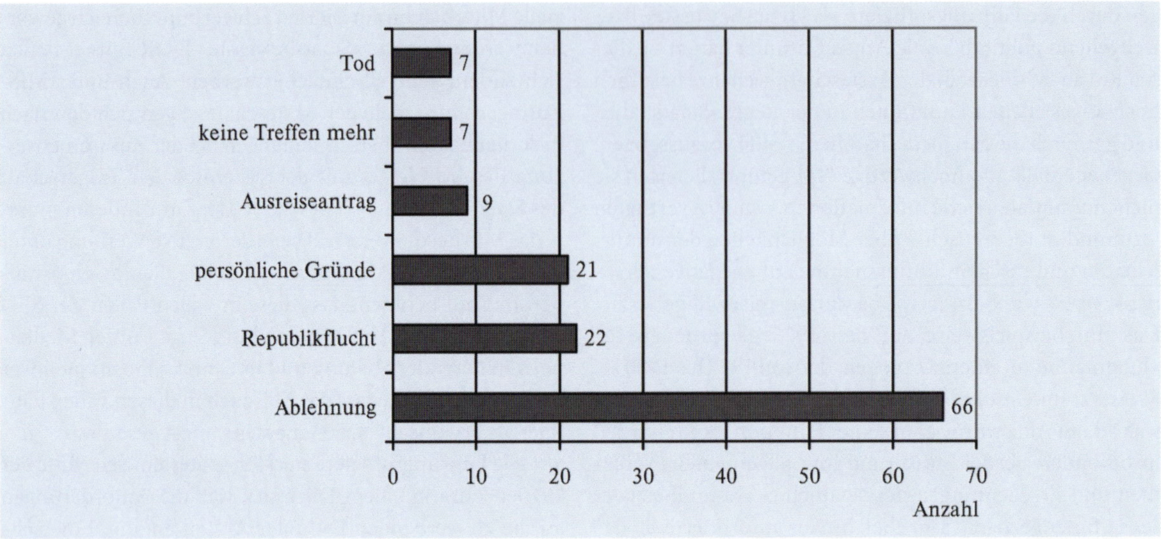

Abb. 5.4 Gründe für die Beendigung der IM-Tätigkeit durch die

den darauffolgenden Gesprächen Bedenken, »weil die ganze Sache einen halboffiziellen Charakter trage«.[69] Am 2. November 1989 lehnte er die inoffizielle Zusammenarbeit mit dem MfS eindeutig ab. Er gab dem MfS-Offizier zu verstehen, dass er eine solche Verbindung als psychisch belastend empfinde und die Befürchtung nicht ausräumen könne, sich in ein Abhängigkeitsverhältnis zu begeben.[70]

Republikflucht, Ausreiseantragstellung, Dekonspiration, aber vor allem die klare Aussage, nicht mehr mit dem MfS zusammenarbeiten zu wollen, zogen jeweils das unmittelbare Ende der Spitzeltätigkeit nach sich. Alle anderen Beweggründe nahmen die Führungsoffiziere zur Kenntnis und versuchten dennoch, die betreffenden IM so lange wie möglich zu halten, indem sie diese von der Bedeutung der MfS-Arbeit (wieder) zu überzeugen oder politisch-ideologisch zu »erziehen« versuchten. Erst wenn ihnen nach mehreren Monaten oder auch Jahren immer noch kein durchschlagender Erfolg beschieden war, veranlassten sie die Schließung der Akten.

Einige wenige Ärzte entzogen sich der Spitzeltätigkeit mit dem Verweis auf ihre ärztliche Schweigepflicht. So verhielt es sich beispielsweise mit einem Allgemeinmediziner, der als IM-Kandidat geführt wurde und deshalb noch keinen Decknamen gewählt hatte. In einer Aussprache mit dem Arzt seien 1962 »Fragen zur Feindtätigkeit« besprochen worden, woraufhin er erklärt habe, sich nicht vorstellen zu können, dass es Menschen gebe, die sich »mit derartigen Sachen« beschäftigen würden. Trotzdem habe er in dem Gespräch seine Bereitschaft erklärt, das MfS zu unterstützen, soweit es in seinen Kräften stehe, und zögernd eine Schweigeverpflichtung unterschrieben.[71] Während des folgenden Treffens habe der Mediziner zum Ausdruck gebracht, »dass er das nicht mit seinem Gewissen vereinbaren kann, wenn er seine Patienten in irgendeiner Weise ausnutzen sollte, um bestimmte Dinge in Erfahrung zu bringen«. Ihm sei daraufhin erläutert worden, es komme dem MfS nicht darauf an, Patienten auszunutzen oder gegen sein Gewissen zu handeln, sondern das erklärte Ziel sei es, »die Feindtätigkeit im Keime zu bekämpfen«. Der Arzt habe sich letztendlich bereit erklärt, Angaben über allgemeine Fragen des Gesundheitswesens zu machen.[72]

Während der nächsten Unterredung mit dem in einem Landambulatorium tätigen Mediziner habe sich der IM-Kandidat jedoch sinngemäß so geäußert: »Ich kann heute früh meine Sprechstunde nicht eher beginnen, bevor ich mich mit Ihnen ausgesprochen habe. Ursachen dafür sind die bei mir stark aufgetretenen inneren Konflikte. Sie wissen doch, ich bin kirchlich gebunden. Die Gespräche mit Ihnen kann ich ebenfalls mit meiner ärztlichen Schweigepflicht nicht mehr vereinbaren. Wenn ich ehrlich sein will, dann muss ich Ihnen sagen, ich habe mich übernommen. Ich bitte Sie deshalb, für längere Zeit keine festen Termine zwecks Aussprachen mit mir zu vereinbaren. Die Gewissheit möchte ich mir heute verschaffen. Wenn Sie etwas Dringendes haben, dann können Sie jederzeit bei mir anrufen. Eins bitte ich Sie noch, mich dann nicht wieder vom Gegenteil zu überzeugen und auf mich einzureden.«[73] Im zwei Jahre später verfassten MfS-Abschlussbericht steht, dass der IM-Vor-

69 Vgl. ebd., Bl. 30.
70 Vgl. ebd., Bl. 57.
71 Vgl. BStU, BV Karl-Marx-Stadt, AIM 524/65, Bl. 27 f.
72 Vgl. ebd., Bl. 29.
73 Ebd., Bl. 34.

lauf zur Ablage gebracht worden sei, da der Kandidat kein Interesse an einer Zusammenarbeit zeige. Des Weiteren gebe es Anzeichen für »Unehrlichkeit«, mit dem Kandidaten sei offenbar von vornherein nicht richtig gearbeitet worden.[74]

Den IM-Ärzten, die sich der Zusammenarbeit mit dem MfS bewusst, sukzessive oder abrupt entzogen haben, ist sicherlich ein gewisser Respekt zu zollen. Wussten doch die meisten von ihnen zum Zeitpunkt ihrer Abkehr von der konspirativen Tätigkeit für das MfS nicht, welche Konsequenzen dieses Handeln möglicherweise nach sich zog.[75] Die Spitzeltätigkeit von »Aussteigern« sollte jedoch nicht nur an deren Mut zum Abbruch der inoffiziellen Zusammenarbeit, sondern – wie bei allen anderen IM auch – in erster Linie anhand der Qualität, Quantität und ggf. der Auswirkungen ihrer Berichte beurteilt werden. Lediglich zwei der 453 IM-Ärzte ließen sich zwar werben und unterzeichneten Verpflichtungserklärungen, gaben aber keine einzige Information an das MfS weiter.[76]

5.9 Folgen und Konsequenzen der IM-Tätigkeit von Ärzten nach 1989/90

34 und damit sieben Prozent der 493 ermittelten IM-Ärzte begingen bis 1989 »Republikflucht« oder reisten aus der DDR in die Bundesrepublik aus.[77] Das traf u.a. auch auf den bereits mehrfach erwähnten Urologen mit IM-Decknamen »Armin Hähnel« zu.[78]

Sie konnten – wie andere ehemalige IM-Ärzte nach 1989/90 auch – in den alten Bundesländern (mitunter lukrative) Anstellungen finden. Sie leb(t)en und praktizier(t)en dort nicht nur unbehelligt, sondern engagier(t)en sich mitunter auch gesellschaftspolitisch.[79] Ihre teilweise skrupellose Berichterstattung für das MfS war nach der Friedlichen Revolution nie Gegenstand von IM-Überprüfungen, da es im Öffentlichen Dienst der alten Bundesländer keine Regelüberprüfungen gab. Nur in Einzelfällen konnte ihre Stasitätigkeit durch Ermittlungen von Denunziationsopfern oder durch Forschungsarbeiten aufgedeckt werden.

Aber auch viele ehemalige IM unter Ärzten in den neuen Bundesländern mussten und müssen sich nicht öffentlich mit diesem Teil ihrer persönlichen Vergangenheit auseinandersetzen. Fast die Hälfte der 21 interviewten, vom MfS als IM registrierten Ärzte wurde nach 1989/90 nicht direkt mit ihrer Vergangenheit als IM konfrontiert. Dass sie als inoffizielle Mitarbeiter vom MfS erfasst worden sind und dass es zu ihren Vorgängen archivierte Akten gibt, war und ist nach wie vor in vielen Fällen im Arbeitsbereich und in Einzelfällen sogar im persönlichen Umfeld unbekannt. IM-Akten, deren Inhalte und reale Konsequenzen für andere Personen spielten schließlich nach dem Ausscheiden aus dem Öffentlichen Dienst und einer folgenden Niederlassung in der eigenen Praxis oder bei der Aufnahme von Tätigkeiten in Privatkliniken keine Rolle (mehr).

Allerdings bedauerten drei der 21 befragten Ärzte, sich infolge ihrer ehemaligen Tätigkeit für das MfS nicht mehr (berufs-)politisch engagieren zu können. Andere als ehemalige IM registrierte Ärzte zogen diese Konsequenzen nicht. Das belegen zum einen die IM-Akten von acht der 33 Mediziner, die sich 1990 als Abgeordnete in die letzte DDR-Volkskammer wählen ließen. Nach heutigem Kenntnisstand hatte die Staatssicherheit acht der in die 10. DDR-Volkskammer gewählten Ärzte als IM oder IM-Vorlauf registriert; 1990 wurden jedoch nur sechs von ihnen als IM überführt (Weil 2008). Zum anderen konnte es als IM erfassten Ärzten in den 1990er-Jahren gelingen, durch die Übernahme ausgewählter Ämter jahrelang gesundheitspolitische Entscheidungen mit zu treffen bzw. umzusetzen, ohne dass jemals ihre vom MfS vorgenommene Erfassung und daraus abzuleitende Konsequenzen öffentlich diskutiert worden sind.[80]

5.10 Fazit

Aus ihrem gesellschaftlichen Legitimierungszwang heraus maß die SED-Führung dem Gesundheitswesen der DDR und damit der Tätigkeit von Ärzten einen überaus großen politischen Stellenwert bei. Mit der Entwicklung eines verstaatlichten Gesundheitswesens ging auch der Versuch der Parteiführung einher, die Mediziner ihrem Herrschaftsanspruch weitgehend unterzuordnen (Müller 1997). Dennoch stand ein großer Teil dieser bildungsbürgerlich ge-

74 Vgl. ebd., Bl. 63.

75 Die eindeutige Entscheidung, ihre Zusammenarbeit mit dem MfS zu beenden, blieb für ehemalige inoffizielle Mitarbeiter (weitgehend) folgenlos, was auch andere Untersuchungen belegen. Vgl. Giselher Spitzer, Sicherungsvorgang Sport. Das Ministerium für Staatssicherheit und der DDR-Spitzensport, Schorndorf 2005, S. 315. Die einzige nachweisbare Ausnahme unter den 493 ermittelten IM-Ärzten stellt IM »Anton« dar. Das MfS unterstützte nach der Ankündigung des IM, nicht mehr mit der Staatssicherheit zusammenarbeiten zu wollen, die Löschung seines Reisekaderstatus. Vgl. BStU, BV Magdeburg, AIM 955/87, Bl. 334 f.

76 Vgl. ebd., BV Suhl, AIM 1012/63; vgl. ebd., BV Karl-Marx-Stadt, AIM 1480/73.

77 Vgl. ebd., BV Frankfurt/Oder, AIM 1602/77, Akte I/2, Bl. 148; vgl. ebd., Akte II; vgl. ebd., BV Leipzig, AIM 3591/92, Bl. 3; vgl. ebd., BV Karl-Marx-Stadt, AIM 3988/85, Akte II.

78 Vgl. ebd., BV Rostock, AIM 2181/69, Handakte für GMS, Bl. 29 und 41.

79 IM »Sulky« lehrte beispielsweise von 1984 bis zu seiner Emeritierung 1997 am Sportinstitut einer Universität. Seit 1984 war er Verbandsarzt des Deutschen Bodybuilding- und Kraftsportverbandes und seit 1993 Präsident desselben. Er ist Mitglied der CDU und arbeitet in der Fachkommission Sport der CDU-Landtagsfraktion NRW sowie in der Senioren-Union der CDU mit. Vgl. Dirks (2006, S. 306).

80 Vgl. BStU, BV Magdeburg, AIM 991/89; vgl. ebd., BV Suhl, AIM 931/94.

prägten Berufsgruppe mit tradiertem Standesbewusstsein den Anforderungen der SED an eine »sozialistische Ärzteschaft«[81] überaus kritisch und sogar ablehnend gegenüber. Die deutliche Mehrheit der Mediziner gehörte weder der SED an noch ließ sie sich auf Spitzeltätigkeiten für das MfS ein. Darüber hinaus verließen viele, mitunter hoch qualifizierte Ärzte das Land oder trugen sich mit dem Gedanken, zu flüchten bzw. Ausreiseanträge zu stellen.

Die Partei- und Staatsführung betrachtete deshalb das Gesundheitswesen als höchst sensiblen Bereich und die Ärzteschaft als Berufsgruppe mit besonderen Eigenschaften dauerhaft mit Argusaugen.[82] Mithilfe von in allen Bereichen des Gesundheitswesens platzierten IM sollten vor allem die zahlreichen »Republikflucht«- bzw. ausreisewilligen, politisch kritischen sowie illoyalen und oppositionellen Mediziner langfristig beobachtet und unter Kontrolle gehalten werden. Der IM-Anteil unter den Beschäftigten des Gesundheitswesens lag schließlich bei ein bis zwei Prozent; unter den Ärzten betrug er ungefähr drei bis fünf Prozent (Süß 1999). Damit war der Prozentsatz unter Ärzten höher als der Anteil in der Gesamtbevölkerung, was allerdings aus den mehrfach genannten Gründen nicht auf eine besondere ideologische Anfälligkeit des Ärztestandes zurückzuführen ist.

Auf den ersten Blick scheinen sich die Motive der IM-Ärzte, die sie zur Zusammenarbeit mit dem MfS bewogen haben, kaum von denen anderer inoffizieller Mitarbeiter zu unterscheiden. Dabei sollte man jedoch nicht übersehen, dass es sich bei den Medizinern um eine besondere Berufsgruppe handelte. So war es in der DDR überaus schwierig, einen Studienplatz für Humanmedizin zu erhalten. Diesen und die spätere Laufbahn innerhalb eines karrieredominierten Berufstandes sichern zu wollen, konnte für viele der IM-Ärzte ein hinreichendes Motiv dargestellt haben, das bei der Entscheidung für die IM-Tätigkeit nicht unbedingt vordergründig, aber unterschwellig und dauerhaft mitschwang.

Diese Absicht beeinflusste aber nicht nur die Bereitschaft zur IM-Tätigkeit, sondern vor allem die »Qualität« der Berichte, insbesondere die über Kollegen und Vorgesetzte. Die Akten vermitteln durchaus den Eindruck, dass sich zahlreiche IM-Ärzte in ihrem Berichtsverhalten von diesen Besonderheiten ihres Berufsstandes – wenn auch nicht offenkundig – leiten ließen. Die Führungsoffiziere konnten demnach bei Ärzten auf das ausgeprägte Konkurrenzverhalten untereinander und die damit verbundenen Auseinandersetzungen innerhalb der scheinbar festgefügten Hierarchiegefüge in den medizinischen Einrichtungen bauen.

Andererseits stellte sich, was die Informationen über Kollegen anging, als Vorteil für das MfS heraus, dass diese Berufsgruppe ein ausgeprägtes Standesbewusstsein besaß. Gerade Ärzte verkehrten auch privat vor allem untereinander, kannten demzufolge viele Berufskollegen und wussten viel voneinander. Das Tätigkeitsspektrum von Ärzten bot dem MfS jedoch noch weitere beachtliche »Vorteile«. Ohnehin erhielt die Ärzteschaft aufgrund ihrer Profession wie kaum eine andere Berufsgruppe tiefe Einblicke in das Privatleben vieler DDR-Bürger.[83] Hinzu kam, dass zu ihren Patienten auch spezielle Berufs- oder Personengruppen wie Funktionäre, Leistungssportler, Armee- oder Polizeiangehörige, Angestellte des Strafvollzuges, aber auch Strafgefangene zählten. Darüber hinaus lernten zahlreiche Ärzte ihre Patienten auch als unmittelbare Kollegen näher kennen. Das traf vor allem auf Mediziner in den Betrieben, in der NVA, bei der Polizei und in den Sportclubs zu. IM-Ärzte waren demnach theoretisch in der Lage, über große Teile der Bevölkerung Informationen aus den unterschiedlichsten Blickwinkeln zu gewinnen und vielschichtige Hinweise an das MfS zu liefern.

Viele Berichte belegen, dass das MfS durchaus einen sehr großen Nutzen aus dem Zugriff der Ärzte auf äußerst brisante Unterlagen, aus deren Erfahrungen im tagtäglichen Umgang mit vielen Menschen, der dabei ggf. erworbenen Menschkenntnis und aus ihrer diagnostischen Wahrnehmung ziehen konnte. All diese Merkmale schlugen sich in der »Qualität« der Informationen nieder. Beim Lesen der zahllosen Berichte entsteht der Eindruck, dass das MfS alle nur denkbar wichtigen, aber auch irrelevanten und trivialen Informationen zum gesamten Personal im Gesundheitswesen erhielt. Die Mehrzahl der Hinweise diente sicherlich nicht unmittelbar zum Zeitpunkt des Er-

81 In den 1970er-Jahren definierten Partei- und Staatsführung den »sozialistischen Arzt« als eine Persönlichkeit von hohem Rang und großer gesellschaftlicher Bedeutung, welche sich durch humanistische Gesinnung, hohes Pflichtgefühl, Verantwortungsbewusstsein, ständige Einsatzbereitschaft sowie vorbildliche sozialistische Lebensweise auszeichne. Ärztlicher Tätigkeit in der DDR liege »eine Einheit von marxistisch-leninistischer Grundhaltung, humanitärer Gesinnung, Anwendung exakter Wissenschaft und sozialistischer Leitungstätigkeit« zugrunde. Die Realität sah jedoch anders aus. Das Ministerium für Staatssicherheit (MfS) registrierte Mitte der 1970er-Jahre zwar »progressive Haltungen« unter jüngeren Ärzten, aber auch immer noch den »ernst zu nehmenden Einfluss« der konservativen, »negativen« älteren Ärzteschaft. Dieser »Differenzierungsprozess« halte auch künftig hin an. Seit Beginn der 1960er-Jahre hatte demnach eine neue, in der DDR sozialisierte Generation von Ärzten ihren Berufsweg zu beschreiten angefangen. Dennoch führten die »Akademikerfeindlichkeit« der SED und der zunehmende Abbau von Privilegien (z.B. durch Gehaltsnivellierungen) einerseits sowie die vermehrte politisierte Zusammensetzung des Berufsstandes andererseits keineswegs zu einer einheitlichen »sozialistischen Ärzteschaft«. Vgl. BStU, HA XX 5764, Bl. 193; vgl. Hansen u. Vetterlein (1973, S. 13 f.), Müller (1997, S. 260 f.).

82 Vgl. ebd., 257 f.

83 Ähnliches mag auch für Pfarrer zutreffen, allerdings nicht in diesem Umfang.

halts den Interessen und Absichten der Stasioffiziere. Sie dokumentierten die Angaben dennoch bis ins kleinste Detail. So konnten sie jederzeit und bei »Bedarf« darauf zurückgreifen. Viele IM-Ärzte stellten – aufgefordert oder aus eigenem Antrieb heraus – »politisch-operative Schwerpunkte«, d.h. »Republikflucht«- und ausreisewillige, aber auch kritische und politisch desinteressierte Ärzte in den Mittelpunkt ihrer Berichte. Die Brisanz der Informationen gerade zu diesen Personenkreisen und die ggf. zu erwartenden Folgen und Konsequenzen für die Betroffenen waren den IM mit Sicherheit häufig bewusst.

Obwohl die Spitzeltätigkeit von IM-Ärzten häufiger den Kollegen als den Patienten galt, stellte der Bruch der ärztlichen Schweigepflicht als Verletzung einer wichtigen Verbindlichkeit des ärztlichen Berufsstandes einen durchaus schwerwiegenden Befund dar. Von Einzelfällen, in denen als inoffizielle Mitarbeiter des Staatssicherheitsdienstes verpflichtete Ärzte ihr Schweigegebot gebrochen haben, kann nach neuestem Kenntnisstand nicht mehr die Rede sein (Ernst 1997). Viele ihrer Berichte zeichnet die Besonderheit aus, dass sie weitreichende Patientenanalysen enthalten. Aus diesen komplexen Beschreibungen konnten MfS-Mitarbeiter wirkungsvolle Anknüpfungspunkte filtern, die es im Bedarfsfall ermöglichten, auf die jeweiligen Personen maßgeblichen Einfluss zu nehmen.

Zudem saßen einige Mediziner aufgrund des Prestiges ihres Berufsstandes, des damit verbundenen Standesbewusstseins, infolge ihrer Machtpositionen im Hierarchiegefüge und ihres mehr oder minder hohen Bekanntheitsgrades über die Grenzen der DDR hinaus dem Glauben auf, das Maß ihrer Zusammenarbeit mit dem MfS für sich selbst festlegen zu können. Sie gingen davon aus, den Charakter scheinbar unumgänglicher Verbindungen zum MfS weitgehend mitbestimmen oder deutlich prägen zu können. Das musste sich jedoch zwangsläufig als Trugschluss erweisen.

Nach 1989/90 konnten sich ehemalige IM-Ärzte aufgrund der privilegierten Stellung ihres Berufsstandes, die sich daraus ergab, dass die Bevölkerung jederzeit auf medizinische Versorgung angewiesen ist und nicht auf ausgebildete Ärzte verzichten kann, den Konsequenzen ihres politischen Handelns in der Vergangenheit entziehen. Sie mussten sich nicht in allen Fällen wie vergleichsweise Lehrer oder Angestellte in staatlichen Institutionen ihrer ehemaligen Zusammenarbeit mit der Staatssicherheit stellen und ggf. berufliche Konsequenzen ziehen.

Literatur

Dirks C (2006) Die Verbrechen der anderen. Auschwitz und der Auschwitzprozess der DDR: Das Verfahren gegen den KZ-Arzt Dr. Horst Fischer. Ferdinand Schöningh, Paderborn

Ernst AS (1997) »Die beste Prophylaxe ist der Sozialismus.« Ärzte und medizinische Hochschullehrer in der SBZ/DDR 1945–1961. Waxmann, Münster

Gieseke J (2001) Mielke-Konzern. Die Geschichte der Stasi 1945–1990. DVA, München

Gieseke J (2003) Zeitgeschichtsschreibung und Stasi-Forschung. In: Suckut S, Weber J (Hrsg) Stasi-Akten zwischen Politik und Zeitgeschichte. Eine Zwischenbilanz. DVA, München, S 218–239

Hansen G, Vetterlein H (1973) Stellung und berufliche Tätigkeit des Arztes in der sozialistischen Gesellschaft. In: Hansen G, Vetterlein H Ärztliches Handeln – rechtliche Pflichten in der Deutschen Demokratischen Republik. VEB Georg Thieme, Leipzig

Müller KD (1997) Die Ärzteschaft im staatlichen Gesundheitswesen der SBZ und der DDR 1945–1989. In: Jütte R (Hrsg) Geschichte der deutschen Ärzteschaft. Organisierte Berufs- und Gesundheitspolitik im 19. und 20. Jahrhundert. Deutscher Ärzteverlag, Köln, S 243–273

Müller-Enbergs H (1996) Inoffizielle Mitarbeiter des Ministeriums für Staatssicherheit. Richtlinien und Durchführungsbestimmungen. Links, Berlin

Müller-Enbergs H (2000) Zur Kunst der Verweigerung – Warum Bürger nicht mit dem Ministerium für Staatssicherheit kooperieren wollten. In: Kerz-Rühling I, Plänkers T (Hrsg) Sozialistische Diktatur und psychische Folgen. Psychoanalytisch-psychologische Untersuchungen in Ostdeutschland und Tschechien. Ed. diskord, Tübingen, S 165–195

Müller-Enbergs H (2002) Über Ja-Sager und Nein-Sager – Inoffizielle Mitarbeiter und stille Verweigerer. In: Hecht M, Praschl G Ich habe NEIN gesagt. Zivilcourage in der DDR. Homilius, Berlin, S 147–166

Süß S (1999) Politisch missbraucht? Psychiatrie und Staatssicherheit in der DDR. 2. Aufl., Links, Berlin

Weil F (2008) Zielgruppe Ärzteschaft. Ärzte als inoffizielle Mitarbeiter des Ministeriums für Staatssicherheit der DDR. V&R unipress, Göttingen

Weil F (2014) Stasi konkret? Zur gesellschaftlichen Wirksamkeit der Staatssicherheit. Totalitarismus und Demokratie 2 (http://www.hait.tu-dresden.de/TDV/TD_11_02_Einfuehrung.pdf)

Fachverselbstständigung der Urologie

Etablierung urologischer Lehrstühle und Herausbildung urologischer Krankenabteilungen in Westdeutschland 1945–1980

Friedrich Moll, Thorsten Halling

T. Halling, F. Moll, H. Fangerau (Hrsg.), *Urologie 1945–1990*,
DOI 10.1007/978-3-662-48178-3_6, © Springer-Verlag Berlin Heidelberg 2015

6

6.1 Einleitung

An den deutschen Universitäten war die Urologie noch lange Zeit nach Ende des Zweiten Weltkriegs weder in Lehre noch in Forschung etabliert und wurde nur als sog. Uro-Chirurgie unter Aufsicht eines erfahrenen Assistenten im Rahmen der Chirurgie teils auf separierten uro-chirurgischen Stationen praktiziert (Konert 2004; vgl. das Kapitel von Fangerau: »Medizinische Spezialisierung«). Dieser Umstand spiegelt deutlich wichtige makrosoziologische Defizite der Fachdifferenzierung und Spezialisierung wider (Maier 1963). Um 1900 hatten entweder Chirurgen besondere Ambitionen für das Spezialfach entwickelt und die Urologie wissenschaftlich und institutionell gefördert, oder aber endoskopische Operateure suchten nach stationären Unterbringungsmöglichkeiten in Form von Belegbetten für ihre behandelten Patienten, mit der Konsequenz, dass die stationäre Urologie in der Regel – mit Ausnahme weniger Kliniken im Deutschen Reich – unselbstständig war. Für Chirurgen bestand kein technisches Problem, eine Nierenentfernung auszuführen, und die Chirurgie des äußeren Genitale, zu der auch die Vasektomie (Sterilisation) gehörte, wurde in der Regel jüngeren Assistenten der Chirurgie überlassen. Die Notwendigkeit, endoskopische Eingriffe routinemäßig auszuführen, bestand aus der integralistischen Sicht der Chirurgie ebenfalls nicht, da es entsprechende »offene« operative Behandlungsangebote, etwa bei Prostataadenomen (»suprapubische oder ischiorectale Adenomektomie«), Blasensteinen (»sectio alta«) oder Blasentumoren (offene Tumorexzision) gab. Der speziell für endoskopische Eingriffe konzipierte urologische Operationssaal sollte sich daher als ein entscheidender Faktor in der fachlichen Auseinandersetzung mit den Chirurgen und an der Schnittstelle beider operativer Fächer entwickeln (Moll 2014). Noch auf dem Chirurgenkongress 1932 konnte sich Friedrich Voelcker (1873–1955), der zwar sein wissenschaftliches Leben der Urologie gewidmet hatte und Mit-Herausgeber des fachprägenden, fünfbändigen Handbuchs der Urologie in den 1920er-Jahren war (von Lichtenberg et al. 1926–28), gegen Bindestrich-Chirurgen aussprechen (Voelcker 1932).[1]

Erst nach dem Zweiten Weltkrieg setzte sich in Deutschland langsam die Bildung reiner urologischer Abteilungen endgültig durch, wenn auch zu Beginn häufig noch unter der Kontrolle von Chirurgen, insbesondere an größeren Institutionen wie Universitäten. Eigenständige urologische Universitätskliniken waren und sind aber für eine dauernde faktische Unabhängigkeit unabdingbar. Zunehmend setzte sich im Bereich der Chirurgie ebenfalls die Ansicht durch, dass im operativen Gesamtfachgebiet Chirurgie nicht mehr alle Teilgebiete einheitlich weder in Forschung und Lehre noch im Rahmen der Krankenversorgung dargestellt werden konnten und fachlich und organisatorische selbstständige Abteilungen zwingend geschaffen werden mussten.

Nach einer kurzen Übersicht über den Vorkriegsstatus und die Struktur urologischer Krankenabteilungen soll im folgenden Beitrag versucht werden, die Entwicklung der Urologie an Krankenhäusern verschiedener Träger und Organisationsformen – von den Universitäten bis zu Belegabteilungen – in den westlichen Besatzungszonen und der späteren Bundesrepublik exemplarisch darzustellen. Um soziale und wissenschaftliche Netzwerke zu verdeutlichen, die Einfluss auf Institutionalisierung der Urologie ausübten, werden ebenfalls beispielhaft Leben und Werk leitender Urologen skizziert. Auch wenn für einige urologische Standorte bereits kleinere oder größere Einzelstudien vorliegen, steht die medizinhistorische Aufarbeitung der Urologie in der Bundesrepublik nach 1945 noch am Anfang. Zu vielen Entwicklungen ist eine Akteneinsicht in öffentlichen Archiven noch nicht möglich. Diese Analyse erhebt daher, ähnlich wie der komplementär konzipierte Beitrag zur Fachverselbstständigung der Urologie in der DDR von Jürgen Konert et al. in diesem Band, keinen Anspruch auf Vollständigkeit.

6.2 Entwicklung erster Krankenhausabteilungen für Urologie bis 1945

Bis in die 1940er-Jahre galt noch immer die von Alexander von Lichtenberg (1880–1948) bereits auf dem VIII. Deutschen Urologenkongress 1928 in Berlin formulierte »Notwendigkeit der Begründung urologischer Krankenabteilungen« (von Lichtenberg 1928).

Von Lichtenberg (1928) führte in einer etwas inkonsistenten Aufstellung die zu diesem Zeitpunkt existierenden Kliniken (eigentlich ohne Privatabteilungen und Belegabteilungen), das städtische Krankenhaus Siloah in Hannover, das Krankenhaus der Barmherzigen Brüder in Dortmund, das Rote-Kreuz-Krankenhaus in Frankfurt, das Auguste-Viktoria-Krankenhaus in Berlin-Lichtenberg sowie das dortige St. Hedwig- Krankenhaus an. Interessanterweise erwähnte er nicht die bereits zu dieser Zeit bestehenden Hauptabteilungen in Düsseldorf-Golzheim sowie in Halle. Kurz nach von Lichtenbergs programmatischem Zustandsbericht über die deutsche Urologie gründeten sich im Ruhrgebiet in der Weimarer Zeit noch Ab-

1 N. N. (1980) Fachgebietsabkommen Chirurgie-Urologie bestätigt Informationen des Berufsverbandes Deutscher Chirurgen, Nr. 9. http://www.bdc.de/bdc/bdc.nsf/0/5657caf352db5295c1256e6a0038b263/$FILE/BDC-URO_1980.pdf sowie http://www.bdc.de/index_level3.jsp?documentid=5657caf352db5295c1256e6a0038b263&form=Dokumente (Recherche 31.03.2015).

Tab. 6.1 Gründung von Krankenhausabteilungen für Urologie bis 1945 (Auswahl)

Ort	Krankenhaus	Jahr und Status	Erster Leiter
Hannover	Siloah (Albrecht 2007)[a]	1913	Georg Prätorius (1878–1944)
Dortmund	Krankenhaus der Barmherzigen Brüder	gegr. als Belegabteilung 1909	Carl Schramm (1876–1949)
Frankfurt	Rotes-Kreuz[b]	–	–
Berlin(-Lichtenberg)	Auguste-Viktoria (Wenske 2009)	gegr. 1927	Joachim-Joseph Stutzin (1878–1954)
Berlin	St. Hedwig (Wenske 2009)	gegr. als Belegabteilung 1906, seit 1922 Hauptabteilung unter von Lichtenberg	Rudolf Jahr (1876–1965)
Düsseldorf	Klinik Golzheim (Bastian 2014)	gegr. 1925, in privater Trägerschaft	Peter Janssen (1874–1947)
Halle	Heilanstalt Weidenplan (Zacher u. Stolze 2014)	gegr. 1906	Otto Kneise (1875–1953)
Essen	Huyssen-Stift (Schmandt u. Ohnhaus 1997)		Carl Scheele (1884–1966)
Iserlohn	St. Elisabeth (Schmandt u. Ohnhaus 1997)	1928	Kurt Tzschirntsch (1897–1957)
Frankfurt	Elisabeth (Wenske 2009)	ab 1930	Hermann Schmutte (1896–1967)
Bottrop	Knappschaft (Wenske 2009)	ab 1931	Paul Seeliger (1881–1941)
München	Privatklinik Josephinum (Stolze 1973)	ab 1932	Ludwig Kielleuthner (1876–1972)
Berlin	Rudolf-Virchow (Wenske 2009)	1933	Karl Heusch (1896–1986)
Köln	Caritas (Vetter 1996)	ab 1933	Wilhelm Heckenbach (1899–1939)
Mannheim	Theresien/ Diakonissen	ab 1935	Leonhard Lurz (1895–1977)
Köln	St. Hildegardis	1938	Otto Boden (1906–1992)
Köln	Marien (Schmandt u. Ohnhaus 1997)	1938	von Ferstel
Berlin	Krankenhaus Westend (Wenske 2009; Kühl 2014)	1939	Hans Boeminghaus (1893–1979)
München	Städtische Urologische Klinik (May 1941; Moll 2014)	1938	Ferdinand May (1894–1977)

[a] http://www.krh.eu/unternehmen/presse/pm2013/Documents/Flyer%20zum%20100j%C3%A4hrigen%20Jubil%C3%A4um%20der%20Urologie.pdf (Recherche 31.03.2015).
[b] Hierzu ließ sich bisher kein historischer Beleg finden.

teilungen in Essen sowie in Iserlohn. In den 1930er-Jahren kamen weitere Abteilungen in Frankfurt und Bottrop hinzu. Im süddeutschen Raum lässt sich in Mannheim ab 1935 eine urologische Abteilung nachweisen. In München bestand ab 1932 in der Privatklinik Josephinum eine urologische Abteilung unter dem DGfU-Präsidenten von 1929 Ludwig Kielleuthner (1876–1972; Stolze 1973), der bereits 1914 eine Venia legendi für Urologie an der Universität erhalten hatte, als »nichtplanmäßiger außerordentlicher Professor« geführt wurde und in der Voelker'schen Operationslehre[2] das Kapitel über die Instrumentation der Harnröhre verfasst hatte (Kielleuthner 1924).[3]

Während der Zeit des Nationalsozialismus verlor die deutschsprachige Urologie fast 30 Prozent ihrer Mitglieder infolge der nationalsozialistischen Rassengesetzgebung (Krischel et al. 2011). Es entstanden in diesem Zeitabschnitt einige wenige Abteilungen, insbesondere im Großstadtbereich, mit einem Schwerpunkt in Köln und in Berlin. In Berlin konnte Hans Boeminghaus (1893–1979) am Krankenhaus Westend 1939 auf Initiative des Reichsärzteführers Leonardo Conti (1900–1945) (Wenske 2009; Kühl 2014) eine neue urologische Hauptabteilung einrichten. 1938 baute Ferdinand May (1894–1977) in München eine neue, viel beachtete und mit richtungsweisender Technik (Fa. Heynemann, Leipzig) ausgestattete, städtische urologische Klinik auf (May 1941; Moll 2014).[4]

Die Durchsetzung eines einheitlichen Führerprinzips, ein integralistischer Standpunkt von Chirurgen in Fachgremien, Universitäten und Krankenhäusern sowie die wirtschaftliche Situation während der NS-Zeit und des Zweiten Weltkrieges mit hiermit verbundenem Ärztemangel ergänzten sich gegenseitig und verhinderten die Herausbildung einer größeren, relevanten Zahl selbstständiger urologischer Fachabteilungen sowohl im Großstadtbereich wie auch auf dem Lande (◘ Tab. 6.1).

6.3 Neue Impulse zur Fachverselbstständigung nach 1945

Zeitgenössischen Schätzungen zu Folge gab es 1945 ca. 75 Urologen in Deutschland (Alken 1983, S. 330). Nach der Währungsreform begannen die verbliebenen Urologen, die bestehenden Kliniken in Stand zu setzen und zu erweitern sowie den (Wieder-)Anschluss an die internationale Forschung und deren Netzwerke in Angriff zu nehmen (Rathert 2007).

Schon 1949 Jahre hatte die Deutsche Gesellschaft für Urologie in einer Denkschrift den enormen Nachholbedarf der deutschen Urologie hervorgehoben und auf die Notwendigkeit eigener Abteilungen und Lehrstühle hingewiesen:

> » Da es an den deutschen Universitäten keine von urologisch anerkannten Fachvertretern geleitete selbständige Kliniken gibt, so erfolgt heute in Deutschland die Ausbildung auf diesem so wichtigen Spezialgebiet außerhalb der Universitäten. […] Diesen Zustand empfindet die »D. G. f. Urologie« als ungerecht und beschämend. […] Abgesehen von dem formalen Gesichtspunkt, dass der Ordinarius für Chirurgie nicht die Anerkennung als Facharzt für Urologie besitzt, ist der Allgemein-Chirurg, der den Anforderungen seines großen Gebietes gerecht werden will, auch objektiv nicht in der Lage, gleichzeitig noch auf einem anderen Spezialgebiet so bewandert zu sein, wie es für die Facharztausbildung verlangt. […] Aber eine noch so vollendete operative Technik hat nichts mit dem Begriff fachärztlicher Kenntnisse, fachärztlicher Indikationen und fachärztlicher Forschung zu tun. […] (Den) »geschilderten Zustand der. sog. »urologischen Station« und des entlehnten urologischen Facharztes […] lehnt die »D. G. f. Urologie« […] jedenfalls als unwürdig und ungenügend ab. (Tschirntzsch undatiert, ca. 1949)

In der Bestallungsordnung von 1939/1953 kam die Urologie als eigenständige Disziplin noch nicht vor (Schleicher 1997; Greilinger 2006). Das Angebot einer urologischen Vorlesung bzw. eines Praktikums war in das Belieben einer jeden Universität gestellt und erfolgte entweder unter der Ägide der Chirurgischen Klinik oft als »urologisches Praktikum mit Übungen am Krankenbett« oder auch im Rahmen der Dermato-Venerologischen Klinik (Moll et al. 2000; Greilinger 2006).

In München wurde 1946 beispielsweise eine Vorlesung mit dem Titel »Die mechanischen und dynamischen Störungen am Harnsystem« einmalig angeboten. Erst 1950/51 wurde eine allgemeine Vorlesung namens »Urologie« eingeführt. Obwohl sie von nun an jedes Wintersemester stattfand (1950/51–1953/54; immer WS) und bald noch praktische Veranstaltungen folgten, fand dieses Fach keinen Niederschlag mehr in der Kapitelüberschrift. 1951 konnten die Studenten einem »urologischen Praktikum mit Teilnahme an Operationen« beiwohnen (1951); in den folgenden beiden Sommersemestern konnten sie in einem »urologischen Praktikum mit Übungen am Krankenbett« mitarbeiten (1952, 1953). Ebenfalls 1953 wurde dieses Praktikum ergänzt durch »praktische und klinische Urologie als Kolloquium, praktische Unterweisungen und klinische Visite« (1953, 1953/54; Greilinger 2006).

In der (Muster-)Weiterbildungsordnung von 1968 wurde für die Facharztprüfung Urologie eine Weiterbildungszeit von fünf Jahren, davon zwei Jahre Chirurgie und drei Jahre Urologie oder ein Jahr Chirurgie und vier Jahre

---

2 Nach der Operationslehre von Joaquín Albarrán (1860–1912), 1910 ins Deutsche von Grunert übersetzt und bei Gustav Fischer in Jena erschienen, war dies die erste eigenständige urologische Operationslehre. Der Autor des Artikels hat eine Ausgabe sozusagen in Traditionsweitergabe von seinem wissenschaftlichen Lehrer Wolfgang Lutzeyer (1920–2006) bei dessen Ausscheiden aus der Aachener Klinik 1987 erhalten.

3 Personenstand der Ludwig-Maximilians-Universität München, Sommerhalbjahr 1928, München, o. Verlag, S. 14. http://epub.ub.uni-muenchen.de/9701/1/pvz_lmu_1928_sose.pdf (Recherche 31.03.2015).

4 Habilitation 1950, außerplanmäßiger Professor 1956, außerordentlicher Professor 1958, Emeritierung 1966 (vgl. Schmiedt 1975).

Urologie vorgeschlagen. Da in der Bundesrepublik die entsprechenden Landesärztekammern die jeweiligen Weiterbildungsordnungen für die Facharztprüfung festlegten, waren die Gegebenheiten in den einzelnen Kammerbezirken unterschiedlich.[5]

Einen festen Platz im Curriculum für Medizinstudenten erhielt das Fach erst nach Schaffung der Approbationsordnung von 1970.[6] Die vermehrte Ausbildung urologischer Fachärzte beförderte gleichzeitig die Einrichtung von Belegabteilungen durch niedergelassene Fachärzte, die auf eine klinische Tätigkeit nicht verzichten wollten. Diesen kam nun ein Training in endoskopischen, minimal-invasiven Verfahren zu Nutze. Durch die vollzogene Trennung im ambulanten Bereich fanden nun auch vermehrt Patienten Zugang in diese Einrichtung, und durch die damit verbundene Nachfrage stiegen endoskopische Eingriffe an Blase und Prostata an.

6.3.1 Empfehlungen des Wissenschaftsrates

Ein weiterer wichtiger Impuls für die Einrichtung eigenständiger Kliniken und Lehrstühle für Urologie an den Universitäten ging von den allgemeinen Reformen der Hochschulmedizin in den 1960er-Jahren aus. Die Geschichte der Hochschulreform in der Nachkriegszeit der Bundesrepublik wird von Historikern als Krisengeschichte beschrieben (Rohstock 2010). Es bestand ein »Nebeneinander von Weitermachen [wie zuvor: Ordinarienuniversität] in der Praxis und einer breiten Reformdiskussion« (Hoffacker 2000). Eine enorme Nachfragesteigerung nach tertiärer Bildung nach Ende der nationalsozialistischen Restriktionen und dem Zweiten Weltkrieg verdoppelte rasch die Zahl der Einschreibungen auf über 100.000 Studierende in den 1950er-Jahren in der Bundesrepublik. In den drei Jahrzehnten von den 1950er- bis zu den 1980er-Jahren sollte sich die Zahl der Einschreibungen von 100.000 auf über eine Million erhöhen. Trotz des neotraditionellen Selbstbildes war die Bildungspolitik nun aber gezwungen, die universitäre Praxis zu modernisieren (Jarausch 1999).[7] Mangels einer Lösung für die aus den ständig ansteigenden Studierendenzahlen resultierenden Probleme, weder auf Ebene der Universitäten noch auf der Ebene der Bundesländer, wurde als neues intermediäres Steuerungsinstrument durch ein Abkommen zwischen Bund und Ländern 1957 – im gleichen Jahr wie der Forschungsrat der DDR – der Wissenschaftsrat eingerichtet (Kaiser 2010). Auch herrschte zu dieser Zeit die Angst, gegenüber anderen Ländern den Anschluss in der Forschung zu verlieren, wozu der sog. »Sputnikschock« (Polianski u. Schwartz 2009) des gleichen Jahres ebenfalls Anlass gab. Dieses mehrdimensionale Krisenszenario sollte in den Bundesländern einen vielschichtigen Reformprozess in Gang setzten, der primär vom Ausbau des tertiären Bildungssektors bestimmt war (Paulus 2010; Rohstock 2010).

»Im Wettbewerb der Völker um die Vermehrung des menschlichen Wissens sei man zurückgefallen«, konstatierte der Vorsitzende des Wissenschaftsrates, der Jurist Helmut Coing (1912–2000) 1959 den rasanten Niveauverlust der Bundesrepublik (Rohstock 2010). Die eigentlichen Aufgaben des Wissenschaftsrats umfassten das Aufstellen eines Gesamtplanes für die Förderung der Wissenschaften und jährliche Dringlichkeitsprogramme sowie Empfehlungen über Verwendung von Mitteln (Bartz 2007). In einer Empfehlung vom 11.03.1960 zur Eingliederung neuer Dauerstellen in den Lehrkörper der wissenschaftlichen Hochschulen[8] sollten planmäßige außerordentliche Professuren in Zukunft nur noch eingerichtet werden a) für Fächer, die noch in der Entwicklung begriffen sind, deren künftige Entwicklung zur Breite eines vollen Ordinariats aber zu erwarten ist, b) in besonderen Fällen zur dauernden Förderung kleiner Spezialgebiete.[9] Ein solches noch in Entwicklung befindliches Fach war die Urologie.[10] Die Empfehlungen gehen auf die Struktur der Universitätskliniken ein und befassen sich mit deren Aufgaben, aber auch mit deren Ausstattung und deren personeller Situation. Für die Anästhesie und auch die Urologie wurde die Einrichtung von Extraordinariaten bzw. apl. Professoren empfohlen (Abteilungsvorsteherstellen im Rahmen der Gesamtchirurgie).[11] Urologie aber auch Unfallchirurgie, Kinderchirurgie sowie Herz- und Lungenchirurgie sollten allerdings noch unter dem Dach der Chirurgie verbleiben.

In den Empfehlungen des Wissenschaftsrates zur Struktur und zum Ausbau der medizinischen Forschungs- und Ausbildungsstätten vom März 1968 wird im Vorwort darauf hingewiesen, dass »die aus der geschichtlichen Entwicklung heraus verständliche Sonderrolle der Medizinischen Fakultäten zu überprüfen [sei] und Wege aufzuzei-

5 Entwurf einer Weiterbildungsordnung, in: Wortbericht des 71. Deutschen Ärztetages vom 20. Mai bis 22. Mai 1968 in Wiesbaden. Anhang A.

6 Bundesgesetzbl. I, S. 1458.

7 N. N. (1961) Die Bundesrepublik, ein unterentwickeltes Land. Der Spiegel 38: 62–72

8 Wissenschaftsrat (1960) Empfehlungen des Wissenschaftsrates zum Ausbau der wissenschaftlichen Einrichtungen. Teil 1: Wissenschaftliche Hochschulen. Mohr, Tübingen, S. 439.

9 Wissenschaftsrat (1960) Empfehlungen des Wissenschaftsrates zum Ausbau der wissenschaftlichen Einrichtungen. Teil 1: Wissenschaftliche Hochschulen. Mohr, Tübingen, S. 440.

10 Wissenschaftsrat (1960) Empfehlungen des Wissenschaftsrates zum Ausbau der wissenschaftlichen Einrichtungen. Teil 1: Wissenschaftliche Hochschulen. Mohr, Tübingen, S. 424.

11 Wissenschaftsrat (1960) Empfehlungen des Wissenschaftsrates zum Ausbau der wissenschaftlichen Einrichtungen. Teil 1: Wissenschaftliche Hochschulen. Mohr, Tübingen, S. 434.

gen, die es ihnen ermöglichen, die allgemein für Institutionen der wissenschaftlichen Hochschulen geltenden Forderungen besser als in den letzten Jahrzehnten zu erfüllen.«[12] Erschwert werde dies durch die Forderung nach klinischem Können, das unabdingbar sei und mit der Forschung und Lehre vereinbar sein müsse. »Die klinischen Leistungen sind zugleich Schrittmacher und Kontrolle der medizinischen Forschung; der Anspruch, eine hochqualifizierte Ausbildung zu vermitteln, wird unglaubwürdig, wenn mangelnde klinische Leistungen es unmöglich machen, die ausbildende Institution als Vorbild anzuerkennen.«[13]

Auf der Grundlage der entscheidenden Fortschritte der modernen Medizin, so wurde 1968 festgestellt, die durch neue Untersuchungsmethoden, subtile chirurgische Operationsverfahren und die stürmische Entwicklung der Naturwissenschaften ermöglicht wurden, sei in den Medizinischen Fakultäten eine enge Verzahnung von Forschung, Lehre und klinischem Können unabdingbar. Neben einer Neuordnung des Studiums sei v.a. eine weitere Spezialisierung notwendig. Die Einwände aus ärztlich-klinischer Sicht, welche die Einheit der Medizin gefährdet sehen, werden dahingehend zurückgewiesen, dass es eine Überforderung des einzelnen Mediziners wäre, ein größeres Fach voll verantwortlich zu vertreten und gleichzeitig ein Spezialgebiet zu pflegen. Ausdrücklich wird festgestellt: »Vom Standpunkt der Forschung aus sind Argumente gegen eine sinnvolle, durch Methode, Fragestellung und Kapazität des einzelnen Wissenschaftlers bedingte Spezialisierung nicht vorhanden.«[14] Die Medizinischen Fakultäten und v.a. ihre klinischen Institutionen sollten aus der Sicht des Wissenschaftsrates den Weg der Spezialisierung im notwendigen Umfang weitergehen. Bezogen auf die Empfehlungen von 1960 stellte der Wissenschaftsrat 1968 fest, dass diese ihre Wirkung in den Kliniken nicht verfehlt hätten und dass dort wie auch in den Fachgesellschaften eine Diskussion in Gang gekommen sei. Dabei ließen sich zwei Entwicklungstendenzen beobachten: zum einen die Entlastung bestehender Kliniken durch die Entlassung von Teilgebieten in die Selbstständigkeit, zum anderen die Schaffung von Spezialabteilungen innerhalb der Kliniken.[15] Grundsätzlich wird jedoch auch festgestellt, dass die Schaffung selbstständiger Teilgebiete mit neuen Stellen für ordentliche oder außerordentliche Professoren nicht automatisch verbunden sei mit dem Anspruch auf die Errichtung einer eigenen Klinik. Jedoch müssten ausreichende Arbeitsmöglichkeiten geschaffen werden.[16] Die Empfehlungen des Wissenschaftsrates von 1968 sahen bei den Kliniken eine Erhöhung der Stellen um 1.518 (20,6 %) vor gegenüber den im Jahr 1967 vorhandenen 7.357 Stellen. Davon sind 389 Stellen für ordentliche und außerordentliche Professoren vorgesehen, um eine Erhöhung auf insgesamt 1.090 Professoren in den klinischen Fächern zu erreichen. In den gemeinsamen klinischen Einrichtungen und Zentren der klinischen Grundlagenforschung, zu denen auch die Urologie zählt, waren im Jahr 1967 94 Stellen für Professoren vorhanden. Diese sollten nach den Empfehlungen von 1968 um 214 Stellen erhöht werden.

Die Schaffung neuer medizinischer Forschungs- und Ausbildungsstätten wie beispielsweise die Neugründung einer medizinischen Fakultät in Aachen, hatte auch unmittelbaren Einfluss auf die Entwicklung der Urologie an den Universitäten. In Nordrhein-Westfalen gab es an großen städtischen Krankenhäusern bereits etablierte urologische Abteilungen, die nun problemlos zu Universitätsabteilungen weiterentwickelt werden konnten.

Die erste Klinik für Urologie in Deutschland hatte ihren Ursprung allerdings nicht in diesen hochschulpolitischen Reformbemühungen der 1960er-Jahre, sondern in der französischen Hochschultradition.

6.4 Homburg/Saar: Universitätsgründung unter dem Protektorat der Besatzungsmacht

Die Besatzungssituation nach dem Zweiten Weltkrieg konnte auch die Einrichtung neuer Lehrstühle erleichtern und befördern. Im politisch teilautonomen und ökonomisch mit Frankreich verflochtenen Saargebiet verband sich diese politische Sondersituation mit der Biographie des Urologen Carl-Erich Alken (1909–1986), der nach 1945 aus politischen und persönlichen Erwägungen heraus von Berlin aus in die aus urologischer Sicht periphere französische Besatzungszone gewechselt war (Müller 2005).[17]

Nach seinem Abitur 1929 in der zu dieser Zeit französisch besetzten Stadt Trier studierte Alken in Greifswald,

12 Wissenschaftsrat (1968) Empfehlungen des Wissenschaftsrates zur Struktur und Ausbau der medizinischen Forschungs- und Arbeitsstätten. Mohr, Tübingen, S. 8.

13 Wissenschaftsrat (1968) Empfehlungen des Wissenschaftsrates zur Struktur und Ausbau der medizinischen Forschungs- und Arbeitsstätten. Mohr, Tübingen, S. 8.

14 Wisssenschaftsrat (1968) Empfehlungen des Wissenschaftsrates zur Struktur und Ausbau der medizinischen Forschungs- und Arbeitsstätten. Mohr, Tübingen, S. 13.

15 Wissenschaftsrat (1968) Empfehlungen des Wissenschaftsrates zur Struktur und Ausbau der medizinischen Forschungs- und Arbeitsstätten. Mohr, Tübingen, S. 34.

16 Wissenschaftsrat (1968) Empfehlungen des Wissenschaftsrates zur Struktur und Ausbau der medizinischen Forschungs- und Arbeitsstätten. Mohr, Tübingen, S. 62.

17 N. N. Saarlandbiographien. http://www.saarland-biografien.de/Alken-Carl-Erich (Recherche 15.02.2015).

Köln, Graz, Innsbruck[18] [19] und wieder in Köln, wo er auch 1934 sein Staatsexamen ablegte und mit einer Arbeit zum Thema »Die Bedeutung der B.S.G. für die Diagnose der Nebenhodentuberkulose« unter dem Chirurgen Hans von Haberer-Kremshohenstein (1875–1958) promoviert wurde. Am 10.12.1935 erhielt Alken seine Approbation, nach internistischer Tätigkeit bei Gerhard Wüllenweber (1894–1942; Leiter der Medizinischen Universitätspoliklinik Köln-Bürgerhospital der Kölner Universitätsklinik sowie leitender Arzt der Inneren Abteilung am Städtischen Krankenaus Köln-Deutz), der sich wissenschaftlich auf nephrologisch-physiologisch-urologischem Gebiet betätigte (Wüllenweber 1930, 1931, 1941). Nach eigener Aussage hatte Alken »auch in einem (chirurgischen) Untersuchungszimmer der Lindenburg urologisch das Licht der Welt erblickt, indem« (er) »erstmalig in (seinem) Leben durch ein Cystoskop sehen durfte, ein Erlebnis, das für (seine) Berufswahl entscheidend war« (Alken 1961). Nach weiteren beruflichen Stationen, unter anderem am St. Hedwig-Krankenhaus in Berlin bis 1938, wo er zwischen Dezember 1935 und März 1936 als unbezahlter Volontärassistent noch Alexander von Lichtenberg (1880–1948) kennenlernen konnte, und einer kurzfristigen Tätigkeit am Schwabinger Krankenhaus bei Hans Bronner (1893–1965)[20], der 1936 aus Köln kommend, Chefarzt geworden war, war er bis Juli 1939 als Oberarzt wiederum am St. Hedwig-Krankenhaus angestellt. Im gleichen Jahr legte er die Facharztprüfung ab. Als Sanitäts-Offizier und Oberarzt der Luftwaffe leistete er bei einer motorisierten Sanitätsabteilung seinen Kriegsdienst ab. 1942 wurde er Chefarzt der urologischen Abteilung am Krankenhaus Berlin-Hohengatow. Später leitete er dann ein Feldlazarett in Mendola bei Bozen und war beratender Urologe für die Lazarettbasis in Meran. Nach Kriegsende setze er zunächst als niedergelassener Urologe seine Tätigkeit in Trier fort. Im nahen Homburg waren bereits ab dem 26.01.1946 für aus dem Krieg heimkehrende Medizinstudenten, die weder an ihre kriegszerstörten Universitäten zurückkehren konnten noch in Frankreich studieren wollten, medizinisch-klinische Fortbildungskurse, de facto eine »Medizinische Akademie« (Müller 1996) eingerichtet worden. Da das Homburger Landeskrankenhaus nicht zerstört worden war und habilitierte und qualifizierte Mediziner vorhanden waren, bot sich die Durchführung solcher Hochschulkurse an (Springer 1965). Diese knüpften an schon länger bestehende Fortbildungstraditionen des Krankenhauses (die sog. Homburger Ärzteabende) sowie an die Fachtagung für saarländische, pfälzische und badische Ärzte an (Müller 2007). Da aber die benachbarten Universitäten, insbesondere Mainz, die Kurse nicht anerkennen wollten, wurde am 08.03.1947 das »Centre d' Etudes Supérieures de Homburg« gegründet, nach Kontakten des Militärgouverneurs (Délégué Supérieur) der französischen Besatzungsmacht im Saarland Gilbert Grandval (1904–1981; Hirsch-Ollendorf bis 1947) mit dem ihm aus der Réstiance bekannten Rektor der Universität Nancy, Pierre Donzelot (1901–1960) (Müller 2007).[21, 22]

Vor diesem Hintergrund erhielt Carl-Erich Alken bereits im Juni 1946 während seiner Trierer Tätigkeit Kontakt zu den französischen Behörden. Am 23.08.1946 wurde er durch den »Directeur des la Santé Publique et des Affaires Socials« der französischen Militärregierung und Spiritus rector der Homburger Hochschulkurse, dem Elsässer René Springer (1892–1980) (Springer 1965), zum leitenden Arzt der urologischen Abteilung des Landeskrankenhauses Homburg und am 01.05.1947 zum Oberarzt und ständigen Vertreter des Direktors des Landeskrankenhauses bestellt. Als Chefarzt war er am 07.12.1946 sofort an den maßgeblichen Planungen zusammen mit Vertretern der Saarbrücker Militärregierung, dem Repräsentanten des Homburger Kreisdelegierten, dem Leiter des Homburger Institut de Médecine und künftigen Direktors des Landeskrankenhauses Rudolf Wilhelm sowie Studentenvertretern beteiligt und mit den in Nancy projektierten »Aufgaben des Institut de médecine, das an die Medizinische Fakultät der Universität Nancy angeschlossen ist« befaßt, um den Übergang der Studenten an französische Universitäten vorzubereiten, und es wurde allen saarländischen Studenten nahegelegt, nach Homburg zu kommen (Müller 2007). Bereits im November 1947 konnte sich Alken in Paris durch die Vermittlung René Springers an der Sorbonne durch Einreichung seiner bisherigen wissenschaftlichen Publikationen habilitieren und die Venia legendi erhalten (Professeur sous titre étrangère) und war damit auch formal zur Studentenausbildung berechtigt. Am 10.09.1948 erhielt Alken die Ernennungsurkunde zum außerordentlichen Professor an der Universität des Saarlandes und war Prorektor der Universität. In Homburg wurde 1952 an der Universität des Saarlandes der erste Lehrstuhl für Urologie im Bereich der westlichen Besatzungszonen eingerichtet,

18 Bei M. Henze (Med. Chemie), bei F. Sieglbauer (Anatomie), bei S. Schumacher (Histologie) und bei E. Brücke (Physiologie) im Sommersemester 1930. Mail-Auskunft der Universität Innsbruck (Peter Goller) vom 25.04.2015.

19 Auskunft des Universitätsarchivs Köln (Andreas Freitäger) vom 17.02.2015. Aufgrund der Kriegseinwirkungen sind Dissertation und Matrikeleinträge nicht mehr vorhanden.

20 Bronner (Chirurgische Klinik, Augustahospital im Bürgerhospital) hatte sich 1928 in Köln habilitiert und war danach Oberarzt an der Medizinischen Akademie Köln; vgl. Tagesgeschichte Klin Wschr (1928) 7, S. 2420 sowie 17 (1938), S. 488. Er selbst hatte Anfang der 1930er-Jahre zum Kontrastmittel Abrodil gearbeitet; vgl. Bronner et al. (1930).

21 Der Spiegel, 22.03.1947, S. 2–3.

22 Am Endpunkt der Entwicklungen stand 1948 die Gründung der Universität des Saarlandes.

nachdem an der Charité nach dem Ausscheiden des Lehrstuhlinhabers Otto Ringleb (1875–1946) bereits wieder ein Lehrstuhl für Urologie mit Ferdinand Hüdepohl (1902–1980)[23] besetzt worden war.

Vom November 1952 bis Juni 1958 war Alken Chefarzt der Urologischen Klinik und ab dem 01.07.1958 auch Ordinarius für Urologie[24] sowie in der Amtsperiode 1959–1960 Dekan der Medizinischen Fakultät. Während seiner Amtszeit wurde die kombinierte Klinik für Urologie und für Hals-Nasen-Ohrenheilkunde erbaut, deren Bauplan für viele Jahrzehnte für weitere Klinik- und Abteilungsbauten richtungsweisend sein sollte (Steudel u. Armbruster 2012; Moll 2014).

Auf Grundlage dieser frühen institutionellen Verankerung, seiner allgemeinen fachlichen Reputation und für die urologische Praxis weitreichenden speziellen Innovationen[25] entfaltete Alken in den 1950er- bis 1970er-Jahren ein umfassendes fach- und hochschulpolitisches Engagement (Lutzeyer 1983). Unter der Herausgeberschaft von C. E. Alken, V. W. Dix (London), H. M. Weyrauch (San Francisco) und Ernst Wildbolz (Bern) erschien bei Springer (Heidelberg) zwischen 1959 und 1982 ein 16-bändiges Lehrbuch mit Kapiteln in deutscher und englischer Sprache, wobei die Bände jeweils einem Themengebiet zugeordnet wurden.[26] Es knüpfte an die Vorkriegstradition des 5-bändigen Handbuches der Urologie (Hrsg.: Alexander von Lichtenberg, Friedrich Voelcker und Hans Wildbolz, 1926–1929) des gleichen Verlagshauses an.[27] Sein »Leitfaden der Urologie für Studium und Praxis«[28], bei Thieme in Stuttgart ab 1955 herausgegeben, später zusammen mit Jürgen Sökeland, in mehrere Sprachen übersetzt, ist bis heute als »Taschenlehrbuch der Urologie« in der 14. Auflage ein erfolgreiches Nachschlagewerk für Studenten und allgemeine Kliniker.

Die Folgen der deutschen Teilung mit deutlich erschwerter wissenschaftlicher Kooperation mit Verlagen in der DDR führte nach dem Mauerbau 1962 zur Gründung der Fachzeitschrift »Der Urologe« bei Springer. Die Zeitschrift sollte aktuelle Probleme der urologischen Klinik und Praxis dem urologisch tätigen Arzt und dem interessierten Vertreter der angrenzenden Fachgebiete vermitteln. Aktuelle Fragestellungen der Grundlagenforschung waren zunächst nicht vorgesehen, jedoch sollte der Leser über den jeweiligen Stand der einzelnen Forschungsgebiete kurz informiert werden. 1970 wurde »Der Urologe« dann in Kooperation mit Alken und dem Springer-Verlag in die Ausgaben A (DGU) und B (BDU) aufgegliedert, was den berufspolitischen Interessen der niedergelassenen Urologen entgegen kam (Sökeland u. Göpel 2002). 1961 gelang es Alken, auch die rektale Prostatauntersuchung bei Übernahme der Kosten durch die Krankenkassen als Früherkennungsuntersuchung durchzusetzen (Stockhausen u. Alken 1971). Dies führte u.a. zu einer medialen Auseinandersetzung mit dem streitbaren Julius Hackethal (1978).

Alken (◘ Abb. 6.1) vertrat die Urologie auch prominent in der Ärztlichen Selbstverwaltung und wurde z.B. 1965 zum Vorsitzenden des Wissenschaftlichen Beirates der Bundesärztekammer (bis 24.10.1970) ernannt (Gross 1987). Aus den zugänglichen Akten der Berufungsverfahren für urologische Lehrstühle bzw. Extraordinariate, wie etwa für Ferdinand May in München[29] und für Wilhelm Brosig[30], wird die Referenzstellung deutlich, die Alken innerhalb des Fachs einnahm.

23 Ferdinand Hüdepohl war Mitglied der SS (vgl. Wenske 2009).

24 Das Narrativ des »ersten Lehrstuhls« nach dem Zweiten Weltkrieg kann nur unter Berücksichtigung der jeweiligen unterschiedlichen Position aufrecht erhalten werden.

25 Alken entwickelte ein steriles Gleitmittel für die Endoskopie nach Volumenmessungen der männlichen Harnröhre, was mithilfe der Firma Farco Pharma in Köln zu den heutigen Präparaten Instillagel® und Endosgel® führte (Moll u. Rathert 2011).

26 Bd. 1: Anatomie und Embryologie, 1969 / Bd. 2: Physiologie und pathologische Physiologie, 1965 / Bd. 3: Symptomatologie und Untersuchung von Blut, Harn und Genitalsekreten, 1960 / Bd. 4: L'Insuffisance Renale, 1962 / Bd. 5,1: Diagnostic Radiology, 1962 / Bd. 5,1 Supplement: Diagnostic Radiology, 1977 / (Bd. 5,2 fehlt) / Bd. 6: Edoscopy, 1959 / Bd 7,1: Malformations, 1968 / Bd. 7,2: Die urologische Begutachtung und Dokumentation, 1965 / Bd. 8: Entleerungsstörungen, 1962 / Bd. 9,1: Entzündung, 1964 / Bd. 9,2: Inflammation II, 1959 / Bd. 10: Die Steinerkrankungen, 1961 / Bd. 11,1: Tumours I, 1967 / Bd. 12: Funktionelle Störungen, 1960 / Bd. 13,1: Operative Urologie, 1961 / Bd. 13,2: Operative Urologie II, 1970 / Bd. 13,3: Surgery of the ureter, 1975 / Bd. 14: Traumatologie des Urogenitaltraktes, 1981 / Bd. 15: Urology in childhood, 1958 / Bd. 15 Supplement: Urology in childhood, 1974 / Bd. 16: Fertility, 1982.

27 Mehrere Autoren weisen auf diese Tradition ausdrücklich hin, z.B. Olle Olosson und Gusta Jönsson in der Einleitung ihres Kapitels »Roentgen examination of the kidney and the ureter diagnostic radiology« (In: Handbuch der Urologie (1962) Encyclopedia of urology. Springer, Heidelberg, S. 1).

28 Alken CE: Leitfaden der Urologie für Studium und Praxis. Thieme, Stuttgart (1. Auflage 1955, 2. Auflage 1965, 3. Auflage 1966, 4. Auflage 1968, 5. Auflage 1970, 6. Auflage 1973, 7. Auflage 1976, 8. Auflage 1979 zusammen mit Sökeland, 9. Auflage 1983 zusammen mit Sökeland, 10. Auflage 1987, 11. Auflage 1993 Sökeland mit einem Beitrag von Herbert Rübben, 12. Auflage 2002 Sökeland zusammen mit Rübben und Schulze unter dem Titel »Urologie verstehen, lernen, anwenden, 13. Auflage 2004 zusammen mit Rübben und Schulze unter dem Titel »Urologie verstehen, lernen, anwenden, 14. Auflage Sökeland, Rübben, Taschenlehrbuch der Urologie).

29 Schreiben von Prof. C. E. Alken an den Dekan der Medizinischen Fakultät der Universität München vom 07.06.1956: Gutachten Ferdinand May; in: Personalakte Ferdinand May, UA München E-II-2413.

30 FU Berlin, UA Med. Fak., Mappe Med.-Fak., Berufungsakten, Urologie, Dekanat S–Z.

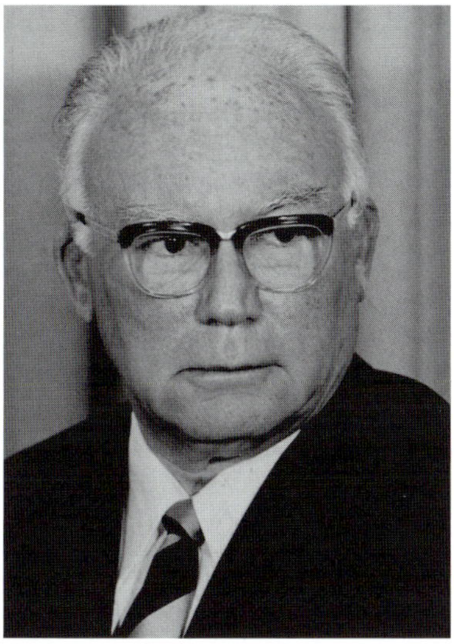

Abb. 6.1 Carl-Erich Alken (1909–1986). (Museum, Bibliothek und Archiv der Deutschen Gesellschaft für Urologie, Repro Kurpick, mit freundlicher Genehmigung)

In einer pragmatischen Grundsatzrede forderte er auf dem 19. Urologenkongress 1961 in Köln die Eigenständigkeit von der Chirurgie mit eigenen Lehrstühlen:

> [...] In den Streitschriften und Diskussionen um die Stellung der Urologie an der Hochschule wird immer wieder die Selbständigkeit des Faches in Frage gestellt. Es muß einmal ex cathedra und in aller Deutlichkeit gesagt werden, daß die Urologie seit 30 Jahren bereits ein selbständiges Spezialfach ist, mit einer festliegenden Facharztordnung und der sich selbstverständlich daraus ergebenden Anerkennung in der gesamten deutschen Ärzteschaft, den Standesorganisationen, im Versicherungs- und öffentlichen Gesundheitswesen. Damit ist die vom Wissenschaftsrat geforderte Eigenständigkeit des Faches de jure et de facto gegeben. Wenn einzelne chirurgische Fachvertreter und Fakultäten dies nicht anerkennen wollen, so handeln sie in völliger Unkenntnis der innerdeutschen und internationalen Situation und hemmen damit eine Entwicklung, die im Viereck Paris-New York-Moskau-Tokio bereits vor 30 Jahren abgeschlossen wurde. Ein international anerkanntes Spezialfach muß auch in Deutschland an der Hochschule verankert sein, um von dort aus die Impulse zu erhalten, die Praxis und Klinik brauchen, einmal, um dem ihr anvertrauten Krankengut nach bestem Wissen gerecht zu werden, zum anderen um sein Niveau auf dem internationalen Standard halten zu können. Jedem Erfahrenen und Berufenen wird es klar sein, daß die dynamische Entwicklung einer Disziplin nur über die wissenschaftliche Arbeit und Forschung an der Hochschule möglich ist. Damit wird dieses Problem für die deutsche Urologie zu einer Existenzfrage. Dabei geht es uns nicht um materielle Dinge oder rein akademische Positionen, sondern um die Freiheit in Lehre und Forschung, die wir als Ärzte brauchen, um mit unseren besten Kräften dem Gesetz zu dienen, unter dem wir alle stehen: Salus aegroti suprema lex. (Alken 1961, S. 227)

Den Erfolg seiner Bemühungen beurteilte er 1973 folgendermaßen: »Im letzten Jahrzehnt erhielt das Fachgebiet Urologie eine Vielzahl neuer Impulse und neuer Akzente. In Anerkennung seiner gesundheitspolitischen Bedeutung und seiner interdisziplinären Stellung in der Allgemeinmedizin wurde es offizielles Ausbildung- und Prüfungsfach. [...] Präventionen auf allen Gebieten, besonders in der Karzinomfrüherkennung, nehmen einen zunehmend breiteren Raum ein« (Alken u. Staehler 1973). 1983 ergänzte er diese Einschätzung in Hinblick auf die internationale Reputation der deutschen Urologie: »Nach chirurgisch operativen Maßstäben hat sie (die Urologie) an den Kliniken mit personellen und technischen Voraussetzungen ein Niveau erreicht, das dem internationalen Standard entspricht und auch anerkannt wird« (Alken 1983).

Alken gilt in der fachkulturellen Selbstwahrnehmung als »Mentor und Altmeister der Urologie« (u.a. Lutzeyer 1983, S. 333). Eine Einschätzung, die auch durch nach ihm benannte Preise unterstützt und zugleich auch von ihm selbst befördert wurde. Die Carl-Erich-Alken-Medaille ist die höchste Auszeichnung der saarländischen Ärzteschaft für besondere Verdienste eines Kammermitglieds um das Ansehen der Ärzteschaft.[31] Die 1975 gegründete Carl-Erich-Alken-Stiftung bemüht sich um die Förderung der klinischen und experimentellen Forschung auf dem Gebiet der Urologie, indem sie jährlich ausgezeichnete deutschsprachige Wissenschaftler und Kliniker zum Vortrag einlädt und einen gleichnamigen, mit 10.000 Schweizer (zunächst 6.000) Franken dotierten Preis für hervorragende wissenschaftliche Arbeiten verleiht.[32,33] Zu den zahlreichen Ehrungen und Auszeichnungen, die Alken erhielt, gehörte auch die Theodor-Brugsch-Medaille der medizinisch-wissenschaftlichen Gesellschaften der DDR (Abb. 6.2). Alkens soziale und wissenschaftliche Verbindungen in die damalige DDR waren zahlreich, u.a. war er wissenschaftlicher Beirat der »Zeitschrift für Urologie«.

31 http://www.aerztekammer-saarland.de/Aktuelles/Eintrag/1268830936 (Recherche 15.02.2015).

32 http://www.alken-stiftung.de/startseite.html (Recherche 15.02.2015).

33 N. N. (1984) Rules for the Stiftung. C.-E.-Alken-Prize. Internat Urol Nephrol 16(2): 191.

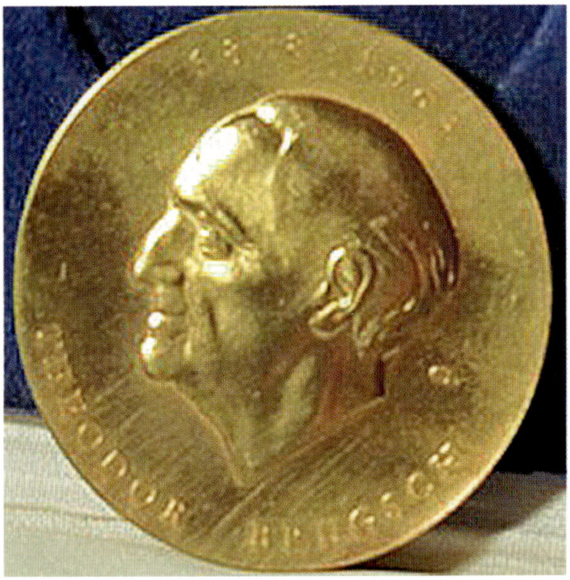

Abb. 6.2 Theodor-Brugsch-Medaille des Koordinierungsrates der Medizinischen Wissenschaftlichen Gesellschaften der DDR. (Museum, Bibliothek und Archiv der Deutschen Gesellschaft für Urologie, Bildersammlung)

6.5 Düsseldorf: Gründung einer urologischen Universitätsklinik aus einer Medizinischen Akademie

Nach Homburg und Halle etablierte sich 1963 in Düsseldorf ein dritter Lehrstuhl für Urologie. Die Entwicklung einer eigenständigen urologischen Universitätsklinik in Düsseldorf ist eng mit dem Namen des chirurgischen Ordinarius Ernst Derra (1901–1979) verbunden. Dieser hatte 1946 die Nachfolge von Max Madlener (1898–1989) als Direktor der Chirurgischen Klinik angetreten (Woelk et al. 2003). 1953 konnte Derra bei der Stadt Düsseldorf einen Neubau für die Chirurgie durchsetzen. Sicherlich war es diesem Umstand auch zu verdanken, dass er jeweils einen Ruf nach Tübingen und nach Bonn ablehnte. Die neue Chirurgische Klinik wurde nach Plänen der Architekten Konstanty Gutschow (1902–1978; Necker 2012) und Godber Nissen (1906–1997; Frank u. Schwartz 1995) und unter erheblicher Einflussnahme von Derra und seinen engsten Mitarbeitern am 26.06.1958 mit 320 Betten, sechs Operationssälen und einer separaten Intensivstation errichtet (Halling u. Vögele 2006). Nach der anstehenden Neueröffnung der Chirurgischen Klinik strebte er eine Ausgliederung der Abteilungen für Urologie und Neurochirurgie aus seinem bisherig bestehenden Klinikbereich an. Erste Beratungen sind bis zu einer Sitzung des Kuratoriums der Medizinischen Akademie am 04.12.1957 zurückzuverfolgen. Zur Begründung hieß es, die Bettenkapazitäten der beiden auszugliedernden Fachdisziplinen seien unzureichend, weshalb eine vorübergehende Unterbringung von jeweils 70 Betten innerhalb des Hauses der Chirurgie wünschenswert sei. Am 26.061958 wurde dieses Bestreben dann in die Tat umgesetzt.[34] Die Positionen der jeweiligen Abteilungsleiter wurden umgewandelt.[35] Am 04.07.1958 erfolgte die Bildung zweier Extraordinariate im Rahmen der Sitzung des Krankenhausausschusses, nämlich für die Urologie und für die Neurochirurgie. Bis zu deren Verwirklichung durch die Berufung seines Oberarztes Herrmann Dettmar (1918–1995) für die Urologische Klinik war Derra weiterhin formell für die Urologie verantwortlich (Koenen 2009).[36]

Die Karriere Hermann Dettmars (Abb. 6.3) innerhalb der Chirurgischen Universitätsklinik ist ein Musterbeispiel für die Entwicklung vom Oberarzt über ein Extraordinariat bis zur (Haus-)Berufung zum Ordinarius für Urologie. Herrmann Dettmar wurde am 17.03.1918 in Dortmund geboren. Nachdem er sein Studium der Humanmedizin in Münster, München, Innsbruck, Hamburg und Freiburg begonnen hatte, wurde er im Jahr 1941 zur Wehrmacht eingezogen. Im Jahr 1942 konnte er seine Studien in München fortsetzen; 1943 schlossen sich dort Examen und Promotion an. Es folgte eine Tätigkeit im Luftwaffenlazarett in Brüssel und eine Truppenarzttätigkeit in Italien bis zum Kriegsende. Seine urologischen Fachkenntnisse erwarb Dettmar bei Ferdinand May (1898–1978) in München. May leitete, wie bereits erwähnt, seit 1938 in München eine eigenständige städtische Klinik für Urologie, deren Ausstattung damals als mustergültig galt (May 1941). Er hatte 1949 den Vorsitz beim ersten offiziellen Kongress der wiederbegründeten Deutschen Gesellschaft für Urologie.[37]

1950 nahm Dettmar eine Oberarztstelle an der Medizinischen Akademie in Düsseldorf an. Zwei Jahre später habilitierte er sich für Chirurgie und Urologie, wie damals seitens der Deutschen Gesellschaft für Chirurgie gefordert, mit dem Thema »Untersuchungen über die Serumphosphatasen und ihre klinische Bedeutung«, einem zu diesem Zeitpunkt nach den Publikationen von Charles Huggins (1901–1997) zur Hormonabhängigkeit des Prostatakarzinoms aktuellen Forschungsthema. Mit Ernst Derra hatte Dettmar einen Förderer, der die Verselbstständigung der Urologie, wie gezeigt, aktiv vorangetrieben hatte. Bereits in seinem Gutachten zur Habilitation Dettmars im Jahr 1952 wird eine Doppelstrategie deutlich, da er einerseits seine Qualitäten als Allgemeinchirurg (»als Chirurg ist er nicht

34 Vita Professor Ernst Derra, in: UA Düsseldorf, 1/5, 423, S. 2–3.
35 UA Düsseldorf, 1/2, S. 198.
36 Vita Professor Ernst Derra, in: UA Düsseldorf, 1/5, 423, S. 3–4.
37 Verhandlungsbericht der Deutschen Gesellschaft für Urologie 1949 in München; VEB Georg Thieme, Leipzig, 1950.

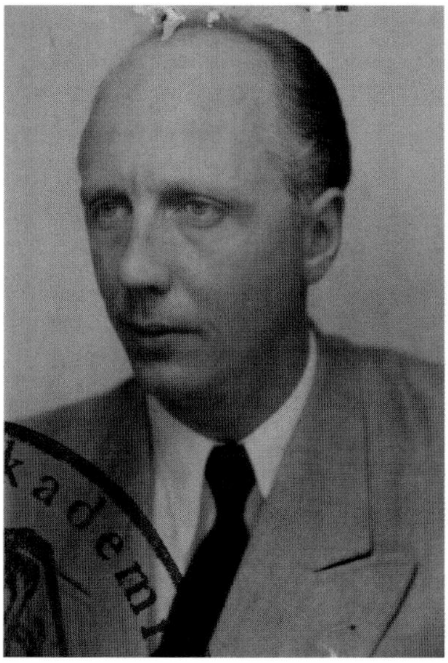

Abb. 6.3 Herrmann Dettmar (1918–1989). (UA Düsseldorf, 1/12, 446, Repro Halling, mit freundlicher Genehmigung)

einseitig«) betont, andererseits seine Neigung zur Urologie und eine »gründliche Ausbildung« in der Urologie hervorhebt.[38] Dettmar wurde im Jahr 1958 – auch aufgrund eines positiven Gutachtens von Alken[39] – zum außerplanmäßigen Professor ernannt und 1959 zum Direktor der Urologischen Klinik der Medizinischen Akademie in Düsseldorf als Extraordinarius berufen.[40] Dieses Extraordinariat wurde im Jahr 1963 in ein Ordinariat umgewandelt.[41] Diese im Verbund mit vier weiteren Extraordinarien erfolgte Aufwertung des Extraordinariates muss in Zusammenhang mit der Gründung der Universität Düsseldorf und der planmäßigen Ausweitung des Lehrkörpers gesehen werden.[42] 1965 war Dettmar Präsident der Deutschen Gesellschaft für Urologie und wurde auch zum Vorsitzenden der Nordrhein-Westfälischen Gesellschaft für Urologie ernannt (Koenen 2009).

Während des 19. Deutschen Urologen Kongresses 1961 in Köln unter der Präsidentschaft von Alken konnte der Chirurg Derra als geladener Gastredner dieses für die Entwicklung der Urologie wichtige Beispiel präsentieren:

> (...) [Daß] ich mir in den letzten Jahren Gedanken gemacht habe über die Einordnung der Urologie in den Gesamtrahmen der Medizin bei uns zu Lande, betrachte ich als keine Leistung. Sie ergaben sich von ganz selbst angesichts der gewichtigen Ausweitung der medizinischen Erkenntnisse in den Dezennien, die aufgenommen, ausgewertet und weiter entwickelt werden wollen und müssen. Ich habe Zweifel bekommen, ob die Intelligenz eines einzelnen Menschen, mag sie so groß sein, wie sie will, noch ausreicht, um die Unzahl von Aufgaben und Problemen, vor die uns die neueste Zeit in einer stürmischen Entwicklung gestellt hat, bestmöglich zu erfüllen oder gar die äußerst komplexen Gebiete, die sich in vieler Hinsicht aufgetan haben, forscherisch vorwärts zu treiben. Aus diesen Tatsachen resultiert mein Eintreten für eine vernünftige Spezialisierung und Arbeitsverteilung. (...) Ich bekenne für meine Person: Es wäre eine Selbsttäuschung, wollte ich mich in dem Glauben wiegen, die aseptische Chirurgie im klassischen Sinne, die plastische, die Gesichts-, die Kiefer-, die Knochen-, die traumatologische, die orthopädische, die Neuro-, die thorakale, die vasculäre, die endokrinologische, die urologische und die septische Chirurgie in gleicher Weise bis zur Vollendung zu beherrschen. (...) Ich habe aus dieser Einsicht und Erkenntnis die Konsequenzen gezogen. Die Sprossen, die mir lebensfähig erscheinen, habe ich abgegeben, die Neurochirurgie, die Gesichts-, die plastische Chirurgie und die Urologie, und in Lehrstühle, verbunden mit Klinikdirektoraten, umwandeln lassen. (...) Grundsätzlich bin ich der Meinung, [daß] die Neurochirurgie, die Gesichts-, die plastische Chirurgie und die Urologie so wohlfundierte Arbeitsgebiete sind, [daß] sie ihre Eigenständigkeit verdienen und beanspruchen dürfen. (...). (Derra 1961, S. 227–228)

Dieser Argumentation folgten allerdings vor allem die begünstigten Fächer, während die Widerstände innerhalb der Chirurgie gegen die Verselbstständigung weiterhin enorm blieben. Derra wurde damit zum Kronzeugen in der zeitgenössischen Diskussion und zu einer Schlüsselfigur in der fachintern gepflegten Geschichtsschreibung zur Institutionalisierung der Urologie (Lutzeyer 1983). Düsseldorf wurde zugleich zu einem der Zentren der Fachverselbstständigung der Urologie in Deutschland. Derras Stellungnahmen fanden ihren Niederschlag sogar in der Debatte in der DDR (Lange 1964).

38 Schreiben von Prof. Derra an den Rektor der Medizinische Akademie vom 30.04.1952, in: UA Düsseldorf, 1/12, 446, PA Dettmar.
39 Schreiben von Prof. Alken an den Rektor der Medizinische Akademie vom 22.05.1956, in: UA Düsseldorf, 1/12, 446, PA Dettmar.
40 Schreiben des Kultusministers an Dettmar vom 22.12.1959, in: UA Düsseldorf, 1/12, 446, PA Dettmar.
41 Schreiben des Kultusministers an Dettmar vom 22.03.1963, in: UA Düsseldorf, 1/12, 446, PA Dettmar.
42 Schreiben des Rektors der Medizinischen Akademie Düsseldorf an die Verwaltung der Krankenanstalten von 24.04.1963, in: UA Düsseldorf, 1/12, 446, PA Dettmar.

6.6 Aachen: vom städtischen Krankenhaus zur urologischen Universitätsklinik

Ähnlich wie in Homburg und in Düsseldorf entstand auch in Aachen eine eigenständige urologische Universitätsklinik im Kontext der Aufwertung bzw. Erweiterung einer Universität.[43]

Schon bald nach dem Zweiten Weltkrieg hatte sich innerhalb des städtischen Krankenhauses Aachen die Leitungsebene grundlegend geändert. Die Krankenanstalten Aachen wurden zum »Auffangbecken« für nationalsozialistisch belastete Ärzte, deren wissenschaftliche Qualifikationen den Ansprüchen Medizinischer Akademien oder Universitätskliniken entsprachen. Diese waren nun an einem städtischen Krankenhaus tätig, dessen Chefärzte bis dahin lediglich promoviert gewesen waren (Kühl 2011). Zu diesem Kreis gehörte auch der in seiner Zeit sehr bekannte Urologe Karl Heusch (1894–1986), ein Schüler des Berliner Urologen und Ordinarius Otto Ringlebs (1875–1946). Er hatte sich 1942 als Erster an der Berliner Universität ausschließlich für das Fach Urologie habilitieren können[44] und gehörte als Schriftführer zum Führungszirkel der »Gesellschaft Reichsdeutscher Urologen«, die sich in einer Art Selbstgleichschaltung dem NS angedient hatte und auch 1945 in der neugegründeten Deutschen Gesellschaft meinungsführend blieb (Krischel u. Halling 2013). 1953 wurde der 15. Urologenkongress in Aachen unter seiner Präsidentschaft abgehalten.[45] Die von Heusch 1948 neugegründete urologische Abteilung erreichte in den 1950er-Jahren eine für ein kommunales Krankenhaus beachtliche Leistungsbreite (Heusch 1960; Kühl 2014), was auch die Publikationen Heuschs in der »Zeitschrift für Urologie« verdeutlichen.

Die Diskussion und Vorschläge des Wissenschaftsrates Ende der 1950er-Jahre aufnehmend, beschloss der Senat der RWTH Aachen am 20.05.1961, die Eingliederung der Städtischen Krankenanstalten in die RWTH vorzuschlagen und eine Medizinische Fakultät zu gründen. Die Medizinische Fakultät der RWTH Aachen wurde dann am 18.06.1966 als Fakultät VII der RWTH und als erste Medizinische Fakultät an einer Technischen Hochschule der Bundesrepublik gegründet.[46] Sie entstand aus den »Städtischen Krankenanstalten« an der Goethestraße (1.000 Betten), die zum 01.01.1966 als »Klinische Anstalten der RWTH Aachen« zum Land NRW übergegangen waren.[47] Somit war in Aachen nach dem Zweiten Weltkrieg ähnlich wie an der Medizinischen Akademie Düsseldorf oder in Essen oder wie nach dem Ersten Weltkrieg in Köln, die Medizinische Fakultät aus großen kommunalen Krankenhäusern hervorgegangen.

Bereits drei Jahre zuvor, am 02.01.1963, war Wolfgang Lutzeyer (1923–2006) als Chefarzt der Urologischen Klinik der noch Städtischen Krankenanstalten berufen worden. Bei dieser Berufung hatte die zukünftige Entwicklung für beide Seiten entscheidende Bedeutung. Einerseits mussten die Bewerber eine ausgewiesene wissenschaftliche und nicht nur praktische Expertise besitzen, anderseits war die Aussicht auf ein Ordinariat auch für einen wissenschaftlich ambitionierten Urologen ein besonders gutes Argument, von einer Universitätsklinik an ein städtisches Krankenhaus zu wechseln. Lutzeyers anhaltende Publikationstätigkeit nach seiner Einstellung an den Aachener Krankenanstalten weist darauf hin, dass er auf eine spätere Berufung auf eine Professur in Aachen oder auch anderswo hingearbeitet hat (Lutzeyer u. Zillmer 1963; Simons u. Lutzeyer 1963; Lutzeyer et al. 1964; Lutzeyer 1965). Auf dem 21. Deutschen Urologenkongress im September 1966 in Düsseldorf (Präsident H. Dettmar) trug er zum Thema »Heutiger Stand und Möglichkeiten der experimentellen Urologie« vor (Lutzeyer 1966). Nach Berufungsverhandlungen im Jahr 1965 mit dem Land Nordrhein-Westfalen – die RWTH Aachen hatte formal auch noch einmal Auskünfte über weitere Bewerber eingeholt – erhielt Wolfgang Lutzeyer am 14.05.1966 den Ruf auf den zweiten Nordrhein-Westfälischen Lehrstuhl für Urologie (Abb. 6.4).[48]

Aus einer im Universitätsarchiv erhalten gebliebenen Berufungsliste geht hervor, dass auch an anderen Orten bei der Neubesetzung universitärer Stellen lokale Chefärzte primo loco standen.[49] Die Berufung der jeweiligen Chefärzte war also gewünscht, da sie die Gewähr boten, den Klinikbetrieb reibungslos fortzusetzen. Mit dem Wintersemester 1966/67 startete der offizielle Hochschulbetrieb. Hierbei konnten die Studenten unter zwei Vorlesungsveranstaltungen (urologische Klinik sowie urologische Propädeutik)[50] wählen. Zwei Oberärzte (davon ein Anästhesist) und drei Assistenzärzte waren für den Klinikbetrieb, die Patientenversorgung und die wissenschaftliche Arbeit angestellt (Jakse 1991).

43 Dieser Abschnitt basiert auf dem Beitrag von Moll et al. (2014).

44 N. N. (1942) Tagesgeschichte Hochschulnachrichten. Klin Wochenschr 21: 532.

45 N. N. (1954) Verhandlungsbericht der Dt. Gesellschaft für Urologie, Aachen, 21.–25.09.1953. VEB Thieme, Leipzig.

46 Bereits 1956 war eine Philosophische Fakultät gegründet worden.

47 http://www.ukaachen.de/kliniken-institute/institut-fuer-geschichte-theorie-und-ethik-der-medizin/institut/geschichte-der-heilkunde-in-aachen/gruendung-der-medizinischen-fakultaet.html (Recherche 20.04.2014).

48 N. N. (1966) Fakultäten. Bayr Ärztebl 21: 312.

49 Archiv RWTH Aachen, Signatur 24002.

50 Dieses Muster aus klinischer aktueller Falldarstellung an einzelnen Patienten und Theorievermittlung hielt Wolfgang Lutzeyer während seines Ordinariates bei.

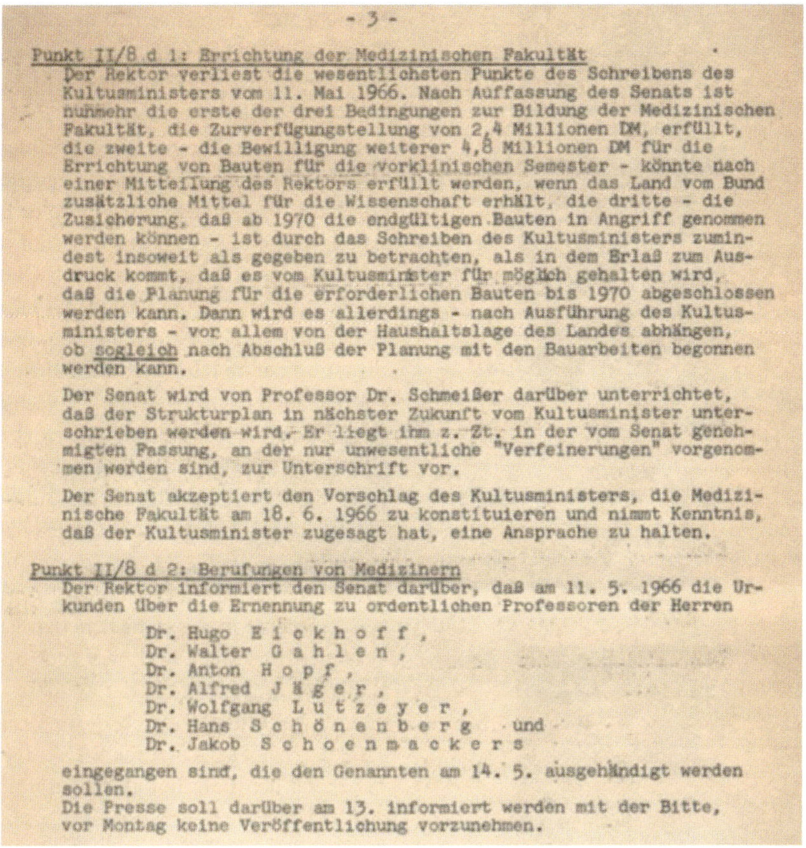

- 3 -

Punkt II/8 d 1: Errichtung der Medizinischen Fakultät

Der Rektor verliest die wesentlichsten Punkte des Schreibens des Kultusministers vom 11. Mai 1966. Nach Auffassung des Senats ist nunmehr die erste der drei Bedingungen zur Bildung der Medizinischen Fakultät, die Zurverfügungstellung von 2,4 Millionen DM, erfüllt, die zweite - die Bewilligung weiterer 4,8 Millionen DM für die Errichtung von Bauten für die vorklinischen Semester - könnte nach einer Mitteilung des Rektors erfüllt werden, wenn das Land vom Bund zusätzliche Mittel für die Wissenschaft erhält, die dritte - die Zusicherung, daß ab 1970 die endgültigen Bauten in Angriff genommen werden können - ist durch das Schreiben des Kultusministers zumindest insoweit als gegeben zu betrachten, als in dem Erlaß zum Ausdruck kommt, daß es vom Kultusminister für möglich gehalten wird, daß die Planung für die erforderlichen Bauten bis 1970 abgeschlossen werden kann. Dann wird es allerdings - nach Ausführung des Kultusministers - vor allem von der Haushaltslage des Landes abhängen, ob sogleich nach Abschluß der Planung mit den Bauarbeiten begonnen werden kann.

Der Senat wird von Professor Dr. Schmeißer darüber unterrichtet, daß der Strukturplan in nächster Zukunft vom Kultusminister unterschrieben werden wird. Er liegt ihm z. Zt. in der vom Senat genehmigten Fassung, an der nur unwesentliche "Verfeinerungen" vorgenommen werden sind, zur Unterschrift vor.

Der Senat akzeptiert den Vorschlag des Kultusministers, die Medizinische Fakultät am 18. 6. 1966 zu konstituieren und nimmt Kenntnis, daß der Kultusminister zugesagt hat, eine Ansprache zu halten.

Punkt II/8 d 2: Berufungen von Medizinern

Der Rektor informiert den Senat darüber, daß am 11. 5. 1966 die Urkunden über die Ernennung zu ordentlichen Professoren der Herren

Dr. Hugo Eickhoff,
Dr. Walter Gahlen,
Dr. Anton Hopf,
Dr. Alfred Jäger,
Dr. Wolfgang Lutzeyer,
Dr. Hans Schönenberg und
Dr. Jakob Schoenmackers

eingegangen sind, die den Genannten am 14. 5. ausgehändigt werden sollen.

Die Presse soll darüber am 13. informiert werden mit der Bitte, vor Montag keine Veröffentlichung vorzunehmen.

Abb. 6.4 Berufung der Professoren Eickhoff (HNO), Gahlen (Dermatologie), Hopf (Orthopädie), Jäger (Augenheilkunde), Schoenmackers (Pathologie), Schönenberg (Pädiatrie) und Lutzeyer (Urologie). Der Lehrstuhl für Innere Medizin wurde wie der für Chirurgie (Martin Reifferscheidt, Bonn) von außen mit Sven Effert (1922–2000, Düsseldorf) erst zum 01.10.1966 besetzt. Senatsprotokoll zur Gründung der medizinischen Fakultät (1966). (UA Aachen, Signatur: N0106C, S. 127, mit freundlicher Genehmigung)

Hans-Wolfgang Lutzeyer (Abb. 6.5) wurde am 21.06.1923 in Leipheim/Donau geboren (Schmiedt 1983; Hautmann 2003).[51] Er begann 1941 sein Medizinstudium an der Militärärztlichen Bildungsakademie in Berlin. Die ärztliche Vorprüfung legte er im März 1943 ab, während gleichzeitiger Ableistung des Wehrdienstes ab 1941 als »San. Offz.-Anwärter«. Nach dem Krieg setzte Lutzeyer sein Medizinstudium nach eigenen Angaben im kriegszerstörten Würzburg fort[52] und schloss es 1947 mit dem Staatsexamen in München ab. An der Medizinischen Fakultät der Ludwig-Maximilians-Universität München hatte bereits am 01.04.1946 das erste Nachkriegssemester begonnen (Greilinger 2006). Ab 1947 erhielt Lutzeyer seine operative Grundausbildung an der Chirurgischen Universitätsklinik der Julius-Maximilians-Universität Würzburg unter Werner Wachsmuth (1900–1990; Wachsmuth 1985). Die Medizinische Fakultät war hier erst am 11.01.1947 wieder eröffnet worden. Wachsmuth hatte seine Position im August 1946 erhalten (Wachsmuth 1985). Das Thema der Antrittsvorlesung Wachsmuths »Die chirurgische Indikation« beschäftige seinen Schüler Lutzeyer ebenfalls später während seiner Aachener Tätigkeit. Auf wissenschaftlichem Gebiet war Wolfgang Lutzeyer in Würzburg zunächst mit dem zu dieser Zeit für die Klinik neuen Gebiet der Bluttransfusion betraut worden und stellte 1948 in Würzburg auch die erste Blutkonserve für die Chirurgische Universitätsklinik her (Lutzeyer 1959).[53]

51 Aufgrund teils noch gesperrter Personen- und Sachakten liegt das Schwergewicht der Untersuchung auf dem Zeitraum bis zum Jahr 1975.

52 Diese persönliche Angabe konnte bisher noch nicht verifiziert werden, da die Medizinische Fakultät offiziell erst 1947 in Würzburg wieder eröffnete. Die Philosophische und die Naturwissenschaftliche Fakultät wurden im Januar 1946 wieder eröffnet. Es könnte sein, dass Lutzeyer hier naturwissenschaftliche Vorlesungen gehört hat. Curriculum Vitae Wolfgang Lutzeyer, Masch Schr., DGU-Archiv, Nachlass Lutzeyer, o. Sign.

53 Ab 1950 wurden Blutspenden erstmals in Vacuumflaschen produziert und von dieser Zeit an auch an andere Kliniken abgegeben. Durch diesen Fortschritt besaß die Chirurgische Universitätsklinik Würzburg die erste Blutspendezentrale in Bayern. http://www.transfusionsmedizin.ukw.de/allgemeines/historisches.html (Recherche 20.06.2015).

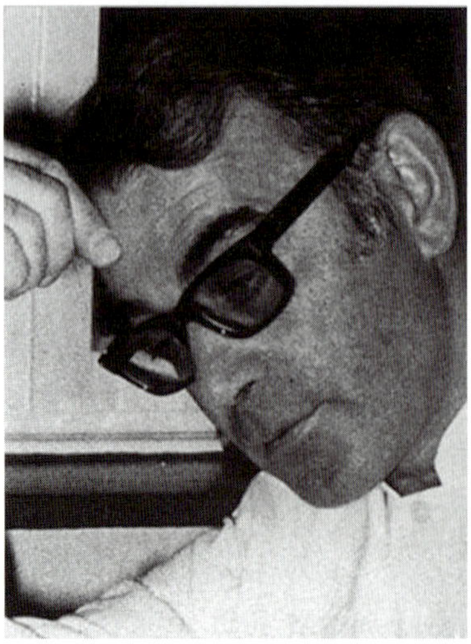

Abb. 6.5 Wolfgang Lutzeyer (1923–2006), Ende der 1960er-Jahre. (DGU-Archiv, Bildsammlung, Repro Keyn, mit freundlicher Genehmigung)

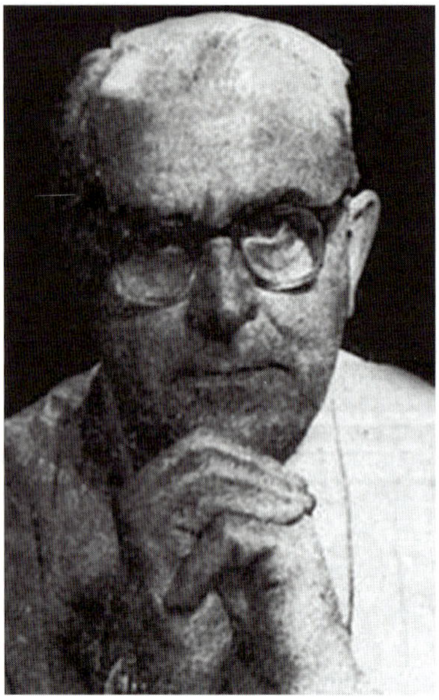

Abb. 6.6 Leonhard Lurz (1895–1977). (DGU-Archiv, Bildsammlung, Repro Keyn, mit freundlicher Genehmigung)

Nach einer Ausbildung in der operativen Urologie in Mannheim bei Leonhard Lurz (1895–1977; Halling et al. 2013; Abb. 6.6)[54], der nach seiner Habilitation an der Universität Heidelberg zunächst ab 1931 am Theresienkrankenhaus, dann ab 1935 am Diakonissenkrankenhaus in Mannheim bis 1960 tätig war, konnte Lutzeyer 1954 seine Facharztprüfung für »Chirurgie und Urologie« ablegen. Er bezeichnete Lurz als seinen »eigentlichen urologischen Lehrer, dem ich den Ritterschlag für dieses Fach verdanke« und von dem er eine subtile Operationstechnik erlernt habe (Lutzeyer 1973; Hautmann 2003). 1955 habilitierte sich Lutzeyer mit einer tierexperimentellen Arbeit zur Harnleiterphysiologie und Chirurgie des Hundes (Lutzeyer 1956). Im gleichen Jahr wurde er Leiter der Urologischen Abteilung der Chirurgischen Universitätsklinik Würzburg, ab 1960 dann zugleich Oberarzt. Wachsmuth war zu diesem Zeitpunkt bereit, operativen Subdisziplinen wie die der Urologie eine eigenständigere Rolle einzuräumen, und ließ in der Abteilungsführung »den Leitern der Spezialabteilungen freie Hand« (Wachsmuth 1985). Wolfgang Lutzeyer war ab 1960 Oberarzt der Chirurgischen Universitätsklinik und zugleich Leiter der Urologischen Abteilung. Er hatte sich in besonderem Maße wissenschaftlich auf urologischem Gebiet zu dieser Zeit bereits ausgewiesen (Lutzeyer u. Teichmann 1960; Lutzeyer 1962).[55] 1962 wurde er zum apl. Professor ernannt und veröffentlichte in der damals neuen Fachzeitschrift »Der Urologe« (Lutzeyer 1962), aber auch in der »Der Chirurg« (Lutzeyer 1962) sowie in der zu dieser Zeit noch gesamtdeutsch gelesenen »Zeitschrift für Urologie« (VEB Georg Thieme, Leipzig; Lutzeyer 1957; Terhorst u. Lutzeyer 1972). Zu den Forschungsschwerpunkten der Klinik gehörten Untersuchungen zur Zerstörung von Harnsteinen durch Ultraschall (Lutzeyer et al. 1970), konservative Harnsteintherapie (Terhorst u. Lutzeyer 1972), Uro-Onkologie (Ammon et al. 1979), Urinzytologie (Rathert u. Lutzeyer 1974) und Uro-Traumatologie (Lutzeyer 1973). Auch die Auseinandersetzung mit der eigenen Fachgeschichte betrachtete er als wichtiges Element einer ganzheitlichen Ausbildung zum Urologen (Rathert 1973). Seine eigenen uro-chirurgischen Arbeiten zu operativen Problemen setze er fort (Lutzeyer 1972) und präsentierte diese in seinen frühen Jahren als Ordinarius auch immer noch auf den Kongressen der »Deutschen Gesellschaft für Chirurgie«. Dies verdeutlicht einerseits die erreichte Deutungshoheit für urologische Problemstellungen, andererseits die starke chirurgische Prägung Lutzeyers.

Nach seiner Berufung zum Lehrstuhlinhaber gehörte Lutzeyer zu den einflussreichen Vertretern seines Fachgebiets. Er war u.a. Präsident der Nordrhein-Westfälischen Gesellschaft für Urologie (1968/69), richtete im Dezember 1969 einen ersten internationalen Kongress zur Ureterphysiologie/Urodynamik aus (Lutzeyer u. Melchior 1969, 1973), übernahm 1972 von Alken die ehrenvolle »Schriftleitung/Editor« der Zeitschrift »Der Urologe« (Hautmann 2003)[56] und wurde im glei-

54 NSDAP-Mitgl. Nr. 4143079, Mitglied SA, Mitglied NS-Ärztebund, BA ehm. BDC, Schreiben vom 24.10.2010.

55 vgl. zu den weiteren Publikationen Lutzeyers: Moll et al. (2014).

56 Sein Nachfolger im Amte des Schriftleiters wurde 1989 Richard Hautmann, dessen Nachfolger Herbert Rübben.

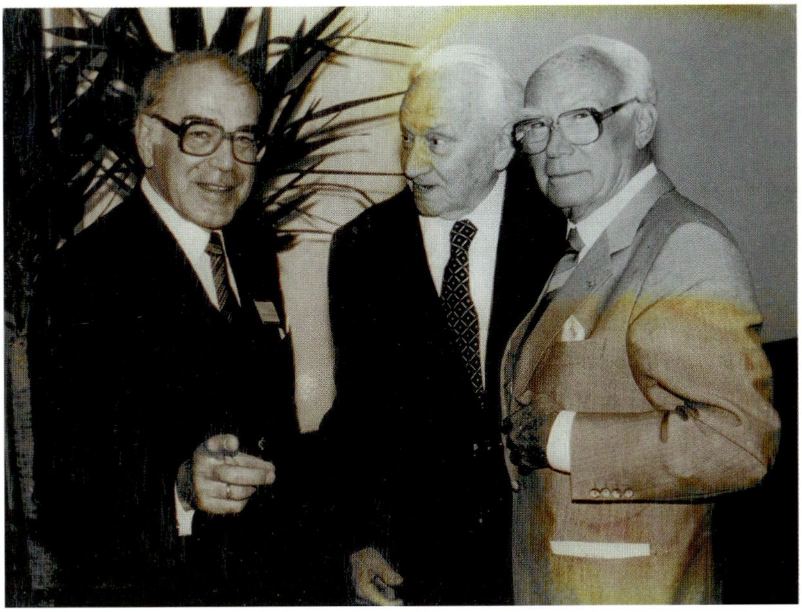

Abb. 6.7 Drei Generation urologischer Meinungsbildner: W. Lutzeyer, K. Heusch und C. E. Alken (von links nach rechts) 1983 anlässlich eines Symposiums zur Urodynamik in Aachen. Wir danken Herrn Prof. Hautmann für die freundliche Überlassung der Abbildung. (Foto Rohrmann, Repro Kreitmeier, mit freundlicher Genehmigung)

chen Jahr in die Leopoldina in Halle aufgenommen (Abb. 6.7).[57]

1973/1974 übernahm Lutzeyer als Präsident der DGU den Vorsitz des 25. Urologenkongresses in Aachen (Schultze-Seemann 1979).[58] Hier stellte er in seiner Präsidentenrede besonders heraus, dass die Urologie wenige Tendenzen und Bindungen an die Chirurgie besäße und eine Gleichstellung mit chirurgischen Unterdisziplinen verbiete, und warnte ausdrücklich vor Bestrebungen innerhalb der Hochschulreform in NRW, die Urologie wieder in die Chirurgie einzugliedern und diese mit einer sog. Bindestrich-Abteilung (Abdominal-Chirurgie, Gefäß-Chirurgie, Unfall-Chirurgie) gleichzusetzen (Schultze-Seemann 1979).

Lutzeyers Schüler besetzten nicht nur in der Umgebung von Aachen wichtige Chefarztstellen und festigten so das Fachgebiet in dieser Phase der Etablierung an weiteren Einrichtungen: Lymboropoulos (1972, Bardenberg), Simons (Mönchengladbach-Rheydt), Terhorst (Bad Mergentheim), Melchior (Kassel), Rathert (1977, Düren). Richard Hautmann übernahm das Ordinariat in Ulm, Herbert Rübben das Ordinariat in Essen (Moll et al. 2014). In Essen war 1967 unter Paul Mellin (1920–1980) nach Düsseldorf und Aachen der dritte Lehrstuhl für Urologie in Nordrhein-Westfalen gegründet worden. Erst 1971 folgte die traditionsreiche Universität Bonn.

6.7 Bonn: die Verselbstständigung der Urologie an einer Traditionsuniversität

Im Gegensatz zu den vorgenannten Varianten von institutionellen Verselbstständigungen der Urologie an den deutschen Hochschulen gehört die Universität Bonn zu den traditionsreichen Universitäten. Innerhalb der Chirurgie war durch Erich Freiherr von Redwitz (1883–1964; Wachsmuth 1965) bereits 1937 eine Sektion Urologie innerhalb der chirurgischen Universitätsklinik Bonn eingerichtet worden, die bis 1951 durch Alfred Gütgemann (1907–1985)[59] geleitet wurde, der auf wissenschaftlichem Gebiet u.a. durch den ersten endoskopischen Farbfilm in der Urologie reussiert hatte. Danach wurde die Sektion bis Dezember 1964 von Günther Karcher, später Chefarzt in Offenbach und Herausgeber eines urologischen Lehrbuches, geleitet (Karcher 1963). Danach übernahm Wilfried Vahlensieck (1929–2008) die Abteilung.

Vahlensieck (Abb. 6.8), in Salzkotten in Westfalen 1929 geboren, hatte sein Medizinstudium in Fribourg und Bonn absolviert und 1955 dort sein Staatsexamen abgelegt.

57 http://www.leopoldina.org/de/mitglieder/mitgliederverzeichnis/member/4259/ (Recherche 29.06.2015).

58 http://www.medges-aachen.de/geschichte.html (Recherche 15.05.2015).

59 Gütgemann war Mitglied der SA ab 1933 und Mitglied der NSDAP seit 1937 (vgl. Forsbach 2006).

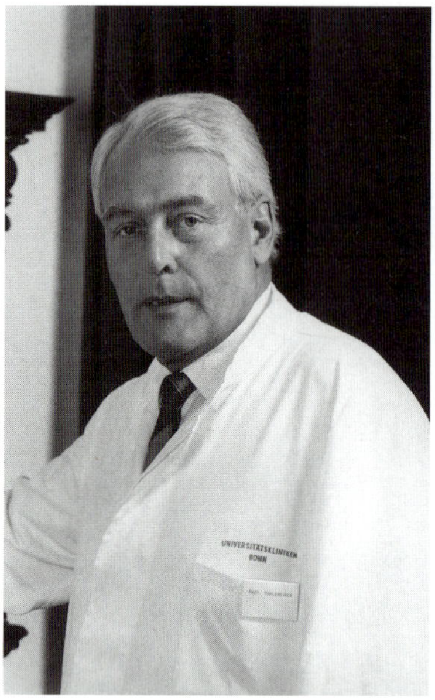

Abb. 6.8 Winfried Vahlensieck (1929–2008). (DGU-Archiv, Bildsammlung, Repro Keyn, mit freundlicher Genehmigung)

Hier wurde er auch promoviert. Seine urologische Ausbildung erhielt er bei Theodor Schultheis (1908–1990) in Gladbeck, der selbst noch bei Leopold Casper (1859–1959) und Alexander von Lichtenberg (1880–1949) ausgebildet worden war (Schmiedt 1975). 1961 wurde Vahlensieck Facharzt und habilitierte sich 1965 bei Gütgemann mit einer Arbeit zur Nierentransplantation.

Schon 1961 hatte Vahlensieck in Bonn im Rahmen seiner Habilitation mit ersten experimentellen Studien zur Organkonservierung, zur Technik und den immunologischen Herausforderungen der Nierentransplantation begonnen. Organtransplantationen waren also noch keineswegs so selbstverständlich wie heute, als er am 22.01.1965 die erste Niere in Bonn transplantierte. Seine Arbeitsgruppe führte bis insgesamt 46 homologe Nierentransplantationen durch (Vahlensieck 2001, S. 11).[60]

Nach eigenem Bekunden hatte Gütgemann, der 1954 seinem Chef von Redwitz in Bonn als Ordinarius nachgefolgt war, den Verselbstständigungsprozess der Urologie aus der Chirurgie mitgetragen (Gütgemann 1971). »Die Intention Gütgemanns zur Verselbständigung des Fachgebiets Urologie deutete sich dadurch an, dass er ab 1965 gestattete, bei der Korrespondenz und den Publikationen unter dem Kopf der Chirurgischen Universitätsklinik den Zusatz ›Urologische Abteilung‹ zu führen« – so erinnerte sich Vahlensieck (2001, S. 9). 1967 übernahm Gütgemann die Schirmherrschaft für den neu gegründeten »Bonner Urologischen Arbeitskreis«, der dem Erfahrungsaustausch und der persönlichen Kontaktpflege dienen sollte. 1967 wurde Vahlensieck zum Oberarzt der Chirurgischen Universitätsklinik ernannt, und der »halboffiziellen« urologischen Abteilung, mit einer urologischen Männerstation mit 15 festen Betten, wurden offiziell zwei Assistentenstellen sowie eine Halbtagssekretärin zugeordnet. 1969 erfolgte die Ernennung zum apl. Professor. 1970 hatte die Fakultät dann wiederum auf Vorschlag Gütgemanns für Vahlensieck in einem Unico-loco-Verfahren einen Lehrstuhl für Urologie beantragt. Unerwartete Wiederstände kamen allerdings aus dem Wissenschaftsministerium: »Die Belange der Urologie können von Professor Vahlensieck in Bonn durchaus noch einige Zeit in der Stellung eines wissenschaftlichen Rats und Professors wahrgenommen werden.« Es wird der Fakultät hingegen dringend empfohlen, »den neuen Lehrstuhl für Chirurgie zu benutzen, um in Bonn eine Abteilung der Herzchirurgie […] einzurichten. Die Öffentlichkeit hat kein Verständnis mehr dafür, daß in Westdeutschland eine Warteliste von 4.000 Patienten für offene Herzoperationen besteht.«[61] Neben dieser politischen Einschätzung wurde das Argument einer nicht gerechtfertigten Hausberufung angeführt.[62] Die Medizinische Fakultät hielt allerdings an ihrem Besetzungsvorschlag fest.[63] Auch die Deutsche Gesellschaft für Urologie erläuterte in einem Schreiben an den Minister ihr Unverständnis, den Lehrstuhl für Prof. Vahlensieck nicht zu genehmigen, und verweist darauf, dass nahezu an allen Universitäten und Hochschulen in der Bundesrepublik Deutschland Lehrstühle für Urologie bestehen.[64] 1970 wurde Vahlensieck dann zum Professor (H3) und »wissenschaftlicher Abteilungsvorsteher«, dann aber schließlich 1971 zum Direktor der neu etablierten Urologischen Universitätsklinik Bonn und zum ordentlichen Professor ernannt.

Offiziell von der Chirurgie getrennt, waren beide Kliniken auf dem Bonner Klinikgelände auf dem Venusberg aber immer noch in einem Haus untergebracht (Schmandt u. Ohnhaus 1997). Mit dem Direktor der Chirurgischen Klinik, Alfred Gütgemann, schloss Vahlensieck unmittelbar danach einen internen Vertrag, der die gemeinsame Nutzung von Räumlichkeiten regelte und im Grunde den Status quo der nichtselbstständigen urologischen Abtei-

60 https://www.ukb.uni-bonn.de/42256BC8002AF3E7/vwWebPagesByID/0B6BA30024C0B46CC1257C68003C1CDF (Recherche 19.07.2015).

61 Schreiben des Min. f. Wiss. und Forsch. an die Universität Bonn vom 20.10.1970, in: UA Bonn 80–84.

62 Schreiben des Min. f. Wiss. und Forsch. an die Universität Bonn vom 20.10.1970, in: UA Bonn 80–84.

63 Schreiben des Dekans der Med. Fak. an den Min. f. Wiss. und Forsch. vom 12.11.1970.

64 Schreiben des Präsidenten der Deutschen Gesellschaft für Urologie H.K. Büscher an den Min. f. Wiss. und Forsch. vom 07.12.1970, in: UA Bonn 80–84.

lung festschrieb.[65] Die Vertragsschließung verdeutlicht das Verhältnis von Macht und Raum in der Klinik. Die erhaltene Korrespondenz mit der Verwaltung und mit Gütgemann dokumentiert in den folgenden Jahren permanente Aushandlungsprozesse u.a. um zusätzliche Betten und eigene OP-Räume.[66]

Ein wichtiger Forschungsschwerpunkt Vahlensiecks ab den späten 1960er-Jahren waren die Harnsteinerkrankungen. Zusammen mit G. Gasser aus Wien initiierte er 1973 die sog. Bonn-Wiener-Harnsteinsymposien. Er nahm auch an den Veranstaltungen der Jenaer Harnsteinsymposien (ab 1970) teil und pflegte intensive wissenschaftliche Kontakte nach Ungarn und Polen. Der 1978 aus der DDR geflüchtete Jenaer Harnsteinforscher Albrecht Hesse baute in Bonn die Abteilung für Experimentelle Urologie auf, die »einen bedeutenden Anteil an der wissenschaftlichen Reputation« der Bonner Klinik hatte (Bach 2001, S. 39).[67]

In den 1980er-Jahren ging mit der Einrichtung einer C3-Professur für das Fach Urologie/Kinderurologie (Prof. Peter Brühl) ein in der Bundesrepublik bis dahin einmaliger Impuls zur Institutionalisierung der Kinderurologie (Bühl 1971; Brühl 2001; Vahlensieck 2001).[68]

Das Bonner Beispiel verdeutlicht die Etablierung der Urologie aus der Chirurgischen Klinik heraus über die Bildung einer Sektion, dann einer Abteilung und zuletzt eines eigenständigen Lehrstuhles, wobei die räumliche Trennung der Kliniken nicht vollzogen wurde (Vahlensieck 1972).

6.8 Fazit

Als die Fakultät für Klinische Medizin der Universität Mannheim im Dezember 1970 einstimmig den Beschluss gefasst hatte, einen Antrag zu stellen, im Jahre 1972 einen Lehrstuhl für Urologie einzurichten, fügte sie als erstes Argument – noch vor den Anforderungen der neuen Approbationsordnung – an, dass »an fast allen Medizinischen Fakultäten der Bundesrepublik« Ordinariate für Urologie bestünden. »In Mannheim soll nun nachgeholt werden, was an anderen Medizinischen Fakultäten schon vollzogen ist.«[69] Tatsächlich verfügten noch einige Medizinische Fakultäten wie Hannover, Kiel, Köln, Marburg, Münster oder Würzburg nicht über einen solchen Lehrstuhl (► Anlage 1).

Nach 1945 hatte sich die deutsche Urologie erst langsam als eigenständige Fachdisziplin etabliert, insbesondere durch die Einrichtung von Lehrstühlen an allen medizinischen Fakultäten in Ost- und Westdeutschland (Moll et al. 2013). Die Hochschulsituation war in beiden deutschen Staaten nach dem Zweiten Weltkrieg durch zunehmende Studentenzahlen und knappe Ressourcen angespannt. Gleichzeitig setzte sich in der Chirurgie ein Denken durch, welches den integralistischen Standpunkt eines allumfassenden Faches aufgab und eine Fachdifferenzierung für notwendig erachtete. Dies beförderte langfristig die Etablierung von urologischen Kliniken und Abteilungen, insbesondere da das Fach Urologie wie auch die Neurochirurgie und die Anästhesie vollverantwortlich in einer chirurgischen Klinik durch einen Ordinarius und allgemeinchirurgisch ausgebildete Mitarbeiter nicht mehr vertreten werden konnten.

Ganz in französischer Tradition stand 1952 die Gründung des mit Alken (1909–1986) besetzten Lehrstuhls an der zu dieser Zeit an Frankreich orientierten Universität Homburg im Saarland, 1958 folgte Ferdinand May (1898–1978; Matouscheck 1973) in München mit einem Ordinariat (Extraordinariat 1956). Martin Stolze (1900–1989, Klinik Weidenplan) erhielt in Halle 1958 ebenfalls ein Ordinariat (Moll et al. 2013). Die erste urologische Universitätsklinik in der DDR wurde 1963 in Jena unter Emil Hientzsch (1914–1988) gegründet (Gerber u. Berg 2003; vgl. Kap. »Spezialisierung sowie Fachverselbstständigung DDR«). Nicht selten stand die Gründung neuer Lehrstühle im Kontext von Hochschulerweiterungen. Die Neukonzeption einer aktuellen Ansprüchen in Forschung und Lehre genügenden medizinischen Fakultät konnte dann im Idealfall wie in Aachen also im Sinne der skizzierten Empfehlungen des Wissenschaftsrats am wissenschaftspolitischen Reißbrett entworfen werden: »Die Selbständigkeit unseres Faches in Lehre, Forschung und praktischer Berufsausübung ist in den Nachkriegsjahren vollzogen worden. Arbeitsstätten mit hoher technischer Perfektion sind entstanden« (Mauermayer u. Schultze-Seemann 1979, S. 18). Bis zum Ende der 1950er-Jahre nahmen aber eher die Belegabteilungen z.B. in Nordrhein-Westfalen oder auch an der Saar zu (Gib 2004). Der Neu- und Ausbau urologischer Kliniken ist als ein wichtiger Indikator der fachlichen Spezialisierung und Differenzierung zu betrachten, die sich besonders auch an den nicht-universitären Einrich-

65 Vereinbarungen über die Ausstattung des Lehrstuhls für Urologie zwischen o. Prof. Dr. A. Gütgemann und o. Prof. Dr. W. Vahlensieck vom 21.05.1971, in: UA Bonn 80–84.

66 Schreiben von Vahlensieck an Gütgemann vom 04.02.1974, in: UA Bonn 80–84.

67 Bach D, 01.08.1984 bis 30.06.1985, in: Urologische Univ.-Klinik Bonn 1971-2001. Festschrift anläßlich des 30-jährigen Bestehens. Balve 2001, S. 38–41.

68 Schreiben des Rektors an den Dekan der Medizinischen Fakultät vom 28.02.1984, in: UA Bonn 80–16.

69 Schreiben des Dekans der Fakultät für Klinische Medizin der Universität Mannheim an den Rektor vom 17.12.1970, in: UA Heidelberg B-II99Ma12.

tungen vollzog (Moll 2014). Erst 1968 sollte die Zahl der Hauptabteilungen die der Belegabteilungen in Nordrhein-Westfalen überflügeln (Schmandt u. Ohnhaus 1997; ► Anlage 2).

6.9 Anlage 1: Lehrstühle für Urologie in Deutschland

Die folgende Tabelle (■ Tab. 6.2) stellt den Versuch dar, sämtliche deutsche Lehrstühle für Urologie zu erfassen, und ist damit eine Fortsetzung der Aufstellung von Wolfgang Lutzeyer aus dem Jahr 1983 (Lutzeyer 1983). Während Lutzeyer sich vor allem auf die Selbstauskunft der Lehrstühle stützte, konnten mithilfe von Recherchen in den Universitätsarchiven die entsprechenden Angaben vervollständigt und präzisiert werden. Widersprüche ergaben sich wohl vor allem aus einer nicht durchgängig stattgefundenen Differenzierung von Extraordinariaten und ordentlichen Lehrstühlen. Vor allem bei den Wiederbesetzungen, besonders der der dritten Generation, konnten aufgrund archivalischer Sperrfristen die verfügbaren Angaben allerdings weiterhin nicht immer durch entsprechende Quellenbefunde überprüft werden. In wenigen Fällen blieben auch Anfragen zur Selbstauskunft unbeantwortet. Eine besondere Schwierigkeit stellen kommissarische Klinikleitungen dar, die nur unzureichend dokumentiert sind. In der Zusammenstellung haben wir uns auf längerfristige Vakanzen beschränkt. In einigen Fällen wurden auch abgelehnte Rufe erwähnt, vor allem weil diese unmittelbaren Einfluss auf

■ **Tab. 6.2** Lehrstühle für Urologie in Deutschland

Hochschulstandort	Nachname	Vorname	Lebensdaten	Lehrstuhl
Aachen	**Lutzeyer**	**Hans Wolfgang**	**1923–2006**	**1966–1988**
	Deutz	*Friedrich*	*geb. 1950*	*kommiss. 1988–1989*
	Jakse	Gerhard	geb. 1945	1989–2008
	Heidenreich	Axel	geb. 1964	seit 2008
Berlin (Freie Universität/FU) I. Lehrstuhl[a]	**Brosig**	**Wilhelm**	**1913–2003**	**1966–1983**
	Jonas	Dietger	geb. 1941	1984–1986
	Fiedler	*Ulrich*	*geb. 1942*	*kommiss. 1986–1988*
	Huland	Hartwig	geb. 1942	1988–1992
	Miller	Kurt	geb. 1952	seit 1994 *(1993)*
Berlin (FU) II. Lehrstuhl	**Nagel**	**Reinhold**	**1927–2009**	**1969–1995**
Berlin (Humboldt-Universität/Charité)[b]	**Mebel**	**Moritz**	**geb. 1923**	**1977–1988**
	Althaus	Peter	geb. 1940	1988–1991
	Schönberger	*Bernd*	*1943–2005*	*kommiss. 1991–1993*
	Loening	Stefan A.	geb. 1939	1993–2007
	Miller	Kurt	geb. 1952	seit 2007
Berlin (Akademie für Ärztliche Fortbildung[d]	**Mebel**	**Moritz**	**geb. 1923**	**1967–1977**
Bochum	**Senge**	**Theodor**	**geb. 1937**	**1979–2003**
	Noldus	Joachim	geb. 1957	seit 2003
Bonn[e]	**Vahlensieck**	**Winfried**	**1929–2008**	**1971–1994**
	Müller	Stefan C.	geb. 1952	seit 1994
Dresden	**Kirsch**	**Ernst**	**1916–1990**	**1965–1982**
	Wehnert	Jörg	geb. 1939	1982–1991
	Trinckauf	*Heinrich*	*geb. 1928*	*kommiss. 1991–92*
	Wirth	Manfred P.	geb. 1949	seit 1992

Tab. 6.2 (Fortsetzung)

Hochschulstandort	Nachname	Vorname	Lebensdaten	Lehrstuhl
Düsseldorf	**Dettmar**	**Hermann**	**1918–1995**	**1963–1983**
	Ackermann	Rolf	1941–2015	1983–2006
	Müller-Mattheis	*Volker*	*geb. 1950*	*kommiss. 2007*
	Albers	Peter	geb. 1963	seit 2008
Erfurt[f]	**Battke**	**Horst**	**geb. 1927**	**1975–1993**
	Ulshöfer	Berthold	geb. 1945	1993–1994
Erlangen	**Sigel**	**Alfred**	**geb. 1921**	**1970–1988**
	Schrott	Karl Michael	geb. 1942	1988–2007
	Wullich	Bernd	geb. 1960	seit 2007
Essen	**Mellin**	**Paul**	**1920–1980**	**1967–1980**
	Hartung	Rudolf	geb. 1941	1981–1986
	Behrendt	*Hans*	*geb. 1944*	*kommiss.1986–1989*
	Rübben	Herbert	geb. 1949	seit 1989
Frankfurt[g]	**Weber**	**Wolfgang**	**1919–1996**	**1969–1986**
	Jonas	Dietger	geb. 1941	1986–2010
	Haferkamp	Axel	geb. 1968	seit 2010
Freiburg	**Sommerkamp**	**Horst**	**geb. 1933**	**1978–2001**
	Wetterauer	Ulrich	geb. 1951	seit 2001
Gießen	**Rothauge**	**Carl Friedrich**	**geb. 1925**	**1969–1993**
	Weidner	Wolfgang	geb. 1947	seit 1993
Göttingen	**Truss**	**Friedrich**	**1922–2001**	**1973–1987**
	Knipper	*Wolfgang*	*1920–2005*	*kommiss. 1987–1988*
	Ringert	Rolf-Hermann	geb. 1945	1988–2012
	Trojan	Lutz	geb. 1973	seit 2012
Greifswald	**Fiedler**	**Rudolf**	**1926–2004**	**1973–1989**
	Klebingat	Klaus-Jürgen	geb. 1941	1990 (1989)–2009
	Burchardt	Martin	geb. 1967	seit 2009
Halle	**Stolze**	**Martin**	**1900–1989**	**1958–1965**
	Rockstroh	Heinz	1920–1986	1969–1981
	Langkopf	Bernd	geb. 1940	1981–1991
	Schabel	Jörg	1946–1997	1993 (1991)–1997
	Heinemann	*Hans*	*geb. 1947*	*kommiss. 1997–2000*
	Fornara	Paolo	geb. 1955	seit 2000
Hamburg	**Klosterhalfen**	**Herbert**	**1925–2012**	**1966–1992**
	Huland	Hartwig	geb. 1942	1992–2007
	Fisch	Margit	geb. 1961	seit 2008
Hannover[h]	**Kolle**	**Peter**	**1925–1985**	**1972–1985**
	Schindler	*Eckehard*	*geb. 1943*	*kommiss.1985–1987*
	Jonas	Udo	geb. 1942	1987–2008
	Kuczyk	Markus A.	geb. 1962	seit 2008
Heidelberg	**Röhl**	**Lars**	**1920–1999**	**1967–1989**
	Staehler	Gerd	geb. 1939	1989–2003
	Hohenfellner	Markus	geb. 1958	seit 2003

Tab. 6.2 (Fortsetzung)

Hochschulstandort	Nachname	Vorname	Lebensdaten	Lehrstuhl
Homburg	**Alken**	**Carl Erich**	**1909–1986**	**1952–1975**
	Ziegler	Manfred	1934–2014	1975–2000
	Stöckle	Michael	geb. 1957	seit 2000
Jena[i]	**Hienzsch**	**Emil**	**1914–1988**	**1966–1979**
	Schneider	Hans-Joachim	geb. 1931	1979–1982
	Baumann	*Werner*	*1922–2013*	*kommiss. 1982–1983, 1988*
	Pirlich	Wolfram	1934–1989	1983–1988
	Schubert	Jörg	geb. 1944	1988–2009
	Wunderlich	*Heiko*	*geb. 1966*	*2009–2010*
	Grimm	Marc-Oliver	geb. 1967	seit 2010
Kiel	**Wand**	**Heribert**	**1929–2003**	**1974–1996**
	Stöckle	Michael	geb. 1957	1996–2000
	Jünemann	Klaus-Peter	geb. 1956	seit 2001
Köln	**Engelking**	**Rüdiger**	**1927–1994**	**1973–1992**
	Engelmann	Udo	geb. 1949	seit 1992
Leipzig	**Dieterich**	**Ferdinand**	**1928–2006**	**1974–1996**
	Dorschner	Wolfgang	1942–2005	1997–2005
	Stolzenburg	Jens-Uwe	geb. 1964	seit 2007 *(2005)*
Lübeck	**Hofstetter**	**Alfons**	**geb. 1938**	**1985–1989**
	Knipper	*Wolfgang*	*1920–2005*	*kommiss. 1989–1990*
	Jocham	Dieter	geb. 1949	1990–2014
	Merseburger	Axel	geb. 1976	seit 2015
Magdeburg[j]	**Heise**	**Gerhard Wilhelm**	**1911–?**	**1961–1976**
	Müller	Gerd-Wolfgang	1929–2004	1976–1994
	Allhoff	Peter	geb. 1948	1994–2009
	Liehr	*Uwe-Bernd*	*geb. 1966*	*kommiss. 2008–2011*
	Schostak	Martin	geb. 1965	seit 2011
Mainz	**Hohenfellner**	**Rudolf**	**geb. 1928**	**1967–1997**
	Thüroff	Joachim W.	geb. 1950	seit 1997
Mannheim	**Potempa**	**Joachim**	**1919–2000**	**1972–1987**
	Alken	Peter	geb. 1942	1987–2008
	Michel	Maurice Stephan	geb. 1970	seit 2008
Marburg[k]	**Rodeck**	**Gerhard**	**geb. 1922**	**1980–1990**
	Riedmiller	Hubertus	geb. 1951	1990–1997
	Kälble	*Tilmann*	*geb. 1959*	*kommiss. 1997–1998*
	Hofmann	Rainer	geb. 1954	seit 1998
München LMU	**Schmiedt**	**Egbert**	**1920–2011**	**1968–1989**
	Hofstetter	Alfons	geb. 1938	1989–2004
	Stief	Christian-Georg	geb. 1958	seit 2004
München TU	**Mauermayer**	**Wolfgang**	**1919–1994**	**1970–1985**
	Hartung	Rudolf	geb. 1941	1986–2006
	Gschwend	Jürgen E.	geb. 1962	seit 2006

Tab. 6.2 (Fortsetzung)

Hochschulstandort	Nachname	Vorname	Lebensdaten	Lehrstuhl
Münster	**Schmandt**	**Werner**	**1925–2007**	**1975–1990**
	Hertle	Lothar	geb. 1949	1990–2014
	Schrader	Andres Jan	geb. 1973	seit 2014
Regensburg	**Wieland**	**Wolf F.**	**geb. 1948**	**seit 2003**
Rostock	**Erdmann**	**Thomas**	**geb. 1933**	**1973–1992**
	Drawz	*Günter*	*geb. 1937*	*kommiss. 1991–1995*
	Seiter	Hans-Jörg	geb. 1940	1995–2006
	Hakenberg	Oliver	geb. 1958	seit 2006
Tübingen	**Staehler**	**Werner**	**1908–1984**	**1970–1975**
	Bichler	Karl-Horst	geb. 1933	1975–2002
	Stenzl	Arnulf	geb. 1955	seit 2002
Ulm[l,m]	**Hautmann**	**Richard E.**	**geb. 1943**	**1984–2009**
	Küfer	*Rainer*	*geb. 1969*	*kommiss. 2009–2010*
	Schrader	Mark	geb. 1966	2010–2014
Witten-Herdecke	**Thüroff**	**Joachim W.**	**geb. 1950**	**1993–1997**
	Roth	Stephan	geb. 1957	seit 1997
Würzburg	**Frohmüller**	**Hubert**	**geb. 1928**	**1971–1997**
	Riedmiller	Hubertus	geb. 1951	seit 1997
Universitätsklinik ohne Lehrstuhl:				
Oldenburg/ Groningen	Wawroschek	Friedhelm	geb. 1963	seit 2013

[a] 2004 erhielt Bernd Schönberger (1943-2004) eine C4-Stiftungsprofessur für Kinderurologie und Nierentransplantation an der Charité Berlin. 2007 wurden die Lehrstühle der FU und der HU (Charité) unter Kurt Miller fusioniert.

[b,c] 2014 erhielt Kai Schmidt-Ott die Hans-Schildbach- Stiftungsprofessur für Urogenitale Krebsforschung am Max-Delbrück-Centrum für Molekulare Medizin (MDC) Berlin-Buch und der Charité Berlin. (http://berlin-buch.com/de/news/new.php?we_objectID=2663, Recherche vom 15.07.2015).

[d] Die Akademie für Ärztliche Fortbildung der DDR (Berlin-Lichtenberg) war eine dem DDR-Ministerium für Gesundheitswesen direkt unterstellte wissenschaftliche Einrichtung für die Weiterbildung im Gesundheits- und Sozialwesen mit Promotions- und Habilitationsrecht (Mros 2003).

[e] 1984 erhielt Peter Brühl (geb. 1932) eine C3-Professur a. Lbz. für das Fachgebiet Urologie (Kinderurologie) – die erste Professur für Kinderurologie deutschlandweit.

[f] Die Medizinische Akademie (Hochschule) Erfurt wurde 1994 aufgelöst und der Lehrstuhl für Urologie damit aufgehoben.

[g] Der Status von Prof. Weber konnte bisher nicht zweifelsfrei geklärt werden. Wann und ob eine Aufwertung zu einem ordentlichen Lehrstuhl stattgefunden hat, ist in den bisher zugänglichen Quellen nicht dokumentiert. Personalnebenakte Wolfgang Weber, in: Hessisches HStA W 511 521.

[h] Im Juli 1971 hatte zunächst Hubert Frohmüller den Ruf auf den neugegründeten Lehrstuhl erhalten, dann aber einen weiteren Ruf an die Universität Würzburg angenommen. Lebenslauf Prof. Frohmüller, in: DGU-Archiv, Zeitzeugenbefragung Urologie nach 1945 (2013–2015).

[i] Die Urologische Klinik in Jena wurde bereits 1963 gegründet und Emil Hienzsch zum Direktor und Professor ernannt. Die Berufung auf den Lehrstuhl erfolgte erst 1966 (Gerber u. Berg 2003).

[j] In Magdeburg wurde zunächst eine Medizinische Akademie gegründet. Die Otto-von-Guericke-Universität Magdeburg entstand erst 1993.

[k] Als Nachfolger von Rodeck war im Jahr 1989 von der Berufungskommission Dieter Jocham gewählt worden, der den Ruf jedoch kurzfristig absagte. Trotz offizieller Entpflichtung vertrat Rodeck den Lehrstuhl noch bis Juli, danach leitete der langjährige Oberarzt Berthold Ulshöfer die Klinik kommissarisch bis November 1990 (Feiber o.J.).

[l] Hier ist noch nicht endgültig geklärt, ob es sich nach der Übernahme der städtischen Urologischen Klinik durch die neu gegründete Universität 1978 um eine eigenständige Universitätsklinik gehandelt hat. Deren Leiter, Hans-Dieter Marquardt (1919–2002), hatte ab 1979 eine Dozentur inne und wurde 1983 zum Honorarprofessor ernannt.

[m] 2013 erhielt Anne-Karoline Ebert (geb. 1967) die Berndt-Ulrich Scholz Stiftungsprofessur für Kinderurologie (W3) an der Universität Ulm (Stifter: Deutsche Gesellschaft für Urologie und Stiftung Urologische Forschung)

Verzögerungen bei der Einrichtung und Wiederbesetzung von Lehrstühlen hatten.[70] Auch hier verhindern die Sperrfristen eine systematische Analyse. Eventuelle Fehler in der Darstellung bitten wir zu entschuldigen und freuen uns ggf. über korrigierende Hinweise.

Legende: Fett markiert sind jeweils die ersten Lehrstuhlinhaber und Lehrstuhlinhaberinnen, kursiv kommissarische Leitungen. Wurde vor der Berufung eine kommissarische Leitung ausgeübt, ist deren Beginn in Klammern vermerkt, jene im Anschluss wurden nicht extra ausgewiesen.

6.10 Anlage 2: Haupt- und Belegabteilungen 1974–1986

Die folgenden Aufstellungen basieren auf den Mitgliederverzeichnissen des Berufsverbands der Deutschen Urologen e.V. der Jahre 1974, 1978, 1982 und 1986.[71] In der ersten Ausgabe von 1974 erläutert der damalige Präsident Wolfgang Knipper das Ziel: »Der Sinn eines solchen Verzeichnisses ist die Übersicht der Infrastruktur der Deutschen Urologen in der Bundes-

Tab. 6.3 Abteilungen für Urologie und Bettenkapazitäten nach Ärztekammerbezirken 1974–1986

Ärztekammerbezirk	1974		1978		1982			1986		
	Kliniken/Abteilungen	Bettenzahl	Kliniken/Abteilungen	Bettenzahl	Kliniken/Abteilungen	davon Belegabt.	Bettenzahl	Kliniken/Abteilungen	davon Belegabt.	Bettenzahl
Bayern	27	1376	34	1961	81	43	2921	77	41	2800
Berlin	7	647	9	720	11	2	679	10	2	604
Bremen	2	153	1	109	3	1	143	3	1	143
Hamburg	11	627	9	572	18		706	16	4	672
Hessen	24	1147	29	1506	46	12	2050	45	17	1785
Rheinhessen			2	105	3	1	155	3	1	149
Niedersachsen	8	739	28	1329	47	12	1820	48	13	1793
Nordbaden	6	385	9	545	16	9	691	15	8	668
Südbaden			5	261	10	5	323	11	8	350
Nordrhein	44	2397	48	2637	61	9	2983	60	11	2922
Nordwürttemberg	7	354	12	640	18	9	771	16	9	737
Südwürttemberg	7	340	6	315	12	7	415	10	3	370
Rheinland-Pfalz	16	862	14	697	21	6	891	24	13	836
Saarland			5	263	12	10	326	9	9	284
Schleswig-Holstein	7	267	7	268	13	5	372	13	7	438
Trier			2	104	4	2	181	4	3	130
Westfalen	31	1634	39	2072	68	25	2526	64	20	2511
	197	**10928**	**259**	**14104**	**444**	**158**	**17953**	**428**	**170**	**17192**
Planbetten		13353		15724			16420			16599
Betten/10.000 Ew		2,15		2,56			2,67			2,72

70 vgl. u.a. die Beispiele Hannover oder auch Marburg.

71 Berufsverband der Deutschen Urologen e.V. (1974) Mitgliederverzeichnis. Springer, Berlin; Berufsverband der Deutschen Urologen e.V. (1978) Mitgliederverzeichnis. Springer, Berlin; Berufsverband der Deutschen Urologen e.V. (1982) Mitgliederverzeichnis. Springer, Berlin; Berufsverband der Deutschen Urologen e.V. (1986) Mitgliederverzeichnis. Springer, Berlin.

Tab. 6.4 Urologische Abteilungen nach Bettenkapazitäten nach Größe (Betten/Fachärzte) 1974 und 1986

Krankenhaus (Ort)	Chefarzt	Anzahl der Ärzte (davon OÄ)	Bettenzahl
1974			
Urologische Universitäts- und Poliklinik (Homburg/Saar)	Prof. Dr. Alken	20 (6)	140
DRK-Krankenhaus Jungfernheide (Berlin)	Dr. Kletschke	6 (1)	130
Städt. Krankenanstalt (Ulm)	Dr. Marquardt	9 (2)	122
Stadtkrankenhaus (Bad Wildungen)	Dr. Steffens-Krebs	7 (2)	120
Urologische Klinik der Stadt (Karlsruhe)	Prof. Dr. Dr. Matouschek	12 (2)	120
St. Johannes-Hospital (Duisburg)	PD Dr. Gödde	7 (2)	120
Städt. Krankenanstalten (Wuppertal)	Prof. Dr. Albrecht	9 (2)	120
Städt. Krankenanstalten (Nürnberg)	Prof. Dr. Sachse	10 (2)	116
Städt. Krankenhaus Am Urban (Berlin)	Dr. Klutke	10 (1)	110
Allgemeines Khs Barmbeck (Hamburg)	Dr. Brachmann	9 (2)	110
Krankenhaus Seepark der Krankenanstalten Westermünde (Debstedt b. Bremerhaven)	Dr. v. Allesch	4 (1)	110
Katharinen-Hospital (Stuttgart)	Prof. Dr. Arnholdt	12 (2)	108
Krankenhaus der Barmherzigen Brüder (München)	Dr. Schneider	6	100
Klinik Golzheim (Düsseldorf)	Dr. Zoedler	7 (2)	100
Städt. Krankenhaus (Kaiserslautern)	Prof. Dr. Taupitz	9 (2)	100
Städt. Kliniken (Dortmund)	Prof. Dr. Sökeland	10 (2)	100
1986			
Städt. Krankenanstalten (Wuppertal)	Prof. Dr. Albrecht	13 (3)	134
Kurklinik Wildetal (Bad Wildungen)	Dr. Wagener	k.A.	130
Urolog. Univ.-Klinik (Ulm)	Prof. Dr. Hautmann	9 (2)	122
Urologische Univ.-Klinik (Homburg/Saar)	Prof. Dr. Ziegler	21 (5)	121
Klinik Golzheim (Düsseldorf)	Dr. Wienhöfer	9 (3)	120
Städt. Krankenanstalten (Nürnberg)	Prof. Dr. Sachse	12 (3)	116
Urologische Klinik der Stadt (Karlsruhe)	Prof. Dr. Dr. Matouschek	14 (2)	114
Katharinen-Hospital (Stuttgart)	Prof. Dr. Eisenberger	14 (3)	114
Stadtkrankenhaus (Bad Wildungen)	Dr. Steffens-Krebs	16 (4)	100
Städt. Kliniken (Dortmund)	Prof. Dr. Sökeland	11 (3)	100
Krankenhaus der Barmherzigen Brüder (München)	Prof. Dr. Altwein, Dr. Schneider	7 (2)	96
Städt. Krankenhaus Am Urban (Berlin)	Prof. Dr. Weißbach	10 (3)	95
St. Antonius-Hospital (Eschweiler)	Prof. Dr. Steffens	7 (2)	95
Kliniken der Freien Hansestadt Bremen	Prof. Dr. Dreikorn	9 (2)	93
St. Johannes-Hospital (Duisburg)	Prof. Dr. Gödde	7 (2)	90
Kurparksanatorium (Bad Wildungen)	Prof. Dr. Schultheis	2 (1)	90

republik.«[72] Die Angaben beruhen auf der Selbstauskunft der Mitglieder und sind daher mit einigen Unsicherheiten behaftet. In Ergänzung dazu wurden statistische Daten zur Anzahl von Planbetten aus der Bundesstatistik herangezogen, um Aussagen zum Versorgungsgrad treffen zu können. Erstmals ausgewiesen wurde die Urologie 1969 (Planbetten: 9.889; 1,65/10.000 Einwohner; ◘ Tab. 6.3, ◘ Tab. 6.4).[73]

Literatur

Albrecht K (2007) Entwicklung der Urologie in Hannover, Vortrag. http://www.vnu-ev.com/fileadmin/user_upload/docs/VNU2007.pdf (Recherche 16.02.2015)

Alken CE (1961) Eröffnungsansprache. In: Mauermayer W, Schultze-Seemann F Deutsche Gesellschaft für Urologie 1907-1978. 19. Kongress der Deutschen Gesellschaft für Urologie vom 04.09.1961. Springer, Heidelberg, S 224

Alken CE (1983) Urologie. In: Carstensen G, Schreiber HW (Hrsg) Chirurgie im Wandel 1943-1983. Springer, Heidelberg, S 321–330

Alken CE, Staehler W (1973) Vorwort Klinische Urologie. Thieme, Stuttgart, o. Seitenangabe

Ammon J, Karstens JH, Rathert P (1979) Urologische Onkologie. Springer, Heidelberg

Bartz O (2007) Der Wissenschaftsrat. Entwicklungslinien der Wissenschaftspolitik in der Bundesrepublik Deutschland 1957-2007. Steiner, Stuttgart

Bastian P (2014) Geschichte der Klinik Golzheim in Düsseldorf. Entwicklung einer urologischen Fachklinik. In: Halling T, Moll F Urologie im Rheinland. Springer, Heidelberg, S 50–59

Bronner H, Hecht G, Schüller J (1930) Ausscheidungspyelographie mit Abrodil. Fortschr Röntgenstr 42: 206–208

Brühl P (1971) Festschrift anläßlich des 30-jährigen Bestehens. Urologische Univ.-Klinik Bonn 1971-2001. Balve, S 22–33

Derra E (1961) Eröffnungsansprache. In: Mauermayer W, Schultze-Seemann F Deutsche Gesellschaft für Urologie 1907-1978. 1. Sitzungstag des 19. Kongresses der Deutschen Gesellschaft für Urologie vom 04.09.1961, S 227–228

Feiber H (o.J.) 40 Jahre Urologische Universitätsklinik Marburg 1970 bis 2010. o.O.

Forsbach R (2006) Die Medizinische Fakultät der Universität Bonn im »dritten Reich«. Oldenbourg, München

Frank H, Schwartz U (1995) Godber Nissen. Ein Meister der Nachkriegsmoderne. Dölling u. Galitz, Hamburg

Gerber A, Berg W (2003) Emil Hienzsch (1914-1988). Gründer der ersten Urologischen Universitätsklinik der DDR in Jena. Selbstverlag der Akademie gemeinnütziger Wissenschaften zu Erfurt, Erfurt

Gib KM (2004) Von den 60er Jahren zur Gegenwart der Urologie im Saarland. In: Gib KM (Hrsg) Geschichte der Urologie im Saarland. Repa-Druck, Saarbrücken, S 107–120

Greilinger G (2006) Das Studium der Medizin an der Ludwigs-Maximilian-Universität München 1946–1954. Dissertation. LMU München, München

72 Knipper W (1974) Vorwort. Berufsverband der Deutschen Urologen e.V., Mitgliederverzeichnis. Springer, Berlin.

73 Statistisches Jahrbuch für die Bundesrepublik Deutschland 1969-1986. http://www.digizeitschriften.de/dms/toc/?PPN=PPN514402342 (Recherche: 15.07.2015).

Gross R (1987) Abschied von Carl Erich Alken. Dtsch Ärzteblatt 84 A-96. http://www.aerzteblatt.de/archiv/114093/Abschied-von-Carl-Erich-Alken (Recherche 15.02.2015)

Gütgemann A (1971) Begrüßungsansprache. Verhandlungsbericht der Dt. Gesellschaft für Urologie. 23. Tagung vom 27.-31.10.1970 in Baden-Baden. Springer, Heidelberg, S 5–6

Hackethal J (1978) Keine Angst vor Krebs. Kronzeuge Prostatakrebs gegen die schulmedizinische Rabiat-Strategie bei Krebs. Molden, Wien

Hautmann R (2003) Prof. Dr. Wolfgang Lutzeyer zum 80. Geburtstag. Urol 42: 960

Halling T, Bellmann J, Fangerau H (2013) Leonhard Lurz (1895–1977). The urologist and his instrument: a medical career during the 1930s up to the 60s in Germany. J Urol 189 e450

Halling T, Vögele J (2006) Kommunikationsnetzwerke in der Hochschulmedizin. Ernst Derra und der Neubau der Chirurgischen Klinik in den 1950er Jahren. In: Jahrbuch der Heinrich-Heine-Universität Düsseldorf 2005/06. Düsseldorf, S 679–696

Heusch, K (1960) 10 Jahre Urologische Klinik Aachen. Krankenhausarzt 33: 75–77

Hoffacker W (2000) Die Universität des 21. Jahrhunderts: Dienstleistungsunternehmen oder öffentliche Einrichtung? Luchterhand, Neuwied

Jakse G (1991) Urologische Klinik. In: Murken H Festschrift zum 25-jährigen Bestehen der Medizinischen Fakultät der Rheinisch-Westfälischen Technischen Hochschule Aachen. Biermann, Zülpich, S 236–240

Jarausch K (1999) Das Humboldt-Syndrom: Die westdeutschen Universitäten 1945-1989 – ein akademischer Sonderweg? In: Ash MG (Hrsg) Mythos Humboldt: Vergangenheit und Zukunft der deutschen Universitäten. Böhlau, Köln, S 58–79

Kaiser T (2010) Planungseuphorie und Hochschulreform in der deutsch-deutschen Systemkonkurrenz. In: Grüttner M, Hachtmann R, Jarausch K, John J, Middel M (Hrsg) Gebrochene Wissenschaftskulturen. Universität und Politik im 20. Jahrhundert. Vandenhoeck u. Ruprecht, Göttingen, S 247–260

Karcher G (1963) Kurzlehrbuch Urologie. Schattauer, Stuttgart

Kielleuthner L (1924) Einführung von Instrumenten in Harnröhre und Blase. In: Voelcker F, Wossidlo H Urologische Operationslehre. Georg Thieme, Leipzig, S 19–68

Koenen T (2009) Die Geschichte der Urologischen Universitätsklinik Düsseldorf. Dissertation. Medizinische Fakultät Universität Düsseldorf, Düsseldorf

Konert J (2004) Illustrierte Geschichte der Urologie. Springer, Berlin

Krischel M, Halling T (2013) Die deutsche Gesellschaft für Urologie in der unmittelbaren Nachkriegszeit. Kontinuitäten – Brüche (1945–1961). Urologe 52: 991–1003

Krischel M, Moll F, Bellmann J, Scholz A, Schultheis D (2011) Urologie und Nationalsozialismus. Hentrich u. Hentrich, Berlin

Kühl R (2011) Leitende Aachener Klinikärzte und ihre Rolle im »Dritten Reich«. Kassel university press, Kassel

Kühl R (2014) Eine »festgeschlossene Front«. Karl Heusch und die deutschen Urologen. In: Halling T, Moll F Urologie im Rheinland. Springer, Berlin, S 125–142

Lange K (1964). Eröffnungsrede. In: Deutsche Gesellschaft für klinische Medizin, Sektion Arbeitsgemeinschaft der Urologen der DDR, Sitzungsbericht. 5. Wissenschaftliche Tagung in Wernigerode (Harz), S 45–48

Von Lichtenberg A (1928) Die Urologie als klinisches Fach. Eröffnungsrede. Verh. Dt. Ges. Urol., VIII. Kongress. Georg Thieme, Leipzig, S 39

Von Lichtenberg A, Voelcker F, Wildbolz H (1926–1928) Handbuch der Urologie. Springer, Berlin

Lutzeyer W (1956) Die Wiederherstellung des Harnleiters nach Resektion und die Harnableitung durch kontralaterale Harnleiterimplantation – eine tierexperimentelle Studie. Langb Arch Klin Chir 283: 316–360

Lutzeyer W (1957) Schmerzkontrollen und Spasmolsye in der Urologie. Z Urol 50: 109–119

Lutzeyer W (1959) Heutige Probleme der Blutransfusion in der chirurgischen Praxis. Langb Arch Klin Chir 290: 576–601

Lutzeyer W (1962) Der Hochdruck. Urologe 1: 35–46

Lutzeyer W (1962) Die Wiederherstellungschirurgie von Harnleiter und Blase. Langb Arch Klin Chir 301: 581

Lutzeyer W (1962) Grundsätze der chirurgischen Behandlung des Harnleiters. Urologe A(1): 139–150

Lutzeyer W (1962) Nierenstielverletzungen. Chirurg 34: 220–224

Lutzeyer W (1962) Zur Blasendivertikelplastik nach Sarafoff. Chirurg 32: 193–199

Lutzeyer W (1965) Chirurgie der Verschmelzungsniere. Langenb Arch Klin Chir 309: 328–339

Lutzeyer W (1966) Heutiger Stand und Möglichkeiten der experimentellen Urologie. Verhandlungsbericht der Deutschen Gesellschaft für Urologie, 21. Tagung vom 06.–09.09.1966 in Düsseldorf. Springer, Heidelberg, S 191–206

Lutzeyer W (1972) Fortschritte in der operativen Therapie (Urologie). Langb Arch Klin Chir 332: 137–145

Lutzeyer W (1973) Präsidentenrede. 25. Kongress der Dt. Ges. Urol. in Aachen. Springer, Heidelberg S 270–278

Lutzeyer W (1973) Verletzungen. In: Alken CE, Staehler W (Hrsg) Klinische Urologie. Thieme, Stuttgart, S 456–487

Lutzeyer W (1983) Entwicklung der deutschen Urologie an den Universitäten. In: Schreiber HW, Carstensen G (Hrsg) Chirurgie im Wandel der Zeit. 1945–1983. Berlin, S 331–335

Lutzeyer W, Melchior H (1969) Die Wertigkeit urodynamischer Untersuchungsmethoden. Urol Int 24: 289–299

Lutzeyer W, Melchior H (1973) Urodynamics. Springer, Heidelberg

Lutzeyer W, Pohlman R, Terhorst B, Ciochos M (1970) Die Zerstörung von Harnsteinen durch Ultraschall I. Eperimentelle Untersuchungen. Urol Int 25: 47–63

Lutzeyer W, Teichmann HH (1960) Nierentumor und Polyzythämie. Ärztl Wschr 25: 25–257

Lutzeyer W, Wilhelm A, Teichmann HH (1964) Harnleiternaht im Experiment. Langenb Arch Klin Chir 308: 172–178

Lutzeyer W, Zillmer H (1963) Blasenersatz durch gewendetes Dickdarmsegment im Experiment. Verhandlungsbericht Dt. Ges. Urologie, 20. Tagung in Wien. Springer, Heidelberg, S 259–266

Maier J (1963) Der historische Ablauf der Emanzipation neuer Fächer aus der Chirurgie. Dissertation. Universität Kiel, Kiel

Matouscheck E (1973) Prof. Dr. Ferdinand May ist 75 Jahre alt. Urol Int 28: 5–7

Mauermayer W, Schultze-Seemann F (1979) Geleitwort. Deutsche Gesellschaft für Urologie 1907–1978. Eröffnungsreden der Präsidenten. Springer Science und Business Media, New York, S 18

May F (1941) Zwei Jahre Urologisches Krankenhaus München. Z Urol 35: 297–319

Moll F (2014) Der urologische Operationssaal. In: Görgen A, Halling T Verortungen des Krankenhauses. Steiner, Stuttgart S 209–232

Moll F, Halling T, Fangerau H (2013) Urologen tagen in Berlin. Martin Stolze (1900–1989) und der Urologenkongress in Ost- und West-Berlin. Urologe 52: 1314–1327

Moll F, Halling T, Rathert P, Krischel M, Fangerau H (2014) Etablierung von urologischen Universitätskliniken in NRW. Das Aachener Modell. Urologe 53: 11364–1374

Moll F, Hercher D, Marx FJ (2000) Anfänge urologischer Vorlesungen und Kurse an deutschen Hochschulen. Urologe A(39, suppl 1): 53

Moll F, Rathert P (2001) Zur Entwicklung des Kathetergleitgels. Urol B(41): 272–275

Mros B (2003) Wissenschaftliche Institutionen des Ministeriums für Gesundheitswesen der DDR in Berlin-Lichtenberg. Akademie für Ärztliche Fortbildung. Berlin

Müller W (1996) Vor 50 Jahren. Beginn der Homburger Hochschulkurse. Saarl Ärztebl 49: 15–17

Müller W (2005) Prof. Dr. Carl-Erich Alken. Biographische Annäherungen an den Nestor der deutschen Urologie (12.10.1909–21.12.1986). In: Gib KM (Hrsg) Geschichte der Urologie im Saarland. Repa-Druck, Saarbrücken, S 18–41

Müller W (2007) »Dieses Institut am Leben zu erhalten und zu entwickeln« – Impressionen zur Kooperation der Medizinischen Fakultäten Homburg/Saar und Nancy. In: Müller W Unter der Aegide der Universität Nacy, S 6. http://www.uniklinikum-saarland.de/fileadmin/UKS/WirUeberUns/Geschichte_Wort_Bild/Pub http://www.uniklinikum-saarland.de/filead (Recherche 15.02.2015)

Müller W (2007) »Eine Pflegestätte des Geistes, der die Enge zu überwinden sucht und nach europäischer Weite strebt« – Impressionen zur Geschichte der Universität des Saarlandes. In: Kuhn B, Pitz M, Schorr A (Hrsg) »Grenzen« ohne Fachgrenzen. Röhrig, St. Ingbert, S 265–302

Necker S (2012) Konstanty Gutschow (1902–1978). Modernes Denken und volksgemeinschaftliche Utopie eines Architekten. Dölling u. Galitz, Hamburg

Paulus S (2010) Vorbild USA? Amerikanisierung von Universität und Wissenschaft. Oldenbourg, München

Polianski I, Schwartz M (2009) Die Spur des Sputnik. Kulturhistorische Expeditionen ins kosmische Zeitalter. Campus, Frankfurt

Rathert P (1973) Der Lichtleiter: Originalaquarelle von Philipp Bozzini (1773–1809). Med Hist J 8: 224–245

Rathert P (2007) National – International: die weltweiten Beziehungen der deutschen Urologen. In: Arbeitskreis Geschichte der Urologie (Hrsg) Urologie in Deutschland. Bilanz und Perspektiven. Springer, Heidelberg, S 49–51

Rathert P, Lutzeyer W (1974) Zytodiagnostik bei Harnwegserkrankungen In: Kluthe R, Oechslen D Aktuelle Diagnostik von Nierenerkrankungen. Stuttgart

Rohstock A (2010) Von der »Ordinarienuniversität« zur »Revolutionszentrale«? Hochschulreform und Hochschulrevolte in Bayern und Hessen 1957–1967. Oldenbourg, München

Schleicher M (1997) Bundesärztekammer im Wandel (VI): Die ärztliche Ausbildung in der Bundesrepublik Deutschland. Entwicklungen – Gegenwärtige Lage – Vorstellungen für die Zukunft. Dtsch Arztebl 94 A-906-910 / B-758 / C-70

Schmandt W, Ohnhaus M (1997) Geschichte der Urologie in Nordrhein-Westfalen 1903–1984. Burlage, Münster, S 51–56

Schmiedt E (1975) Eröffnungsansprache. Verh. Dt. Ges. f Urologie, 26. Tagung vom 24.–26.10.1974 in München. Springer, Berlin, S 2

Schmiedt E (1975) Verhandlungsbericht der Dt. Gesellschaft für Urologie, 26. Tagung, vom 24.–26.10.1974 in München. Springer, Heidelberg, S 2

Schmiedt E (1983) Professor Dr. Lutzeyer zum 60. Geburtstag. Urologe A 22 Einlage 3, B 23 Einlage 3

Schultze-Seemann F (1979) Deutsche Gesellschaft für Urologie 1907–1978. Eröffnungsreden der Präsidenten. Präsident Wolfgang Lutzeyer. Springer, Heidelberg, S 271–278

Simons E, Lutzeyer W (1963) Die Bedeutung des Spinkter internus bei der sog. Prostatahypertrophie. Verhandlungsbericht Dt. Ges. Urologie, 20. Tagung in Wien. Springer, Heidelberg, S 257–269

Sökeland J, Göpel M (2002) Editorial Entwicklungen der Zeitschriften »Der Urologe A und B« 1962–2002. Vergangenheit – Gegenwart – Zukunft. Urologe B(42): 542–544

Springer R (1965) Die medizinischen Hochschulkurse 1946 im Landeskrankenhaus Homburg (Saar). Saarbrücker Hefte 22: 49–65

Steudel WI, Armbruster F (2012) »Ich habe mein Leben für die Urologie verbracht«. Carl-Erich Alken – Pionier der Urologie in Deutschland. UKS Report 6–7. http://www.uniklinikum-saarland.de/fileadmin/UKS/Profil/Meilensteine/UKS-Report_2012_01_Meilensteine.pdf (Recherche 15.02.2015)

Stockhausen J, Alken CE (1971) Programmierte Krankheitsfrüherkennung – Vorsorgeuntersuchungen in der Krankenversicherung. Dt. Ärzteverlag, Köln

Stolze M (1973) In Memoriam Ludwig Kiehlleuthen. Z Urol Nephrol 66. 453–454

Terhorst B, Lutzeyer W (1972) Möglichkeiten der pharmakologischen Prävention von Harnsäuresteinen Z Urol Nephrol 65(11): 815–25

Tschirntzsch (undatiert, ca. 1949) Zur Stellung der Urologie an den Hochschulen, zit. nach Schultze-Seemann F (1986) Geschichte der Deutschen Gesellschaft für Urologie. 1906–1986. Springer: Berlin

Vahlensieck W (1972) Zur Entwicklung der Urologie in Bonn. Bonner Univ Bl, S 55–59

Vahlensieck W (2001) Zur Entwicklung der Urologie an der Rheinischen Friedrichs-Wilhelms Universität in Bonn. In: Urologische Univ.-Klinik Bonn 1971–2001. Festschrift anläßlich des 30-jährigen Bestehens. Balve, S 9–16

Vetter C (1996) Urologie im Rheinland: Wertvolle Gerätschaften. Dtsch Arztebl 93: A-3045 / B-2577 / C-2289

Voelcker F (1932) Eröffnungsrede auf dem 56. Deutschen Chirurgenkongress. Langb Arch Klin Chir, S 173

Wachsmuth W (1965) In Memoriam Prof. Erich Freiherr v. Redwitz 02.04.1883–09.07.1964. Langb Arch Klin Chir 310: 1–12

Wachsmuth W (1985) Ein Leben mit dem Jahrhundert. Springer, Berlin

Wenske S (2009) Die Herausbildung urologischer Krankenabteilungen in Berlin. Ein Beitrag zur Berliner Medizingeschichte. Logos, Berlin

Woelk W, Sparing F, Bayer K, Esch M (2003) Nach der Diktatur – die Medizinische Akademie Düsseldorf vom Ende des Zweiten Weltkriegs bis in die 1960er Jahre. Klartext, Essen

Wüllenweber G (1930) Untersuchungen über den Nierenbeckendruck, besonders in der Gravidität. Klin Wschr 9: 295–297

Wüllenweber G (1931) Klinischer Beitrag zur Frage des Verhaltens der Harnorgane bei organischen Nervenerkrankungen. Dt Z Nervenheilkunde 117–119: 803–812

Wüllenweber G (1931) Zur Frage der Hypertonie bei Nierenabflusshindernis. Klin Wschr 10: 730–732

Wüllenweber G (1941) Ärztliches Denken am Krankenbett. Thieme, Leipzig

Zacher W, Stolze KJ (2014) Die Klinik »Heilanstalt Weidenplan« in Halle, eine Pionierstätte der deutschen Urologie. Urologe 53: 1066–1072

Die Fachverselbstständigung der Urologie in der DDR

Jürgen Konert, Friedrich Moll, Thorsten Halling

T. Halling, F. Moll, H. Fangerau (Hrsg.), *Urologie 1945–1990*,
DOI 10.1007/978-3-662-48178-3_7, © Springer-Verlag Berlin Heidelberg 2015

7.1 Einleitung

Nach dem Ende des Zweiten Weltkriegs bemühten sich die Besatzungsmächte das soziale Leben in Deutschland neu zu strukturieren. Hierbei gehörte das Gesundheitswesen in allen Besatzungszonen zu den ersten gesellschaftlichen Strukturen, die reorganisiert wurden (van Melis 1999; Moll 2006). In der sowjetischen Besatzungszone wirkten sich die materielle Zerstörung und das allgemeine Chaos in allen Lebensbereichen besonders spürbar aus. Es fehlte allerorten an medizinischer Versorgung, an Krankenhausbetten und Verbandsmaterial. Gleichzeitig bestand auf Grund der Kriegsfolgen und der zurückströmenden Flüchtlinge und Soldaten aus den Gebieten östlich von Oder und Neiße ein größerer Bedarf an medizinischer Betreuung. In diesem Kontext ist auch die Situation der Urologie nach Kriegsende zu sehen. Ihr Zustand auf dem Gebiet des ehemaligen Deutschen Reiches gestaltete sich insgesamt katastrophal (vgl. auch den Beitrag Zacher in diesem Band). Neben den materiellen waren die personellen Verluste schwerwiegender (Konert 1989). Nach 1933 war ein bedeutender Anteil der Urologen als »nicht arisch« klassifiziert worden. Nach ihrem Herausdrängen aus dem Fach wurden die frei werdenden Positionen in Wissenschaftsgremien, Universitäten, Kliniken und Praxen (Moll 2011) vor allem durch dem nationalsozialistischen Gedankengut nahestehenden oder in Parteigliederungen bewährten Urologen besetzt, was sich auch in der Gründung einer »Gesellschaft Reichdeutscher Urologen« ausdrückte (Krischel 2011; Krischel et al. 2011).

Das Spezialfach der Urologie war bis 1937 weder in Lehre und Forschung, noch als selbstständige Disziplin mit einem eigenen Lehrstuhl an den Universitäten etabliert. Erst in diesem Jahr wurde Otto Ringleb (1875–1946) ordentlicher Professor an der Friedrich-Wilhelms Universität in Berlin mit einem Lehrstuhl an der Charité (Klug 1983). Reine Habilitationen für das Fachgebiet waren selten und erfolgten in der Regel unter der Ägide von Chirurgie oder Innerer Medizin. 1942 konnte sich Karl Heusch (1894–1986) bei Otto Ringleb mit einem Thema zum »Blasenkrebs« (Heusch 1942) für Urologie habilitieren (Kühl 2014). Bei der Bezeichnung von apl. Professuren kamen sogar Begriffe wie »Professor für Cystoscopie« vor (Moll 2014). Nur an kommunalen, konfessionellen und privaten Krankenhäusern war die Spezialdisziplin Urologie als eigenständiges, bettenführendes Fach mit einem eigenen Chefarzt präsent. (vgl. das Kapitel von Halling/Moll: »Etablierung urologischer Lehrstühle in Westdeutschland und Herausbildung urologischer Krankenabteilungen in Westdeutschland 1945–1980«, in diesem Band).

Mit der ersten Nachkriegstagung der Urologen 1948 in Düsseldorf begann die Reorganisation der deutschen Urologie, die von personellen Kontinuitäten, einer Dezentralisierung und dem Bemühen um Wiedererlangung internationaler Anerkennung geprägt war (Krischel u. Halling 2013). Die 1951 in München wiederbegründete Deutsche Gesellschaft für Urologie nahm unmittelbar die Vorkriegsbemühungen um eine weitere Verselbstständigung der Urologie wieder auf, zumal der einzige Lehrstuhl für Urologie in Berlin nach 1945 wieder aufgehoben worden war (Halling et al. 2014). Während die Maßnahmen der sog. Entnazifizierung durch die Alliierten die Karrieren der meisten führenden deutschen Urologen allenfalls kurz unterbrach, hatte sie für die SBZ doch zur Folge, dass einige von ihnen in die westlichen, insbesondere in die britische Besatzungszone abwanderten. Die zunächst unterschätzte Abwanderung von Fachärzten aus der SBZ und der späteren DDR, entwickelte sich spätestens seit Mitte der 1950er-Jahre zu einem massiven Versorgungsproblem im Gesundheitswesen. Im Westen geriet hingegen eine sog. »Ärzteschwemme« zum Problem und führte zu Anfangs prekären Beschäftigungsverhältnissen bei Ärzten.

Hinsichtlich ihrer institutionellen Eigenständigkeit kämpften die Urologen trotz der systembedingten Unterschiede gleichermaßen vor allem gegen die Beharrungskräfte der akademischen Chirurgen, die in ihrer Mehrheit eigenständigen Lehrstühlen für Urologie nach wie vor ablehnend gegenüber standen. Es ist allerdings ein immer noch weit verbreiteter Irrtum, die Chirurgie als alleinigen Ausgangspunkt anzusehen (vgl. das Kapitel von Fangerau: »Medizinische Spezialisierung in beiden deutschen Staaten nach 1945«, in diesem Band). Die Urologie gehört, zumindest in ihrer Selbstwahrnehmung, vielmehr zu jenen Spezialfächern, die aus interdisziplinärer Aneignung heraus ihre charakteristische Ausformung erhalten hat. Sie nahm ihren Ausgang von den beiden klassischen Disziplinen der Medizin sowie von zwei aus diesen hervorgegangen älteren Spezialfächern: Innere Medizin, Chirurgie, Gynäkologie und Dermato-Venerologie. Die Entwicklung einer derartigen disziplinären Form mit übergreifendem Charakter setzt natürlich eine relativ reife Wissenschaftsstruktur voraus, da sich ihre Existenz nicht unwesentlich auf das Vorhandensein bereits historisch stabiler Elemente der Erkenntnis stützt. Nur in diesem Falle ist eine sich emanzipierende neue Disziplin in der Lage, praktische Problemstellungen aufzunehmen, in wissenschaftliche umzusetzen und zu lösen. Und dies war nach 1945 für die Urologie noch nicht gegeben (Konert 1989).

In den späten 1950er-Jahren begann schließlich parallel in beiden deutschen Staaten die langwierige flächendeckende institutionelle Verselbstständigung an den Universitäten (Moll et al. 2014).

Mit Focus auf Ostdeutschland soll in diesem Beitrag versucht werden, anhand von ausgewählten Beispielen Kernelemente der Fachverselbstständigung der Urologie in der DDR, wie die Entwicklung der Urologie an Krankenhäusern und vor allem an Universitätskliniken, die Verankerung im Curriculum des Medizinstudiums, die Etablierung von Fachzeitschriften und die Gründung einer eigenen Fachgesellschaft, herauszuarbeiten. Um den Übergang von einer zumeist bürgerlich-konservativ sozialisierten Ärztegeneration zu derjenigen des sog. »doppelten Staatsbürgers von Partei und Fach«[1] darzustellen, werden hierbei ebenfalls beispielhaft Leben und Werk leitender Urologen skizziert sowie deren soziale Netzwerke rekonstruiert. Auch wenn für einige urologische Standorte bereits kleinere oder größere Einzelstudien vorliegen, steht die medizinhistorische Aufarbeitung der Urologie in der DDR noch am Anfang. Diese Analyse erhebt daher, ähnlich wie der komplementär konzipierte Beitrag zu den Schwerpunkten urologischer Krankenversorgung in der DDR von Wolfgang Zacher in diesem Band, keinen Anspruch auf Vollständigkeit.

7.2 Gesellschaftspolitische Rahmenbedingungen in der SBZ/DDR bis Ende der 1950er-Jahre[2]

Im Sommer 1945 gab es in allen vier Besatzungszonen insgesamt angeblich nur noch 75 Urologen (Alken 1983). Die Situation in der sowjetischen Besatzungszone und späteren DDR gestaltete sich besonders prekär. Da der Anteil an Großstädten geringer war, in denen aufgrund besserer Niederlassungsmöglichkeiten für das kleine Spezialfach in der Vorkriegszeit ein großer Teil der deutschen Urologen ansässig war, war zunächst auch die Gesamtzahl von Urologen in der SBZ niedriger als die im Westen. Der Bevölkerung im Osten standen sechs reine urologische Einrichtungen mit etwa 500 Betten in Berlin, Dresden, Erfurt und Halle zur Verfügung. Die ambulante Betreuung erfolgte 1949 in fünf urologischen Klinikambulanzen und zwei urologischen Polikliniken, sowie durch zehn niedergelassene Urologen (Mebel 1974). Hinzu kamen noch einige Betten auf urochirurgischen Stationen von Chirurgischen Kliniken.[3]

Einige der besonders in das System des Nationalsozialismus verstrickte Fachvertreter wanderten nach Kriegsende in die westlichen Besatzungszonen ab, wie beispielsweise der Leiter der Urologischen Poliklinik in Halle, Ernst Kraas (1900–1962)[4], der vor seiner Oberarzttätigkeit in der Poliklinik in Halle als Rockefeller Stipendiat an Kliniken in den USA (New York, Chicago, Rochester, Baltimore und Philadelphia) tätig gewesen war. Nachdem Kraas 1945 an die Chirurgische Universitätsklinik Halle zurückgekehrt war, wurde er noch im gleichen Monat inhaftiert und wenig später von der Universität entlassen. Letztendlich 1948 entnazifiziert, erhielt er eine Anstellung im Bethanien-Krankenhaus in Frankfurt am Main.[5] Auch die führenden Funktionäre der Gesellschaft reichsdeutscher Urologen wie Karl Heusch und Hans Boeminghaus wechselten aus Berlin in die britische Besatzungszone (nach Aachen bzw. Düsseldorf; Halling et al. 2014; Krischel 2014; Kühl 2014).

Eigentlich sollten nach den Vorgaben der Alliierten, die im Wesentlichen während der Abstimmungen auf der Potsdamer Konferenz festgelegt worden waren, allen ehemaligen Mitgliedern der NSDAP in allen öffentlichen, halböffentlichen und privaten Bereichen gekündigt werden. Dies traf prinzipiell auch für das Gesundheitswesen zu, wurde hier aber nicht so streng gehandhabt, obwohl in der SBZ partiell gründlicher »durchgegriffen« wurde (Arndt 2009; Haberkorn 2012).[6] Die Entnazifizierung diente in der Sowjetischen Besatzungszone nicht nur der Bestrafung politisch Belasteter, sondern auch der Umgestaltung der politischen Verhältnisse (Van Melis 1999).

Insgesamt profitierte die Ärzteschaft davon, dass sie in der unmittelbaren Nachkriegszeit als weitgehend unersetzbar für eine funktionierende Notversorgung für die an Unterernährung und Seuchen leidende Bevölkerung und hiermit auch für den Gesundheitsschutz der Soldaten der Besatzungsmächte galt. In der neugegründeten DDR wurde dem Gesundheitswesen dann von Anfang an die zusätzliche Funktion zugewiesen, staatliche Stabilität zu gewährleisten. Genau diese Stabilität bedrohte die schon vor 1949 einsetzende Migration von Ärzten in den Westen. Bis 1961 waren es ca. 7.500 Ärzte, die die SBZ/DDR verlassen hatten, die Hälfte davon nach 1954 (Ernst 1997). Ein Höhepunkt der ersten Abwanderungswelle wurde 1953, im Jahr des Volksaufstands vom 17. Juni, mit 331.000 Flüchtlingen erreicht (Ackermann 1995). Auch verhältnismäßig viele Urologen wechselten – schon allein 20 DGU-Mitglieder – vor oder mit dem Mauerbau in den Westen, darunter zwei spätere Lehrstuhlinhaber.[7] Gerade in den kleinen Fächern wie der Urologie oder der Augenheilkunde führte dieser Verlust an Ärzten Ende der 1950er-Jahre regional zu dramatischen Versorgungsengpässen mit

1 vgl. zur Metapher von »doppelten Staatsbürgern von Partei und Fach«: Jessen (1999).

2 vgl. Kapitel Moll: »Neuordnung des Gesundheitswesens in beiden deutschen Staaten« sowie Kapitel Zacher: »Schwerpunkte urologischer Krankenversorgung in der DDR«, beide in diesem Band.

3 vgl. zur Frage der Poliklinik und der weiteren Praxis von Kassenärzten das Kapitel Moll: »Neuordnung des Gesundheitswesens in beiden deutschen Staaten«, in diesem Band.

4 Aufnahme in die NSDAP am 01.05.1937 (Mitglied Nr. 4 174 695).

5 http://www.catalogus-professorum-halensis.de/kraaseernst.html (Recherche 26.06.2015).

6 Haberkorn T (2012) Kriegsverbrecherverfolgung in der SBZ und früheren DDR. http://www.bpb.de/geschichte/zeitgeschichte/deutschlandarchiv/132873/kriegsverbrecherverfolgung-in-sbz-und-frueher-ddr (Recherche 26.06.2015).

7 Joachim Potempa (1919-2000, Mannheim) und Gerhard Rodeck (geb. 1922, Marburg); vgl. zur DDR-Flucht von Urologen den Beitrag von Halling et al.: »Zeitgeschichte der Urologie«, in diesem Band.

einer Bedarfsdeckung von teilweise nur 20 % (Ernst 1997). Der Präsident der Bundesärztekammer Ernst Fromm (1917–1992) sagte 1960 in einer Rede vor den Delegierten der Generalversammlung des Weltärztebundes zur »Republikflucht« von DDR-Ärzten: »Es erfüllt mich mit Stolz, dass ich dieses lebende Beispiel von Tausenden von Ärzten [...] den Ärzten der Welt mitteilen kann. Die Ärzte Westdeutschlands sind in jedem Augenblick bereit [...] diese geflohenen Kollegen aufzunehmen [...] und ihnen ihr Opfer zu danken« (Konert 1988). Aus dieser Rede geht deutlich das politische Engagement bundesdeutscher Ärztefunktionäre hervor, den DDR-Staat an einer sehr empfindlichen Stelle zu treffen.

In der ehemaligen DDR war das Gesundheitssystem immer zwischen zwei Polen angesiedelt: der Beibehaltung traditioneller Formen der ärztlichen Berufsauffassung und Organisationsstruktur auf der einen Seite und dem Anspruch der SED auf der anderen Seite, ein am Modell der Sowjetunion angepasstes System zu entwickeln (Müller 1998). Dies hatte u.a. zur Folge, dass alle Fachgruppen hier ihren Platz neu definieren mussten und somit die Herausbildung neuer Fachrichtungen zusätzlich erschwert wurde.

Tab. 7.1 Lehrstühle für Urologie in der DDR

Universität/ Med. Akademie	Lehrstuhl	Erster Lehrstuhlinhaber
Halle	1958	Stolze, Martin (1900–1989)
Magdeburg	1961	Heise, Gerhard Wilhelm (1911–?)
Dresden	1965	Kirsch, Ernst (1916–1990)
Jena	1966	Hienzsch, Emil (1914–1988)
Greifswald	1973	Fiedler, Rudolf (1926–2004)
Rostock	1973	Erdmann, Thomas (geb. 1933)
Leipzig	1974	Dieterich, Ferdinand (1928–2006)
Erfurt	1975	Battke, Horst (geb. 1927)

Quellen: BA DR-3B/126, BA DR 3-B/5346; BA DR 3-B/6507; BA DR 3-B/11392; BA DR 3-B/11801; BA DR 3-B/10941; UA Halle Rep. 29 Nr. 551.

7.3 Erste Gründungsphase von Lehrstühlen für Urologie in der DDR

Eine besondere Rolle in der Etablierungsphase der Urologie in der SBZ/DDR spielten zunächst die bereits vor dem Zweiten Weltkrieg etablierten Urologischen Kliniken, die ihre Strahlkraft tendenziell einfacher entfalten konnten als neu errichtete Ausbildungsstätten. Hierzu gehörte in der DDR die sog. »Hallesche urologische Schule« (Konert 1989). Dort erhielten viele der später in der DDR bekannten Urologen ihre Ausbildung (Tab. 7.2).

Analog der Entwicklung in der Bundesrepublik wurden in den 1960er–1970er Jahren weitere Urologische Universitätskliniken gegründet, die den Status des Fachgebietes im Kanon der universitären Lehrfächer der Medizin wesentlich konsolidierten (Tab. 7.1). Beispielhaft werden im Folgenden die Zusammenhänge für die erste Gründungsphase von Lehrstühlen für Urologie in Halle, Jena, Magdeburg und Dresden untersucht.

7.3.1 Halle: Impulse der Fachentwicklung in verschiedenen politischen Systemen

Die »Hallesche urologische Schule« geht zurück auf die »goldenen Jahre« (Konert 1989) der Urologie in Halle, die von Namen wie Otto Kneise (1875–1953), Franz Vollhard (1872–1950) und Friedrich Voelcker (1872–1950) und sowohl von der »Friedrichs-Universität«[8] als auch vom »Krankenhaus am Weidenplan« geprägt wurden (Moll et al. 2013; Zacher u. Stolze 2014). Die von Kneise begründete Urologenschule an der Klinik Weidenplan kann neben der Berliner Schule aufgrund ihrer guten Vernetzung als fachkonstituierend für die deutsche Urologie angesehen werden (Moll et al. 2013). In dieser Phase erhielten hier zum Beispiel Johannes Alwill Volkmann (1889–1982), bekannt durch seinen Beitrag zur Entwicklung erster leistungsfähiger Röntgenkontrastmittel in der Urologie (Moll 2004), und Hans Boeminghaus (1893–1973), der für die Fachentwicklung in der Nachkriegszeit in der späteren Bundesrepublik von entscheidender Bedeutung war, ihre urologische Ausbildung.

Für die Fachentwicklung und Netzwerkentwicklung in der späteren DDR spielten auch die Chirurgen und Voelcker-Schüler Werner Budde (1886–1960; Budde 1913)[9], erster Ordinarius für Chirurgie nach dem zweiten Weltkrieg in Halle, und sein Nachfolger der Chirurg und Kneise-Schüler Karl-Ludwig Schober (1912–1989), später ebenfalls Ordinarius für Chirurgie an der Universitätsklinik Halle, eine bedeutende Rolle. Schober hatte sich zu Beginn seiner Karriere mit einem Röntgenlehrbuch »Die Röntgenuntersuchung der Harnorgane«, bei Georg Thieme in Leipzig in zwei Auflagen schon im Zweiten Weltkrieg erschienen (Kneise u. Schober 1941, 1943), um ein spezifisches Röntgen auf urologischem Gebiet verdient

8 Ihren heutigen Namen »Martin-Luther-Universität Halle-Wittenberg« erhielt sie in der Zeit des Nationalsozialismus, am 10.11.1933, vgl. Speler (2003).

9 UAHW, Rep. 11, PA 394 (Budde).

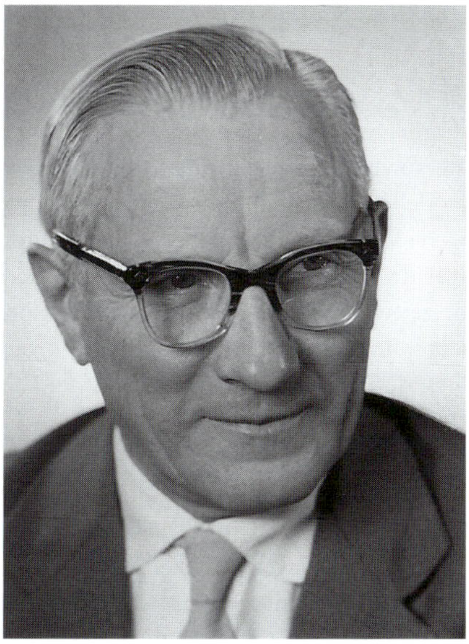

Abb. 7.1 Martin Stolze (1900–1989). (Repro Konert, mit freundlicher Genehmigung)

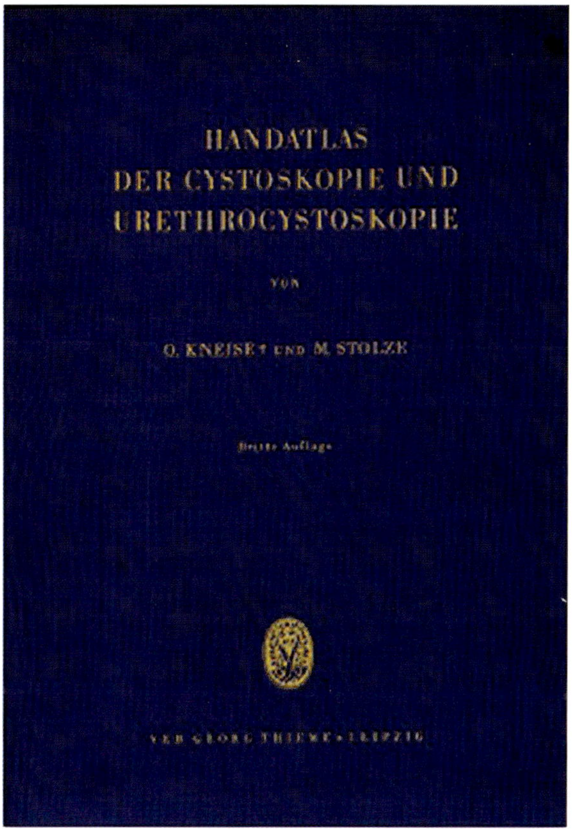

Abb. 7.2 Die langjährige Zusammenarbeit zwischen Neffen und Onkel spiegelt sich besonders in diesem Handatlas zur Zystoskopie wieder, dessen erste Auflage Kneise bereits in den 1920er-Jahren herausgegeben hatte. Dieser gehört durch die Zeichnungen Otto Kneises auch unter künstlerischen Aspekten zu den herausragenden Atlanten innerhalb des Fachgebietes. Die Auflagen bei VEB Georg Thieme in Leipzig prägten viele Generation nicht nur von Urologen in der SBZ/DDR, sondern auch in Westdeutschland. Da Bücher, auch Fachbücher, in der DDR für Besucher aus dem Westen besonders preisgünstig waren, waren diese bei Besuchen oder auch als Geschenke neben klassischer Literatur besonders beliebt. (Bibliothek der Deutschen Gesellschaft für Urologie, Repro Keyn, mit freundlicher Genehmigung)

gemacht. Budde, der sich bei Friedrich Voelcker mit einem urologischen Thema habilitiert hatte, wurde 1945 als Direktor der Chirurgischen Universitätsklink Halle noch von den Amerikanern eingesetzt[10]. Unter ihm übernahm Hans-Joachim Serfling (1913–2004) die verwaiste urologische Station, die urologische Ausbildung wurde weitgehend von Otto Kneise weiter abgesichert. Serfling wurde später an der Charité in Berlin Ordinarius für Chirurgie von 1962–1978. Die Universität hatte es aber verpasst, im Rahmen der Umgestaltung der Universität ihn im Frühjahr 1948 zum Ordinarius für Urologie zu ernennen.[11] In dieser Zeit waren u.a. Hans-Joachim Hertkens (1916–?), der 1956 am Bezirkskrankenhaus Görlitz eine große urologische Klinik aufbaute (Stolze 1981) und Emil Wilhelm Hienzsch (1914–1988), der 1966 Ordinarius für Urologie an der »Friedrich Schiller Universität Jena« wurde (Hienzsch 1949), Assistenzärzte in Halle.

Für die Geschichte der Hallenser Urologie sollte aber vor allem der 1946 nach Halle gekommene Martin Stolze (1900–1989; Abb. 7.1) bedeutungsvoll werden. Er folgte seinem Onkel und wissenschaftlichen Lehrer sowie Mentor Otto Kneise wenige Jahre später im Lehr- und Klinikamt (Abb. 7.2). Obwohl an der Klinik zunächst Emil Hienzsch (1914–1988) die urologischen Fälle betreute, wandte sich Stolze nun endgültig der Urologie zu. Seine Facharztanerkennung für Urologie erhielt er 1947 und habilitierte sich 1950 an der Universität Halle für das Fach Urologie über die Harnableitung nach Coffey-Mayo (Stolze u. Stadie 1977).[12]

Im Jahr 1955 war Stolze zum a.o. Professor mit Lehrauftrag ernannt worden.[13] Diese Berufung ist im Kontext der ab 1951 beginnenden zweiten Hochschulreform zu sehen. Diese beinhaltete die Einführung eines jeweils im September beginnenden 10-Monate-Studienjahres ab 1955, das Prüfungen und Berufspraktika einschloss und dessen Ablauf im Einzelnen durch zentrale Weisungen festgelegt werden sollte. Damit war zugunsten des sowjeti-

10 Archiv MLU Halle-Wittenberg, Rep. 29, Nr. 551, Bl. 1.
11 Archiv MLU Hall-Wittenberg, Kaderakte Martin Stolze, KA 020a, Bl. 48.
12 Lebenslauf Martin Stolze. In: Universitätsarchiv Halle, Rep. 29, Nr. 551 np (Urologische Klinik 1949–1980, Prof. Stolze).
13 UA Halle, Kaderakte Martin Stolze, KA 020a, Bl. 18.

schen Modells ein radikaler Bruch mit dem traditionellen deutschen Semester-Studium vollzogen. Es folgte dann zwischen dem 21.05.1955 und dem Beginn des neuen Studienjahres eine Reihe weiterer Maßnahmen zur Durchführung der ZK-Beschlüsse. Die Wesentlichsten von ihnen betrafen die Umgestaltung der Universitäts- /Hochschulleitung sowie die Aufstellung fester Studienpläne, in deren Folge in allen medizinischen Fakultäten das Fach Urologie (neben dem Fach Marxismus-Leninismus) als obligatorische Lehrveranstaltung und Prüfungsfach aufgenommen wurde (Bühler 1999; Seigewasser 2006).[14]

Drei Jahre später, im Jahr 1958, wurde an der »Martin-Luther-Universität Halle-Wittenberg«, der »bürgerlichsten Universität der DDR« (Jessen 1999; Niederhut 2007), das erste Ordinariat für Urologie in der DDR errichtet und mit Martin Stolze besetzt. Abgesehen vom unter französischem Protektorat entstanden Homburger Lehrstuhl für Carl-Erich Alken (1909–1986) war es der erste ordentliche Lehrstuhl für Urologie im deutschsprachigen Raum nach 1945. Zwar hatte bereits 1947 der Chefarzt des St. Hedwigs-Krankenhauses in Berlin, Ferdinand Hüdelpohl (1902–1980), einen urologischen Lehrauftrag an der Charité erhalten und wurde vier Jahre später zum Professor ernannt, ein Ordinariat war damit aber nicht verbunden.[15]

In dieser Zeit war die hochschulpolitische Situation in Halle durch öffentliche Auseinandersetzungen zwischen führenden SED-Mitgliedern und konservativen Professoren sehr angespannt (Kowalczuk 2003). Schon 1949 waren mit der sog. »Zentralen Arbeitsordnung« für die Hochschulen in der SBZ bzw. späteren DDR einheitliche Regelungen geschaffen worden, die vorsahen, dass bestimmte Positionen (Verwaltungsdirektor/Kurator) nicht mehr durch Wahl, sondern durch Ernennung durch den Minister bestimmt wurden (Kowalczuk 2003; Schulz 2010). Es setzte eine Politisierung der Wissenschaften ein, die ideologische Vorgaben, politische Kampagnen und Kontrollmechanismen umfasste (Malycha 2009). Dennoch hatten die Universitäten zunächst einen gewissen Spielraum in der Personalpolitik. Erst Ende der 1950er-Jahre ersetzte die Kaderplanung an den Hochschulen der DDR das reguläre Berufungsverfahren (Jessen 1999). In den 1960er-Jahren kamen dann auch Wissenschaftler auf Hochschullehrerstellen, die in der DDR-Zeit ausgebildet worden waren (Jessen 1999). Zu dieser Generation gehörten auch Stolzes Schüler wie Horst Battke (geb. 1927), später Ordinarius für Urologie an der Medizinischen Akademie Erfurt (Battke 1968), sowie der bereits erwähnte Emil Hienzsch (Hoffmann 2010).

Für einige Jahre war Stolze auch Konsiliarius am Regierungskrankenhaus der DDR in Berlin, das ausschließlich Mitglieder der Regierung, des SED-Zentralkomitees und des Politbüros, Staatssekretäre, ausländische Diplomaten, Staatsgäste sowie die Angehörigen hoher SED-Funktionäre behandelte, selbst aber über keine eigene urologische Abteilung verfügte. Obwohl die Urologie in Berlin durch den Verlust des Ringleb'schen Lehrstuhls an der Charité insgesamt zeitweise etwas an Strahlkraft verloren hatte (Schönberger u. Lück 2000), führten die urologischen Abteilungen der Chirurgischen Klinik an der Charité, an St. Hedwig und in Friedrichshain die Traditionslinien fort. Dass die Klinik Weidenplan in den 1950er- und 1960er-Jahren trotz ihrer bürgerlichen Tradition als Privatklinik im nun zentralstaatlich organisierten Gesundheitswesen (Schleiermacher u. Schagen 2010) eine starke Position behaupten konnte, ist vor diesem Hintergrund auch auf das medizinische Renommee Stolzes zurückzuführen. Nicht zuletzt durch seinen Onkel Otto Kneise war Stolze zugleich in das gesamtdeutsche Netzwerk führender Urologen integriert. Die Abwanderung von etwa der Hälfte aller Ärzte in den Westen verstärkte die Abhängigkeit von den im Osten verbliebenen Medizinern und erlaubte einem Teil der bildungsbürgerlichen ärztlichen Elite, zumindest Teile ihres Lebensstils und ihrer Wertevorstellungen auch im sozialistischen Gesundheitswesen fortzuführen (Ernst 1997; Tellkamp 2008; Wehler 2008). Auch Stolze residierte in einer großbürgerlichen Wohnung in der Nähe »seiner« Klinik (Moll et al. 2013).[16]

Aus Halle kamen unter diesen günstigen personellen und institutionellen Bedingungen wichtige Impulse zur Wiederbelebung der institutionalisierten Urologie nach dem Ende des Zweiten Weltkrieges. 1947 hatte Kneise, schon vor 1933 Mitherausgeber, die Wiederaufnahme der »Zeitschrift für Urologie« betrieben und im gleichen Jahr die erste Nachkriegsausgabe veröffentlicht. In seinem Lebenslauf von 1946 bezeichnete er sich als Vorstandsmitglied der Deutschen Gesellschaft für Urologie,[17] was sich auf die Vorkriegsgesellschaft bezog, da die Gesellschaft sich erst 1949 neu konstituierte und Kneise dann unmittelbar als Ehrenmitglied führte (DGU 1950). Ebenfalls 1949 wurde mit Hans Boeminghaus (1893–1979) ein weiterer Initiator der Neugründung der DGU neben Kneise Mitherausgeber der »Zeitschrift für Urologie«. Nur wenige Jahre älter als Stolze, hatte er schon ab Mitte der 1920er-Jahre zahlreiche Originalarbeiten und Handbuchartikel veröffentlicht und spielte spätestens ab 1935 auch institutionell eine wichtige Rolle in der deutschen Urologie. Seine Tätig-

14 http://www.uni-magdeburg.de/uniarchiv/beitraege/reform/HSR3-1.htm (Recherche 25.05.2015).

15 vgl. Kapitel Wenske: »Die Entwicklung der Urologie in Berlin nach 1945«, in diesem Band.

16 DGU-Archiv Zeitzeugengespräche, Transkript des Interviews mit Dr. Hans-Jürgen Stolze vom 12.01.2013.

17 Lebenslauf Otto Kneise vom 22.05.1946. In: Universitätsarchiv Halle, PA 9034, Prof. Dr. Otto Kneise, np.

keit während der Zeit des Nationalsozialismus, aber auch in der Nachkriegszeit ist ausführlich untersucht worden (Halling 2011; Krischel 2011; Krischel u. Moll 2011). Kneise kannte Boeminghaus wohl schon aus dessen Assistentenzeit an der Chirurgischen Universitätsklinik in Halle (1920–1929). Dass Stolze, erst seit zwei Jahren überhaupt Facharzt für Urologie, zeitgleich die Mitherausgeberschaft der wichtigsten deutschen urologischen Fachzeitschrift antreten konnte, kann auf die Absicht Kneises zurückgeführt werden, seinen Neffen auch hier als Nachfolger zu installieren. Nach dem Tod Kneises nur vier Jahre später übernahm dann Boeminghaus die Schriftleitung. Vor dem Hintergrund seiner institutionellen Einbindung und seiner wissenschaftlich-klinischen Reputation erlangte Stolze insbesondere in den Jahren vor dem Mauerbau enormen Einfluss in der gesamtdeutschen Urologie, der 1957 in der Wahl zum Präsidenten der Deutschen Gesellschaft für Urologie einen Höhepunkt fand. Eine Rolle bei der Entscheidung zugunsten Stolzes dürften neben der geschilderten Tradition des Weidenplans und seiner a.o. Professur für Urologie der Umstand gespielt haben, dass seit Kriegsende nur westdeutsche bzw. österreichische Urologen der Gesellschaft vorgestanden hatten und von den ostdeutschen Urologen damals lediglich noch Johannes Keller (1899–1970) aus Dresden dem Vorstand angehörte (Moll et al. 2009). Aus dem erhaltenen Schriftwechsel, den Stolze zwischen 1958 und 1960 mit Fachkollegen zum Kongress führte, lassen sich Grundzüge des Organisationsablaufs sowie Funktion und Bedeutung der beteiligten Personen rekonstruieren, die auch den Einfluss staatlicher Stellen reflektieren (Moll et al. 2013).[18] Beispielsweise musste Stolze schon Ende 1958 dem Ministerium eine Aufstellung der Hauptreferate vorlegen.[19]

Zum engeren Kreis des Organisationsteams gehörten die Vorstandskollegen Theodor Schultheiß (1900–1990, Bad Wildungen, Kassenführer der DGU) und Carl-Erich Alken (1909–1986, Homburg/ Saar). Vor Ort in Ost-Berlin kamen Erich Hagemann (1912–1991, Leiter der urologischen Abteilung der Chirurgischen Klinik an der Charité), Heinrich Götz (1908–2004, nichtständiges Ausschussmitglied der DGU und Leiter der urologischen Abteilung am Krankenhaus Friedrichshain)[20] und in West-Berlin Rudolf Hellenschmied (1903–1978, Chefarzt der chirurgischen Abteilung am Städtischen Krankenhaus Westend und Mitglied des Lehrkörpers der FU Berlin) hinzu. Schon die Suche nach einem geeigneten Tagungsort scheint offenbar nicht einfach gewesen zu sein.[21] Die Veranstaltungen in Westberlin fanden schließlich in Räumen der Freien Universität statt. An der Charité stellte der Ordinarius für Gynäkologie, Helmut Kraatz (1902–1983), den Hörsaal der Universitätsfrauenklinik zur Verfügung. Mitten in die Planungsphase fiel dann auch noch Stolzes Berufung zum Ordinarius. Dies verzögerte Organisationsreisen nach Berlin.[22] Trotz erheblicher administrativer Hürden bestand im Sinne einer positiven Außenwirkung in Richtung des »kapitalistischen Auslands« durchaus offizielles Interesse an einer erfolgreichen Durchführung des Kongress. Das verdeutlicht unter anderem die Zustimmung der Abteilung »Internationale Tagungen und Kongresse in der DDR« des Staatssekretariats für Hochschulwesen zum kostenlosen Besuch der Staatsoper Unter den Linden »für Gäste aus der Bundesrepublik und dem Ausland«.[23]

Stolze eröffnete den Kongress mit einem Appell, der in verschiedenen Varianten bis in die frühen 1960er-Jahre zum rhetorischen Kernbestand von Begrüßungsansprachen auch bei wissenschaftlichen Kongressen mit Teilnehmern aus beiden deutschen Staaten gehörte, sowohl in West als auch Ost (Halling 2011; Rathert et al. 2013):

> » Wir dokumentieren mit unserem Berliner Kongreß mit vollem Bewußtsein und mit aller Deutlichkeit die Zusammengehörigkeit der beiden Sektoren und drücken damit auch den Wunsch aus, daß in absehbarer Zeit nicht nur Berlin, sondern auch unser Vaterland wieder eins werde! […] Gerade auf unseren Kongressen hat es sich immer wieder gezeigt, daß, bei aller Würdigung nationaler Eigenheiten unserer ärztlichen Forschung, die medizinische Wissenschaft international ist und daß wir uns alle […] gut auf dieser Basis verstanden haben. (DGU 1961, S. 1)

Der Kongress wurde seiner Funktion als Forum für strategische Wissenschaftskommunikation und Katalysator für wissenschaftliche Karrieren gerecht (DGU 1961; Weingart 2003). Neun der 16 Lehrstuhlinhaber, die bis 1970 berufen wurden, hielten ein oder sogar mehrere Referate (DGU 1961). Langfristige Kontakte knüpfen konnte auch Hans Reuter (1923–2003) (Reuter 2004), der Filmaufnahmen von der transurethralen Entfernung eines Harnleitersteins und

18 DGU-Archiv Nachlass Stolze; Brief des Staatssekretariats für Hochschulwesen. Sektor Internationale Tagungen und Kongresse in der DDR. An den Vorsitzenden der Deutschen Gesellschaft für Urologie e.V., Herrn Prof. Dr. M. Stolze, Halle/Saale vom 27.11.1958.
19 DGU-Archiv Nachlass Stolze; Brief von Stolze an Herrn Dr. med. Koch, Ministerium für Gesundheitswesen, HA Wissenschaft, ohne Datum [1958].
20 DGU-Archiv Nachlass Stolze; Brief von Stolze an Nickel (Staatssekretariat für Hochschulwesen. Sektor Internationale Tagungen und Kongresse in der DDR) vom 03.12.1958.
21 DGU-Archiv Nachlass Stolze; Brief von Stolze an Chefarzt Dr. Hellenschmied, Berlin-Charlottenburg, ohne Datum.
22 DGU-Archiv Nachlass Stolze; Brief von Stolze an Chefarzt Dr. Hellenschmied, Berlin-Charlottenburg, vom 13.09.1958.
23 DGU-Archiv Nachlass Stolze; Brief des Staatssekretariats für Hochschulwesen, Sektor Internationale Tagungen und Kongresse in der DDR. An den Vorsitzenden der Deutschen Gesellschaft für Urologie e.V., Herrn Prof. Dr. M. Stolze, Halle/Saale vom 10.12.1958.

Tab. 7.2 Aus der Hallenser Urologischen Schule hervorgegangene Urologen (Auswahl)

Emil Hienzsch (Jena)
Hans-Joachim Hertkens (Görlitz)[a]
Johannes Seeliger (Bautzen)[b]
Gernot Stadie (Gera)[c]
Hans-Joachim Schneider (Jena; Behrens 2014)
Koch (Plauen)
Otto Oberst (Weimar)
Wolfgang Weiner (Gera)[d e]
Langer (Leipzig)
Horst Battke (Erfurt)[f]
Heinz Rockstroh (Halle)[g]
Gerhard Wilhelm Heise (Magdeburg)
Wilhelm Sinner (Rostock)[h]
Wolfgang Kaden (Aue) (Barth 2007)[i]
Günter Staude (Wittenberg)
Peter Althaus (Berlin; Schönberger u. Lück 2000)
H.-J. Heinrichs (Weidenplan, Halle)
Jörg Schabel (Urologische Uniklinik Halle)

a https://www.slaek.de/media/dokumente/04presse/aerzteblatt/archiv/2009/03/0309_130.pdf
b https://www.slaek.de/media/dokumente/04presse/aerzteblatt/archiv/2009/03/0309_130.pdf
c http://www.aebthuer.de/pdf/thu09_333.pdf
d http://www.aebthuer.de/pdf/thu10_637.pdf
e http://www.verlag-vwm.de/index.php?id=cetest_firstpage&tx_vrportrait_pi1%5Bnavi%5D%5Bpage%5D=67&tx_vrportrait_pi1%5Buid%5D=4010 (Recherche 01.07.2015)
f http://www.aebthuer.de/pdf/thu10_637.pdf (Recherche 01.07.2015)
g http://www.medizin.uni-halle.de/fileadmin/Bereichsordner/Menu_kopf/Presse/Flyer_UKH_Fak_Geschichte.pdf (Recherche 01.07.2015)
h Eintrag von »Wilhelm Sinner« im Catalogus Professorum Rostochiensium. http://cpr.uni-rostock.de/metadata/cpr_person_00003160 (Recherche 01.07.2015)
i N. N. (2014) Nachruf für Prof. Dr. sc. med. Wolfgang Kaden. Ärztebl Sachsen 3: 121

einer Elektroresektion von Blasen- und Prostatatumoren zeigte (DGU 1961). Später verfasste er als einer von wenigen westdeutschen Urologen einen Lehrbuchartikel zur endoskopischen Fotodokumentation der Harnwege im mehrbändigen DDR-Lehrbuch zur Urologie (Reuter 1977).

Die Berufung Stolzes zum Ordinarius ist im Zusammenhang mit der 1955 durchgeführten Studienreform zu sehen, in deren Folge in den Studienplänen aller Medizinischen Fakultäten die Vorlesungen für das Fach Urologie als obligatorische Lehrveranstaltung und Prüfungsfach aufgenommen wurde. Abgesehen vom unter französischem Protektorat entstanden Homburger Lehrstuhl für Alken und dem achtjährigen nationalsozialistischen Intermezzo Otto Ringlebs (1875–1946) in Berlin (Klug 1983) ist es der erste ordentliche Lehrstuhl für Urologie im deutschsprachigen Raum. Zwar hatte bereits 1947 der Chefarzt des St. Hedwigs-Krankenhauses in Berlin, Ferdinand Hüdepohl (1902–1980), einen urologischen Lehrauftrag an der Charité und wurde vier Jahre später zum Professor ernannt, ein Ordinariat war damit aber nicht verbunden (Konert 2004). Die urologische Aufbauarbeit in Halle wurde dann an der Chirurgischen Universitätsklinik von Heinz Rockstroh (1920–1980) weitergeführt, der sich besonders um die Entwicklung der Nierentransplantation bemüht hat. Seine Verdienste um die Fachentwicklung und Emanzipation in der DDR wurde 1969 durch seine Wahl zum Vorsitzenden der »Gesellschaft für Urologie der DDR« gewürdigt.[24] Die daraufhin in Halle (Saale) 1970 stattfindende »X. Tagung der Urologen der DDR« wurde durch eine Besonderheit für die Geschichte der Urologie bedeutsam, denn sie wurde als Gemeinschaftsveranstaltung der »Gesellschaft für Urologie der DDR« und der »Gesellschaft für Nephrologie der DDR« durchgeführt. Es handelt sich hierbei um eine Einmaligkeit in der Geschichte der »Gesellschaft für Urologie«. Mebel (geb. 1923) würdigte diese Fachzusammenarbeit, die auch auf andere Orte ausstrahlte, in seiner Nachbetrachtung:

> » Sicherlich war es ein Zufall, und dennoch ein glücklicher Umstand, dass das wahrlich nicht leichte Ringen im Land um die Selbständigkeit des Fachgebietes Urologie und die Anerkennung der Nephrologie als Subspezialität des Facharztes für innere Medizin mit der Entwicklung der Nierenersatztherapie zusammenfielen. Das erleichterte die Bemühungen, im Interesse einer weiteren Verbesserung der medizinischen Versorgung der Bevölkerung, an allen 9 Medizinischen Fakultäten der Universitäten und Medizinischen Akademien Lehrstühle für Urologie mit dazugehörigen Urologischen Abteilungen bzw. Kliniken zu etablieren. Somit war das Fachgebiet in der studentischen Ausbildung, medizinischen Betreuung, Weiterbildung und Forschung fest verankert. Nach und nach gelang es, in allen 15 Bezirkskrankenhäusern selbständige urologische Abteilungen einzurichten. Die Reaktionen der chirurgischen Kollegen waren unterschiedlich. Sie

24 Rundschreiben des Vorsitzenden der Gesellschaft für Urologie der DDR (Rockstroh) vom 21.01.1967.

reichten von wohlwollender Unterstützung, über hinhaltendes Taktieren bis zu Interventionen gegen eine Verselbständigung der Urologie bei den zuständigen Ministerien. Das Anliegen der Chirurgen war eindeutig. Trotz ihrer rasanten Entwicklung seit Anfang des 20. Jahrhunderts sollte die Urologie ein integraler Bestandteil der Chirurgie bleiben. (Mebel 2003, S. 93)

7.3.2 Jena: die erste Universitätsklinik in der DDR

In Jena war es Emil Hienzsch (1914–1988), der sich für die Herauslösung der Urologie aus der Chirurgischen Universitätsklinik und für die Gründung eines selbstständigen Lehrstuhls für Urologie einsetzte (Gerber u. Berg 2003).

Emil Hienzsch (1914–1988; ◘ Abb. 7.3) absolvierte von 1936 bis 1938 sein Medizinstudium an der Friedrichs-Universität Halle-Wittenberg, danach wechselte er nach Leipzig, wo er sich ein Semester der Kunstgeschichte und der Musik widmete. 1940 schloss er sein Medizinstudium ab und arbeitete bis zur Einberufung zur Wehrmacht als Assistenzarzt an der Medizinischen Klinik in Leipzig. Nach sowjetischer Kriegsgefangenschaft zwischen 1945–1948 nahm er im Jahre 1948 eine Assistentenstelle in Halle an der Klinik Weidenplan an. 1950–1951 chirurgisch in Chemnitz tätig, kam er dann an die Chirurgische Universitätsklinik Jena, erst als Stationsarzt, dann 1952 als Facharzt für Chirurgie und 1954 als Facharzt und gleichzeitig als Oberarzt für Urologie. Seine Habilitation erfolgte 1958 mit einem Thema über grundlegende Fragen der Verdauungsleistung des Magens nach Magenoperationen (Hienzsch 1958).

Wie an vielen anderen Standorten war auch in Jena die Entwicklung der Urologie mit der Haltung der jeweiligen chirurgischen Klinikleiter verknüpft. Hier hatte der bedeutende Chirurg Nikolai Guelecke (1878–1958) von 1919 bis 1951 gewirkt und alle Gebiete der Chirurgie, einschließlich der Neurochirurgie, beherrscht (Kilian 1980). Ihm war Heinrich Kunzen (1893–1977) gefolgt, der auch Facharzt für Urologie war und ab 1952 den Aufbau einer urologischen Abteilung gemeinsam mit Hienzsch vorantrieb (Gerber u. Berg 2003). Kurz vor Abschluss seiner Habilitation geriet im Kontext verstärkter Bemühungen um eine innere Festigung des sozialistischen Lagers an den Hochschulen die vorgezeichnete Karriere von Hienzsch in Jena in Gefahr. Innerhalb der Chirurgischen Klinik galt er zusammen mit zwei weiteren Personen als nicht tragbar, und ihm wurde »mangelnde gesellschaftliche Tätigkeit« vorgeworfen. Hienzsch sollte zwar aus der Universitätsklinik ausscheiden, zugleich aber nach Abschluss seiner Habilitation eine eigene urologische Abteilung in Gera erhalten. Aufgrund seiner Befähigung, aber insbesondere auch

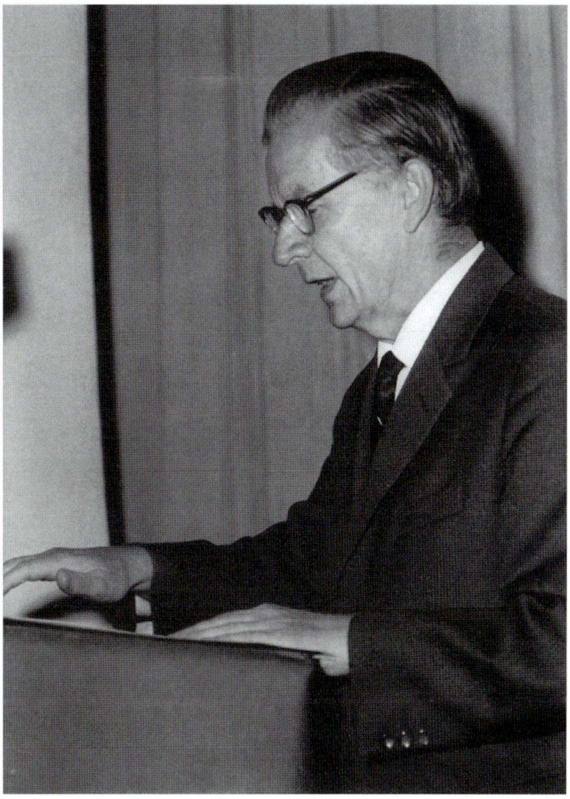

◘ **Abb. 7.3** Emil Hienzsch (1914–1988). (Archiv der Deutschen Gesellschaft für Urologie, mit freundlicher Genehmigung von W. Berg, Jena)

wegen des akuten Mangels an Fachärzten für Urologie, gelang es Kunzen schließlich doch, den Verbleib von Hienzsch an seiner Klinik und die Ernennung zum Dozenten im Jahr 1959 durchzusetzen (Gerber u. Berg 2003).

Mit dem Amtsantritt von Theodor Becker als neuem Direktor der Chirurgischen Klinik büßte Hienzsch seine Freiräume in der Abteilung, die ihm Kunzen eingeräumt hatte, ein. Umso mehr sind seine Bemühungen um eine Verselbstständigung der Urologie in Jena nachvollziehbar. Obwohl in den Berufungsverhandlungen im September 1961 über die Gründung einer Urologischen Klinik gesprochen worden war und Becker diesen Plänen zugestimmt hatte, versuchte er dieses im November 1961 von der Fakultät beschlossenes Vorhaben, insbesondere aber die weitere akademische Verselbstständigung der Urologie zu verhindern. Becker verweigerte noch 1964 Hienzsch, der 1964 zum Professor mit Lehrauftrag und 1965 zum Professor mit vollem Lehrauftrag ernannt worden war, die Vertretung seines Faches und bestand darauf, die Vorlesungen für Urologie selbst zu halten und überging damit eine entsprechende Weisung des Wissenschaftlichen Beirats des Staatssekretariats für Hochschulwesen (Gerber u. Berg 2003). Becker blockierte als Mitglied der Berufungs-

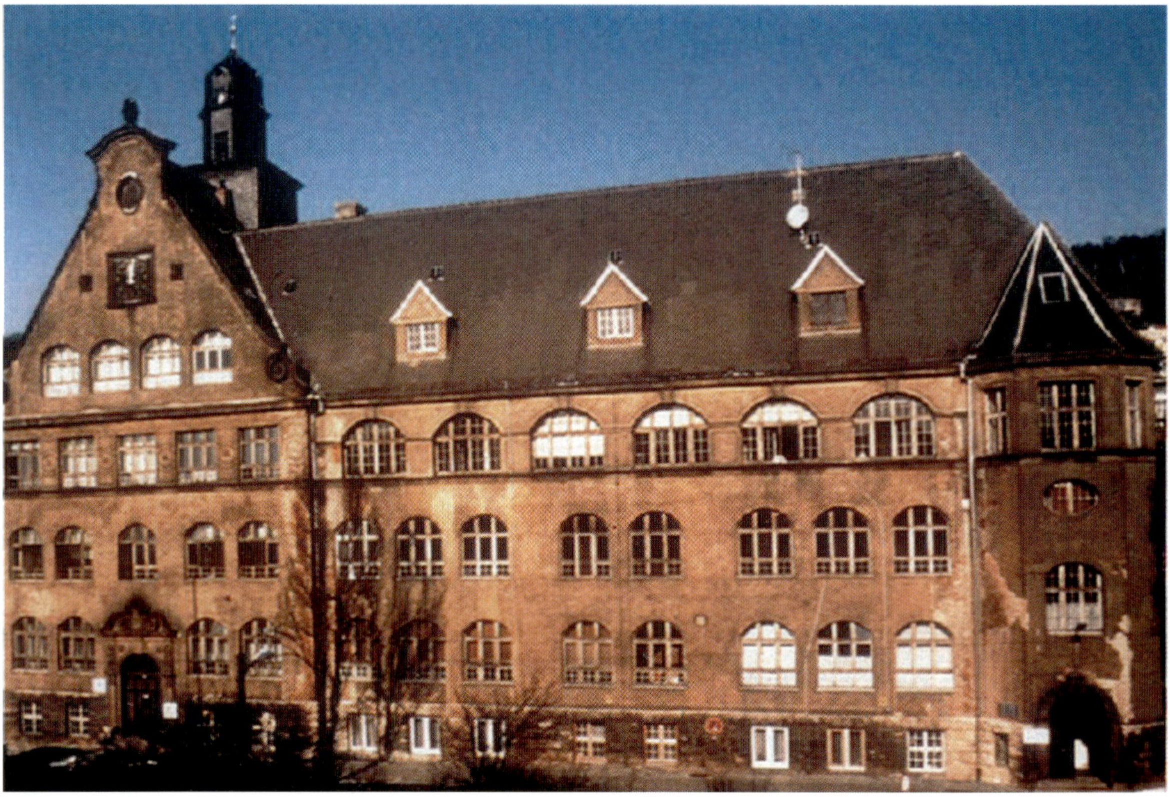

Abb. 7.4 Die Urologische Universitätsklinik in Jena (1963). (Archiv der Deutschen Gesellschaft für Urologie, mit freundlicher Genehmigung von W. Berg, Jena)

kommission trotz eindeutiger Voten der Gutachter auch lange die Berufung Hienzschs auf den Lehrstuhl für Urologie. Erst mit Wirkung zum 01.09.1966 erhielt er die entsprechende Berufung (Gerber u. Berg 2003).

Die erste eigenständige Urologische Universitätsklinik in der DDR hatte hingegen schon am 15.11.1963 ihren Betrieb aufgenommen (Abb. 7.4). Hienzsch hatte sich frühzeitig um geeignete Räume bemüht und diese in einer ehemaligen Tuberkuloseklinik gefunden. Die Bedingungen waren allerdings schwierig, denn Ärzten und Schwestern standen lediglich ein nicht-klimatisierter Operationssaal und ein Zehn-Bett-Zimmer zur Verfügung. In den ersten Jahren konnten sie nur Teile des Gebäudes nutzen, erst ab 1976 diente das Haus ausschließlich der Urologie. Mehrere Umbauten und Erweiterungen in den späten 1970er-Jahren verbessern schließlich die medizinische Betreuung, die Zahl der Betten steigt um 50 Prozent, ein erweiterter Laborbereich erlaubt verbesserte Diagnostik, und eine Poliklinik ermöglicht die Vor- und Nachbehandlung innerhalb der Klinik. Der Abschluss der Bauarbeiten erfolgt erst 1981, zwei Jahre nach der Emeritierung von Hienzsch (Gerber u. Berg 2003).

Im Fokus der wissenschaftlichen Arbeit von Hienzsch stand das Harnsteinleiden. Ab dem Jahre 1967 konnten Harnsteinpatienten in einer Harnsteindispensaire behandelt und betreut werden. Bis Mitte der 1980er-Jahre war die Urologie in Jena auch als »Steinklinik« bekannt (Behrens u. Grimm 2013).[25] Die von Hienzsch und seinem Nachfolger Hans-Joachim Schneider (geb. 1931) begründeten »Jenaer Harnsteinsymposien« zogen namhafte Wissenschaftler aus dem In- und Ausland an. Daraus ergaben sich zahlreiche deutsch-deutsche und internationale Kontakte, so dass der Jenaer Lehrstuhl hier eine dauerhafte Sonderstellung einnahm. Anders als die meisten anderen Urologen der DDR konnten die Klinikdirektoren ins westliche Ausland reisen und regelmäßig in westlichen Fachzeitschriften publizieren.[26] Während Hienzsch schon vor dem Bau der Mauer in ein enges Beziehungsgeflecht der deutschen Urologen eingebunden war und zu der Übergangsgeneration gehört, die noch stärker vom bildungsbürgerlichen Ideal der Ärzteschaft der Vorkriegszeit geprägt war und sich eine starke innere Unabhängigkeit zum SED-Staat bewahrt hat-

25 vgl. hierzu das Kapitel Bichler: »Klinik und Grundlagenforschung der Harnsteinerkrankung in Deutschland (Ost und West) zwischen 1945 und 1990«, in diesem Band.

26 vgl. hierzu das Kapitel Halling: »Asymmetrisch verflochten? Institutionelle und soziale Netzwerke der Urologie in Deutschland zwischen 1949 und 1990«, in diesem Band.

te, gehört Schneider zu derjenigen Generation des sog. »doppelten Staatsbürgers von Partei und Fach« (Jessen 1999, S. 316), die den Zielen des sozialistischen Staates besonders loyal gegenüberstand. Schneider gehörte zu den sog. Reisekadern, von denen neben fachlicher Kompetenz vor allem diese Loyalität verlangt wurde. In einem Gutachten von 1979 zur Eignung als Nachfolger von Hienzsch heißt es: »Er verbürgt in sich die Qualitäten als sozialistischer Erzieher, akademischer Lehrer, Forscher und Arzt.«[27] Insofern verwundert die Vehemenz nicht, mit der von staatlicher Seite reagiert wurde, als Schneider 1982 von einem Kongress in Wien nicht zurückkehrte: »Nachdem Herr Prof. Dr. sc. med. Schneider eine ihm gewährte Dienstreise in das NSW nutzte, um Verrat an der Deutschen Demokratischen Republik zu begehen, wurde ihm am 22. Juni 1982 in einer außerordentlichen Sitzung der Medizinischen Fakultät des Wissenschaftlichen Rates die ‚Facultas docendi' aberkannt.«[28]

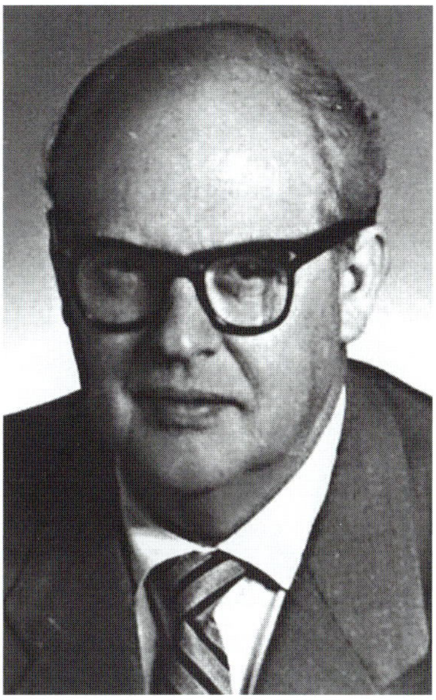

Abb. 7.5 Gerhard Wilhelm Heise (1911–?). (Archiv der Deutschen Gesellschaft für Urologie, Repro Halling, mit freundlicher Genehmigung)

7.3.3 Magdeburg: Medizinische Akademien als Promotoren der Fachverselbstständigung

Im Gegensatz zu den traditionellen Universitätsstandorten Halle und Jena mit den geschilderten Beharrungstendenzen in der Chirurgie, vollzog sich die Fachverselbstständigung an der Medizinischen Akademie verhältnismäßig automatisch. Ab Juli 1950 wurde der Ausbau des Gesundheitswesens der DDR als dringende Aufgabe formuliert. Da es auch an medizinischer Ausbildungskapazität mangelte, beschloss der Ministerrat der DDR am 06.08.1953 die Neugründung von vier medizinischen Akademien mit vorgesehenen Standorten in Erfurt, Magdeburg, Frankfurt/Oder und Berlin-Buch. Mit der »Anordnung über die Errichtung von Medizinischen Akademien« vom 20.07.1954[29] wurde schließlich die Gründung von Medizinischen Akademien in Magdeburg, Dresden und Erfurt beschlossen (Köditz 2014). In der Anordnung war festgelegt worden, dass die Medizinischen Akademien medizinisch-wissenschaftliche Lehr- und Forschungseinrichtungen mit den gleichen Aufgaben wie die medizinischen Fakultäten der Universitäten sind. Die Medizinische Akademie Magdeburg (MAM) wurde daraufhin am 07.09.1954 gegründet (Klatte u. Klatte 2006). Die Versorgung der urologischen Patienten in Magdeburg erfolgte durch die Chirurgisch-Urologische Abteilung des Krankenhauses Kahlenberg-Stiftung. Die Abteilung leitete zunächst Hartwig Eggers (1888–1975), der ab dem 01.04.1956 »Professor mit vollem Lehrauftrag« für Urologie an der Akademie Magdeburg wurde (Rektor et al. 1964).[30] Als Nachfolger von Eggers wurde zum 01.09.1958 Gerhard Wilhelm Heise (1911–?) zum Professor mit Lehrauftrag für das Fachgebiet Urologie ernannt (Abb. 7.5). Es folgten 1960 die Ernennung zum Professor mit vollem Lehrauftrag für Urologie und 1961 die Berufung zum Professor mit Lehrstuhl.[31]

Heise in Wernigerode/Harz geboren, studierte Medizin in München, Heidelberg, Bonn, Kiel und Göttingen, legte 1935 das Staatsexamen ab und wurde im gleichen Jahr promoviert. Die chirurgische Ausbildung erfolgte in Göttingen, Landsberg/Warthe und ab 1948 in Halle. Im Jahre 1954 habilitierte er sich mit dem Thema »Experimentelle und klinische Untersuchungen zur Frühzystektomie beim Blasenkrebs«. Sein wissenschaftliches Interesse lag auf dem Gebiet der urologischen Onkologie, insbesondere des Urothelkarzioms der Blase sowie der Prostata- und Harnröhrenchirurgie, der plastischen Operationen, des Harnsteinleides sowie der Kinderurologie.

Zu Heises Beiträgen für die Fachverselbstständigung der Urologie in der DDR gehörten einerseits die Mitbe-

27 BA DR 3-B/13423, Bl. 99.

28 Schreiben des Rektors der Universität Jena an den Minister für Hoch- und Fachschulwesen Böhme vom 15.07.1982, BA DR 3-B/13423, Bl. 107–108.

29 Zentralbl DDR (1954), S. 351.

30 Eintrag von »Hartwig Eggers« im Catalogus Professorum Rostochiensium. http://cpr.uni-rostock.de/metadata/cpr_person_00003377 (Recherche 25.05.2015).

31 BA DR 3-B/11392, Bl. 40, 47, 54.

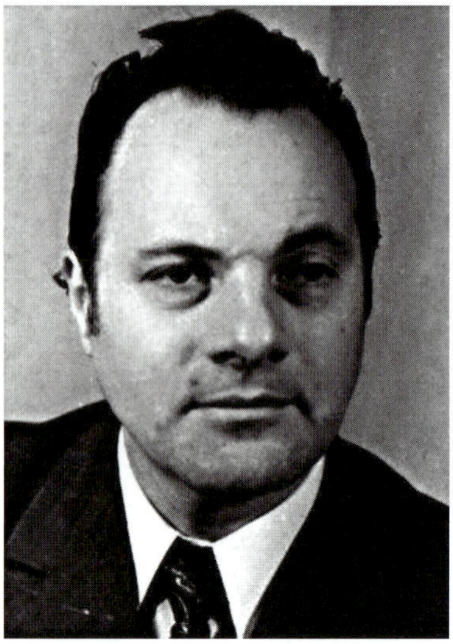

Abb. 7.6 Gerhard-Wolfgang Müller (1929–2009). (Archiv der Deutschen Gesellschaft für Urologie, Repro Halling, mit freundlicher Genehmigung)

gründung und der erste Vorsitz der Gesellschaft für Urologie der DDR (Müller 1976), andererseits seine maßgebliche Beteiligung an den zwei wichtigsten Lehr- und Handbuchprojekten. Schon 1961 hatte er ein zweibändiges Lehrbuch sowie 1969 zusammen mit Kurt Hasselbacher »Das urologische Gutachten«, das eine weite Verbreitung und Ost- und Westdeutschland fand, veröffentlicht (Heise 1961). Gemeinsam mit Emil Hienzsch war er Herausgeber der »Urologischen Operationslehre« in zehn Lieferungen bei VEB Georg Thieme (Leipzig) in den Jahren 1969–1972. Beide Ordinarien gaben in den Jahren 1977–1986 zusammen mit Werner Krebs und Moritz Mebel die »Allgemeine und spezielle Urologie« in elf Bänden, ebenfalls bei VEB Georg Thieme, heraus.

Trotz dieser einflussreichen Position und seiner anerkannten Beiträge zur Verselbstständigung des Faches gehörte Heise nach 1970 nicht zu den Reisekadern und musste entsprechende Einladungen ins nichtsozialistische Ausland ablehnen. Auch er gehörte zu der konservativ-bildungsbürgerlichen Ärztegeneration der 1930er-Jahre, die eine innere Distanz zum SED-Staat wahrte. Zum Antrag eines Interzonenpasses für Heise heißt es 1953 entsprechend deutlich: »Die Entwicklung des Dr. H. hat gezeigt, daß er nicht zu den fortschrittlichsten Assistenten gehört. Die Personalabteilung kann deshalb die Erteilung eines Interzonenpasses nicht befürworten.«[32] Noch in einem Antrag auf Verleihung der Dozentur 1954 findet sich der Hinweis auf fehlendes gesellschaftliches Engagement.[33]

Für sein berufliches Fortkommen scheint er sich dann aber stärker angepasst zu haben: »In seinem dienstlichen Verhalten wurde festgestellt, dass er in der letzten Zeit besonders bemüht war, die an ihn gestellten Aufgaben im Sinne unserer demokratischen Entwicklung zu lösen.«[34]

Ähnlich wie im Falle Jena war Heises Nachfolger akademisch in der DDR sozialisiert. Gerd-Wolfgang Müller (1929–2009; Abb. 7.6), Heises langjähriger Schüler und Oberarzt, war seit 1973 SED-Mitglied, mehrfach als »Aktivist der sozialistischen Arbeit« (1978, 1985, 1987) ausgezeichnet und somit ein erwünschter »doppelter Staatsbürger von Partei und Fach« (Richter 2004).[35]

Die Klinik zählte gemeinsam mit dem Klinikum Berlin-Friedrichshain zu den Zentren der Hodentumorbehandlung in der DDR. Die parallel dazu bestehende Dispensaire-Sprechstunde optimierte die Versorgung der betroffenen Patienten (vgl. das Kapitel »Neuordnung des Gesundheitswesens«, in diesem Band). Die Magdeburger Klinik verfügte zudem über die erste kinderurologische Station in der DDR, die 1972 eingeweiht wurde.[36]

7.3.4 Dresden: vom Städtischen Krankenhaus zur Medizinischen Akademie

Das Dresdner Beispiel vereinigt in sich die bisher diskutierten institutionellen Ausgangskonstellationen. Die Urologie in Dresden konnte auf eine lange Tradition zurückblicken – Max Nitze führte hier seine erste Zystoskopie durch –, und wiederum trug die Gründung einer Medizinischen Akademie zur Fachverselbstständigung bei. Im Dezember 1946 hatte Johannes Werther in Dresden-Plauen die erste selbstständige Urologische Klinik auf dem Gebiet der damaligen Sowjetischen Besatzungszone gegründet, die sich bis Dezember 1949 in einer Schule in der Schleiermacher Straße in Dresden befand. Sie war mit von der deutschen Wehrmacht zurückgelassenen Betten und nur wenigen medizinischen Instrumenten ausgestattet. Die hygienischen Bedingungen waren katastrophal: Die Wände waren feucht und von Salpeter bedeckt, und die Patienten der Urologie mussten die Toilette der benachbarten Chirurgischen Klinik oder den einen Nachtstuhl, den es je Krankensaal gab, nutzen (Geister u. Kästner 1979; Wirth et al. 2009; Abb. 7.7).

Am 27.12.1949 erfolgte der Umzug der Städtischen Urologischen Klinik in das Stadtkrankenhaus Dresden-Johannstadt. Bis 1952 leitete Johannes Keller (1899–1970) die Urologische Klinik und zog sich nach Auseinandersetzungen mit der Verwaltung in eine private Praxis zurück.

32 BA DR 3-B/11392, Bl. 24.
33 BA DR 3-B/11392, Bl. 28.
34 BA DR 3-B/11392, Bl. 27.
35 BA DR 3-B/6459.
36 BA DR 3-B/6459, Bl. 41.

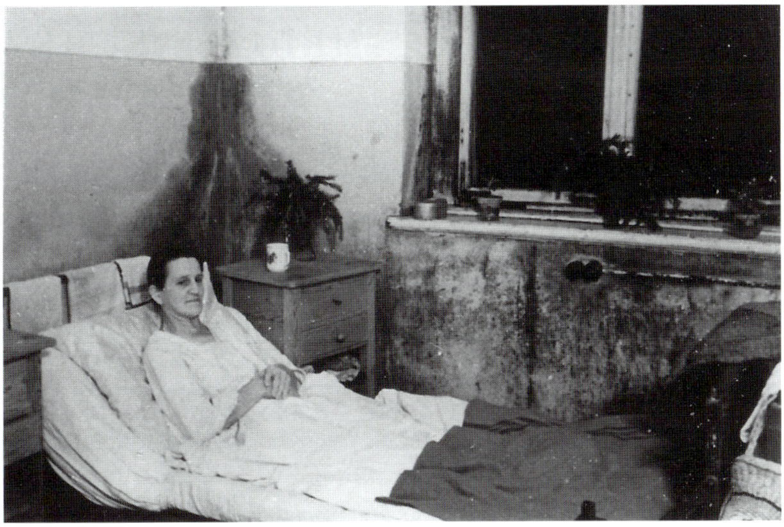

■ **Abb. 7.7** Patientenzimmer der Urologischen Klinik in einer Schule in der Schleiermacher Straße in Dresden. (Archiv der Deutschen Gesellschaft für Urologie, mit freundlicher Genehmigung von H. Raatzsch, Dresden)

Keller war Schriftführer der Deutschen Gesellschaft für Urologie und später erster Archivar der Deutschen Gesellschaft für Urologie sowie zugleich Schriftführer der Arbeitsgemeinschaft der Urologen der DDR und damit ein bemerkenswertes Beispiel für den gesamtdeutschen Charakter der DGU über den Mauerbau 1961 hinaus (Moll et al. 2009). Sein Lehrbuch »Urologie – Ein Leitfaden für den Urologen und den urologisch interessierten Praktiker«, das in der Reihe »Medizinische Praxis – Sammlung für ärztliche Fortbildung«, herausgegeben von Fromme, Grote, Lange und Naujoks, als Band 37 bei Theodor Steinkopff (Dresden) 1952 erschien und das 1958 eine zweite Auflage erlebte, zeigt das große Bedürfnis der Nachkriegsmediziner nach kurz gefassten urologischen Übersichtswerken (■ Abb. 7.8).

Seit Mai 1950 wirkte Ernst Kirsch (1916–1990; ■ Abb. 7.9) als erster Oberarzt an der Urologischen Klinik des damaligen Krankenhauses Dresden-Johannstadt, dem eigentlichen Fundament auf wissenschaftlicher, materieller und personeller Ebene der 1954 gegründeten Medizinischen Akademie »Carl Gustav Carus« in Dresden. 1916 in Komotau (Chomutov, Nordböhmen, Erzgebirge) geboren, legte Kirsch im Jahre 1937 in Brüx die Reifeprüfung ab (Heidel u. Lienert 2005). Mit einem Thema zur Urogenitaltuberkulose habilitierte er 1961 an der Medizinischen Akademie (Kirsch 1961). Mit Wirkung vom 01.09.1965 wurde Kirsch dann zum »Professor mit Lehrauftrag«[37] und gleichzeitig zum Direktor der Urologischen Klinik der Medizinischen Akademie Dresden ernannt.[38] Mit dem offiziellen Argument, »daß ein ehemaliger Oberarzt derselben Klinik nicht Chef dieser Klinik werden sollte« hatte die Berufungskommission Kirsch allerdings zunächst überhaupt nicht auf die Berufungsliste gesetzt. Erst auf Intervention des Generalsekretariats für Hochschulwesen konnte Kirsch schließlich berufen werden.[39]

Kirschs wissenschaftliches Interesse galt insbesondere Fragen der Urogenitaltuberkulose, der Isotopenuntersuchung an der Niere und der Entwicklung von endoskopischem Instrumentarium für transurethrale Operationen (Heise u. Kirsch 1969; Trinckauf 1981; Wirth et al. 2009).

Kirsch gehörte zu den Gründern und langjährigen Vorstandsmitgliedern der Arbeitsgemeinschaft der Urologen der DDR, aus der die Gesellschaft der Urologen der DDR hervorging und deren Vorsitz er von 1966 bis 1968 innehatte. Die 9. Tagung der DDR-Urologen in Dresden leitete er 1968 als Präsident. Mit der Mitgliedschaft in der Internationalen Gesellschaft für Urologie wurden seine Verdienste um die Entwicklung des Fachgebietes anerkannt (Raatzsch 1976; Heidel u. Lienert 2005). Dennoch konnten im Zeitraum von 1967 bis 1970 von den Mitarbeitern der Urologischen Klinik zwar 17 Veröffentlichungen in Zeitschriften der DDR und der sozialistischen Staatengemeinschaft, aber nur zwei in denen des Nichtsozialistischen Wirtschaftsgebiets (NSW) getätigt werden. In den Jahren 1977 bis 1981 waren es 44 in Ost und gar keine in West. Als Grund für die fehlende Verbreitung der Forschungsergebnisse in westlichen Fachzeitschriften ist sicherlich die Benachteiligung

37 In der DDR Ende der 1960er-Jahre (III. Hochschulreform) wurde zwischen »Professoren mit Lehrauftrag«, »Professoren mit vollem Lehrauftrag« und »Professoren mit Lehrstuhl« unterschieden. Die Begriffe wurden von der Hochschullehrerberufungsverordnung der DDR abgelöst durch die Begriffe »außerordentlicher Professor« und »ordentlicher Professor« (Heidel u. Lienert 2005).

38 BA DR 3-B/11801, Bl. 25
39 BA DR 3-B/11801, Bl. 49

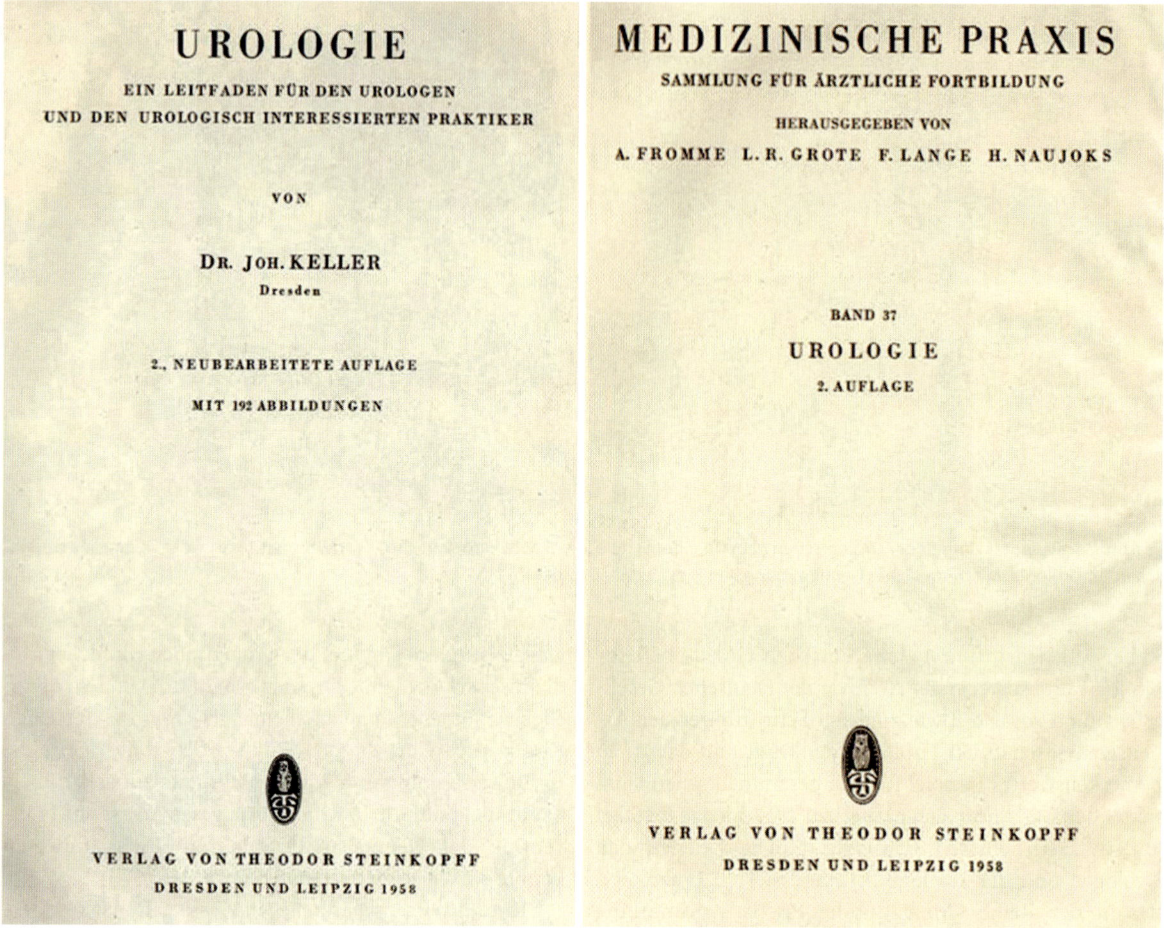

UROLOGIE

EIN LEITFADEN FÜR DEN UROLOGEN
UND DEN UROLOGISCH INTERESSIERTEN PRAKTIKER

VON

DR. JOH. KELLER
Dresden

2., NEUBEARBEITETE AUFLAGE

MIT 192 ABBILDUNGEN

VERLAG VON THEODOR STEINKOPFF
DRESDEN UND LEIPZIG 1958

MEDIZINISCHE PRAXIS

SAMMLUNG FÜR ÄRZTLICHE FORTBILDUNG

HERAUSGEGEBEN VON

A. FROMME L. R. GROTE F. LANGE H. NAUJOKS

BAND 37

UROLOGIE

2. AUFLAGE

VERLAG VON THEODOR STEINKOPFF
DRESDEN UND LEIPZIG 1958

Abb. 7.8 Frontispiz der Buchpublikation Kellers (1952, 1958), eines der ersten neuen urologischen Lehrbücher in der DDR, die keine Vorkriegsausgaben besaßen. (Repro Puggé, mit freundlicher Genehmigung)

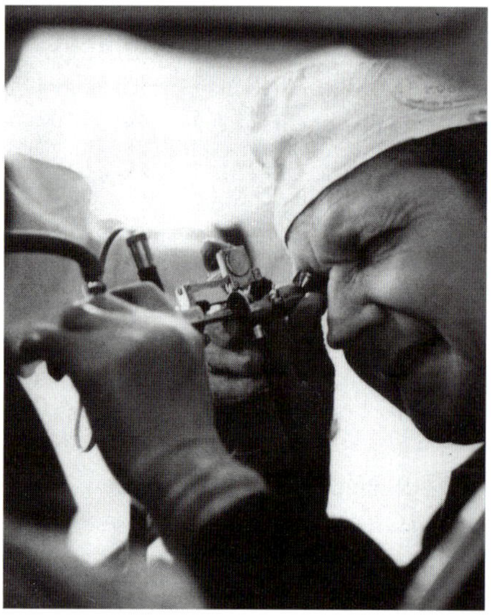

Abb. 7.9 Ernst Kirsch (1916–1990) mit Resektoskop der Fa. Heynemann (DDR). (Archiv der Deutschen Gesellschaft für Urologie, mit freundlicher Genehmigung von H. Raatzsch, Dresden)

von Wissenschaftlern ohne Parteizugehörigkeit bei internationalen Kontakten und die Vorschrift, in internationalen Zeitschriften nur mit Genehmigung des Rektors der Medizinischen Akademie Dresden veröffentlichen zu dürfen, zu vermuten (Heidel 1993).

7.3.5 Berlin: Hauptstadt der DDR-Urologie?

Der Prozess der Hochschuletablierung der Urologie konnte in der DDR mit der Schaffung von Lehrstühlen in Leipzig 1974 und Erfurt 1975 abgeschlossen werden (Konert 1989). Eine Sonderstellung nahm hierbei Ostberlin, die »Hauptstadt der DDR« ein. Moritz Mebel wurde 1966 zum Professor mit Lehrauftrag ernannt. 1977 wurde eine ordentliche Professur an der Humboldt-Universität eingerichtet. Bereits 1970 war an der Charité eine Urologische Poliklinik etabliert worden, infolgedessen Erich Hagemann (1912–2004), der zwischen 1952 und 1970 innerhalb der Chirurgie der Charité unter Felix und Serfling eine

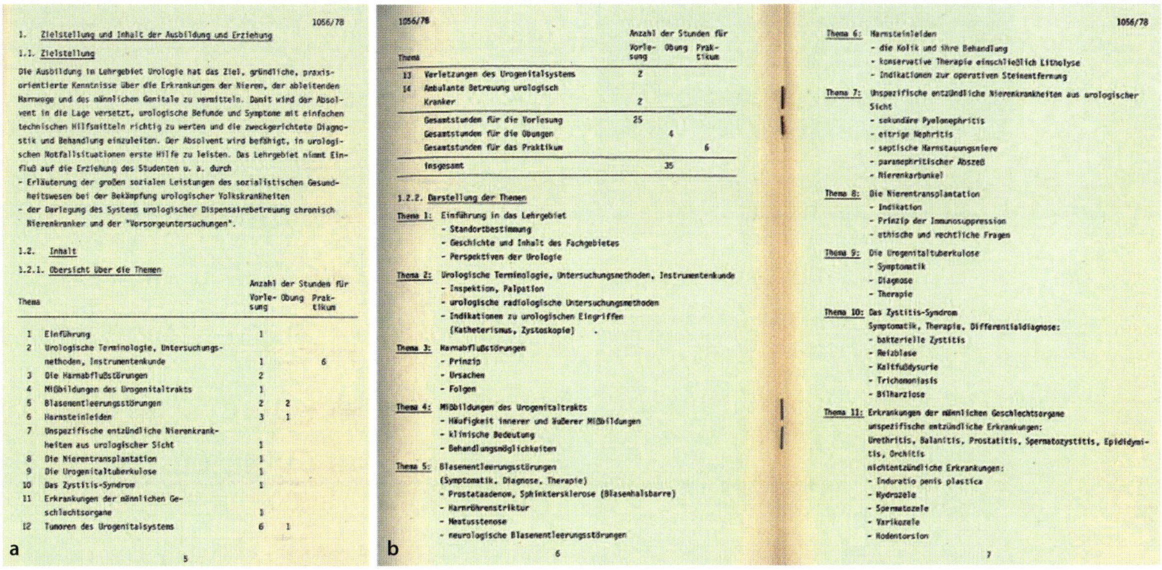

1056/78

1. Zielstellung und Inhalt der Ausbildung und Erziehung

1.1. Zielstellung

Die Ausbildung im Lehrgebiet Urologie hat das Ziel, gründliche, praxisorientierte Kenntnisse über die Erkrankungen der Nieren, der ableitenden Harnwege und des männlichen Genitale zu vermitteln. Damit wird der Absolvent in die Lage versetzt, urologische Befunde und Symptome mit einfachen technischen Hilfsmitteln richtig zu werten und die zweckgerichtete Diagnostik und Behandlung einzuleiten. Der Absolvent wird befähigt, in urologischen Notfallsituationen erste Hilfe zu leisten. Das Lehrgebiet nimmt Einfluß auf die Erziehung des Studenten u. a. durch

- Erläuterung der großen sozialen Leistungen des sozialistischen Gesundheitswesen bei der Bekämpfung urologischer Volkskrankheiten
- der Darlegung des Systems urologischer Dispensairebetreuung chronisch Nierenkranker und der "Vorsorgeuntersuchungen".

1.2. Inhalt

1.2.1. Übersicht über die Themen

Thema		Anzahl der Stunden für Vorle-sung	Übung	Prak-tikum
1	Einführung	1		
2	Urologische Terminologie, Untersuchungsmethoden, Instrumentenkunde	1		6
3	Die Harnabflußstörungen	2		
4	Mißbildungen des Urogenitaltrakts	1		
5	Blasenentleerungsstörungen	2	2	
6	Harnsteinleiden	3	1	
7	Unspezifische entzündliche Nierenkrankheiten aus urologischer Sicht	1		
8	Die Nierentransplantation	1		
9	Die Urogenitaltuberkulose	1		
10	Das Zystitis-Syndrom	1		
11	Erkrankungen der männlichen Geschlechtsorgane	1		
12	Tumoren des Urogenitalsystems	6	1	

a

5

1056/78

Thema		Anzahl der Stunden für Vorle-sung	Übung	Prak-tikum
13	Verletzungen des Urogenitalsystems	2		
14	Ambulante Betreuung urologisch Kranker	2		
	Gesamtstunden für die Vorlesung	25		
	Gesamtstunden für die Übungen		4	
	Gesamtstunden für das Praktikum			6
	insgesamt		35	

1.2.2. Darstellung der Themen

Thema 1: Einführung in das Lehrgebiet
- Standortbestimmung
- Geschichte und Inhalt des Fachgebietes
- Perspektiven der Urologie

Thema 2: Urologische Terminologie, Untersuchungsmethoden, Instrumentenkunde
- Inspektion, Palpation
- urologische radiologische Untersuchungsmethoden
- Indikationen zu urologischen Eingriffen (Katheterismus, Zystoskopie)

Thema 3: Harnabflußstörungen
- Prinzip
- Ursachen
- Folgen

Thema 4: Mißbildungen des Urogenitaltrakts
- Häufigkeit innerer und äußerer Mißbildungen
- klinische Bedeutung
- Behandlungsmöglichkeiten

Thema 5: Blasenentleerungsstörungen (Symptomatik, Diagnose, Therapie)
- Prostataadenom, Sphinktersklerose (Blasenhalsbarre)
- Harnröhrenstriktur
- Meatusstenose
- neurologische Blasenentleerungsstörungen

b

6

1056/78

Thema 6: Harnsteinleiden
- die Kolik und ihre Behandlung
- konservative Therapie einschließlich Litholyse
- Indikationen zur operativen Steinentfernung

Thema 7: Unspezifische entzündliche Nierenkrankheiten aus urologischer Sicht
- sekundäre Pyelonephritis
- eitrige Nephritis
- septische Harnstauungsniere
- paranephritischer Abszeß
- Nierenkarbunkel

Thema 8: Die Nierentransplantation
- Indikation
- Prinzip der Immunosuppression
- ethische und rechtliche Fragen

Thema 9: Die Urogenitaltuberkulose
- Symptomatik
- Diagnose
- Therapie

Thema 10: Das Zystitis-Syndrom
Symptomatik, Therapie, Differentialdiagnose:
- bakterielle Zystitis
- Reizblase
- Kaltfußdysurie
- Trichomoniasis
- Bilharziose

Thema 11: Erkrankungen der männlichen Geschlechtsorgane
unspezifische entzündliche Erkrankungen:
Urethritis, Balanitis, Prostatitis, Spermatozystitis, Epididymitis, Orchitis
nichtentzündliche Erkrankungen:
- Induratio penis plastica
- Hydrozele
- Spermatozele
- Varikozele
- Hodentorsion

7

Abb. 7.10a, b Ministerrat der Deutschen Demokratischen Republik, Ministerium für Hoch- und Fachschulwesen (1977) Lehrprogramm für das Lehrgebiet Urologie zur Ausbildung in der Grundstudienrichtung Medizin, ohne Ort und Verlag; als verbindliches Lehrprogramm für die Ausbildung an Universitäten und Medizinischen Akademien der DDR bestätigt

Urologische Abteilung und Poliklinik führte, zurück in die Chirurgie ging. Die stationäre und operative Versorgung der urologischen Patienten fand aber im Krankenhaus im Friedrichshain statt. Es befand sich zunächst nur die Poliklinik am Lehrstuhl für Urologie an der Charité. Deren Leitung lag von 1970 bis 1997 bei Hans-Martin Guddat. Mebel blieb also weiterhin Chefarzt der Urologie am Krankenhaus im Friedrichshain bis 1981. Eine Urologische Klinik wurde an der Charité erst 1982 mit der Eröffnung des »Chirurgisch orientierten Zentrums« im Charité-Hochhaus eingerichtet (Schönberger 2000; Wenske 2008).

7.4 Ausbildung in der Urologie nach Lernzielkatalog und Lehrbüchern als Zeichen der Fachverselbstständigung

Von ähnlich großer Bedeutung im Verselbstständigungsprozess der Urologie auf dem Gebiet der DDR wie die geschilderten institutionellen Entwicklungen an den einzelnen Hochschulstandorten war die »Anordnung des Ministers für Gesundheitswesen« vom 01.02.1967 über die Ausbildung und staatliche Anerkennung des Facharztes für Urologie« (Rüster 1977). In der Bundesrepublik erfolgte ein Fachgebietsabkommen mit der Deutschen Gesellschaft für Chirurgie, das ebenfalls Facharztfragen regelte, erst drei Jahre später.[40]

Seit 1972 wurde an allen medizinischen Hochschuleinrichtungen nach einem einheitlichen Programm gelehrt, und die Medizinstudenten mussten eine Staatsexamensprüfung ablegen. Im Rahmen der 4. Hochschulkonferenz der DDR 1967 wurden die »Prinzipien zur weiteren Entwicklung von Lehre und Forschung an Universitäten und Hochschulen der DDR« beschlossen. Durch Anordnung des Ministers für Gesundheitswesen wurde ein einheitliches Weiterbildungsprogramm für die Facharztausbildung festgeschrieben, welches 1974 und 1980 ergänzt wurde (Wenske 2008; Wirth et al. 2009).[41] Erstmals wurde damit in der DDR die Ausbildung nach einem von urologischen Fachvertretern selbst definierten Lernzielkatalog vollzogen (Abb. 7.10a, b). Im selben Jahr erhielt Moritz Mebel den Lehrstuhl für Urologie an der neu geschaffenen »Akademie für Ärztliche Fortbildung« (AFÄF) in Berlin-Lichterfelde, eine dem DDR-Ministerium für Gesundheitswesen direkt unterstellte wissenschaftliche Einrichtung mit eigenem Promotions- und Habilitationsrecht für die Weiterbildung im Gesundheits- und Sozialwesen der DDR. Das kann ebenfalls als Ausdruck der Anerkennung der fachlichen Selbstständigkeit des Fachgebietes der Urologie gewertet werden. Die Hauptaufgabe der »Akademie« bestand darin, in enger Zusammenarbeit mit der zentralen Fachkommission Urologie und der »Gesellschaft für Urologie der DDR« ein hohes Ausbildungs-

40 vgl. das Kapitel Halling/Moll: »Etablierung urologischer Lehrstühle in Westdeutschland und Herausbildung urologischer Krankenabteilungen in Westdeutschland 1945-1980«, in diesem Band.

41 Staatssekretariat für Hoch- und Fachschulwesen (1966) Prinzipien zur weiteren Entwicklung von Lehre und Forschung an Universitäten und Hochschulen der DDR. https://www.archiv.uni-leipzig.de (Zugriff 20.04.2015).

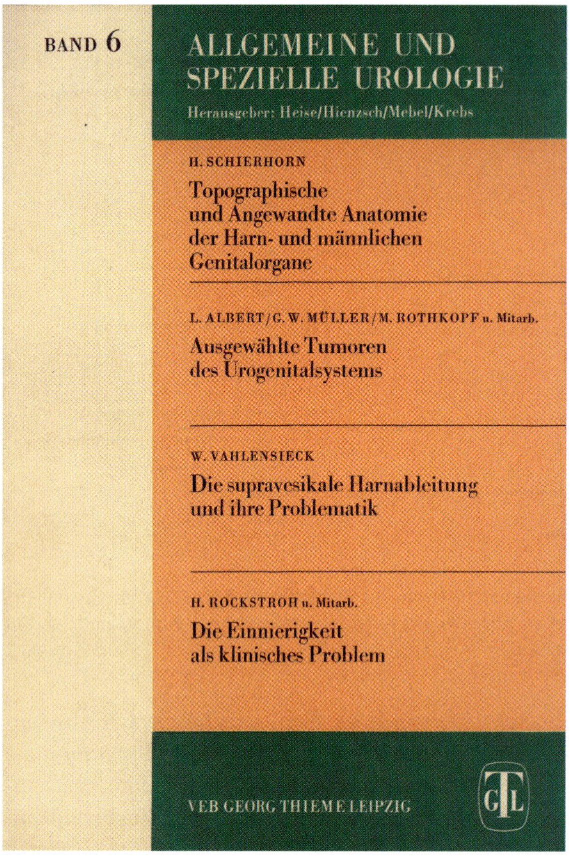

Abb. 7.11 Allgemeine Urologie, Bd. 6, Herausgeber: Gerhard Heise (Magdeburg), Ernst Hienzsch (Jena), Moritz Mebel (Berlin) und Werner Krebs (Berlin). Für diesen Band konnte Winfried Vahlensieck (1929–2008, Bonn) als Ko-Autor gewonnen werden, der regelmäßig bei den Jenaer Harnsteinsymposien und an Veranstaltungen der »Gesellschaft der Urologen der DDR« als Beispiel für ein konstantes, viele Jahre bestehendes Netzwerk in beiden deutschen Staaten teilnahm

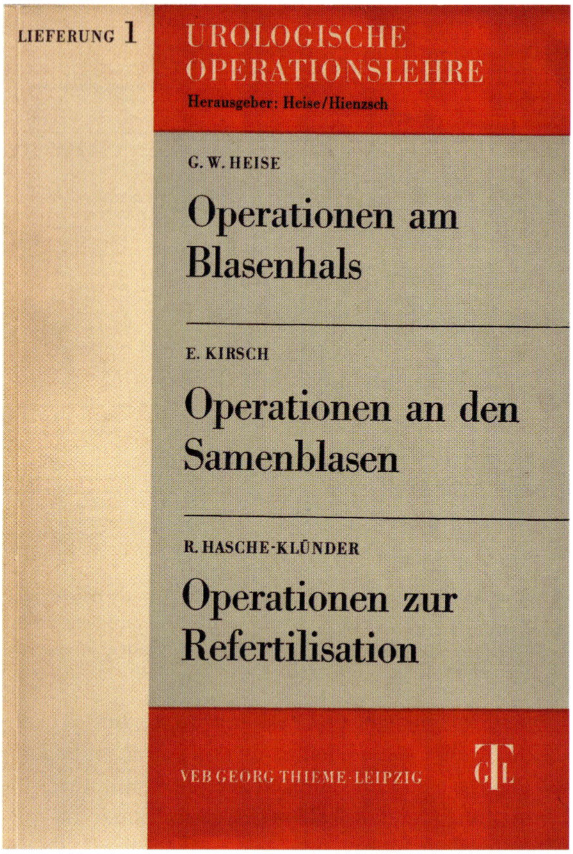

Abb. 7.12 Erste Lieferung der »DDR-Operationslehre« von Gerhard Heise (Magdeburg) und Emil Hienzsch (Jena). Mit Rütger Hasche-Klünder (1913–2001) wurde auch ein Autor aus der Bundesrepublik gewonnen. Auch hier lassen sich somit die durch die politischen Bedingungen reduzierten, aber immer noch aktiv bestehenden Beziehungsgeflechte zwischen den Urologen in Deutschland feststellen

niveau der Urologen in der gesamten DDR zu gewährleisten. Die organisatorische Zuständigkeit für die Ausbildung von Fachärzten ging nach der Wende 1990 an die Ärztekammern über (Mebel 1974). Durch die Besetzung dieser Schlüsselstelle mit einem Urologen, der nicht primär in Deutschland, sondern in der Sowjetunion medizinisch und politisch sozialisiert worden war, konnte auch hier die politische Durchdringung organisatorisch sichergestellt werden. Hierzu haben mehrere Zeitzeugen übereinstimmend bemerkt, dass durchaus auch eine im Sinne des Sozialismus gerichtete persönliche Haltung notwendig war, um die Facharztprüfung in der DDR zu bestehen.[42]

Die Ausbildung von Fachärzten für Urologie konnte durch die geschilderten Rahmenbedingungen erfolgreich ausgeweitet werden. Gab es 1949 in der DDR kaum zwei Dutzend, so waren es 1960 schon 60, 1974 bereits 280 und 1988 500 Fachärzte und Facharztkandidaten (Mebel 1974). 1974 erfolgte die urologische Patientenversorgung in 48 selbstständigen urologischen Abteilungen und Kliniken sowie in neun urologischen Abteilungen, die noch zu großen chirurgischen Klinken gehörten, mit insgesamt 3.000 Betten. Hinzu kamen 115 ambulante urologische Einrichtungen, davon fünf freipraktizierende Urologen[43]. Im Jahr 1984 gab es bereits 65 Kliniken bzw. Abteilungen mit 3.600 Betten sowie 146 urologische Ambulanzen. Die Konsolidierungsphase war Mitte der 1970er-Jahre in der DDR somit weitgehend abgeschlossen. Das Fachgebiet besaß zu diesem Zeitpunkt die notwendigen universitären Institutionen und Forschungseinrichtungen.

42 DGU-Archiv, Transskripte Zeitzeugeninterviews »Urologie nach 1945«.

43 Statistisches Jahrbuch der Deutschen Demokratischen Republik 1955-1990.

Zur Sicherstellung fachärztlicher Ausbildung müssen entsprechende Lehrbücher verfügbar sein. Die Herausgabe eines eigenständigen Lehrbuches als Sammlung des gängigen deutschsprachigen Fachwissens (hrsg. von Heise, Hienzsch, Mebel, Kirsch) und einer Operationslehre ab 1969 (hrsg. von Heise und Hienzsch) machte die Urologie in der DDR unabhängiger vom Bezug entsprechender Lehrbücher aus dem nichtsozialistischen Ausland. Das Lehrbuch »Allgemeine und spezielle Urologie«, bei VEB Georg Thieme (Leipzig) in elf Einzellieferungen erschienen, sowie die »OP-Lehre«, in zehn Einzellieferungen erschienen, fanden flächendeckende Verbreitung (Abb. 7.11, Abb. 7.12).

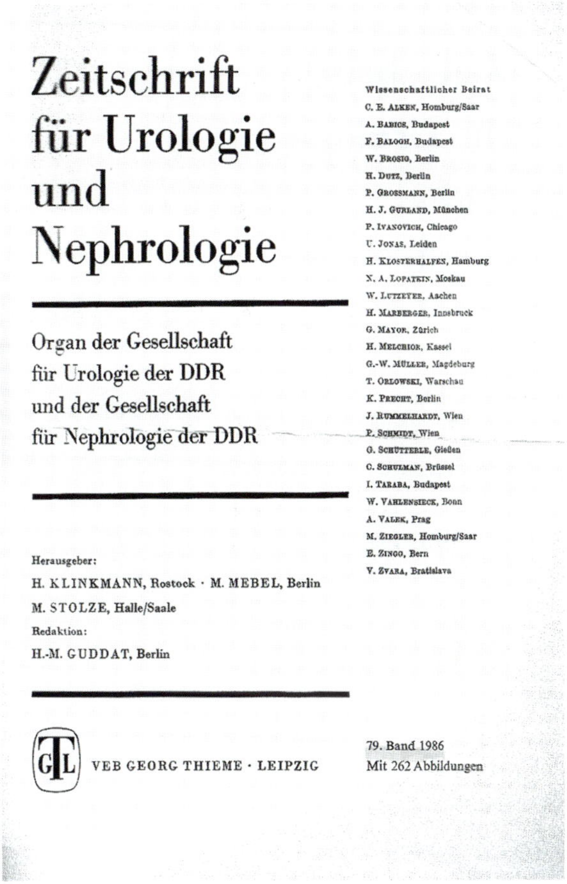
Zeitschrift für Urologie und Nephrologie

Organ der Gesellschaft für Urologie der DDR und der Gesellschaft für Nephrologie der DDR

Herausgeber:
H. KLINKMANN, Rostock · M. MEBEL, Berlin
M. STOLZE, Halle/Saale
Redaktion:
H.-M. GUDDAT, Berlin

Wissenschaftlicher Beirat
C. E. ALKEN, Homburg/Saar
A. BABICS, Budapest
F. BALOGH, Budapest
W. BROSIG, Berlin
H. DUTZ, Berlin
P. GROSSMANN, Berlin
H. J. GURLAND, München
P. IVANOVICH, Chicago
U. JONAS, Leiden
H. KLOSTERHALFEN, Hamburg
N. A. LOPATKIN, Moskau
W. LUTZEYER, Aachen
H. MARBERGER, Innsbruck
G. MAYOR, Zürich
H. MELCHIOR, Kassel
G.-W. MÜLLER, Magdeburg
T. ORLOWSKI, Warschau
K. PRECHT, Berlin
J. RUMMELHARDT, Wien
P. SCHMIDT, Wien
G. SCHÜTTERLE, Gießen
C. SCHULMAN, Brüssel
I. TARABA, Budapest
W. VAHLENSIECK, Bonn
A. VALEK, Prag
M. ZIEGLER, Homburg/Saar
E. ZINGO, Bern
V. ZVARA, Bratislava

VEB GEORG THIEME · LEIPZIG

79. Band 1986
Mit 262 Abbildungen

Abb. 7.13 Frontispiz der »Zeitschrift für Urologie« (1986). (Repro Konert, mit freundlicher Genehmigung)

7.5 »Zeitschrift für Urologie und Nephrologie« – eine gesamtdeutsche Stimme der Urologie

In Leipzig herausgegeben, blieb die seit ihrer Gründung 1907 wichtigste deutschsprachige Fachzeitschrift für Urologie bis 1969 gleichzeitig offizielles Organ der Deutschen Gesellschaft für Urologie, der Gesellschaft für Urologie der DDR, der Nordrhein-Westfälischen Gesellschaft für Urologie sowie der Süddeutschen Gesellschaft. Erst 1970 wurden mit der Vergrößerung sowohl des Herausgeberkollegiums als auch der Redaktion sowie der Einführung eines Redaktionssekretärs dem leitenden, in Düsseldorf ansässigen Redakteur Hans Boeminghaus (1893–1979), der zu diesem Zeitpunkt bereits 77 Jahre alt war, vermehrt Kollegen aus der DDR zur Seite gestellt. Die viele Jahre bestehende Zusammenarbeit von Martin Stolze und Hans Boeminghaus, der die Nachfolge Kneises angetreten hatte, erwies sich als sehr stabil und endete erst 1972, als Boeminghaus der Vertrag als Mitherausgeber der Zeitschrift gekündigt wurde (Rathert et al. 2013). Im Zusammenhang mit der u.a. von dem damaligen Vorsitzenden der 1962 gegründeten Gesellschaft für Urologie, Moritz Mebel, forcierten Eigenständigkeit der DDR-Urologie nahm der VEB Georg Thieme-Verlag eine »Reorganisation« der »Zeitschrift für Urologie« vor: »Nach langen Überlegungen hat der Verlag sich entschlossen, die obige Zeitschrift ab Heft 1/73 als Organ der Gesellschaft für Urologie und der für Nephrologie in der DDR herauszugeben. […] Mit dem Anschluss der Zeitschrift an die vorgenannten beiden Fachgesellschaften in der DDR ergibt sich aus der Sicht des Verlages logischerweise die Konsequenz, das Herausgeber- bzw. Redaktionsgremium ausschließlich mit Urologen und Nephrologen aus unserer Republik zu besetzen.«[44] Hieraus wird einerseits die für die DDR typische enge Verbundenheit von Urologie und Nephrologie ersichtlich, andererseits war es wohl auch purer Pragmatismus, der hier die Möglichkeit erkannte, zwei kleinen Fachgebieten ein eigenes Publikationsorgan zu erhalten und die Abonnentenzahl zu erhöhen (Abb. 7.13).

In der Bundesrepublik wurde ab 1962 durch C.E. Alken als Ergänzung und Alternative für die »Zeitschrift für Urologie«, die im VEB Georg Thieme-Verlag (Leipzig) erschien, die Zeitschrift »Der Urologe« (später Publikationsorgan der DGU) beim Springer-Verlag (Heidelberg) herausgegeben. Die Zeitschrift sollte aktuelle Probleme der urologischen Klinik und Praxis dem urologisch tätigen Arzt und dem interessierten Vertreter der angrenzenden Fachgebiete vermitteln. Aktuelle Fragestellungen der Grundlagenforschung waren zunächst nicht vorgesehen, jedoch sollte der Leser über den jeweiligen Stand der einzelnen Forschungsgebiete kurz informiert werden (Sökeland u. Goepel 2002). Somit kann sie nicht direkt als »Gegengründung« angesehen werden. Die traditionsreiche »Zeitschrift für Urologie und Nephro-

44 DGU-Archiv, Nachlass Boeminghaus, Brief VEB Georg Thieme an Herrn Prof. Boeminghaus, Düsseldorf vom 17.04.1972, S. 1.

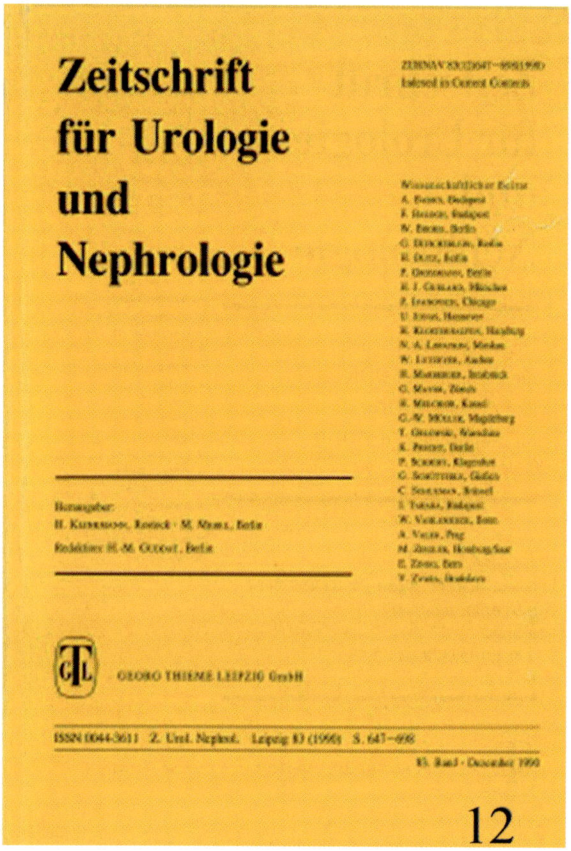

Abb. 7.14 Letztes Heft der traditionsreichen deutschen »Zeitschrift für Urologie (und Nephrologie, ab 1964)« (1990). (Museum, Bibliothek und Archiv, Deutsche Gesellschaft für Urologie, Repro Keyn, mit freundlicher Genehmigung)

logie« wurde 1990 vom Thieme-Verlag (Stuttgart) übernommen und ging dann aus verlagstaktischen Gründen in der Zeitschrift »Aktuelle Urologie« auf, die 1970 als Konkurrenz zur Zeitschrift »Der Urologe« (Springer) aufgelegt worden war (Abb. 7.14).

7.6 »Gesellschaft für Urologie der DDR«

Auf der Basis des Kommuniques vom 16.09.1958 bildete das Politbüro des ZK der SED eine Kommission zur Erarbeitung der Perspektiven des sozialistischen Gesundheitswesens (Dobberstein 1987). Unter dem Motto »Gesundheit, Leistungsfähigkeit, Lebensfreude für den Sieg des Sozialismus« fand eine Gesundheitskonferenz des Zentralkomitees der SED, des Bundesvorstandes des FDGB und des Ministeriums für Gesundheitswesen vom 11.–13.02.1960 in Weimar statt. Der Perspektivplan zur Entwicklung der medizinischen Wissenschaft und des Gesundheitswesens in der Deutschen Demokratischen Republik, der auf einen Entwurf der Kommission des Politbüros zurückging, wurde auf dieser Konferenz verabschiedet.[45] Es wurde beschlossen, das Gesundheitswesen über die Schaffung neuer Strukturen schrittweise zu verstaatlichen. Der damalige Minister für Gesundheitswesen, Max Sefrin (1913–2000), unterstrich die große Rolle der medizinisch-wissenschaftlichen Gesellschaften für die Fortbildung in der Medizin. Im Perspektivplan wurden die Aufgaben der medizinisch-wissenschaftlichen Gesellschaften definiert: Sie sollen an der ständigen Verbesserung der Fortbildung von Ärzten aktiv beteiligt sein, den staatlichen Organen nach Prüfung der Unterlagen und Durchführung von Kolloquien Empfehlungen zur Facharztanerkennung unterbreiten und Vertreter zur Teilnahme an internationalen medizinischen Kongressen vorschlagen (Reppel u. Gühler 1974). Es wurde betont, dass diese Ziele rascher erreicht werden könnten, wenn sich die bestehenden Gesellschaften von den westdeutschen unabhängig machen würden (Breustedt 1974).

Aufgrund des Perspektivplanes der Weimarer Konferenz wurde die Deutsche Gesellschaft für Klinische Medizin (Juni 1962) gegründet, in der kleinere Gruppierungen, die für DDR-Maßstab keine Größe besaßen, als Sektionen gegliedert waren (Rohland u. Spaar 1973; Bouslouk 2003).

In diesem Kontext hatte die »Gesellschaft für Urologie der DDR« (gegr. 1968), die 1962 als »Arbeitsgemeinschaft der Urologen in der DDR« nach dem Mauerbau 1961 geschaffen worden war (Matthes et al. 1980), wesentlichen Anteil an der Emanzipation der Urologie in der DDR. Frühere Bemühungen, spezielle Fachgesellschaften in der DDR zu schaffen, waren häufig am Renommee gescheitert, das die medizinisch-wissenschaftlichen Gesellschaften der BRD besaßen und die natürlich aus ihrer Sicht eine gesamtdeutsche Sicht vertraten. Ein großer Teil der Ärzte und Hochschullehrer der DDR fühlte sich eng mit den Traditionen der Vorkriegsgesellschaft verbunden und war nach deren Neukonstituierung in deren Leitung aktiv, z.B. Otto Kneise, Martin Stolze und Johannes Keller.

Nach dem Bau der Mauer waren Kongressbesuche in Westdeutschland oder West-Berlin nun kaum mehr möglich. Die Verbindung wurde auf Briefkontakte oder gelegentliche private Besuche aus dem Westen eingeschränkt (Schüttler 2003). Die Haltung zu einer gesamtdeutschen Wissenschaftskultur war bis in die 1960er-Jahre in beiden deutschen Staaten präsent. Der bekannte Internist der Charité, Theodor Brugsch (1878–1963), maßgeblich am Aufbau des DDR-Gesundheitswesens beteiligt, stellte 1957 in seiner Autobiographie fest: »(...) es darf in der Medizin keine Spaltung geben, wie sie leider für viele Gebiete der

45 Gesundheitsschutz, Leistungsfähigkeit, Lebensfreude für den Sieg des Sozialismus. Gesamtbericht der Gesundheitskonferenz des Zentralkomitees der SED, des Bundesvorstandes des FDGB und des Ministeriums für Gesundheitswesen der DDR, 11.–13.02.1960 in Weimar. Verlag Volk und Gesundheit, Berlin.

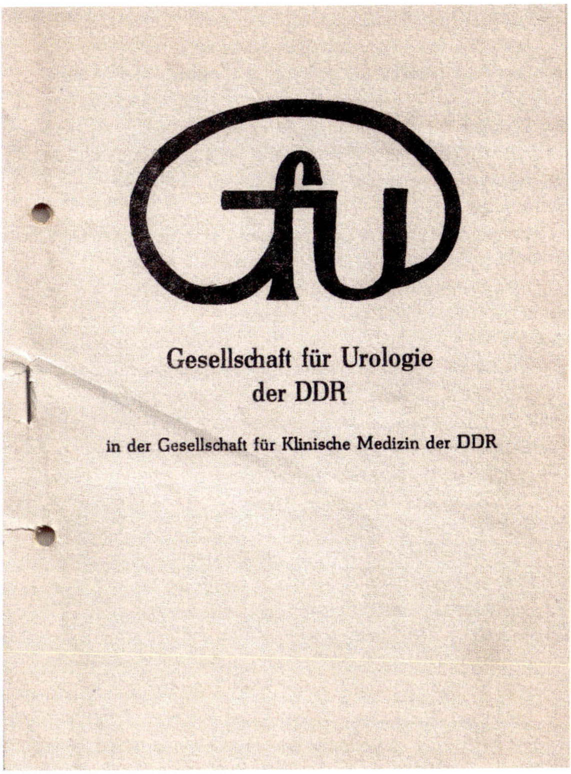

Gesellschaft für Urologie
der DDR

in der Gesellschaft für Klinische Medizin der DDR

Abb. 7.15 Mitgliederverzeichnis der Gesellschaft für Urologie der DDR, ohne Jahr. (Archiv der Deutschen Gesellschaft für Urologie, Repro Keyn, mit freundlicher Genehmigung)

Kultur zwischen Ost und West existiert. Wir tun unser Bestes und müssen unser Bestes tun, um die Zerreißung der Kultur zu verhindern« (Brugsch 1957).

Bis nach 1961 waren viele der auf dem Gebiet der DDR tätigen Urologen Mitglied der DGU. Ende der 1960er-Jahre erging eine Aufforderung des Direktors des Generalsekretariates der Medizinisch-Wissenschaftlichen Gesellschaften beim Ministerium für Gesundheitswesen der DDR, Lothar Roland, an alle Ärzte in der DDR, die noch Mitglied westdeutscher medizinischer Fachgesellschaften waren, unverzüglich aus diesen Gesellschaften auszutreten.

Aufgrund der veränderten politischen Situation mussten die Urologen in der DDR zunächst unter sich tagen. Diese Treffen fanden mehrmals jährlich statt. Das erste wurde 1962 in Stralsund unter der Leitung von Gerhard Wilhelm Heise (Magdeburg) durchgeführt. Die 10. Tagung wurde 1970 von Heinz Rockstroh in Halle organisiert. Mit der Zeit wurden zunehmend auch Kollegen aus den »sozialistischen Bruderländern« eingeladen. Der rasante Fortschritt der urologischen Forschung in den westlichen Ländern brachte dann aber bald die Einsicht, die Erfahrungen von Kollegen aus den »kapitalistischen Staaten« mit zu nutzen. So wurde nach zehn Jahren der »Kongress der Gesellschaft für Urologie der DDR« erstmals 1972 in Berlin von Moritz Mebel geleitet. Die Kongresse wurden von da an alle zwei Jahre veranstaltet. Der letzte Kongress der Gesellschaft für Urologie der DDR in der Gesellschaft für Klinische Medizin fand 1988 unter Leitung von Horst Battke in Erfurt statt.[46]

7.7 Fazit

Die endgültige Emanzipation der Urologie als Spezialfach erfolgte ab Mitte der 1950er-Jahre etwa zeitgleich in beiden deutschen Staaten. Sie wurde in der SBZ/DDR trotz schwierigerer Ausgangsposition und schlechterer Rahmenbedingungen etwas früher abgeschlossen wie in der BRD. In der Gesamtentwicklung gab es keine wesentlichen Unterschiede, man kann hier also von einer Parallelgeschichte sprechen. Jedoch muss auf drei Besonderheiten bei der Fachentwicklung in der DDR verwiesen werden, die wohl auch mit dazu beitrugen, dass der Verselbstständigungsprozess in den 1960er- und 1970er-Jahren so rasch ablief.

Das Vorhandensein prägender Fachpersönlichkeiten wie Martin Stolze, Ernst Kirsch, Emil Hienzsch oder Moritz Mebel förderten das Fachgebiet mit ihren Netzwerken und Kontakten sowohl unter den Fachkollegen als auch zu den entsprechenden Regierungsstellungen durch umsichtige Taktik.

Zunächst trieben Mediziner, die vor 1945 ausgebildet und zumeist bürgerlich-konservativ sozialisiert worden waren, die Fachverselbstständigung der Urologie nun unter diametralen gesellschaftspolitischen Verhältnissen voran (Buthmann 2002). Der Aufbau des sozialistischen Gesundheitswesens war nach Ansicht der Gesundheitspolitiker aber langfristig nicht ohne eine sozialistische Erziehung der Protagonisten im Gesundheitswesen denkbar. Ziel war es, dass keine Entscheidung ohne die entsprechende Zustimmung der Parteiorgane erfolgen sollte (Arndt 2009). Auch in der Urologie setzten sich während der zweiten Welle der Fachetablierung dann bereits im Sozialismus ausgebildete und sozialisierte Persönlichkeiten durch. Ferdinand Dieterich (1928–2006) (Stolzenburg 2006), der den Lehrstuhl für Urologie 1974 in Leipzig erhielt, hatte beispielsweise ein sechsmonatiges »Zusatzstudium in der Sowjetunion an der I. Med. Inst.-Urol. Klinik Leningrad 1972 abgeschlossen« sowie »regelmäßig an den marxistisch-leninistischen Fortbildungszirkeln der Med. Akademie Erfurt teilgenommen« sowie am »3. Lehrgang f. leit. Kader der Med. Bereiche v. 26.01.-19.02.70 in Ziegenhals«.[47] Diese zusätzlichen Qua-

46 vgl. das Kapitel von Halling: »Asymmetrisch verflochten? Institutionelle und soziale Netzwerke der Urologie in Deutschland zwischen 1949 und 1990«, in diesem Band.

47 Personalakte Dieterich, Bundesarchiv Berlin, DR 3 B 1216, Lebenslauf 3, S. 21–22.

lifikationen seien für die zweite Generation von Urologen notwendig, um die Organisation von absolut selbstständigen urologischen Kliniken bzw. Abteilungen im Sinne des Sozialismus und des Führungsanspruchs der SED später zu gewährleisten (Mebel 1974).

Die enge Kooperation mit der ebenfalls kleinen Fachgesellschaft für Nephrologie, die als der internistische Teil der chirurgischen-operativen Urologie verstanden wurde, erlaubte die Vergrößerung der Basis der hinter ihr gruppierten Fachmitglieder und verschaffte sich damit ein größeres Gewicht. Die Nierentransplantation war nicht nur integraler Bestandteil, sondern ein wesentliches Merkmal der Urologie in der DDR, das entscheidend zur Fachemanzipation beigetragen hat (vgl. Kapitel 11, Konert in diesem Buch).

Literatur

Ackermann V (1995) Der »echte« Flüchtling. Deutsche Vertriebene und Flüchtlinge aus der DDR 1945–1961. Osnabrück

Alken CE (1983) Urologie. In: Schreiber HW, Carstensen G (Hrsg) Chirurgie im Wandel der Zeit 1945–1983. Springer, Heidelberg, S 324

Arndt M (2009) Gesundheitspolitik im geteilten Berlin 1948–1961. Böhlau, Köln

Barth V (2007) Prof. Dr. med. Wolfgang Kaden zum 80. Geburtstag. Ärztebl Sachsen 2: 77

Battke H (1968) Die Samenblasen des Menschen. Habilitation. Universität Halle, Halle

Behrens I (2014) Zur Geschichte der Jenaer Harnsteinforschung nach Gründung der Urologischen Universitätsklinik von 1967 bis 1990. Dissertation. Medizinische Fakultät Universität Jena, Jena. http://d-nb.info/1053326262/34

Behrens I, Grimm O (2013) Geschichte der Jenaer Harnsteinforschung nach Gründung der Urologischen Universitätsklinik, insbesondere von 1967 bis 1990. Jena

Bouslouk MH (2003) Die Medizinisch-wissenschaftliche Gesellschaft für Zahnheilkunde an der Friedrich-Schiller-Universität Jena (1951–1994). Dissertation. Medizinische Fakultät Universität Jena, Jena

Breustedt A (1974) Die Entwicklung der Gesellschaft für Stomatologie seit der Gründung der DDR. Verlag Volk und Gesundheit, Berlin

Brugsch T (1957) Arzt seit fünf Jahrzehnten. Geschichte einer Gelehrtenfamilie. Autobiographie. Morgen, Berlin

Budde W (1913) Ein sehr frühes Stadium von Hufeisenniere. Anat Hefte 18: 297–305

Budde W (1913) Zur Genese der Hufeisenniere und verwandter Nierenmissbildungen. Dissertation. Medizinische Fakultät Universität Bonn, Bonn

Bühler G (1999) Medizinstudium und Studienreform in der SBZ und DDR (1945–1990). Mabuse, Frankfurt a. M.

Buthmann R (2002) Vergesst mir die Wissenschaftler nicht. Die bürgerliche naturwissenschaftlich-technische Intelligenz der DDR an der Nahtstelle des Machtwechsels von Ulbricht zu Honecker. Die Hochschule 2: 125–149. http://www.hof.uni-halle.de/journal/texte/02_2/dhs2002_2.pdf

DGU (1950) Verhandlungsbericht der Deutschen Gesellschaft für Urologie 1949. VEB Georg Thieme, Leipzig

DGU (1961) Verhandlungsbericht der Deutschen Gesellschaft für Urologie 1959. VEB Georg Thieme, Leipzig

Dobberstein H (1987) Die Gesellschaft für Stomatologie der DDR. In: Medizin und Gesellschaft (Hrsg) Die Stomatologie in der DDR. Verlag Volk und Gesundheit, Berlin, S 72–76

Ernst AS (1997) Die beste Prophylaxe ist der Sozialismus. Ärzte und medizinische Hochschullehrer in der SBZ/DDR 1945–1961. Münster

Geister P, Kästner C (1979) Die Geschichte der Urologischen Klinik der Medizinischen Akademie Dresden Carl Gustav Carus – unter besonderer Berücksichtigung der operativen Leistungen. Diplomarbeit. Universität Dresden, Dresden

Gerber A, Berg W (2003) Emil Hienzsch – Gründer der ersten Urologischen Universitätsklinik der DDR in Jena. Akademie gemeinnütziger Wissenschaften, Erfurt

Halling T (2011) Urologie in Ost und West nach 1945 – Kontinuitäten und Brüche. In: Krischel M, Moll F, Bellmann J, Scholz A, Schultheiss D (Hrsg) Urologen im Nationalsozialismus. Zwischen Anpassung und Vertreibung. Hentrich u. Hentrich, Berlin, S 227–247

Halling T, Moll F, Fangerau H (2014) Urologie im Rheinland. Perspektiven raumorientierter Medizingeschichte. In: Halling T, Moll F (Hrsg) Urologie im Rheinland. Springer, Heidelberg, S 1–25

Halling T, Moll F, Schultheiss D, Rathert P (2014) Die Deutsche Gesellschaft für Urologie und der Neuanfang in Düsseldorf nach 1948. In: Halling T, Moll F (Hrsg) Urologie im Rheinland. Springer, Heidelberg, S 28–47

Heidel CP (1993) Personalien aus der Chronik der Carus Akademie 1954–1992. In: Rektor der Medizinischen Akademie (Hrsg) Pro et contra tempora praeterita. Schriften der Medizinischen Akademie Dresden, Bd 27. Carus Akademie, Dresden, S 130–131

Heidel CP, Lienert M (2005) Die Professoren der Medizinische Fakultät Carl Gustav Carus Dresden und ihrer Vorgänger 1814–2004. Saur, München

Reuter HJ (1977) Fotodokumentation der Harnwege. In: Heise W, Hientsch E, Mebel M, Krebs W (Hrsg) Allgemeine und spezielle Urologie. Bd. 1. VEB Georg Thieme, Leipzig, S 73–90

Heise W (1961) Einführung in die Urologie mit einem allgemeinen und einem speziellen Teil. VEB Georg Thieme, Leipzig

Heise W, Kirsch E (1969) Operationslehre 1: Operationen am Blasenhals. VEB Georg Thieme, Leipzig

Heusch K (1942) Blasenkrebs. Thieme, Leipzig

Hienzsch E (1949) Über Zwerchfellhernien. Dissertation. Medizinische Fakultät Universität Halle, Halle

Hienzsch E (1958) Experimenteller Beitrag zur Eiweißverdauung im Magen. Habilitation. Universität Jena, Jena

Hoffmann L (2010) Zum 90. Geburtstag von OMR Dr. Wolfgang Weiner – Ein Pionier des Fachgebietes. Ärztebl Thüringen 21: 637–638

Jessen R (1999) Akademische Elite und kommunistische Diktatur. Die ostdeutsche Hochschullehrerschaft in der Ulbricht-Ära. Vandenhoeck u. Ruprecht, Göttingen

Killian H (1980) Meister der Chirurgie und die Chirurgenschulen im gesamten deutschen Sprachraum. Stuttgart

Kirsch E (1961) Klinische und epidemiologische Probleme der Uro-, Urogenital- und Genitaltuberkulose unter besonderer Berücksichtigung der durch die neuen Erkenntnisse geschaffenen Änderung der Therapie, Prognose und Rehabilitation. Habilitation. Medizinische Akademie Universität Dresden, Dresden

Klatte T, Klatte D (2006) Geschichte und Persönlichkeiten der Urologie an der Hochschule Magdeburg. Urol 45: 1318–3121

Klug M (1983) Otto Ringleb. Dissertation. Medizinische Fakultät FU Berlin, Berlin

Kneise O, Schober K (1941, 2. Aufl. 1943) Die Röntgenuntersuchung der Harnorgane. VEB Georg Thieme, Leipzig
Köditz H (2014) Die Hochschulmedizin in Magdeburg, die Entwicklung der Medizinischen Akademie. 50 Jahre Hochschulmedizin in Magdeburg. Universitätsklinikum Magdeburg, Magdeburg
Konert J (1988) Theodor Brugsch. Humanisten der Tat. Hirzel, Leipzig
Konert J (1989) Die historische Entwicklung der Urologie in Halle und der spezifische Beitrag der »Hallenser urologischen Schule« zur Disziplingenese. Dissertation. Medizinische Fakultät MLU Halle-Wittenberg, Halle-Wittenberg
Konert J (2004) Von einer Familientradition zum anerkannten Spezialfach. In: Konert J, Dietrich H (Hrsg) Illustrierte Geschichte der Urologie. Springer, Berlin, S 224
Kowalczuk I (2003) Geist im Dienste der Macht. Hochschulpolitik in der SBZ/DDR 1945 bis 1961. Links, Berlin
Krischel M (2011) Gleichschaltung und Selbstgleichschaltung der deutschen Urologie im Nationalsozialismus. In: Krischel M, Moll F, Bellmann J, Scholz A, Schultheiss D (Hrsg) Urologen im Nationalsozialismus. Zwischen Anpassung und Vertreibung. Hentrich u. Hentrich, Berlin, S 23–39
Krischel M (2011) Karrieren führender Urologen im Nationalsozialismus. In: Krischel M, Moll F, Bellmann J, Scholz A, Schultheiss D (Hrsg) Urologen im Nationalsozialismus. Zwischen Anpassung und Vertreibung. Hentrich u. Hentrich, Berlin, S 105–122
Krischel M (2014) Urologie und Nationalsozialismus. Eine Studie zu Medizin und Politik als Ressourcen füreinander. Stuttgart
Krischel M, Halling T (2013) Die Deutsche Gesellschaft für Urologie in der unmittelbaren Nachkriegszeit. Der Urologe 52: 991–1003
Krischel M, Moll F, Fangerau H (2011) Die 1907 gegründete »Deutsche Gesellschaft für Urologie« und die »Gesellschaft Reichsdeutscher Urologen« im Nationalsozialismus. Der Urologe (1): 1–7
Krischel M, Moll F (2011) Forschung zur und Praxis der Sterilisation und Kastration von Männern im Nationalsozialismus. In: Krischel M, Moll F, Bellmann J, Scholz A, Schultheiss D (Hrsg) Urologen im Nationalsozialismus. Zwischen Anpassung und Vertreibung. Hentrich u. Hentrich, Berlin, S 203–218
Kühl R (2014) Eine »festgeschlossene Front: Karl Heusch und die deutschen Urologen. In: Halling T, Moll F (Hrsg) Urologie im Rheinland. Springer, Heidelberg, S 126–142
Malycha A (2009) Wissenschafts- und Hochschulpolitik in der SBZ/DDR 1945 bis 1961. In: Schleiermacher S (Hrsg) Medizin, Wissenschaft und Technik in der SBZ und DDR. Matthiesen, Husum, S 17–40
Matthes T, Rohland S, Spaar H (1980) Die medizinisch-wissenschaftlichen Gesellschaften der DDR. Verlag Volk und Gesundheit, Berlin
Mebel M (1974) 25 Jahre Urologie in der DDR. Z ärztl Fortbild 68(18): 969–971
Mebel M, May G, Althaus P (2003) Der komplette Nierenersatz? Aufbau und Entwicklung der Nierentransplantation in der DDR. Pabst, Lengerich
Moll F (2004) Einführung der Röntgentechnik in die Urologie. In: Schultheiss D, Rathert P, Jonas U Streiflichter aus der Geschichte der Urologie. Springer, Heidelberg, S 109–122
Moll F (2006) Von »Kellerstationen« und »Bratkartoffelverhältnissen« – Die Anfänge in Merheim. In: Frank M, Moll F Am Anfang war Napoleon. Verlag des Kölnischen Stadtmuseum, Köln, S 570–593
Moll F (2011) Zerrissene Leben. Das Schicksal jüdischer Urologen zwischen »Ausschaltung«, Emigration und Wiedergutmachung. In: Krischel M, Moll F, Bellmann J, Scholz A, Schultheiss D (Hrsg) Urologen im Nationalsozialismus. Zwischen Anpassung und Vertreibung. Hentrich u. Hentrich, Berlin, S 49–104
Moll F (2014) Frühe uro-chirurgische Operationen und die Etablierung der Zystoskopie im Rheinland. In: Halling T, Moll F (Hrsg) Urologie im Rheinland. Springer, Heidelberg, S 76–94
Moll F, Halling T, Fangerau H (2013) Urologen tagen in Berlin. Martin Stolze (1900–1989) und der Urologenkongress 1959 in Ost- und Westberlin. Der Urologe 52: 1314–1327
Moll F, Halling T, Rathert P, Krischel M, Fangerau H (2014) Etablierung von Urologischen Universitätskliniken in NRW. Das Aachener Modell. Der Urologe 53: 1364–1374
Moll F, Schultheiss D, Rathert P (2009) Johannes Keller (1899–1970) In: Schultheiss D, Moll F (Hrsg) Die Geschichte der Urologie in Dresden. Springer, Heidelberg, S 125–133
Müller G (1976) Herrn Prof. Dr. sc. med. G.-W. Heise zum 65. Geburtstag. Z Urol Nephrol 69: 385–387
Müller KD (1998) Die Ärzteschaft im staatlichen Gesundheitswesen der SBZ und der DDR 1945–1989. In: Jütte R Geschichte der deutschen Ärzteschaft. Dt Ärzteverlag, Köln, S 243–274
Niederhut J (2007) Wissenschaftsaustausch im Kalten Krieg. Die ostdeutschen Naturwissenschaftler und der Westen. Böhlau, Köln
Raatzsch H (1976) Laudatio zum 60. Geburtstag von Prof. E. Kirsch. Z Urol 74: 625
Rathert P, Brandt A, Moll F (2013) Urologie mit Herz und Verstand. Kongresse – Präsidenten – Eröffnungsreden. Deutsche Gesellschaft für Urologie 1907–2012. Springer, Heidelberg 2013
Rektor und Wissenschaftlicher Rat der Medizinischen Akademie (1964) Die Urologische Klinik. 10 Jahre Medizinische Akademie Magdeburg. Medizinische Akademie Magdeburg, Magdeburg
Reppel L, Gühler H (1974) Zur Organisation, den Aufgaben und der Arbeitsweise der medizinisch-wissenschaftlichen Gesellschaften der DDR. Verlag Volk und Gesundheit, Berlin
Reuter M (2004) Hans Joachim Reuter: The urologic endoscopist, photographer, and historian. J Endourol 18: 233–235
Richter A (2004) In memoriam Gerd Wolfgang Müller 1929–2004. Ärztebl Sachsen-Anhalt 15: 48
Rohland L, Spaar H (1973) Medizinisch-wissenschaftlichen Gesellschaften der DDR: Geschichte Funktion und Aufgaben. Verlag Volk und Gesundheit, Berlin
Rüster D (1977) Beiträge zur Geschichte der Urologie. In: Heise GW, Hienzsch E, Krebs W, Mebel M (Hrsg) Allgemeine und spezielle Urologie. Georg-Thieme, Leipzig, S 38
Schleiermacher S, Schagen U (2010) Rekonstruktion und Innovation (1949–1961) In: Bleker J, Hess V (Hrsg) Die Charité. Geschichte(n) eines Krankenhauses. Akademie, Berlin, S 204–242
Schönberger B (2000) Geschichte der Urologie an der Charité. Ein hundertjähriger Emanzipationskampf eines Fachgebietes. Urol B(40): 69–73
Schönberger B, Lück S (2000) Geschichte der Urologie an der Charité Berlin. Urologe B40: 152–160
Schulz T (2010) Sozialistische Wissenschaft. Die Berliner Humboldt-Universität (1960–1975). Böhlau, Köln
Schüttler J (2003) Fünfzig Jahre Deutsche Gesellschaft für Anästhesie. Tradition und Innovation. Springer, Heidelberg
Seigewasser P (2006) Das Diplom für Mediziner und Stomatologen in der DDR unter besonderer Berücksichtigung der Immatrikulations- und Absolventenzahlen der Charité. Dissertation. Charité Berlin, Berlin
Sökeland J, Goepel M (2002) Entwicklung der »Zeitschrift Urologe A und B« in den Jahren 1962–2002. Urol B(42): 542–544
Stolzenburg J (2006) Prof. Ferdinand Dieterich verstorben. Urol 45: 1202–1203
Speler RT (2003) Die Martin-Luther-Universität Halle-Wittenberg. Sutton, Erfurt

Stolze M (1981) Hans-Joachim Hertkens. Z Urol Nephrol 74: 169–170
Stolze M, Stadie G (1977) Final results of Coffey's ureterosigmoideostomy in noncarcinomtous diseases. Int J Urol Nephrol 9: 115–122
Tellkamp U (2008) Der Turm. Geschichte aus einem versunkenen Land. Suhrkamp, Frankfurt a. M.
Trinckauf H (1981) Laudatio zum 65. Geburtstag von Prof. E. Kirsch. Z Urol 74: 633
Van Melis (1999) Die Entnazifizierung in Mecklenburg-Vorpommern: Herrschaft und Verwaltung 1945–1948. Oldenbourg, München
Wehler HU (2008) Deutsche Gesellschaftsgeschichte 1949–1990. Beck, München, S 228
Wenske S (2008) Die Herausbildung urologischer Kliniken in Berlin – Ein Beitrag zur Berliner Medizingeschichte. Dissertation. Charité Berlin, Berlin
Wirth M, Schubert J, Scholz A (2009) Urologie in Dresden nach 1945. In: Schultheiss D, Moll F Urologie in Dresden. Springer, Heidelberg, S 164–165
Zacher W, Stolze KJ (2014) Die Klinik Heilanstalt Weidenplan in Halle (Saale), eine Pionierstätte der deutschen Urologie. Urol 53: 1066–1072

Schwerpunkte urologischer Krankenversorgung in der DDR

Wolfgang Zacher

T. Halling, F. Moll, H. Fangerau (Hrsg.), *Urologie 1945–1990*,
DOI 10.1007/978-3-662-48178-3_8, © Springer-Verlag Berlin Heidelberg 2015

8.1 Einleitung: Systemumbau per Befehl

Die Krankenversorgung war im Nachkriegsdeutschland geprägt von den unterschiedlichen Zielstellungen der Siegermächte. Bereits auf der Jalta-Konferenz vom 4.–11.2.1945 wurden die Grundlagen für die Spaltung Deutschlands und die Aufteilung in Besatzungszonen gelegt. In der Potsdamer Konferenz vom 17.7.–2.8.1945 wurde der Nachkriegszustand festgeschrieben. Der Alliierte Kontrollrat als höchstes Gremium der Besatzungsmächte benötigte Einstimmigkeit in seinen Beschlüssen, die das ganze Deutschland betrafen. Da eine Gemeinsamkeit politisch nicht erreicht wurde, konnte jeder in seiner Zone nach eigenen Vorstellungen die politische Gestaltung vornehmen. Der »Kalte Krieg«hatte seinen Anfang genommen. Das blieb bis 1990 so und war eine entscheidende Grundlage für die ideologisch geführten Auseinandersetzungen in den beiden Lagern. Mit dem Befehl Nr. 2 des Oberbefehlshabers der Sowjetischen Militäradministration in Deutschland (SMAD) vom 10.6.1945 wurde die Bildung »antifaschistischer«Parteien, Organisationen und »freie Gewerkschaften« zugelassen und alle nationalsozialistischen Organisationen und Vereinigungen verboten. Damit wurde die Struktur des Parteiensystems zur Einführung und Sicherung der Macht nach dem Vorbild der sowjetischen Parteiendiktatur geschaffen. Der Befehl Nr. 17 vom 27.7.1945 der SMAD wies den Aufbau einer Zentralverwaltung (ZV) bis zum 10.8.1945 auf »dem Territorium der von den Sowjettruppen besetzten Zone Deutschlands« an. Zu den ZV gehörte das Gesundheitswesen. In der 1. Durchführungsverordnung zur Verordnung über den Neuaufbau des öffentlichen Gesundheitswesens (Kommunalisierung der Gesundheitsämter und Bildung der Landes- und Provinzialgesundheitsämter) vom 18.9.1945 wurden die Struktur der Einrichtungen des Gesundheitswesens, ihre Aufgaben zur Gesundheitsversorgung und Kontrollpflichten mit Gesetzeskraft angeordnet. Zu den Pflichten gehörte auch die Kontrolle der Berufsausübung der Angehörigen der Gesundheitsberufe, einschließlich der Ärzte (Hinderer 1977).[1]

Die einheitliche Sozialversicherung wurde durch den Befehl Nr. 28 (28.1.1947) eingeführt. Der Aufbau von Betriebssanitätsstellen und die Betriebspolikliniken (Befehl Nr. 234 v. 9.10.1947), die Errichtung von Ambulanzen und Polikliniken erfolgte nach Befehl Nr. 272 v. 11.12.1947. In der Anlage zum Befehl werden die Vorschriften für die Arbeit detailliert vorgeschrieben. Damit waren die Strukturen des »neuen demokratischen Gesundheitswesens« bereits durch die Sowjetarmee unter Mithilfe der deutschen Kommunisten (Deutsche Zentralverwaltung, Deutscher Wirtschaftsrat) vor der DDR-Gründung eingeführt.[2]

Die befohlenen Bedingungen des grundlegenden Umbaus des Gesundheitswesens, die Zerstörungen des Krieges und die Demontage als Reparationsleistung an die UdSSR waren die äußeren Voraussetzungen für den Neubeginn der Urologie im Osten Deutschlands. Mit der Gründung der DDR am 7.10.1949 ging die Deutsche Zentralverwaltung des Gesundheitswesens der sowjetisch besetzten Zone Deutschlands (SBZD) in das Ministerium für Gesundheitswesen der DDR über. Zum Verständnis der politischen Bedingungen muss herausgestellt werden, dass die Macht in der DDR beim Politbüro und dem Zentralkomitee (ZK) der SED lag. Jedes Ministerium hatte eine entsprechende Abteilung im ZK der SED. Entsprechend war es auf Bezirks- und Kreisebene. Alle staatlichen und gesellschaftlichen Strukturen dienten nach dem Verständnis des »Marxismus-Leninismus« der Sicherung und der Kontrolle der »Arbeiter- und Bauernmacht«. Die gesamte politische Umgestaltung war straff organisiert. Durch den planmäßigen Aufbau des Systems bestanden enge Grenzen für ärztliche Karrieren ohne Parteizugehörigkeit und ohne öffentlich bekundete Systemtreue. Dennoch gab es sie bis in verantwortliche Stellen. Die Übernahme einer leitenden Funktion ohne einen Parteihintergrund setzte eine sehr hohe Fachkompetenz voraus und war regional nur sehr unterschiedlich erreichbar. Auch zwischen den einzelnen medizinischen Fächern gab es Unterschiede. Mitgliedschaften im Freien Deutschen Gewerkschaftsbund (FDGB), in der Freien Deutschen Jugend (FDJ), in der Gesellschaft für Deutsch Sowjetische Freundschaft (GDSF) waren mit zunehmender Zeit des Regimes immer weniger Ausdruck politischer Überzeugung. Sie waren vielmehr eine beitragzahlende Variante, um die im Sinne der sozialistischen Systems geforderte gesellschaftliche Tätigkeit nachzuweisen. Eine andere Möglichkeit, eine SED Angehörigkeit zu vermeiden, lag in der Mitgliedschaft in einer Blockpartei.

Die eigentliche ärztliche Tätigkeit am Patienten erfolgte nach fachlichem Wissen, den materiellen und technischen Möglichkeiten. Jede Einrichtung war im stufenförmig gegliederten System, bestehend aus staatlicher Arztpraxis, Ambulatorium, Fachambulanz, Poliklinik und Kreis-, Bezirks-, Universitäts- oder Spezialkrankenhaus, zugeordnet. Die damit verbundenen unterschiedlichen Ressourcen waren eine weitere Vorbedingung für die unterschiedlichen Chancen einer persönlichen Entwicklung

1 Vgl. Befehle der SMAD, www.documentarchiv.de/ddr/1945/smad-befehle,nr 01.html (Recherche 13.04.2014).

2 Vgl. Befehle der Sowjetischen Militäradministration in Deutschland zum Gesundheits- und Sozialwesen, in: Veröffentlichungen des Koordinierungsrates der medizinisch-wissenschaftlichen Gesellschaften der DDR, Dokumentensammlung, Volk und Gesundheit, Berlin, 1976.

und den Umfang der möglichen medizinischen Versorgung. Unter diesen Rahmenbedingungen entwickelte sich das Fachgebiet der Urologie zu einem selbstständigem Fachgebiet mit stetig wachsendem Anspruch an Wissen und damit einem ständig wachsenden Bedarf an Material und Personal.

Dieser punktuelle Überblick über die Entwicklung der Urologie in der DDR in der Zeit von 1945–1990 analysiert, ohne Anspruch auf Vollständigkeit, erstens die Ausdehnung in der territorialen Versorgung anhand der Bettenkapazitäten, zweitens medizinische Entwicklungen in der Urologie in Aus-, Weiter- und Fortbildung, drittens werden Lösungen zur Umgehung vom Mangel an technischer Basis beispielhaft skizziert. Der Einfluss der Gesellschaft für Urologie der DDR und der Akademie für Ärztliche Fortbildung der DDR wird in dem für das Gesamtverständnis notwendigem Maße dargestellt. Neben den eigenen jahrzehntelangen Erfahrungen wurden Quellen aus verschiedenen öffentlichen Archiven hinzugezogen.

8.2 Aus den Trümmern zur stabilisierten urologischen Versorgung

Für die spezialisierte urologische Betreuung gab es in der Zeit nach dem Kriegsende nur in Berlin, Dresden, Halle und Erfurt urologische Betten. In Berlin waren im St.-Hedwig-Krankenhaus (unter Prof. Hüdepohl) 240 und im Krankenhaus Friedrichshain ca. 80 Betten belegbar. In Dresden hatte Johannes Keller im Krankenhaus Dresden-Johannstadt eine Urologie mit 100 Betten einrichten können. Dr. Boehringer hatte ungefähr 70 Betten in seiner Privatklinik. In Halle gab es nur die urologische Abteilung in der Heilanstalt Weidenplan unter Otto Kneise mit etwa 50 Betten. In Erfurt hatte das Katholische Krankenhaus eine Kapazität von 27 Betten. Das waren 6 Abteilungen mit ca. 490 Betten. Die ambulante Betreuung wurde von fünf Klinikambulanzen, zwei urologischen Polikliniken und zehn niedergelassenen Urologen geleistet (Mebel 1974a) Weitere urologische Diagnostik und Therapie erfolgte durch Chirurgen. Aber auch Gynäkologen, Internisten und Dermatologen behandelten Patienten mit urologischen Erkrankungen.

Von dieser Ausgangssituation entwickelte sich die Urologie schrittweise nach den staatlich vorgegebenen Zielen zu einer flächendeckenden Versorgung nach WHO - Kennzahlen. Die vollständige Verselbstständigung des Faches, die Entwicklung von Forschung und Lehre, die Gestaltung von Weiter- und Fortbildung sowie die Einführung wenig invasiver Methoden kennzeichnen den Weg von der Organentfernung zum operativen Organerhalt. Die konservative Behandlung erweiterte sich durch Neuentwicklungen der pharmazeutischen Industrie v.a. in der Onkologie und bei der Behandlung bakterieller Infektionen. Der Einfluss neuer Erkenntnisse in der Physiologie, Pathophysiologie und Pathologie erweiterten die Diagnostik und Therapie. Außerdem wurden operative Techniken verfeinert und vermehrt instrumentelle Eingriffe mit Minimierung der Belastung des Patienten eingeführt. Die Nierentransplantation wurde in drei Zentren aufgebaut. Jedes Jahrzehnt hatte erkennbare Hauptentwicklungen, die natürlicherweise zeitliche Überschneidungen aufwiesen.

Die Entwicklung der Bettenzahlen von 1951–1990 erfolgte stetig aber nicht gleichmäßig, teilweise gemäß der allgemeinen Reduzierung von Krankenhausbetten auch leicht rückläufig. Auffällig sind zwei Sprünge im Zuwachs urologischer Krankenhausbetten. Nach 1960 war der Bestand um fast 700 Betten bis 1970 und um etwa 1100 Betten von 1970–1980 gewachsen. Hier könnte die vollständige Fachverselbstständigung an den Universitäten und Medizinischen Akademien bis 1974 als Einfluss erkennbar sein.[3] Mit dem Versorgungsgrad von 1,93 Betten/10.000 Einwohner war am 31.12.1979 bereits eine stark verbesserte Sicherstellung der fachurologischen Betreuung gegenüber 1970 zu verzeichnen. Wie die Zahl und die Verteilung der urologischen Abteilungen am Beispiel der Bezirke Berlin und Karl-Marx-Stadt (Chemnitz) zeigt, wurde unter Berücksichtigung der Erreichbarkeit (Entfernung) und der Verteilung der Bevölkerungsdichte ab Mitte der 1970er Jahre zunehmend eine weitgehend flächendeckende Versorgung erreicht (▫ Abb. 8.1, ▫ Abb. 8.2).

1974 betrug der Versorgungsgrad stationär ein Bett: 60.700 Einwohner bei einem Ziel von 1:30.000 lt. damaliger WHO Vorgabe. Das entsprach 1,7 Betten/10.000 Einwohner gegenüber einem angestrebten WHO-Schlüssel von 2,5 Betten/10.000 Einwohner für die 1980er Jahre. Die Urologen selbst stellten diese Diskrepanz in einer Leistungsbilanz der DDR-Urologie von 1974 sehr eindrücklich dar (▫ Abb. 8.3) und verbanden dies mit der Forderung, »die Anzahl der Urologen zu verdoppeln und weitere 1340 urologische Betten zu schaffen«(Mebel 1974b, S. 10).

In einer umfassenden Studie versuchten Winter und Ruhle im Jahr 1980 »den Bettenbedarf für die urologischen Einrichtungen der DDR zu ermitteln und seine weitere Entwicklung einzuschätzen (Ruhle u. Winter 1980, S. 5)«. An den Anfang stellten sie dabei ausführliche nach Geschlecht und Altersgruppen differenzierte statistische Erhebungen zur stationären urologischen Morbidität (▫ Tab. 8.1). Dabei wurde ausdrücklich betont, dass »aus den Krankenhausabgängen als Ausdruck der Inanspruch-

3 Vgl. Statistisches Jahrbuch der Deutschen Demokratischen Republik 1955–1990, http://www.digizeitschriften.de/dms/toc/?PPN=PPN514402644 (Recherche 01.03.2015).

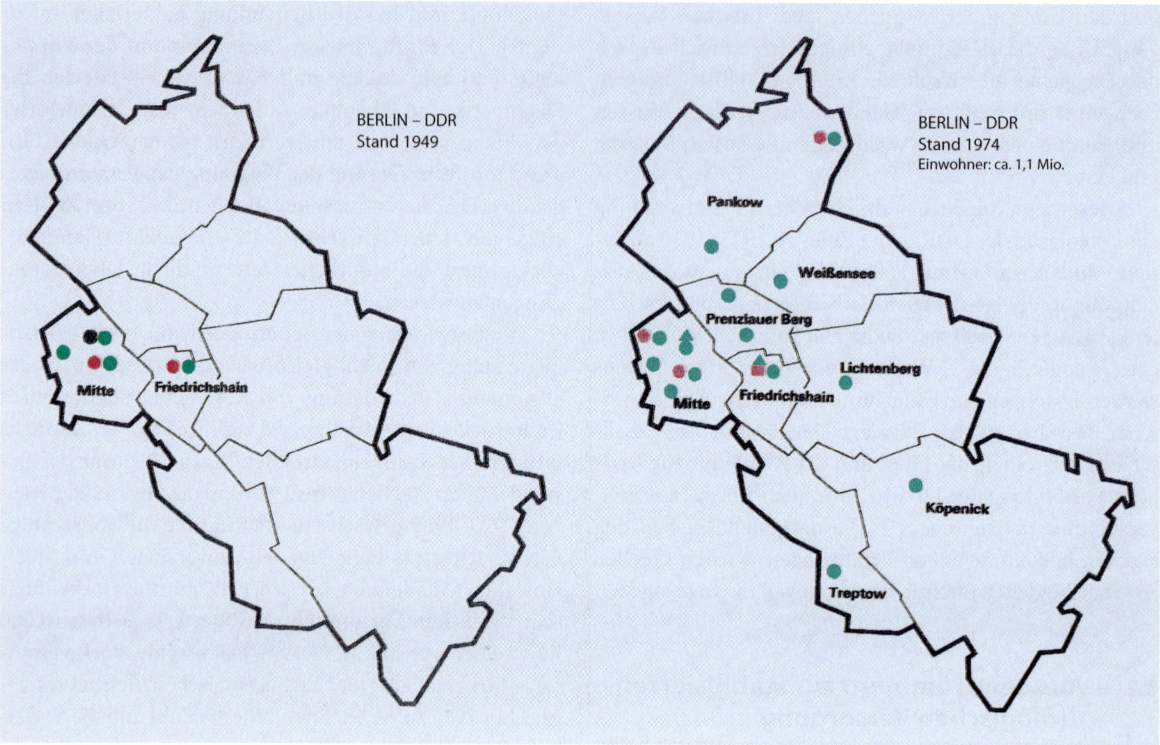

Abb. 8.1 Urologische Standorte in Berlin 1949 und 1974. (Mebel 1974b)

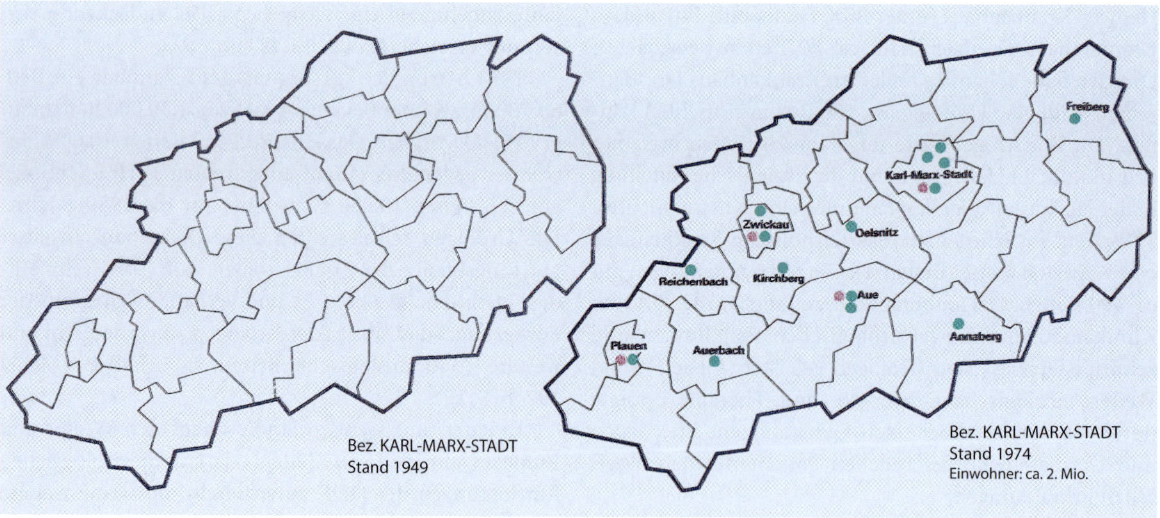

Abb. 8.2 Urologische Standorte im Bezirk Karl-Marx-Stadt 1949 und 1974. (Mebel 1974b)

nahme nicht auf die Gesamtzahl der in der Bevölkerung vorhandenen Kranken geschlossen, wohl aber eine Aussage zur Bereitstellung erforderlicher Bettenkapazitäten abgeleitet werden kann«(Ruhle u. Winter 1980, S. 7).

Auffällig sind die im Vergleich der Bezirke vermeintlich geringere urologische Morbidität in Berlin (Ost) und die dort zugleich höhere durchschnittliche Verweildauer. Während die Hintergründe hierfür unklar bleiben, verdeutlichen die nach Bezirken erhobenen Daten zu den Bettenkapazitäten eine Ungleichverteilung. Laut Mebel sei dafür »die subjektivistische negative Einstellung einiger leitendender Chirurgen in diesen Bezirken zur Verselbst-

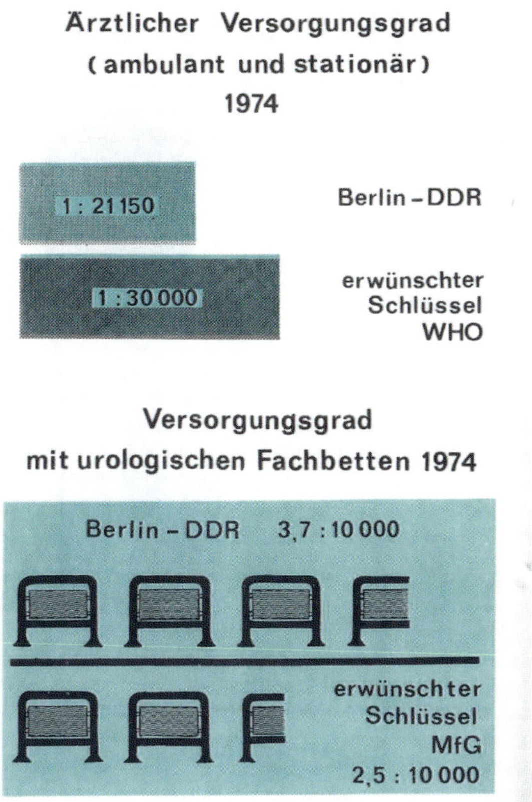

Abb. 8.3 Versorgungsgrad mit urologischen Fachbetten. (Mebel 1974b)

ständigung der Urologie und die unzureichende Einflußnahme der örtlichen Organe auf diesen Prozeß ausschlaggebend«(Mebel 1974b, S. 9). Dass diese Ungleichverteilung bis 1989 lediglich nivelliert wurde ist als Ergebnis der zentralisierten Staats- und Verwaltungsstruktur der DDR zu verstehen (Tab. 8.2).

Im Vergleich zu anderen kleineren Fächern war die Entwicklung des urologischen Versorgungsgrads der Bevölkerung in der 1970er Jahren bereits relativ weit fortgeschritten, lediglich die Orthopädie hatte eine deutlich höhere Bettenkapazität je 10.000 Einwohnern (Tab. 8.3).

Trotz des abgestuften Systems (Kreis, Bezirk und Hochschule) bestanden offensichtlich zusätzlich auch größere Qualitätsunterschiede und regional unterschiedliche Ausstattungsmängel. Sie wurden im Protokoll einer Ministerdienstbesprechung (MDB) aus dem Jahr 1977 angesprochen und die Beseitigung als Auflage festgeschrieben, um eine »anspruchsvolle spezialisierte Betreuung zu gewährleisten«[4]. Ein Beleg für die bekannten erheblichen Unterschiede und der Verweis auf die bestehenden Wartezeiten auf ein Krankenhausbett auch in den Folgejahren sind entsprechende Vermerke in Protokollen von Ministerdienstbesprechungen, so heißt es 1984:

4 Vgl. Ministerdienstbesprechung 4. Okt. 1977, Vorgaben zur Schaffung leistungsfähiger Stationen, Abteilungen, und Kliniken für Intensivtherapie, Unfallchirurgie, Urologie, Orthopädie und Kinderheilkunde, Informationsvorlage 94/77, BA DQ 1/6582.

Tab. 8.1 Stationäre urologische Morbidität 1974 – Fälle je 10.000 Einwohner und Verweildauer in Tagen. (Ruhle u. Winter 1980)

Bezirke	männlich	weiblich	Verweildauer männlich	Verweildauer weiblich
Berlin	50,0	14,4	26,1	27,6
Cottbus	72,5	20,9	19,2	22,2
Dresden	60,3	12,7	20,3	21,5
Erfurt	73,8	20,2	19,7	20,3
Frankfurt/O.	64,0	18,4	21,0	23,4
Gera	72,5	20,2	19,1	20,1
Halle	72,1	21,8	20,0	21,5
Karl-Marx-Stadt	54,5	14,3	19,8	20,4
Leipzig	66,0	17,0	20,6	22,9
Magdeburg	70,5	25,4	19,8	19,2
Neubrandenburg	77,9	20,3	16,2	17,5
Potsdam	65,9	20,0	20,7	22,5
Rostock	67,6	21,6	16,0	17,0
Schwerin	76,6	22,2	17,7	20,7
Suhl	65,6	23,3	18,2	18,6
DDR	66,1	18,8	19,8	21,0

Tab. 8.2 Bettenzahlen in der Urologie nach Bezirken im Jahr 1979 und 1989. (MDB-Protokoll von 1979, BA DQ1, 6582; Statistisches Jahrbuch der DDR 1990, eigene Berechnungen)

Bezirk	1979		1989	
	Betten absolut	Pro 10.000 EW	Betten absolut	Pro 10.000 EW
Berlin	458	4,04	485	3,79
Cottbus	165	1,87	147	1,68
Dresden	309	1,70	264	1,54
Erfurt	246	1,99	280	2,29
Frankfurt/O.	68	0,97	104	1,47
Gera	157	2,12	214	2,94
Halle	198	2,69	471	2,69
Chemnitz (Karl-Marx-Stadt)	319	1,64	344	1,89
Leipzig	220	1,55	283	2,12
Magdeburg	236	1,85	271	2,19
Neubrandenburg	85	1,36	114	1,85
Potsdam	134	1,20	159	1,43
Rostock	165	1,87	190	2.09
Suhl	92	1,68	101	1,85
Schwerin	85	1,44		
DDR	3237	1,93		

Tab. 8.3 Versorgungsgrad der Bezirke 1975 und 1979 nach 10.000/Einwohner. (MDB-Protokoll, Betten Vergleich 1975 und 1979, Bundesarchiv DQ1/6602)

Bezirk	Intensivtherapie		Unfallchirurgie		Kinderchirurgie		Orthopädie		Urologie	
	1975	1979	1975	1979	1975	1979	1975	1979	1975	1979
Berlin	1,98	0,95		2,91	1,07	1,17	4,42	3,07	3,97	4,04
Cottbus	0,32	0,58	1,11	1,91		0,5	2,69	2,66	2,22	1,87
Dresden	1,05	0,56		2,66	0,29	0,96	2,1	3,23	1,5	1,7
Erfurt	0,73	1,09	0,44	1,66	0,23	0,61	4,91	5,03	2,07	1,99
Frankfurt/O.	1,1	0,8		2,07		0,3	2,02	2,34	0,99	0,97
Gera	1	0,32		2,06	1	1,85	4,72	4,72	1,22	2,12
Halle	0,57	0,54	0,19	0,5	0,69	0,83	1,7	1,73	2,36	2,69
Karl-Marx-Stadt	0,57	0,59	1,37	1,84	0,83	0,74	1,76	2,04	1,59	1,64
Leipzig	1,11	1,07		1,57	1,14	1,34	6,58	6,48	0,49	1,55
Magdeburg	0,68	0,46		0,71	0,52	0,37	2,41	2,53	2,23	1,85
Neubrandenburg	0,73	0,56		0,48		0,35	2,89	3,23	1,1	1,36
Potsdam	1,11	1,25	1,37	1,37	0,86	0,49	6,96	6,08	0,91	1,2
Rostock	0,81	0,39		1,65	1,84	1,88	4,09	3,46	1,61	1,87
Schwerin	1,18	0,44	0,42	0,76	1,15	1,24	0,86	0,42	0,89	1,44
Suhl	1,56	0,64	0,87	2,26		0,49	2,2	3,03	0,38	1,68
DDR	**0,92**	**0,69**	**0,41**	**1,64**	**1,64**	**0,87**	**3,34**	**3,37**	**1,67**	**1,93**

> In den Fachdisziplinen Urologie und Orthopädie wurden die vorgegebenen Orientierungswerte noch nicht erreicht. Der Bettenauslastungsgrad liegt über dem Durchschnitt der anderen chirurgisch-operativen Fachgebiete ... Die erheblichen Unterschiede der Bezirke sind langfristig zu überwinden; mit dem Ziel, daß jeder Bezirk die spezialisierte Betreuung seiner Bürger selbst gewährleistet.[5]

Die in einem Ministerdienstberatungs-Protokoll (MDB) von 1979 festgehaltenen Belegungen unter der avisierten Marke 80 % weisen auf zunehmend stärker gewordene Engpässe beim »mittleren medizinischen Personal« hin. Der Hinweis auf die fehlende volle Funktionstüchtigkeit belegt eine Differenz zwischen der echten Belegung und der vorgehaltenen Bettenzahl, belegt sind 1,8, vorhanden 1,93 Betten/10.000 Einwohner. Das bedeutet wiederum, dass nach diesen Angaben 0,13 Betten/10.000 Einwohner nicht belegt waren, sie aber als Bestand geführt worden waren. Demnach wären am 31.12.1979 221 urologische Betten in der DDR nicht belegt gewesen. 7 Kliniken hatten über 100 Betten, 18 weniger als 30. Angestrebte Größe waren 40 Betten pro Fachabteilung.[6]

Die fachlichen Aufgaben der Krankenschwestern wuchsen durch das gestiegene Niveau der medizinischen Anforderungen. Aber zu jener Zeit war es noch allgemein üblich, die Bettenaufbereitung auf der Station durchzuführen. Die Wischdesinfektion (feuchtes Staubwischen) war ebenfalls eine Arbeit des »Pflegepersonals«. Obwohl die Anforderungen an die Schwestern wuchsen, war eine Zuführung von weiteren Mitarbeitern nicht möglich. Aus diesem relativen Personalmangel entwickelte sich schleichend ein realer Mangel. Somit wurde die Anzahl der Betten, deren fachgerechte Betreuung noch gesichert war, kleiner. Damit wurde die Anzahl der Betten, die frei standen, größer. Sie blieben aber auf der Station und damit in der Statistik.

> Im »Weidenplan«in Halle musste zwischen 1985 und 1989 teilweise mehrere Monate bis zur stationären Aufnahme gewartet werden. Ungünstig war zusätzlich, dass es keinen mobilen ambulanten Pflegedienst gab. Die Pflegeheime waren wegen zu geringer Kapazität überlastet. Eine Kurzzeitpflege gab es nicht. Eine familiäre Betreuung Rekonvaleszenter war bei voller Berufstätigkeit von Frau und Mann häufig nicht realisierbar. Diese Faktoren verlängerten die Verweildauern auf den Stationen. Alle aufgeführten Umstände zusammen verlängerten die Wartezeiten. Die Ohnmacht dieses zu ändern, führte neben anderen Gründen zur aktiven Teilnahme der Mediziner an der friedlichen Revolution im Herbst 1989.[7]

Die Protokolle der Ministerdienstbesprechungen Mitte der 1980er Jahre belegen den Istzustand der urologischen Kliniken und Abteilungen am 31.12.1982. Planvorgaben bestanden aus klaren Angaben für Aufgaben, Struktur und Ausstattung der Kliniken und Abteilungen sowie die Überwindung regionaler Unterschiede. Weiter waren die Vorgaben für den Import von Verbrauchsmaterialien und Medizintechnik aus West und Ost festgelegt. Die Notwendigkeit, die medizintechnische Ausstattung zu verbessern, war durch die Entwicklung des Fachwissens und dem daraus hergeleiteten Bedarf für die Diagnostik und Therapie urologischer Erkrankungen stark gewachsen. Dieser Bedarf konnte zu keiner Zeit vollständig durch die eigene Industrieproduktion, den entwickelten Improvisationen und den Import gedeckt werden.

Die Zahl der urologisch tätigen Ärzte wurde am 31.12.1982 mit 371 angegeben. Die Versorgung erfolgte in 63 Abteilungen mit durchschnittlich 52 Betten/Abteilung und einem durchschnittlichem Auslastungsgrad von 74,7 %. 1977 war die Betreuung von 15 Betten pro Arzt das Ziel. 1979 hatte ein Arzt 11 Betten zu betreuen, während 1982 1 Arzt für 8,8 Betten vorgesehen war. Jeder Klinik/Abteilung war eine Fachambulanz mit einer zusätzlichen ärztlichen Planstelle zugeordnet (Ruhle u. Winter 1980, S. 7).[8]

Trotz der deutlichen Verbesserung des Versorgungsgrades von 1975–1979 waren die Anforderungen durch die Urologen schneller gewachsen, als eine zentrale Planung sie in die Praxis umsetzen konnte. Für den 5-Jahresplan 1981–1985 vom 20.5.1980 sahen die »Vorschläge« Fachabteilungen an ausgewählten Kreiskrankenhäusern (für je 3–4 Kreise gemeinsam) vor. An jedem Bezirkskrankenhaus bestand eine urologische Klinik. Eine urologische Abteilung sollte über 40 Betten verfügen. Die geforderte Ausstattung mit Medizintechnik ist aus dem Protokoll ersichtlich. Als Voraussetzung für die Funktionsfähigkeit war die Zusammenarbeit mit der Anästhesie, der Chirurgie, der Gynäkologie, der Röntgenabteilung, einem Labor höherer Leistungseinstufung sowie einer Inneren Medizin mit einem nephrologischen Spezialdispensaire gefordert.[9] Die ambulante Betreuung fand in den Fachambulanzen der Kliniken oder Polikliniken statt. In den großen Einrichtungen gab es spezielle Sprechstunden für Kinder, für

5 Vgl. Ministerdienstbesprechung 24. Juli 1984, u.a.: Profilierung von Abteilungen bzw. Kliniken für Urologie, Informationsvorlage 63/84, Bundesarchiv, DQ 1/6602.

6 Vgl. MDB-Protokoll von 1979, BA DQ1, 6582.

7 Vgl. Aufruf von Ärzten der Stadt Halle, 22.10.1989, Privatarchiv, Ruediger Fikentscher.

8 Vgl. Ministerdienstbesprechung 24. Juli 1984, u.a.: Profilierung von Abteilungen bzw. Kliniken für Urologie, Informationsvorlage 63/84, Bundesarchiv, DQ 1/6602.

9 Vgl. ebd.

chronische Steinbildner, für Tumorpatienten, z.T. nach Organen spezialisiert (z.B. Hodentumore) und auch für Patienten mit Harnumleitungen, einschließlich der Ausgabe von Klebeurinalen. An vielen Einrichtungen gab es noch wegen der großen Anzahl der Patienten Katheterwechseltage. In einer Vorlage für die entsprechende Ministerdienstbesprechung von 1981 findet sich eine nach Maßstab DDR-interner Rhetorik schwerwiegende Kritik der Versorgungslage:

> Die Erfahrungen weisen auf die zwingende Notwendigkeit hin, zukünftig den Fragen der Profilierung der in dieser Vorlage genannten und weiterer Leistungsbereiche der spezialisierten medizinischen Betreuung unter dem Aspekt eines territorialen Gesamtkonzeptes für die Ebene der Bezirke größere Beachtung zu widmen.[10]

Gleichwohl war die Versorgung auf hohem Niveau weitgehend stabil. Die wachsende Zahl der urologischen Betten und der gestiegene Versorgungsgrad zeigen die gewachsene Bedeutung der Urologie. Eine Qualitätssicherung sollte nach Vorgaben der Urologischen Gesellschaft der DDR bis 1985 erprobt und eingeführt werden.[11]

Die letzten Korrekturen der Planungen belegen den Qualitätsanspruch, der durch die Gesellschaft für Urologie eingebracht worden ist. Das Fach Urologie hat im internationalen und nationalen Maßstab große Fortschritte in Diagnostik und Therapie gemacht. Der schnell wachsende hohe Anspruch stand im Widerstreit zu den enger werdenden wirtschaftlichen Ressourcen. Gerade in den Jahren zwischen 1970 und 1990 gab es in der gesamten Medizin große Fortschritte und damit in steigenden Umfang Finanzierungsbedarf für medizinische Leistungen. Langfristige Planungen konnten den schnellen Entwicklungen zunehmend schwerer folgen. Die vorgesehenen Zielstellungen trafen auf die Realität einer schlechter werdenden wirtschaftlichen Gesamtlage der DDR in den 1980er Jahren. Der begründete Anspruch der Urologen musste zudem gegen Widerstände und Ansprüche anderer Fachgebiete durchgesetzt werden.

8.3 Entwicklung der qualitativen Versorgungslage

Trotz der immer wiederkehrenden Kritik an der allgemeinen Versorgungslage in den ministeriellen Quellen soll nun die qualitative Entwicklung der Urologie in der DDR skizziert werden. Dazu gehören die permanenten Bemühungen durch individuelle Initiativen, durch Vorgaben der Gesellschaft für Urologie und durch die Akademie für Ärztliche Fortbildung den Fachstandard zu verbessern.

Die Urologen halfen sich in breiter Front mit Improvisationen oder dem Eigenbau fehlender Geräte. Improvisation war in der DDR eine wichtige Voraussetzung für die Verbesserung urologischer Betreuung an der Basis. Einige markante Beispiele aus Klinik und Forschung sowie Charakteristika der Gesamtumstände können nur einen punktuellen Eindruck vermitteln, ohne dass die zahlreichen Individualitäten berücksichtigt werden können. Beispielhaft war u.a. der Einsatz von keramischen Berkefeld-Filtern der Armee zur Sterilwassererzeugung für die TUR in Berlin-Buch unter Werner Krebs. Dort wurden Berkefeld-Filterkerzen so in ein Schlauchsystem eingebunden, dass nach dem Filtersystem bakterienfreies Wasser in einem sterilem Schlauchsystem zum Resektoskop geführt werden konnte. Die notwendige kontrollierte Beimischung von Kochsalzlösung zur 0,9 %igen Gesamtkonzentration erfolgte über ein Ypsilonverbindungsstück. Der Zeitpunkt für den Wechsel des Bakterienfilters wurde nach dem Ergebnis regelmäßiger Keimzählungen mikrobiologisch bestimmt. Es wurden Adapter zur Verbindung von Kaltlichteinheiten aus der BRD mit den Lichtquellen der Medizintechnik - Produktion der DDR gebaut.

Die Lieferung von Importen war teilweise unvollständig. Es lagen oft keine vollständigen Kataloge zur Planung vor. Aus den vorhandenen Artikellisten war nicht immer die vollständige Information für eine komplette Geräteeinheit erkennbar. Endoskope wurden beispielsweise zum Teil ohne Kaltlichtkabel geliefert. Um sie zu benutzen wurden Adapter zur Kaltlichteinheit des DDR-Produkts gefertigt und damit der Einsatz im urologischen Alltag gesichert. Drainagesysteme und Katheter entstanden ebenfalls in Eigenproduktion. Improvisation und Kreativität waren alltäglich und hatten einen erheblichen Einfluss auf die Wirksamkeit des Faches Urologie.

Als »Eigenbau«mit den Krankenhausphysikern wurde z.B. vom Autor dieses Beitrags eine bipolare Pinzette entwickelt. Die routinemäßige radikale Lymphadenektomie machte den Einsatz von bipolaren Instrumenten zum kontrollierten lokalen Stromfluss aus kardiologischer Sicht erforderlich. Diffuse Stromflüsse im Körper des Patienten sollten wegen der gestiegenen Zahl der Implantate möglichst vermieden werden. Der Bau war relativ einfach, das Problem bestand in der Materialauswahl und der Beschaffung. Eine Pinzette wurde geteilt und über ein Isolierstück wieder vereint. Nach Befestigung der Kontakte für das Gleichstromkabel wurde das Instrument bis auf die Spitzen und die Kabelsteckkontakte mit einem Acryl-Kunststoff überzogen. Die Pinzette musste in Peressigsäure sterilisiert werden können. Eine Sterilisation mit Gas war nicht möglich und die thermische Sterilisation wegen des Kunststof-

10 Vgl. MDB -Vorlage, Bundesarchiv, DQ1/6567.
11 Vgl. MDB- Protokoll, Einführung einer Qualitätskontrolle sollte bis 1985 eingeführt werden, Staatsarchiv, DQ1, 6602.

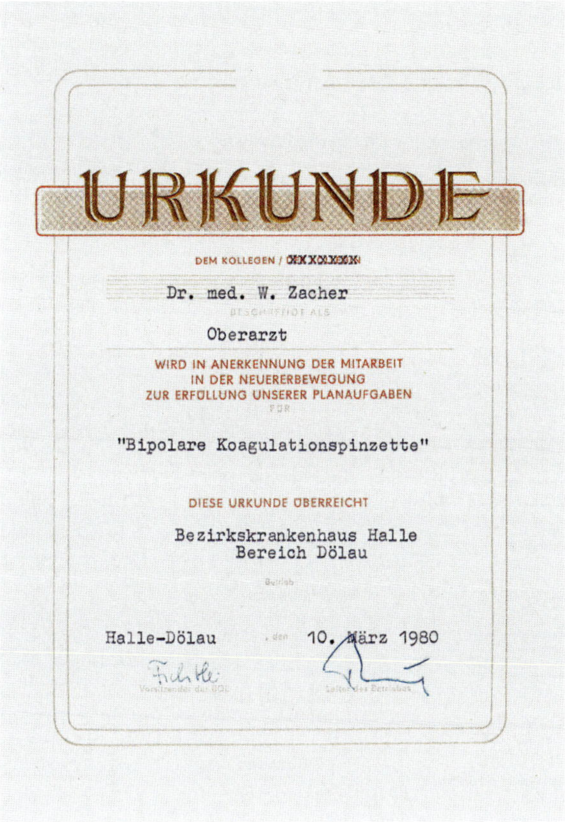
URKUNDE

DEM KOLLEGEN / XXXXXXX

Dr. med. W. Zacher

Oberarzt

WIRD IN ANERKENNUNG DER MITARBEIT
IN DER NEUERERBEWEGUNG
ZUR ERFÜLLUNG UNSERER PLANAUFGABEN

"Bipolare Koagulationspinzette"

DIESE URKUNDE ÜBERREICHT

Bezirkskrankenhaus Halle
Bereich Dölau

Halle-Dölau 10. März 1980

■ **Abb. 8.4** Urkunde »Bipolare Pinzette«. (Privat, Repro Zacher)

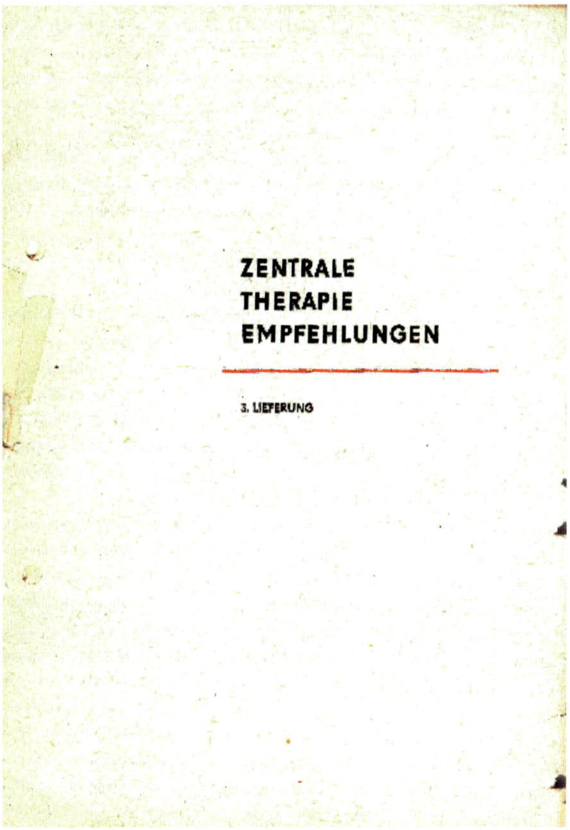

■ **Abb. 8.5** Deckblatt der Therapieempfehlungen 1974. (Privat, Repro Zacher)

fes kontraindiziert. Nach Prüfung der Sicherheit und dem histologischen Beweis der Nekrosebegrenzung erfolgte die Freigabe des Einsatzes durch den zuständigen Kreisarzt. Das erste Testpräparat wurde in Äthernarkose von einem Kaninchen gewonnen. Die Unterlagen wurden später von anderen Kollegen zum Nachbau verwendet. Zwei Pinzetten unterschiedlicher Länge wurden bis 1990 ohne jede Störung vor allem bei den radikalen Lymphadenektomien in der Tumorchirurgie eingesetzt (■ Abb. 8.4).

Die Inhalte des Faches und die Leistungsfähigkeit der Urologen entwickelten sich untrennbar von der Arbeit der Gesellschaft für Urologie der DDR und der Akademie für ärztliche Fortbildung. Die in der Gesellschaft gebildeten urologischen Arbeitsgemeinschaften (AG) entwickelten fachliche Empfehlungen für die Therapie und die dafür notwendige Diagnostik (Mebel u. Engel 1974). Damals erfolgte die Erarbeitung der »Zentralen Therapie Empfehlungen« (■ Abb. 8.5) auf Konsensus-Sitzungen. Diese AGs waren zum Teil auch fachübergreifend und überinstitutionell besetzt. Die Herausgabe der Therapieempfehlungen begann 1972. Zu den urologischen Arbeitsgemeinschaften zählten u.a. die für Harnsteinerkrankungen (Leitung Prof. Schneider, Jena), Hodentumoren (Dr. Vogler, Berlin), Blasentumoren (Prof. Müller, Magdeburg), Prostatakarzinom (Prof. Rockstroh, Halle) und Kinderurologie (Prof. Battke, Erfurt) (Mebel 1974b).

Die AG experimentelle Urologie hatte Mitglieder aus den experimentellen Abteilungen oder Laboren in Berlin, der Humboldt - Universität (Charité) und am Krankenhaus Friedrichshain, den Universitäten Jena, Greifswald, Rostock, Halle, Leipzig und den Urologischen Kliniken der Medizinischen Akademien Dresden und Magdeburg. In fachübergreifenden Arbeitsgemeinschaften wie Ultraschall in der Medizin, der Urogynäkologie und Nephrologie waren die Urologen präsent.

Neben der Gesellschaft für Urologie bildete die Akademie für ärztliche Fortbildung mit ihren zwei urologischen Professuren und der Zentralen Fachkommission Urologie eine Basis für die fachliche Entwicklung der Versorgung. Über und durch sie wurden die Kongresse und die Fortbildungen organisiert. Ohne diese und die regionalen Fortbildungen wäre bei dem eingeschränkten Zugang zur internationalen Fachliteratur, die als Westimporte Beschränkungen und Regulierungen unterworfen waren, eine kontinuierliche Wissensverbreitung nicht möglich gewesen (Mros et al. 2003). Für die Weiterbildung wurden die In-

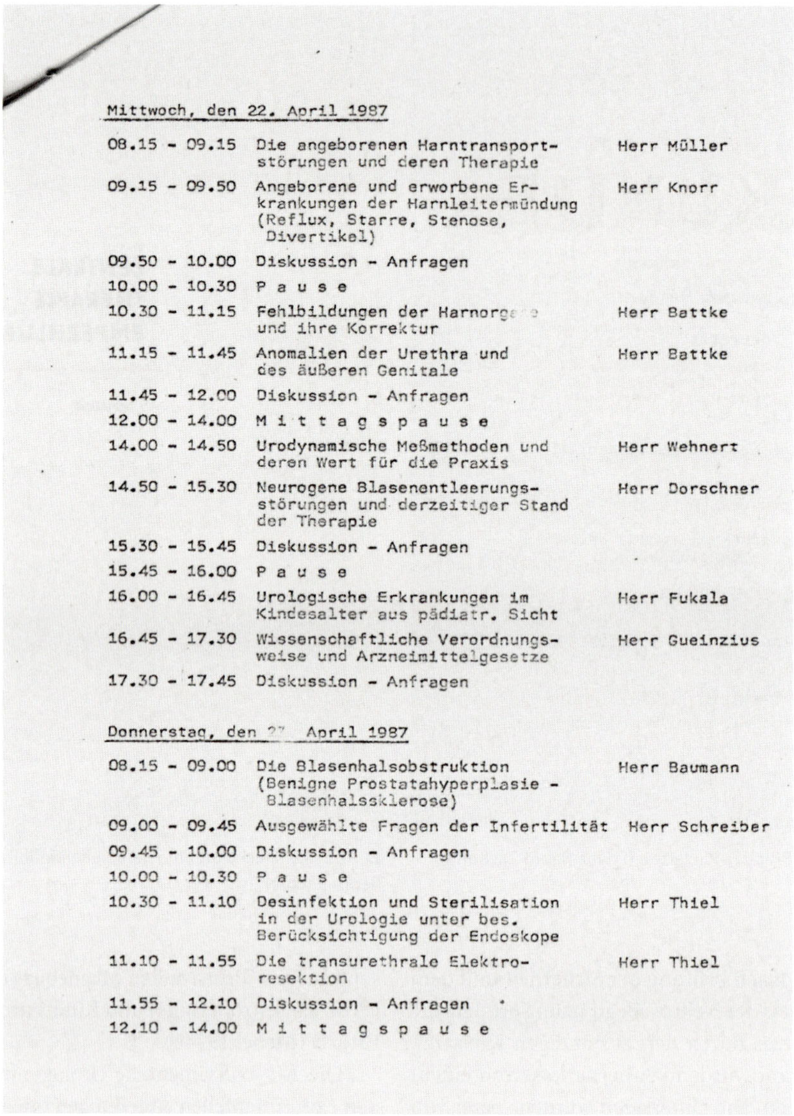

Mittwoch, den 22. April 1987

08.15 - 09.15	Die angeborenen Harntransportstörungen und deren Therapie	Herr Müller
09.15 - 09.50	Angeborene und erworbene Erkrankungen der Harnleitermündung (Reflux, Starre, Stenose, Divertikel)	Herr Knorr
09.50 - 10.00	Diskussion - Anfragen	
10.00 - 10.30	P a u s e	
10.30 - 11.15	Fehlbildungen der Harnorgane und ihre Korrektur	Herr Battke
11.15 - 11.45	Anomalien der Urethra und des äußeren Genitale	Herr Battke
11.45 - 12.00	Diskussion - Anfragen	
12.00 - 14.00	M i t t a g s p a u s e	
14.00 - 14.50	Urodynamische Meßmethoden und deren Wert für die Praxis	Herr Wehnert
14.50 - 15.30	Neurogene Blasenentleerungsstörungen und derzeitiger Stand der Therapie	Herr Dorschner
15.30 - 15.45	Diskussion - Anfragen	
15.45 - 16.00	P a u s e	
16.00 - 16.45	Urologische Erkrankungen im Kindesalter aus pädiatr. Sicht	Herr Fukala
16.45 - 17.30	Wissenschaftliche Verordnungsweise und Arzneimittelgesetze	Herr Gueinzius
17.30 - 17.45	Diskussion - Anfragen	

Donnerstag, den 23. April 1987

08.15 - 09.00	Die Blasenhalsobstruktion (Benigne Prostatahyperplasie - Blasenhalssklerose)	Herr Baumann
09.00 - 09.45	Ausgewählte Fragen der Infertilität	Herr Schreiber
09.45 - 10.00	Diskussion - Anfragen	
10.00 - 10.30	P a u s e	
10.30 - 11.10	Desinfektion und Sterilisation in der Urologie unter bes. Berücksichtigung der Endoskope	Herr Thiel
11.10 - 11.55	Die transurethrale Elektroresektion	Herr Thiel
11.55 - 12.10	Diskussion - Anfragen	
12.10 - 14.00	M i t t a g s p a u s e	

Abb. 8.6 Programmausschnitt Lehrgang Urologie 21.-24.4.1987. (Privat, Repro Zacher)

halte mit der Fachgesellschaft festgeschrieben. Danach wurden sie in den Verfügungen und Mitteilungen des Ministeriums für Gesundheitswesen rechtskräftig publiziert. So auch für den Facharzt für Urologie. Hier wurde z.B. seit 1974 bis zum April 1989 jährlich ein einwöchiger Lehrgang für die Facharztkandidaten im letzten Weiterbildungsjahr in Halle veranstaltet.[12] Das aktuelle Wissen des Faches wurde im Querschnitt und komprimiert durch zahlreiche Referenten dargeboten. Die Abbildung eines Programmausschnitts verdeutlicht den Aufbau und die Inhalte (Abb. 8.6). Das Ziel war eine praxisnahe Wissensvermittlung durch erfahrene Kollegen. Im Laufe der Jahre entwickelte sich der dargebotene Inhalt zum Mindestwissen für eine erfolgreiche Facharztprüfung. Die Nachfrage wuchs stetig, die Kapazität war mit 35–40 Teilnehmern ausgelastet.

Eine einwöchige Gruppenhospitation im Rahmen des Lehrauftrages der Akademie für Ärztliche Fortbildung mit sieben Chef- oder Oberärzten vermittelte beispielsweise Onkologie in Theorie und Praxis. Am Vormittag waren die Teilnehmer am Operationstisch ins Programm integriert. Nachmittags gab es einen Fachvortrag mit Diskussion über die Strahlentherapie, Chemotherapie und die verschiedenen Operationsverfahren. Die zielstrebige Nachwuchsförderung unter den gegebenen Bedingungen sicherte der Urologie einen gewünschten Zulauf (Tab. 8.4).

12 Geleitet wurden die Lehrgänge von H. Battke (geb. 1927), später von Lothar Albert (geb. 1928). Im Jahr 1989 fand die letzte dieser Fortbildungen unter Leitung des Autors statt.

Tab. 8.4 Fachärzte für Urologie in der DDR 1949–1989. (MDB-Protokoll von 1979, BA DQ1, 6582; Statistisches Jahrbuch der DDR 1990, eigene Berechnungen)

Jahr	Anzahl
1949	20
1962	40
1974	280
1984	390
1989	555

8.3.1 Berufsrechtlicher Rahmen

Die skizzenhaft dargestellte Entwicklung der strukturellen Bedingungen zur Betreuung urologischer Patienten vom Kriegsende bis zum Beitritt der Länder der DDR in die Bundesrepublik Deutschland erfolgt ohne die ausführliche Würdigung der strafrechtlichen, versicherungs- und sozialrechtlichen Bedingungen in der DDR. Deren Darstellung würde in einer angemessenen Ausführlichkeit den Rahmen dieser Übersicht sprengen. Gleichwohl müssen diese in einer vollständigen Wertung und Diskussion der Bedingungen ärztlicher Tätigkeit in der DDR immer einbezogen werden. Die juristische Regelung des Arzt-Patientenverhältnisses bestand nicht durch einen Arztvertrag, sondern als ein Betreuungsverhältnis. Diese Definition war neu und von großer Bedeutung. Die Betreuung war als Vertragsverhältnis zwischen der staatlichen Gesundheitseinrichtung und dem Patienten geregelt. Es gab keinen »Arztvertrag«. Der Arzt hatte aus diesem Grund keine Berufshaftpflichtversicherung. Als Besonderheit gab es die »Erweiterte materielle Unterstützung» für unverhältnismäßige Gesundheitsschäden ohne beweisbare Pflichtverletzung (Hinderer 1977, Mandel 1980).[13] Durch sie wurde die finanzielle Situation des Geschädigten wie vor dem Ereignis wieder hergestellt. Das Betreuungsverhältnis umfasste die Heilbehandlung, die Prophylaxe, die Metaphylaxe und die Rehabilitation.

Nach der Approbationsordnung von 1977 und der Rahmen-Krankenhaus-Ordnung (RKO) von 1979 wurde die Sorgfalt zur Rechtspflicht und erlangte damit Priorität für die rechtliche Bewertung der Tätigkeit am Patienten. Mandel beschrieb die ärztliche Sorgfalt als »Berufspflicht ersten Ranges mit tief moralisch-ethischem Inhalt«(Mandel 1980). Dem Strafrecht der DDR von 1988 folgend, erfüllte der »indizierte, nach den Regeln der ärztlichen Kunst durchgeführte und ausschließlich Heilzwecken dienende Heileingriff nicht den Tatbestand einer Körperverletzung«. Das Ziel der Heilung hatte strafbefreiende Wirkung. Die Aufklärung hatte den Patienten zur aktiven Mithilfe der Heilung zu befähigen. Ärztliche Behandlungsfehler wurden auch in der DDR juristisch geahndet. Die Strafen konnten disziplinarisch, materiell, Freiheitsentzug oder Entzug der Approbation sein. Im Geltungsbereich des Bürgerlichen Gesetzbuches (BGB) ist nach den §§ 223 ff. Strafgesetzbuch (StGB) die ärztliche Handlung eine Körperverletzung. Die Einwilligung des Betroffenen nach Aufklärung tritt vor die Sorgfalt. Danach begeht der Arzt nur dann keine Körperverletzung, wenn der Betroffene seine Einwilligung (schriftlich) gegeben hat und der Arzt nicht gegen gute Sitten verstößt.

13 Anordnung v. 19.12.1974 über die Erweiterung der materiellen Unterstützung der Bürger bei Schäden infolge medizinischer Behandlungsfehler.

8.4 Schwerpunkte der urologischen Versorgung in der DDR

Die medizinische Entwicklung ist nur beispielhaft an einzelnen speziellen urologischen Schwerpunkten zu beschreiben. Insbesondere der Organerhalt der Niere und differenziertere Onkologie prägen die Urologie in den 1980er Jahren. Bis dahin dominierte in der urologischen Chirurgie die Entfernung der Niere als Therapie von meist spät erkannten Krankheitsbildern wie Hydronephrosen oder Pyonephrosen als septische Folge unerkannter Steinbildung (Hientzsch 1972).

Prostataveränderungen mit Blasensteinbildung und deren septische Folgen dominierten die Eingriffe an den unteren Harnwegen. Tieferes Verständnis der Physiologie und Pathophysiologie, verbesserte Diagnostik durch die Radiologie (CT), der Sonografie und der medikamentösen Therapie veränderten die klinische Urologie. Durch die Ambulanzen an den Kliniken war eine nahezu vollständige Kontrolle der eigenen Therapie möglich. Die so gewonnenen Erkenntnisse wurden zur weiteren Spezifizierung und Qualifizierung der angewandten Methoden angewendet und auf den Kongressen in den Referaten zur Diskussion gestellt. Heute würde man dieses Vorgehen als Darstellung der Ergebnisqualität bezeichnen.

8.4.1 Transurethrale Resektion

Es wurde die Transurethrale Resektion (TUR), ausgehend von Werner Krebs in Berlin-Buch und seinen Mitarbeitern und Schülern, kontinuierlich ausgebaut. Für die langsame Verbreitung der transurethralen Methoden gab es nicht nur materielle Ursachen. Vielmehr war bei zahlreichen Urologen auch eine grundlegende Skepsis dem transurethralen Operieren gegenüber vorhanden. Die offenen Operationen waren für diese Kollegen übersichtlicher und anspruchsvoll. Die lange Lernkurve wurde auch als Argument gebraucht. Dennoch war die TUR 1990 auch in der DDR ein Standardverfahren bei der Behandlung von Blasentumoren und Prostataerkrankungen (Krebs 1979; Mebel 1977).

8.4.2 Harnröhrenchirurgie

H. Raatzsch (Berlin, St. Hedwig) entwickelte vor allem die Harnröhrenchirurgie weiter. Er inaugurierte eine eigene Urethralplastik. Bei der Strikturtherapie erlangte in den Jahren nach 1980 die endoskopische Urethrotomia interna nach Sachse immer größere Bedeutung. In Zusammenarbeit mit W. Dorschner und K. Höfner in Leipzig wurde ein urodynamischer Messplatz aus elektronischen Bausteinen des VEB Messgerätewerk Zwönitz gebaut. Mit diesem Platz erfolgte eine weitere Erforschung der Funktion des Blasenhalses. Mit mehr als 20.000 histologischen Schnitten konnte Wolfgang Dorschner nachweisen, dass es keinen Sphicter internus urethrae gibt und die Innervation feingliedrige Besonderheiten aufweist. Im Ergebnis entwickelte er ein dreidimensionales Modell des Blasenhalses. Die Verbreitung der Erkenntnisse erfolgte sehr schleppend (Dorschner et al. 1979; Höfner et al. 1984).

8.4.3 Eingriffe am pyeloureteralem Übergang

Die Durchführung von plastischen Eingriffen am pyeloureteralem Übergang war durch die verbesserte Röntgendiagnostik mit besseren Kontrastmitteln möglich. Die Harnstauungsnieren wurden durch Ureterabgangsplastiken versorgt. Die besten Langzeitergebnisse unter einer Vielzahl von Methoden zeigten ohne Ureterdurchtrennung die Plastik nach Culp – De Weerd und mit Ureterdurchtrennung die nach Anderson-Hynes (Müller 1971, 1977).

Je nach Befund wurde die Resektion des Pyelons durchgeführt. Die Methoden nach Fenger und die nach Foley waren kaum in Anwendung. Der Einsatz von neuen Kunststoffen mit reizärmeren Oberflächen zur postoperativen Harnableitung trug auch zur Verbesserung der Ergebnisse bei. Bevor die Industrie Katheter aus Kunststoff für die Nephrostomie lieferte, wurden sie in einigen Einrichtungen aus Meterware selbst in entsprechenden Längen mit thermisch gerundeter Spitze hergestellt. Später wurde die Operation durch eine perioperative Antibiotikaprophylaxe und zeitweise noch durch einen »Prednisonstoß» ergänzt. Damit war eine Entwicklung von der Nephrektomie einer Hydronephrose als irreversiblem Endzustand der Harnstauungsnieren, hin zum Organerhalt erfolgt.

8.4.4 Uroonkologie

Die Onkologie wurde immer spezieller und differenzierter, sowohl in der Diagnostik als auch in der medikamentösen und operativen Therapie. Als ein Beispiel soll die Entwicklung der Nierentumorchirurgie beschrieben werden. Am Beginn stand oft die Probefreilegung, da sich im Röntgenbild nur eine Raumforderung sichern ließ. Deshalb war in den 60er Jahren oft erst innerhalb der Operation ein Tumor klinisch sicher. Die typischen Zeichen eines invasiven Wachstums waren nicht immer klar erkennbar. V.a., wenn keine Hämaturie vorgelegen hatte . Die Diagnose war häufig eine Spätdiagnose. Ebenso war es mit den typischen Bildfiguren der Zysten. Die Entscheidung fiel bei einem Tumor immer zu Gunsten der Nephrektomie aus, wenn überhaupt eine Operabilität vorgelegen hatte. Die erweiterte Kenntnis der Tumor-Ausbreitung führte zunächst zur Etablierung der radikalen Tumornephrektomie mit definiertem operativem Vorgehen. Ziel dabei war, die Blutzirkulation primär zu unterbrechen. Der übliche Flankenschnitt, als meist geübter Zugang zur Niere, wurde verlassen und durch mehrere Varianten transperitonealer, pararektaler, thorakoabdominaler oder thorakoparaperitonealer Zugänge ersetzt. Es war möglich, je nach Größe und Lage des Nierenkarzinoms den günstigsten Operationsweg zu wählen, weil CT und Sonografie die Ausbreitungsdiagnostik weiter verbessert hatten. Die Mitnahme der kompletten Fettkapsel der Niere war obligat. Die neuen Wege wurden in Kooperation mit der Anästhesie und deren moderne Entwicklung sowie mit der sich etablierenden Intensivmedizin ermöglicht. Später erfolgte die Einführung organerhaltender Operationen bei Tumoren unter ca. 5 cm Durchmesser. Die Perfusionshypothermie und die lokale Abkühlung kamen als Methoden zum Einsatz. Beide Verfahren hatten sehr unterschiedlichen Aufwand. Die Ergebnisse der Habilitation von Ecke aus Magdeburg zeigten uns anhand von histologischen Untersuchungen geringere Veränderungen am Nierenparenchym bei der lokalen Hypothermie gegenüber der Perfusionstechnik. Sie hatte außerdem den Vorteil der einfacheren Durchführung. Es wurde aus einer Glukoselösung Eis hergestellt, das sich gut zu Softeis verarbeiten ließ. Nach der Freilegung des Nierenstiels wurde mit einem Tourniquet oder einer Bulldog-Klemme, wenn vorhanden, primär die Blutzufuhr unterbrochen. Die Niere wurde durch die Umlegung mit Sterileis heruntergekühlt. Der Tumor wurde mit einem Sicherheitssaum an optisch gesundem Parenchym exstirpiert oder eine Nierenresektion durchgeführt. Zur Temperaturkontrolle wurde das adaptierte Einstichthermometer aus

Zwönitz (s. u.) eingesetzt. Nach Erreichen der angestrebten Temperatur im Nierengewebe war eine Zeit von 20 min zur Tumorentfernung und Versorgung der Nierenwunde vorhanden.[14]

8.4.5 Ultraschall

Zur besseren präoperativen Diagnostik trug die Grundlagenforschung des Ultraschalls am Institut für Biophysik der Martin-Luther-Universität Halle unter der Leitung von Rudolf Millner (1927–2005) bei. Die Ergebnisse seiner Grundlagenforschung konnten auf den internationalen Kongressen präsentiert werden. Die Gewebedifferenzierung mittels Ultraschall im eindimensionalen A-Bild und dem zweidimensionalen B-Bild waren elementare Grundlagen für die Entwicklung von Ultraschallgeräten zum klinischen Einsatz. Die Erforschung der Flussmessung mit der Doppler-Sonografie hatte bereits für eine Praxiseinführung beachtliche Reife erreicht, wurde aber nur zeitverzögert in die Gefäßdiagnostik aufgenommen (Christ u. Olbertz 1988; Heynemann et al. 2005). Die Umsetzung in medizinische Ultraschallgeräte mit dem B-Bild erfolgte in Japan und der Bundesrepublik schneller. Die Forschungsergebnisse aus dem Institut für Biophysik der Martin-Luther Universität Halle-Wittenberg wurden von der dortigen Industrie in alltagstaugliche Geräte umgesetzt. Sie wurden schnell zu den marktbeherrschenden Produzenten. 25 Patente, darunter ein EU-Patent, legen Zeugnis für die Forschung Rudolf Millners und seiner Mitarbeiter ab. Die angetragene Mitgliedschaft im American Institut for Ultrasound wurde von der DDR-Führung untersagt. Dennoch wurde im VEB Ultraschalltechnik Halle eine Serienproduktion aufgebaut. Der Bedarf konnte jedoch nie annähernd gedeckt werden. Bei Reparaturen gab es längere Ausfallzeiten. In diese Arbeitsgruppe von Millner war auch Hans Heynemann eingebunden. Er promovierte und habilitierte sich mit Untersuchungen zur Gewebedifferenzierung mittels Ultraschall. Durch diese Entwicklungsarbeiten wurde er zu einem der führenden Kenner des Ultraschalls unter den deutschen Urologen.

8.4.6 Dialyse

Die chronische Niereninsuffizienz stellte in der Forschung und der Betreuung einen Schwerpunkt dar. Die Behandlung mit der künstlichen Niere war seit den 1960er Jahren in Halle, Berlin, Rostock und Aue Ziel umfangreicher Forschungs- und Entwicklungsarbeit. Die Zusammenarbeit mit den Nephrologen führte zu einer engen Kooperation. 1959 wurde durch Rockstroh in Halle an der Martin-Luther-Universität die erste Moeller-Niere angeschafft. Diese Kenntnis nahm Kaden 1961 mit nach Aue. Wolfgang Kaden (1927–2014) entwickelte mit Richter aus einem Nachbau der Moeller-Niere mit anderen Ingenieuren und der Fa. Scheibner in Bernsbach, einem kleinen Ort bei Aue im Erzgebirge, die »Künstliche Niere Aue I«. Mit der Hilfe dieses Gerätebaus entstand in Aue die einzige Urologisch-Nephrologische Klinik. Wolfgang Kaden hat in Aue eine einzigartige Klinik geschaffen und eine wichtige Arbeit für die Entwicklung der Nierenersatztherapien geleistet.[15] Nachdem die Fa. Scheibner enteignet und in den VEB Messgerätetechnik Zwönitz überführt worden war, wurde die Zusammenarbeit fortgesetzt. Bis Ende 1989 wurden fünf ständig weiter entwickelte Modelle der Künstlichen Niere Aue (KNE Aue V) produziert und weltweit vertrieben. Die Unterlagen sind heute im Archiv Chemnitz des Sächsischen Staatsarchivs vorhanden (Panhans 2012)[16] Entwicklungen der Dialyse und Behandlungen der Niereninsuffizienz werden im Kapitel der Nierentransplantation dargestellt.

Aus der intensiven Zusammenarbeit mit verschiedenen Kliniken entstand in Zwönitz die Entwicklung und Produktion weiterer elektronischer Medizintechnik für die Medizin. Beispielhaft sei hier der Temperaturmessfühler genannt, aus dem ein Einstichthermometer für die Messung der Organtemperatur Niere während der lokalen Hypothermie gebaut worden war (Mebel u. Winter 1984).

8.4.7 Zystektomie

Die Zystektomie hat die funktionierende Harnumleitung zur Bedingung. Obgleich Coffey 1911 seine Methode der Ureterosigmoidostomie publizierte, führten Forschungen über den Reflux, die Harnwegsinfektionen und die Einführung der Antibiotika erst in den 1950er Jahren zu intensiverer Beschäftigung mit der Harnumleitung in den Darm. Die Folgen der Harnderivation in den Darm waren Resorption urinpflichtiger Substanzen. Die Veränderungen im Säure-Basen-Haushalt und den Serumelektrolyten wurden erforscht. Sie wurden steuerbar (◘ Abb. 8.7).

Verschiedene Antirefluxtechniken wurden angewendet. Die Tunnelbildung nach Goodwin-Hohenfellner mit Direktanastomose von Ureter- und Sigmamukosa war

14 Vgl. Temperaturmesswandler; Sächsisches Staatsarchiv, Staatsarchiv Chemnitz, VEB Messgerätewerk Zwönitz und Vorgänger, Sächsisches Staatsarchiv, Staatsarchiv Chemnitz, Bestand 30981 Nr.727, Zugriff 23.4.2015 http://www.archiv.sachsen.de/cps/bestaende.html?oid=09.07&file= 30981.xml&syg_i d=&obf2=.

15 Vgl. Künstliche Niere Aue KANN 302/KN1, Sächsisches Staatsarchiv, Staatsarchiv Chemnitz, Bestand 30981 Nr. 490.

16 Vgl. ebd.

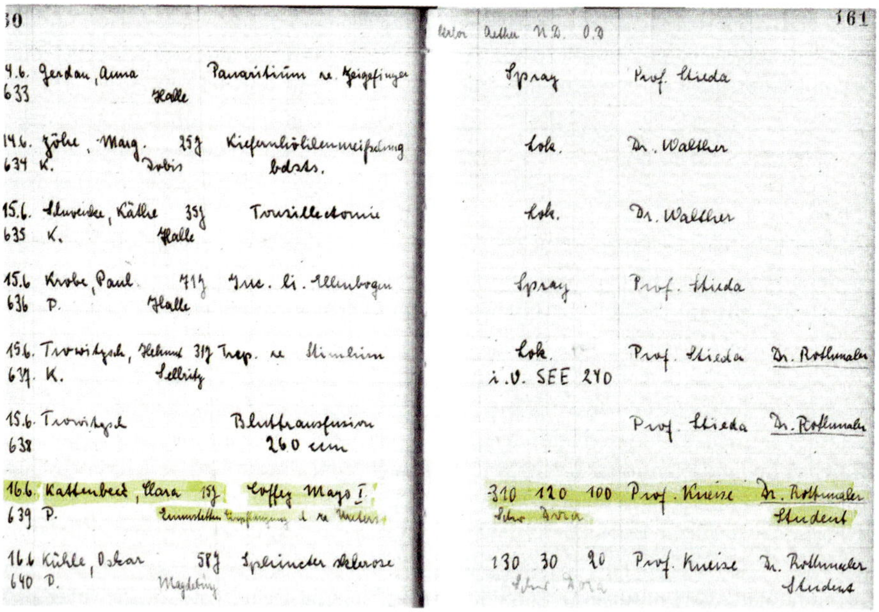

Abb. 8.7 Operationsbuch 1944, Heilanstalt Weidenplan, S. 160–161. Erste Operation nach Coffey- Mayo am 16.6.1944. (Privat, Repro Zacher)

favorisiert und bekam in den letzten 10 Jahren bis 1989 Konkurrenz durch den Ileum-Conduit. Damit konnten die schwerwiegenden Stoffwechselveränderungen im Elektrolyt- und Säure-Basen-Haushalt der Harnderivation in den unausgeschalteten Darm verhindert werden. Allerdings war die breitere Nutzung erst nach Jahren der Einführung innerhalb der DDR möglich, da die Versorgungsmaterialien importiert werden mussten. Ein langer Weg zur Genehmigung und Planung über den Bezirksapotheker war erforderlich. Von der Planung bis zur Lieferung der Klebeurinale und Artikel zur Stomapflege vergingen etwa 18 Monate. Bei diesen Zeitvorläufen war es sehr schwer möglich, für die Planung eines ganzen Bezirkes den steigenden Bedarf prognostisch und realistisch einzuschätzen. Es gab Kliniken in denen bei über 100 Anlagen eines Ileum-Conduits auch Methoden zur Korrektur von Ureterimplantationsstenosen entwickelt worden sind. Die Früh- und Spätkomplikationen wurden analysiert und daraus Modifikationen der Operationstechnik abgeleitet. Rektumblasen sind nicht so oft angelegt worden. Die orthotopen Ersatzblasen wurden in stärkerem Maße erst nach 1989 in die klinische Routine eingeführt.

8.5 Fazit

Die Entwicklung der Urologie im Osten Deutschlands vollzog sich unter anderen politischen Rahmenbedingungen als im Westen. Nach dem Ende des 2. Weltkrieges musste zunächst die Grundversorgung gesichert und die Bekämpfung der Infektionserkrankungen beherrscht werden. In den Jahren danach verselbstständigte sich die Urologie und löste ein Wachstum der Kapazitäten aus. Eine flächendeckende Erweiterung der stationären, selbstständigen urologischen Einrichtungen mit angeschlossenen Ambulanzen war kennzeichnend für die rasante Entwicklung der Fachkompetenz und des Bedarfs. Diese wiederum war möglich durch einen großen Erkenntniszuwachs in der Physiologie, Pathophysiologie, Pathologie, klinischer Innovationen und Entwicklungen der Medizintechnik sowie der pharmazeutischen Industrie. Eine Würdigung aller, die daran mitgewirkt haben, die Urologie als ein selbstständiges kompetentes Fachgebiet in der klinischen Routine zu etablieren, ist nicht möglich. Ausdrücklich soll deshalb darauf hingewiesen werden, dass sehr viele Kollegen in allen Kliniken, Abteilungen und Polikliniken einen Anteil daran hatten, dass die Verselbstständigung und die rasante Entwicklung in den Jahren von 1945–1989 so erfolgreich stattfinden konnten. Die klinischen Erfahrungen, gut ausgebildete, erfahrene Operateure und das fundierte Fachwissen konnten in die weitere Entwicklung der Urologie nach 1990 eingebracht werden. In der Deutschen Gesellschaft für Urologie übernahmen unter anderen Klaus-Jürgen Klebingat von der Ernst-Moritz-Arndt-Universität Greifswald, Jörg Schubert von der Friedrich-Schiller-Universität Jena, Hans Heynemann von der Martin-Luther-Universität Halle-Wittenberg, Udo Rebmann vom Diakonissen Krankenhaus Dessau und Bernd Schöneberger vom Lehrstuhl der Humboldt-Universität zu Berlin Funktionen.

Die geänderten Rechtsbedingungen seit der Wiedervereinigung sind bis heute auch unter den Juristen nicht unumstritten. Genannt seien vor anderen das Straf-, das Haftungs-, Sozial- und Berufsrecht. Die Veränderungen brachten nach 1990 bei einer nun gesicherten materiell - technischen Ausstattung und Versorgung mit Verbrauchsmaterialien sowie Medikamenten für die Urologen in der ehemaligen DDR vollständig andere Herausforderungen.

25 Jahre nach der Wiedervereinigung kann nur eine sachliche, entideologisierte und vorurteilsfrei geführte Diskussion der Rahmenbedingungen der medizinischen Berufsausübung in der Zeit von 1945–1990 zu neuen Bewertungen kommen. Nach der Wiedervereinigung konnte die materiell-technische Ausstattung im Osten Deutschlands schnell verbessert werden. In bemerkenswert kurzer Zeit wurde ein Gleichstand in der fachkompetenten Betreuung urologischer Patienten in ganz Deutschland erreicht. Die effektiven Formen, Methoden und Fachinhalte in der Aus-, Weiter- und Fortbildung bildeten dafür eine wichtige Grundlage. Die Ergebnisqualität als Parameter zur Evaluierung in Deutschland angewandter Methoden könnte ein mögliches neues Ziel für die zukünftige Urologie und ihre Weiterentwicklung als ein komplexes Fach sein.

Literatur

Christ A, Olbertz U (1988) Dem Ultraschall auf der Spur. Erstes Ultraschall-Museum Europas im Aufbau. Universitätszeitung der Martin-Luther-Universität Halle-Wittenberg, Dez. 1988, S 4

Dorschner W; Schultze G; Weise H; Dieterich F (1979) Urodynamische Untersuchungen an der gesunden und stoffwechselgestörten Harnblase am Beispiel des Diabetes mellitus. Z Urol Nephrol 72 (12), S 897–901

Heynemann H, Jenderka KV, Petzold M, Rosenfeld E (2005) In Memoriam Prof. Dr. rer. nat. habil. Rudolf Millner. Ultraschall Med 26 (5), S 430–431

Hienzsch E (1972) Operationen an den Nieren. In: Heise/Hienzsch (Hrsg) Urologische Operationslehre Lieferung 10 VEB Georg Thieme, Leipzig, S 13–132

Hinderer H (1977) Die Sorgfaltspflichten des Arztes und Grundlagen seiner Verantwortlichkeit. Zbl Chirurgie 102, S 1054–1061

Höfner K, Dorschner W, Höfner T (1984) Die urodynamische Messung am unteren Harntrakt – technische Realisierung und Konsequenzen für die Befundinterpretation. Z Urol Nephrol 77 (3), S 161–172

Krebs W (1970) Fehler und Gefahren bei transurethralen Eingriffen in Urologische Operationslehre. Heise/Hiensch (Hrsg.) Lieferung 6 VEB Thieme, Leipzig 77–169

Mandel J (1980) Die rechtliche Regelung des medizinischen Betreuungsverhältnisses in der neuen Rahmen-Krankenhausordnung, NJ 3, S 123

Mebel M (1974a) 25 Jahre Urologie in der DDR. Z. Ärztl. Fortbild. 68 (18), S 969–971

Mebel M (1974b) Die Entwicklung der Urologie in der DDR. Vorstand der Gesellschaft für Urologie der DDR (Hrsg), o.O.

Mebel M, Engel D (1974) Gezielte Maßnahmen des ambulanten Bereichs zur Verbesserung der stationären Betreuung aus fachspezifischer Sicht bei urologischen Erkrankungen. Z ärztl. Fortbild. 68, (7)7, S 352–354

Mebel M, Schönberger B (1977) Transurethrale Operationen an der Harnblase. In: Bier, Braun, Kümmel (Hrsg) Chirurgische Operationslehre 8. Auflage. – Derra E, Huber P, Schmitt W. Band 5: Operationen an Harn- und Geschlechtsorganen sowie Gefäßen Barth, Leipzig, S 251–282

Mebel M, Winter P (1984) 35 Jahre Deutsche Demokratische Republik, 35 Jahre Entwicklung der Urologie als integrierter Bestandteil des sozialistischen Gesundheitswesens. Z Urol. u. Nephrol. 77, S 565–569

Mros B, Jäschke G, Spaar H (2003) Akademie für Ärztliche Fortbildung, (wissenschaftliche Institutionen des Ministeriums für Gesundheitswesen der DDR in Berlin-Lichtenberg). Veröffentlichungen der Interessengemeinschaft Medizin und Gesellschaft e. V., 44/45, Berlin 9: 1–172

Müller GW (1971) Plastische Eingriffe am Nierenbecken. In: Heise/Hiensch (Hrsg) Urologische Operationslehre Lieferung 8 VEB Georg Thieme Leipzig, S 11–106

Müller GW (1977) Plastische Operationen am Nierenbecken. In: Bier, Braun, Kümmel (Hrsg) Chirurgische Operationslehre 8. Auflage – Derra E, Huber P Schmitt W. Band 5. Operationen an Harn- und Geschlechtsorganen sowie an Gefäßen Barth Leipzig, S 175–200

Panhans F (2012) Prof. Dr. sc. med. Wolfgang Kaden. In: 775 Jahre Bernsbach, Festschrift, S 191–193

Ruhle G, Winter P (1980) Der Bettenbedarf im Fachgebiet Urologie in der DDR. Untersuchung der Krankenhausabgänge mit urologischen Behandlungsdiagnosen und Entwicklung einer Methode zur periodischen Bedarfsermittlung. Diss. B Akademie für Ärztliche Fortbildung der DDR, Berlin

Klinische Urologie in Beispielen

Die Entwicklung der Urologie in Berlin nach 1945

Slatomir Wenske

T. Halling, F. Moll, H. Fangerau (Hrsg.), *Urologie 1945–1990*,
DOI 10.1007/978-3-662-48178-3_9,

9.1 Einleitung

Berlin verdient im Rahmen einer Geschichte der Urologie in Deutschland zwischen 1945 und 1990 in zweierlei Hinsicht eine gesonderte Betrachtung. Zum einen hatten Berliner Urologen sowohl in der Entwicklung urologischer Arbeitsweisen, als auch bei der Etablierung der Urologie als selbstständiges Fachgebiet in den ersten Jahrzehnten des 20. Jahrhunderts eine weltweit führende Rolle eingenommen. Als preußische und spätere Hauptstadt des Deutschen Reiches war Berlin im deutschsprachigen Raum neben Wien insgesamt Mittelpunkt der medizinischen Forschung und Entwicklung. Zum Zweiten werden in Berlin aufgrund der räumlichen Nähe der politischen Systeme in der »Frontstadt« des Kalten Krieges der wechselvolle Weg hin zu der Etablierung der verschiedenen Gesundheitssysteme in beiden deutschen Staaten und somit die so genannte »Systemkonkurrenz«, aber zugleich auch die fortbestehenden deutsch-deutschen Verflechtungen besonders deutlich (Arndt 2009).

Für das Fachgebiet der Urologie zusammenfassend festgestellt, war die erste Hälfte des 20. Jahrhunderts durch einen fortschreitenden Verlust an internationaler Bedeutung gekennzeichnet. Durch den erzwungenen Exodus renommierter Wissenschaftler und Ärzte durch den nationalsozialistischen Rassenwahn und die zunehmende Isolierung des Landes verlor Berlin nach 1933 auch die internationale Spitzenrolle in der urologischen Forschung und Entwicklung. Dies ist in vielen Arbeiten, die in den letzten Jahren erschienen sind ausführlich dargestellt worden (Moll et al 2011, 2014; Krischel 2014).

Die Teilung der Stadt zwischen 1945 und 1990 hat auch innerhalb Deutschlands zu einem weiteren Bedeutungsverlust geführt. (Halling et al. 2014) Nur langsam konnte eine Struktur und Kontinuität in der Entwicklung aufgebaut werden, im Osten der Stadt erst nach dem Mauerbau.

Der folgende Beitrag zeigt zunächst die Herausbildung der deutschen Urologie in Berlin bis 1945 auf. Vor dem Hintergrund der Spaltung der Stadt und der ideologischen Gegensätze im Gesundheitswesen wird dann der Wiederaufbau der urologischen Krankenversorgung in Ost- und West-Berlin bis 1961 dargestellt. Anhand des nach dem Mauerbau erfolgten Ausbaus der urologischen Versorgungsstrukturen und fortbestehender personeller und institutioneller Vernetzungen in der klinischen Urologie im geteilten Berlin wird der These einer »asymmetrisch verflochtenen Parallelgeschichte« (Kleßmann 2005) nachgegangen. Inwieweit finden sich also vergleichbare Entwicklungen in der Berliner Urologie und welche Gründe lassen sich für Unterschiede in der klinischen Versorgung feststellen?

In den letzten Jahren sind umfangreiche Arbeiten zur Entwicklung der Urologie in Deutschland erschienen, die von der Deutschen Gesellschaft für Urologie in vielfältiger Weise finanziell und ideell gefördert und unterstützt wurden. Vor allen Dingen eine intensive medizinhistorische Aufarbeitung der Nationalsozialistischen Zeit hat in den letzten Jahren stattgefunden, wobei auch lokale Entwicklungen und sich anschließende Zeiträume in die Betrachtung eingeflossen sind. Weiterhin sind umfangreiche Darstellungen der unterschiedlichen Gesundheitssysteme erschienen und Arbeiten, die sich speziell mit der Geschichte medizinischer Institutionen in der Nachkriegszeit beschäftigen (Krischel 2013; Durnick 2002; Schmitz 1969) Diesem Aufsatz ist eine umfangreiche Veröffentlichung zu der Entwicklung der Urologie in Berlin vorausgegangen (Wenske 2009). Als Quellen dienten neben Publikationen und Archivmaterial auch unveröffentlichte Manuskripte und Interviews mit Zeitzeugen.

9.2 Herausbildung der deutschen Urologie in Berlin bis 1945

Bereits in der zweiten Hälfte des 19. Jahrhunderts entwickelten Berliner Ärzte, wie in anderen Europäischen Metropolen, eine rege fachurologische Tätigkeit, die in dieser Anfangsphase auf niedergelassene Mediziner fokussiert war. Sie fand vor allem in der Einführung und Weiterentwicklung der endoskopischen Diagnostik und Therapie ihren Niederschlag (Schultze-Seemann 1980a,b).

Nebenher fand auch der Beginn wissenschaftlicher Tätigkeit und Lehre statt. Zu dieser ersten Generation gehörten Ernst Fürstenheim (1836–1904) mit der ersten Praxis im Jahr 1863, Paul Güterbock (1844–1897), Albert Freudenberg (1860–1929), Maximilian Nitze (1848–1906), Leopold Casper (1859–1959) und Carl Posner (1854–1928). Parallel entwickelten sich auch neue urologisch-chirurgischen Methoden an den Kliniken, wobei hier meist eine eigenständige urologische Tätigkeit und teilweise auch die endoskopische Diagnostik abgelehnt wurden. Beispiele dafür sind die Tätigkeiten von Ernst von Bergmann (1836–1907), Eugen Hahn (1841–1902), Ernst Küster (1839–1930) und James Israel (1848–1926) (Küster 1896; Israel u. Israel 1925).

Zu Beginn des 20. Jahrhundert war die zunehmende Technisierung der Medizin und die Ausweitung der operativen und diagnostischen Tätigkeiten eine wichtige Ursache für die Verlagerung an größere Häuser, mehr unseren modernen Krankenhäusern entsprechend. Die ambulant tätigen Urologen konnten meist nur belegärztlich tätig sein und waren an kleinere Krankenhäuser – oder modern formuliert – an Praxiskliniken gebunden. Beispiele sind die Tätigkeiten von Rudolf Jahr (1876–1965) am St. Hedwig-Krankenhaus ab 1906, Leopold Casper am Franziskus-Krankenhaus in Charlottenburg ab 1908, Marcus (Max)

Zondek (1868–1933) am Krankenhaus der Staatspolizei in der Scharnhorststraße, dem jetzigen Bundeswehrkrankenhaus und Jacob Bitschai (1894–1958) am Städtischen Krankenhaus Pankow.

Hieraus entwickelten sich teilweise eigenständige urologische Abteilungen mit ärztlicher Leitung. Auch dies ausschließlich an kleineren Häusern. Die erste eigenständige Abteilung im Jahr 1924 am St. Hedwig-Krankenhaus unter Alexander von Lichtenberg (1880–1949), 1927 die Abteilung am Kaiserin-Auguste-Viktoria-Krankenhaus in Berlin-Lichtenberg unter Joachim-Joseph Stutzin (1878–1954) und die Abteilung unter Oskar Rumpel (1872–1954) am Paul-Gerhardt-Stift.

Parallel dazu wurde die Institutionalisierung des wissenschaftlichen Austausches und der urologischen Lehre und Forschung etabliert. Beispiele sind die Gründung der Fachgesellschaften wie die Deutsche Gesellschaft für Urologie 1906 und die Berliner Urologische Gesellschaft 1912 und die zunehmende Publikationstätigkeit vor allem der niedergelassenen Urologen. Mehrere von ihnen hatten auch Lehrverpflichtungen an der Berliner Universität. Durch die habilitierten Spezialärzte für Urologie konnte sich jetzt auch langsam im Rahmen der Friedrich-Wilhelms-Universität urologische Forschung, teils in Kooperation mit anderen Lehrstühlen etablieren (Casper u. Richter 1901), die zwar im Schatten der chirurgischen Abteilungen stand, jedoch international ein hohes Ansehen genoss. Wie bei anderen kleineren Spezialfächern in der Medizin waren überproportional viele jüdische Ärzte in der Urologie tätig. Dies lag vor allem in den mangelnden Möglichkeiten für diese an großen Kliniken und in der Universitätsmedizin in Führungspositionen tätig zu werden.

» Die wirkliche moderne aseptische Chirurgie war fuer Juden in Deutschland voellig verschlossen. Es wurde bis zum Beginn dieses Jahrhunderts kein juedischer junger Arzt weder in eine chirurgische Universitaetsklinik noch in eine solche fuer Gynaecologie als Voluntaerassistent oder gar als etatsmaessiger Assistent aufgenommen (Rosenstein 1961).

Eine wissenschaftliche Tätigkeit aus dem ambulanten Bereich heraus war jedoch gut möglich. Vor Machtübernahme der Nationalsozialisten waren drei große urologische Schulen in Berlin vertreten. An der Berliner Universität die Gruppen um Otto Ringleb (1875–1946) an der Sauerbruchschen Klinik an der Charité und um Eugen Joseph (1879–1933) an der Klinik von August Bier (1861–1949) am Poliklinischen Institut der (Königlichen) Chirurgischen Klinik in der Ziegelstrasse – aus der mehrere später in der Bundesrepublik bedeutende Urologen hervorgingen, u.a. der später in Hamburg tätige Peter Bischoff (1904–1976) und der Tübinger Ordinarius Werner Staehler (1908–1984) – sowie die Abteilung am St. Hedwig-Krankenhaus unter Alexander von Lichtenberg. Eine große Bedeutung für die Urologie hatte die Chirurgische Abteilung am Jüdischen Krankenhaus unter Paul Rosenstein (1875–1964). Viele jüdische Chirurgen konnten hier ihre Ausbildung absolvieren, um später Chefarztposten zu übernehmen. So wie auch sein Vorgänger James Israel hatte Paul Rosenstein ein breites chirurgisches Tätigkeits- und Forschungsfeld, wobei ein Schwerpunkt die urologische Chirurgie war. Im Gegensatz zu Israel integrierte Rosenstein jedoch zunehmend urologische Techniken und war so ein Bindeglied zwischen den »aszendierenden« und den »deszendierenden« Urologen[1], wobei ihm die chirurgische Ausbildung der Urologen am Herzen lag.

» Der Übergang der bisher ganz unblutigen Urologen zur chirurgischen Urologie, an die sie (die »aszendierenden« Urologen) sich oft ohne Ausbildung heranwagten, mußte jeden verantwortlichen Chirurgen verdrießen. Wir bekamen ins Krankenhaus »anoperierte« Fälle, die solche Urologen, die bei der Operation nicht weiter wußten, schnell in den Krankenwagen packen ließen und zu Israel schickten« (Rosenstein 1954).

Paul Rosenstein musste nach Machtübernahme der Nationalsozialisten 1933 als Vorsitzender der Berliner Urologischen Gesellschaft zurücktreten und wurde gezwungen 1938 in die USA und später nach Brasilien zu emigrieren.

Eine erste Zäsur in dieser regen urologischen Tätigkeit in Berlin war somit die Machtübernahme der Nationalsozialisten 1933. Im Gegensatz dazu erfuhr die Urologie an der Charité durch die politische Nähe Otto Ringlebs zum Nationalsozialismus eine Aufwertung als Universitätsklinik, wenn auch nicht gänzlich unabhängig von der Chirurgie (Krischel 2014). Damit wurde 1937 erstmals in Deutschland ein Ordinariat für Urologie eingerichtet. In diesem Zusammenhang kam es auch zur Einrichtung von modernen und eigenständigen urologischen Abteilungen an Städtischen Krankenanstalten unter der Führung von ebenfalls in nationalsozialistischen Organisationen aktiven Ärzten wie Karl Heusch (1894–1986) und Hans Boeminghaus (1893–1979), die sofort auch die Rhetorik der nationalsozialistischen Propaganda aufgriffen.[2] Andere konnten sich vom System distanzieren, nicht selten unter Inkaufnahme von beruflichen Nachteilen, wie Willibald Heyn (1891–1953), (Krischel u. Halling 2013).

1 Diese Bezeichnung geht auf James Israel zurück und beschreibt den Unterschied in der Diagnosefindung: aszendierend: Diagnostikweg über Harnröhre, Blase, Harnleiter, Niere, vom Gebrauch des Zystoskopes ausgehend, diese Urologen waren oft weniger gut offen operativ ausgebildet, deszendierend von der Nieren abwärts.

2 Vgl. ebd., Heusch K. Urologie und Volksgesundheit. Z Urol 1936; 30:823–32, Wenske, S., Die Herausbildung urologischer Krankenabteilungen in Berlin, Logos Verlag Berlin 2009, S. 49.

9.3 Wiederaufbau der urologischen Krankenversorgung in Ost- und West-Berlin bis 1961

Um die Entwicklung der ersten Nachkriegsjahre zu verstehen, müssen wir uns auch die Situation unmittelbar nach Kriegsende vor Augen führen. Nach der Kapitulation Berlins war die Infrastruktur in Berlin fast komplett zerstört. Die unzureichende Versorgung mit Lebensmitteln und die Zerstörung der Wohnstätten und Entsorgungsanlagen führte zu einem rasanten Anstieg von Infektionskrankheiten wie Typhus, Ruhr, Tuberkulose sowie der Geschlechtskrankheiten. Von den 234 Krankenhäusern blieben nur 29 unbeschädigt (Mücke 1967), von den 43.000 Krankenbetten in Berlin standen der Berliner Bevölkerung nur noch 9000 zur Verfügung, d.h. 3–4 Betten auf 1000 Einwohner (Meyer 2000) Zu dem bestehenden Ärztemangel durch die Kampfhandlungen mussten die Bestimmungen der Alliierten umgesetzt und damit nationalsozialistisch aktiven Ärzten zumindest die Approbation entzogen werden. Alle an städtischen und staatlichen Häusern tätige Ärzte mussten zur Weiterbeschäftigung gemäß der Anordnung Nr. 102 der Alliierten Kommandantur einen Antrag an die Ärztekommission der Entnazifizierungskommission stellen.[3] Auch in der ambulanten Versorgung war der breite Ärztemangel evident. Die Niederlassung von entmilitarisierten Ärzten war durch den hohen Anteil von Mitgliedern nationalsozialistischer Organisationen unter ihnen erschwert. Während in Berlin 1932 insgesamt 45 Fachärzte für Urologie eine Niederlassung hatten, schrumpfte diese Zahl auf 13 im Jahr 1946. Von denen waren vier in der sowjetischen Zone.[4] Da anfangs private Niederlassungen unterstützt wurden, kamen innerhalb von vier Jahren vier neue hinzu. Erst später stand dann im Falle der Pensionierung, Flucht oder des Wegzugs eines Arztes die Umwandlung in eine staatliche Praxis im Vordergrund.

Die Reorganisation des Gesundheitswesens der Stadt lag zunächst bei der Sowjetischen Militäradministration (SMAD) unter der Leitung von Georgi K. Schukow (1896–1974). Es wurde eine Zentralverwaltung für das Gesundheitswesen berufen, die eine beratende Funktion hatte und die Direktiven der SMAD beeinflussen konnte. Oberste Priorität hatte die Aufnahme der Produktion von Penicillin in den Scheringwerken, die Einrichtung von Lazaretten für die Versorgung der Besatzungstruppen und die Einrichtung von Betten in Ausweichkrankenhäusern (Meyer 2000). Für Neubauten fehlten jegliche materielle Voraussetzungen. Zunächst erfolgte die Inanspruchnahme von Privatkliniken, die traditionell eher im Westteil der Stadt gelegen waren oder die Ausgliederung von Betten in Ausweichquartiere. Beispiele dafür sind das Evangelische Waldkrankenhaus Spandau, welches 1945 mit 800 Betten in Gebäuden für Zwangsarbeiter der NS-Organisation Todt eingerichtet wurde, das katholische Krankenhaus Maria Trost in den Gebäuden einer Flakkaserne in Lankwitz und das DRK-Krankenhaus Jungfernheide. Noch 1955 waren von den vorhandenen 30.500 Betten 9000 in Gebäuden untergebracht, die ursprünglich nicht für den Krankenhausbetrieb vorgesehen waren (Mühe 1957).

In einer Zeit größter materieller und personeller Engpässe ist es nachvollziehbar, dass die gerade erst gewonnene Selbstständigkeit der Urologie in Frage gestellt wurde. Der Lehrstuhl für Urologie an der Charité wurde mit der Internierung Otto Ringlebs 1945 aufgehoben, die Betten der urologischen Abteilungen wieder in die Chirurgie integriert. Lediglich zwei urologische Abteilungen, und zwar an konfessionellen Häusern, konnten die Tätigkeit nach kurzen Unterbrechungen fortsetzen. Mit der Verabschiedung in den Ruhestand von Oskar Rumpel am Paul-Gerhard-Stift im Berliner Stadtteil Wedding wurde 1951 jedoch die urologische Schwerpunktversorgung eingestellt. Bedeutender war die große Abteilung am kaum zerstörten St. Hedwig-Krankenhaus (■ Abb. 9.1), das im sowjetischen Sektor der Stadt lag und 1946 mit Unterstützung der SMAD das hundertjährige Jubiläum (■ Abb. 9.2) in einem großen Festakt begehen konnte.[5] Aufgrund der klinischen Erfahrung und Kontinuität spielte diese Abteilung unter der Leitung von Ferdinand Hüdepohl (1902–1980) sowohl in der Patientenversorgung der Region als auch für in der Ausbildung der Ärzte eine überragende Rolle in den ersten Nachkriegsjahren und wird unten eingehender dargestellt.

Mit der politischen Einflussnahme und Kontrolle der Verwaltung in der sowjetischen Besatzungszone und in Berlin war es erklärtes Ziel auch das Gesundheitssystem zu reformieren und dem staatlich kontrollierten System der UdSSR anzupassen. Unterstützung fanden die Behörden auch von deutscher Seite, wo sozialistische und sozialdemokratische Strömungen bereits während der Weimarer Republik eine stärkere staatliche Kontrolle und zentrale Gesundheitseinrichtungen forderten. Bereits begonnene Entwicklungen waren durch die Nationalsozialisten zwar teilweise weitergeführt und für ihre rassenideologischen Interessen missbraucht worden (Labisch u. Tennstedt 1985). Somit kam es in Berlin vor allem nach der Trennung der Stadtverwaltung im November 1948 zu konkurrierenden Entwicklungen in der Gesundheitspolitik auf engstem Raum und bei zunächst offenem Grenzverkehr. Dies erfor-

3 Vgl. Magistrat der Stadt Berlin (Hrsg.) Verordnungsblatt der Stadt Berlin 1946, S. 126.

4 Vgl. Verzeichnis der Ärzte etc. von Groß-Berlin und Umgebung Ausgabe 1935, S. 42, Ärzteverzeichnis für Groß Berlin 1946, S. 52.

5 St. Hedwig-Krankenhaus Berlin (Hrsg.). Die Liebe überwindet alles – Festschrift. Morus-Verlag, Berlin 1946.

9

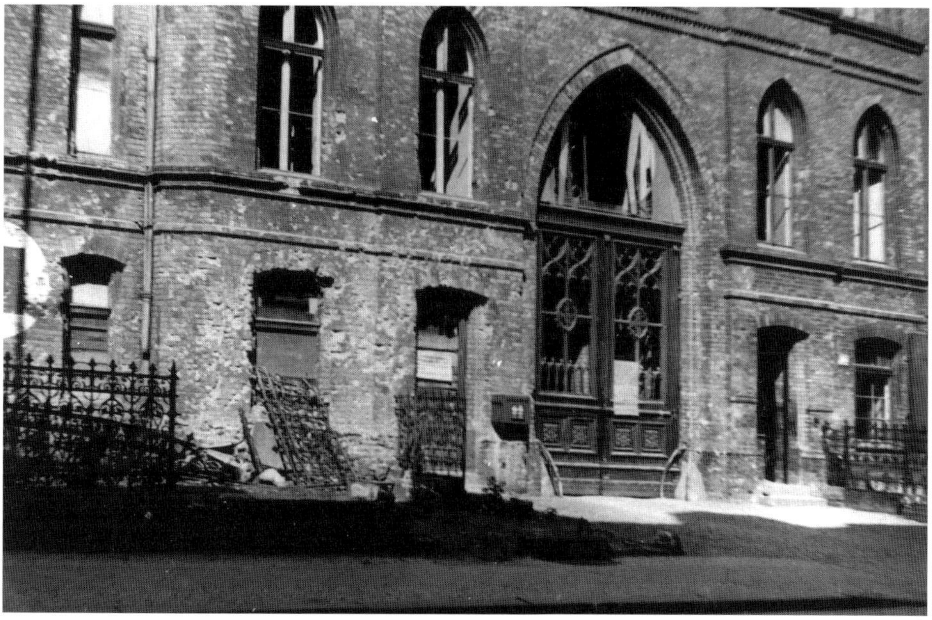

Abb. 9.1 Vorderhaus-Eingang des relativ unzerstört gebliebenen St. Hedwig Krankenhauses im Jahr 1945. (Archiv des St. Hedwig-Krankenhauses, mit freundlicher Genehmigung)

Berlin, den 29. August 1946

An die
Sowjetische Zentralkommandantur

Herrn Oberst P i g a r o w

Berlin C 2

Schumannstraße 18

Sehr geehrter Herr Oberst !

Am 14. September 1946 begeht das St. Hedwig-Krankenhaus, eine der größten und angesehendsten Krankenanstalten der sowjetischen Zone, den Jahrestag seines loo jährigen Bestehens. Es ist beabsichtigt, zum offiziellen Festakt mit dem Protektor des Hauses, Herrn Cardinal von P r e y s i n g eine Reihe von Ehrengästen, darunter

Herrn Oberst	P i g a r o w	Sowjet.Zentralkommandantur
Herrn Oberstlt.	K o n d r a t o w	"
Herrn Major	A b r a m o w	"
Herrn Major	S c h a p i r o w	"
Herrn Oberst	G n j e d i n	Kommandantur Berlin-Mitte
Herrn Cap.Dr.	W o r o n i n	" "
Herrn Oberstlt.	U s p e n s k i y	" Verbindungsoffizier beim Magistrat
Herrn Oberstlt.	J o u b l a n c	"
Herrn Oberstlt.	M a n d e r	"
Frau Leutnant	F r i d i g e r	"
Herrn Dr.	W e r n e r	Oberbürgermeister
Herrn Stadtrat	J e n d r e t z k i	FDGB
Herrn	L a e t s c h	Bürgermeister Bln.Mitte
Herrn Bezirksrat Dr.	M e y e r	Gesundheitsamt Mitte
Herrn Stadtrat Dr.	H a r m s	Landesgesundheitsamt

ergebenst einzuladen.

Das St. Hedwig-Krankenhaus hat durch seine ärztlichen Leistungen und seine vorbildlichen medizinischen Einrichtungen erheblich zur Förderung der ärztlichen Wissenschaft beigetragen. Jn den verschiedenen Abteilungen sind im Laufe der letzten Jahrzehnte eine Reihe von wissenschaftlichen Arbeiten entstanden, die in medizinischen Fachzeitschriften sowie in Handbüchern veröffentlicht wurden.

So wurde in der Chirurgischen Abteilung die Bauchchirurgie zu bedeutenden Erfolgen geführt. Besonderes Jnteresse ist der Unfallchirurgie zugewandt worden. Jm Verlauf der letzten 3o Jahre sind von den Chirurgen Geheimrat Prof. Dr. Rotter und Prof. Petermann sowie deren Schülern etwa 15o wissenschaftliche Arbeiten veröffentlicht worden. Rotter's Forschungen auf dem Gebiet der Blinddarmentzündung sind allgemein bekannt.

Aus der Jnneren Medizinischen Abteilung sind insbesondere die Professoren Martini und Brogsitter in der wissenschaftlichen Welt bekannt geworden, Martini durch seine Arbeiten zur exakten Definition der Perkussion - und Auskultationsphänomene und auf dem Gebiet der Gelenkkrankheiten. Brogsitter hat wesentliche Beiträge zur Verbesserung der Laboratorien für chemische und klinisch diagnostische Untersuchungen geleistet und die Errichtung vorbildlicher Jnfektionshäuser durch neuartige Organisationsmethoden gefördert.

Jn der Urologischen Abteilung gelang Geheimrat Professor Alexander von Lichtenberg ein hochbedeutender Fortschritt bei der Diagnose der Nierenerkrankungen: die Röntgendarstellung der Niere und der Harnwege, die sogenannte INTRAVENÖSE Urographie (erarbeitet und experimentell vervollkommnet seit 1928

-/4 -

abgeschlossen im Jahre 1931). Sein Nachfolger Heckenbach hat insbesondere die Chirurgie der Harnwege und des Blasencarcinoms ausgebaut und die Chirurgie der Prostata vervollkommnet. Der Nachfolger der Vorgenannten, Chefarzt Dr. Hüdepohl, hat die Elektroresektion der Prostata vervollkommnet und steht vor dem Abschluß neuer Arbeiten.

Seit der Gründung des St. Hedwig-Krankenhauses im Jahre 1846 bis heute haben 427 Ärzte an ihm gewirkt. Viele Ärzte, die später in Deutschland und auch im Ausland an verantwortlicher Stelle als Chefärzte tätig waren, und noch heute tätig sind, haben ihre Berufsausbildung im St. Hedwig-Krankenhaus vollendet.

Der hervorragende ärztliche Ruf des Hauses hat insbesondere während der letzten 4 Jahrzehnte (abgesehen von den Kriegszeiten) in steigendem Maße Ausländer und Deutsche aus allen Gebieten des alten Reiches zu uns geführt. Jnsbesondere die Urologische Abteilung hat viele Südamerikaner, aber auch Chinesen, Perser und Syrer, Engländer, Australier und Neuseeländer gepflegt und geheilt. Auch vom Balkan und aus Rußland stehen nicht wenig Patienten in unserem Krankenregister verzeichnet.

Wir würden uns nun glücklich schätzen, wenn wir am Jubiläumstage unseren Arbeitern, Angestellten, Schwestern, Ärzten und Gästen durch eine bescheidene Extrabewirtung und unseren Patienten durch eine Sonderzuteilung von Gebäck eine kleine Freude bereiten könnten. Ohne eine zusätzliche Zuteilung von Nahrungsmitteln wie Mehl, Fett, Zucker, Fleisch oder Wurst wäre uns das jedoch nicht möglich.

Daher erlauben wir uns die ergebene Bitte auszusprechen, uns wenn irgend möglich eine kleine Zuteilung der genannten Lebensmittel anweisen lassen zu wollen. Wir möchten in Vorschlag bringen, uns für die

1. Arbeiter, Angestellten und Gäste pro Kopf	1oo g Mehl
	25 g Butter
	1o g Zucker
	5o g Fleisch
	2000 g Kartoffeln
	1 L Bier
	5 St. Zigaretten
2. Patienten und Hospitaliten pro Kopf	1oo g Mehl
	25 g Butter
	1o g Zucker
	2 St. Eier

bewilligen zu wollen.
Der infrage kommende Personenkreis setzt sich zusammen aus:

Belegschaft incl. Ärzte u.Schwestern usw.	387 Personen
Bauarbeiter (vorübergehend beschäftigt)	5o "
Gäste	5o "
Patienten	7oo "
Hospitaliten	43 "

Die Gesamtmenge der erbetenen Lebensmittel würde demnach in abgerundeten Ziffern betragen:

Mehl	125 Kg.
Butter	31 "
Zucker	12 "
Fleisch	25 "
Eier	15oo Stück
Kartoffeln	1ooo Kg.
Bier/ 6%	5oo L
Zigaretten	25oo Stück.

Sie würden uns zu größtem Dank verpflichten, wenn Sie unserer Bitte entsprechen könnten.
Genehmigen Sie, sehr geehrter Herr Oberst, den Ausdruck unserer ausgezeichneten Hochachtung.

Ergebenst
gez. Dr. Härtung Verwaltung

Abb. 9.2 Antrag an die SMAD aus dem St. Hedwig-Krankenhauses von 1946 auf Bewilligung von Lebensmitteln für den Festakt zur 100-Jahr Feier. (Archiv des St. Hedwig-Krankenhauses, mit freundlicher Genehmigung)

derte eine Kompromissbereitschaft der Machthaber und eine verzögerte Umsetzung der Maßnahmen im Vergleich zu anderen Regionen der BRD und der DDR. Ein Beispiel ist die Entwicklung der Polikliniken, deren Aufbau als zentrale ambulante Gesundheitseinrichtungen bereits mit dem Befehl Nr. 272 der SMAD vom 11.12.1947 angeordnet wurde. Diese wurden von der Bevölkerung auch im Westteil der Stadt gut angenommen und fanden auf sozialdemokratischer Seite viele Fürsprecher. Auf Drängen der niedergelassenen Ärzte und mit Etablierung des Versicherungssystems in der BRD wurden sie dann bis 1958 geschlossen (Arndt 2006). Erst mit dem Einstellen des unkontrollierten Grenzverkehrs durch den Bau der Berliner Mauer 1961 verlor diese Systemkonkurrenz an Bedeutung und die gegensätzlichen gesundheitspolitischen Konzeptionen konnten weitgehend uneingeschränkt durchgesetzt werden. Gleiches gilt für die Einführung der Einheitsversicherung für die gesamte Stadt, die auch bei Westberliner Sozialdemokraten wie Ernst Schellenberg (1907-1984) Unterstützer fand. Während diese in der DDR weiter ausgebaut wurde, erfolgte in Westberlin die Anpassung an das bundesdeutsche System aufgrund der mangelnden Unterstützung der Alliierten und auch der Gegnerschaft der freien Ärzte (Arndt 2009). Als Teil westlicher Propaganda kann die Medikamenten- und Krankenhilfe West-Berlins für die Bewohner Ost-Berlins betrachtet werden, die wiederum die Überlegenheit des westdeutschen Gesundheitssystems demonstrieren sollte (Arndt 2008).

Die unterschiedlichen Weltanschauungen prallten auch bei der Hochschulausbildung aufeinander, was an der Wiedereröffnung der Berliner Universität am 29. Januar 1946 als Humboldt-Universität nachvollziehbar ist, die formal unter gemeinsamer Kontrolle der vier Alliierten stehen sollte. V.a. aufgrund der räumlichen Lage der Universitätsgebäude – auch der meisten Universitätskliniken – in der Sowjetischen Besatzungszone, verloren die westlichen Alliierten zunehmend die Kontrolle über die Verwaltung, sodass das sowjetische Bildungssystem hier etabliert werden konnte. Dies führte zu einer stärkeren politischen Beeinflussung der Lehrveranstaltungen und zur strengen Selektion der Studierenden nach politischen Maßgaben. Bevorzugt wurden Bewerber aus proletarischen Schichten, Kindern aus höheren sozialen Schichten und Akademikern wurde der Zutritt erschwert. Studentische Foren und Protestbewegungen wurden stärker verfolgt, Repressalien und willkürliche Verhaftungen unter Studenten und Dozenten nahmen zu. Dies führte zu einer organisierten Protestbewegung, die in der Gründung der Freien Universität im amerikanischen Sektor der Stadt am 4. Dezember 1948 ihr Ziel erreichte (Feige 1992). Zunächst blieb die Ausbildung aber sektorenübergreifend. In den Worten eines Berliner Urologen:

» Ich hab 46 angefangen an der Humboldt-Universität und bin dann zum Staatsexamen an die Freie Universität gegangen und hab da als Externer das Staatsexamen gemacht ... Wir wohnten in Zehlendorf, war Westberliner, hab aber an der Humboldt-Uni studiert. ... Als die Freie Uni aufgemacht hatte, und ich im Westen wohnte und Komplikationen fürchtete, hab ich mich an der Freien Universität beworben. Und die haben mich dann hinbestellt und haben gefragt: Na, werden sie denn drüben verfolgt? Und ich hab gesagt: Nee, hab bisher ungehindert studiert. Dann bleiben se drüben, wir haben keinen Platz. Und dann hab ich bis 51 da studiert, zehn Semester (Heinrich W., persönliche Mitteilung am 3.9.2007).

Aufgrund des Mangels an qualifizierten und nicht vorbelasteten Dozenten in den klinischen Fächern und der zunehmenden »Republikflucht« vieler medizinischer Fachkräfte mussten am Universitätsklinikum im Osten der Stadt, der Charité, die Reformen in der Gesundheits- und Bildungspolitik zögerlich und mit Kompromissbereitschaft umgesetzt werden. Das Ziel war es, die Charité zu einem Vorzeige-Krankenhaus der DDR auszubauen. Die meisten Ärzte wohnten jedoch in Westberlin und selbst nach dem Mauerbau blieben einige von ihnen hier tätig (Volkheimer 1992) Viele Ärzte waren ehemalige Wehrmachtsangehörige, sodass es nicht verwundert, dass gegenüber neu eingesetzten Kollegen eine unterkühlte Haltung vorherrschte. Moritz Mebel, aus Moskau kommend, sagte mal »Die Macht des Arbeiter- und Bauern-Staates höre vor den Toren der Charité auf« (Schütt 1999).

Aufgrund des bereits erwähnten Ärztemangels und der Auswanderung von medizinischem Personal wurden sowohl die politische Einflussnahme als auch die Investitionen anfangs nur sehr zurückhaltend vollzogen. Teilweise wurde die medizinische Ausbildung und Forschung daher an andere Häuser verlagert. Einen Lehrauftrag für Urologie erhielt 1947 Ferdinand Hüdepohl, der am St. Hedwig-Krankenhaus tätig war. Eine besondere bauliche Förderung sollten das Krankenhaus Friedrichshain und das Städtische Krankenhaus Berlin-Buch erhalten. Umfangreiche Baumaßnahmen wurden zunächst am Städtischen Krankenhaus im Friedrichshain eingeleitet. Nach dem Bau der Poliklinik im Jahr 1950 war das neue Bettenhaus das erste Großprojekt im Ost-Berliner Krankenhausbau der Nachkriegszeit. Der Neubau sah auch eine urologische Abteilung mit 100 Betten vor. Regelmäßig wurden Missstände und fehlerhafte Bauausführungen dokumentiert. Hier fand auch eine der ersten Arbeitsniederlegungen am 17. Juni 1953 statt.[6]

6 Vgl. Landesarchiv Berlin (LAB), C Rep. 118, Nr. 627, Siehe Abb. 8.

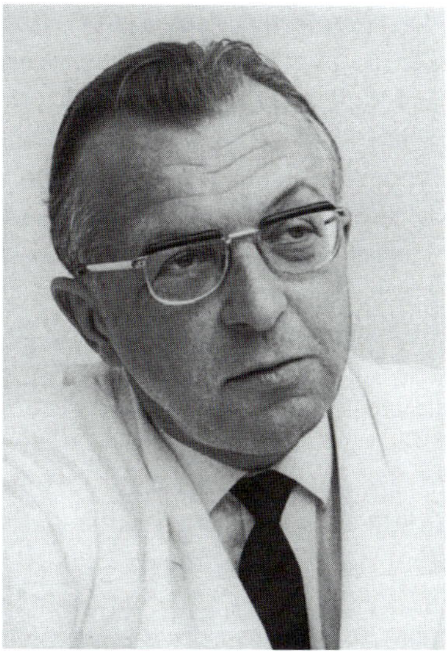

Abb. 9.3 Wilhelm Brosig (1913–2003). (Archiv der Deutschen Gesellschaft für Urologie, Düsseldorf. Repro Halling. Mit freundlicher Genehmigung)

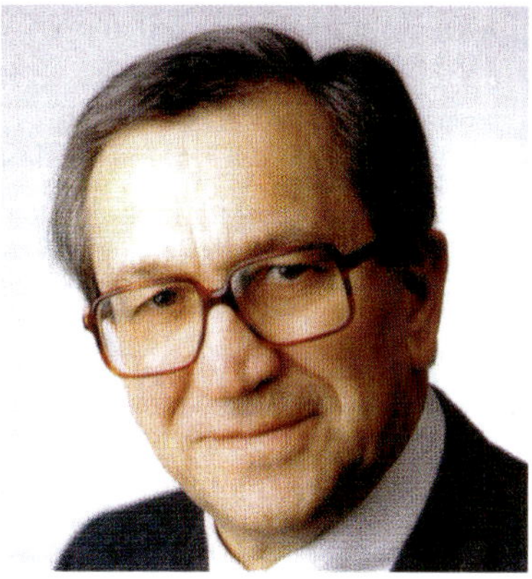

Abb. 9.4 Reinhard Nagel (1927–2009). (Archiv der Deutschen Gesellschaft für Urologie, Düsseldorf. Repro Halling. Mit freundlicher Genehmigung)

Zunächst unter der Leitung von Willi Felix (1892–1962), einem langjährigen Mitarbeiter von Ferdinand Sauerbruch (1875–1951) und später Hans Joachim Serfling (1913–2004), wurde Erich Hagemann (1912–1991) im Jahr 1952 beauftragt, eine urologische Abteilung an der chirurgischen Klinik der Charité aufzubauen, der er bis 1970 vorstand. Auch Erich Hagemann wurde nach der Approbation als Militärarzt eingesetzt, zuletzt als Divisionsarzt bei der Wehrmacht. Die Abteilung konnte trotz der wissenschaftlichen Aktivitäten Hagemanns keine größere Bedeutung gewinnen. Zunächst aus 46 Betten bestehend wurde sie im Verlauf auf 14 Betten verkleinert (Schönberger 2000).

Eine größere Bedeutung für die Urologie behielt zunächst die Frauenklinik der Charité. Zunächst noch unter Walter Stoeckel (1871–1961) und ab 1951 unter Helmut Kraatz (1902–1983), war die Urogynäkologie ein klinischer wie auch wissenschaftlicher Schwerpunkt. Neben Publikationen zu neuen Operationsmethoden zur Therapie der Harninkontinenz fand 1960 auch ein Kongress zum Thema »Urologische Komplikationen beim weiblichen Genitalcarcinom« unter der Leitung von Kraatz in Berlin statt (Müller 1960).

Mit der Gründung der Freien Universität Berlin mussten die erforderlichen Strukturen im Westteil der Stadt neu aufgebaut werden. Die im Westteil der Stadt gelegene III. Chirurgische Universitätsklinik am Krankenhaus Moabit kam als Universitätsklinik nicht in Frage. Aufgrund des vorhandenen Operationsbunkers mit 200 Betten konnte der Betrieb trotz der starken Zerstörung zwar rasch wieder aufgenommen werden. Der Leiter dieser chirurgischen Klinik, Erwin Gohrbandt (1890–1965) war gemeinsam mit Sauerbruch in der Neuordnung des Berliner Gesundheitswesens aktiv und zählt zu den Mitbegründern der Humboldt-Universität im Ostteil. Der Freien Universität gegenüber skeptisch eingestellt, verblieb er im Lehrkörper der Humboldt-Universität, bis ihm 1951 ein Vorlesungsverbot erteilt wurde (Stürzbecher 1997). Als Lehrkrankenhaus der FU Berlin wurde dann das provisorisch hergerichtete Städtische Krankenhaus Westend genutzt. Die Urologie war in die Chirurgische Klinik unter der Leitung von Fritz Lindner (1912–1994) integriert. Rudolf Hellenschmied (1903–1978) las als Lehrbeauftragter das Kolleg »Spezielle Urologie« und leitete eine urologisch-chirurgische Station.

An der Klinik befasste sich Hellenschmied mit der Prostatektomie nach Millin, Nierenplastiken und Verfahren zum Blasenersatz.[7] Der hier tätige Oberarzt Paul Mellin (1920–1980) wurde später Leiter der Urologischen Universitätsklinik in Essen. Zu dieser Zeit hatte die Abteilung 96 Betten und insgesamt 11 Ärzte waren hier tätig. Eine außerplanmäßige Professur erhielt 1959 Wilhelm Brosig (1913–2003) (Abb. 9.3) aus Frankfurt/Main der damit zunächst Leiter der »Urologischen Universitäts-Poliklinik der Chirurgischen Klinik der Freien Universität im Städt. Krankenhaus Westend« wurde.[8] Im Jahr 1960 übernahm er die Leitung der urologischen Abteilung am Krankenhaus Westend, die jedoch in gewissen Teilbereichen weiterhin der Chirurgie untergeordnet war.[9] Diese Abteilung wurde die wichtigste Ausbildungs- und Forschungsstätte im westlichen Stadtteil und eine der herausragenden Uro-

7 Bei dieser Technik wurde der Katheter mit einem Perlonfaden an der Bauchdecke fixiert und konnte dann nach einigen Tagen komplikationslos zystoskopisch entfernt werden. Heinrich W, persönliche Mitteilung am 3.9.2007.
8 Vgl. FU Berlin UA Med. Fak. Akte Brosig (grün).
9 Vgl. FU Berlin UA Kuratorialverwaltung 2_2100_50–52.

logien der BRD. Nahezu alle Klinikleiter in Westberlin haben ihre Ausbildung hier absolviert. Im Jahr 1963 gelang Wilhelm Brosig und Reinhard Nagel (1927–2009) (▣ Abb. 9.4) hier die erste Nierentransplantation in Deutschland. Neben der Transplantation etablierte sich in dieser Zeit die Nephrolithiasis mit Einrichtung eines Harnsteinlabors und Forschungen zur medikamentösen Steinauflösung unter Arne Kollwitz (geb. 1930) als Schwerpunkt (Martin 1982).

Vor 1945 konnte die Abteilung bereits auf eine kurze eigenständige urologische Tradition zurückblicken. Auf Initiative des Reichsärzteführers Leonard Conti (1900–1945) wurde bereits 1939 die zweite städtische urologische Abteilung unter der Leitung von Hans Boeminghaus eröffnet. Dieser gehörte zu den bedeutenden Persönlichkeiten der deutschen Nachkriegsurologie. Sein zum Standardwerk avanciertes Lehrbuch der Urologie verfasste er bereits während seiner Berliner Tätigkeit, veröffentlicht wurde es jedoch erst nach dem Krieg (Boeminghaus 1950). Vor der kriegsbedingten Auslagerung seiner Abteilung nach Neuruppin standen insgesamt 160 Betten, zwei Operationssäle und eine eigene Röntgenanlage zur Verfügung.[10] Im Verlauf erfolgte eine weitere Verlagerung der Klinik nach Flensburg, wobei ärztlicherseits nach dem Krieg nur Franz Busch (1905–1970) nach Berlin zurückkehrte und bis zur Übernahme der Chefarztstelle am Krankenhaus Jungfernheide am Krankenhaus Westend tätig war.[11]

Die wissenschaftliche Tätigkeit der Berliner Urologen war nach 1945 stark zurückgegangen. Die medizinischen Tagungen der Deutschen Urologen konnten zunächst sektorübergreifend durchgeführt werden, auch wenn die Teilnahme von DDR-Mitgliedern von Beginn an mit hohen bürokratischen Hürden versehen war (Krischel u. Halling 2013). Der ersten Nachkriegsversammlung im Jahr 1948 in Düsseldorf saß Hans Boeminghaus vor. Im Jahr 1959 fand der zunächst letzte gesamtdeutsche Kongress der Deutschen Gesellschaft für Urologie in Berlin statt. Dabei betonte der Vorsitzende des Kongresses Martin Stolze (1900–1989) die Zusammengehörigkeit der Sektoren (Rathert u. Moll 2007). Die Vorträge fanden in beiden Teilen Berlins, und zwar im Audimax der FU und dem Hörsaal der Frauenklinik der Charité statt (Moll et al. 2013). Auf diesem Kongress waren viele der Berliner Urologen als Vortragende vertreten und präsentierten das wissenschaftliche Leistungsniveau Berliner Urologie und Urogynäkologie. Ab 1961 wurden nur ausgewählte Ärzte aus der DDR delegiert an den Kongressen teilzunehmen. In den Vordergrund trat die Anbindung an die sich etablierenden wissenschaftlichen Organisationen des sozialistischen Lagers.

Auf Initiative von Walter Paetzel (1895–1972) gründete sich 1955 die Berliner Urologische Gesellschaft neu und unter den 72 Mitgliedern (1957) waren viele aus den angrenzenden Bezirken. Schon bei der Gründung ließ sich die Teilung erkennen. Es wurden für Ost- und Westberlin getrennte Schriftführer ernannt – Martin Stolze (1900–1989) und Heinrich Götz (1908–2004). Ab 1961 bestand sie im Westteil der Stadt fort, zunächst mit einem »knappe[n] Dutzend Mitgliedern« (Durnick 2002, S. 24f). Eigenständige urologische Fachgesellschaften wurden 1967 für die Deutsche Demokratische Republik (DDR) und 1986 als regionale Gesellschaft für Berlin gegründet (Durnick 2002, S. 44). Nachdem 1989 erste Annäherungen der beiden Berliner Gesellschaften stattfanden, wurde am 16. Januar 1991 eine vereinte Berliner Urologische Gesellschaft gebildet, die auch heute in ihrer Form Bestand hat (Dietrich 2006).

Unter der Herausgeberschaft von Otto Kneise (1900–1989) konnte ab 1947 die »Zeitschrift für Urologie« wieder erscheinen. Mitherausgeber waren dann ab 1949 auch Martin Stolze und Hans Boeminghaus. Der Verlag blieb der Georg Thieme Verlag in Leipzig – nunmehr in der Arbeitsgemeinschaft Medizinisch Wissenschaftlicher Verlage und später in einen VEB überführt. Obwohl ab 1962 in der BRD »Der Urologe« beim Springer-Verlag in Heidelberg erschien, blieb die nun umbenannte »Zeitschrift für Urologie (und Nephrologie)« noch mehrere Jahre das Organ der deutschsprachigen Fachgesellschaften. Bis 1972 blieb Boeminghaus Herausgeber (Krischel 2013).

Bereits 1945 entstand unter Walter Paetzel eine urologische Abteilung am Städtischen Krankenhaus im Friedrichshain, (▣ Abb. 9.5) die nach dem Weggang Paetzels 1946 unter der Leitung von Heinrich Götz (1908–2004), der vorher am St. Hedwig-Krankenhaus und an der Charité tätig war, ausgebaut wurde. Hier zeigt sich der Mangel an ausgebildeten Urologen in der DDR, der es notwendig machte, Götz zu halten. Aufgrund der politischen Vergangenheit als Mitglied der NSDAP, des NS Ärztebundes und der Reiter-SA wäre er für diese Funktion eigentlich nicht in Frage gekommen. Bis nach dem Mauerbau blieb er am Krankenhaus im Friedrichshain. In West-Berlin befanden sich weiterhin sein Wohnsitz und eine Privatpraxis. Später siedelte er nach Fulda über und arbeitete als Urologe an einer Belegklinik.[12]

Über seine Arbeitsweise und die daraus resultierenden Konflikte sei hier ein Schreiben des Leiters der Abteilung Gesundheitswesen beim Magistrat von Groß-Berlin Kurt Scheidler (geb. 1914) an den Oberbürgermeister Friedrich Ebert jr. (1894–1979) vom 17. September 1954 angeführt:

10 Vgl. Boeminghaus1940, s. Abb.21–23.

11 Busch FF. Gespräch mit dem Verfasser am 07.12.2007.

12 Guddat HM. Telefonisches Gespräch mit dem Verfasser am 04.01.2008.

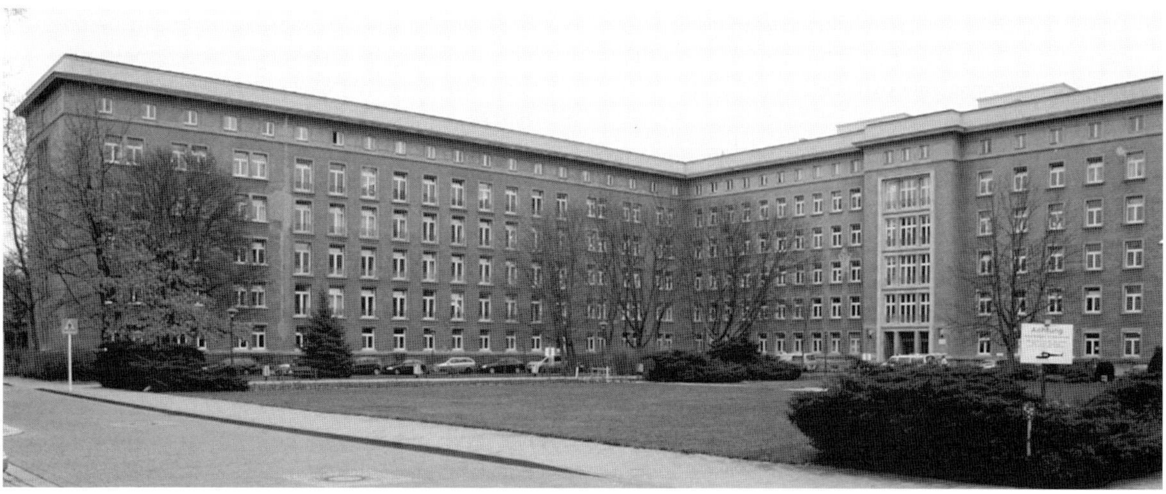

Abb. 9.5 Neubau des Krankenhauses im Friedrichshain aus den 1950er Jahren, 2007. (Foto: Wenske 2009, mit freundlicher Genehmigung des Logos-Verlags)

> Unter den Chefärzten der Berliner Krankenhäuser zeichnen sich die Chefärzte des Krankenhauses Friedrichshain dadurch aus, daß sie ständig derartig übermäßige Forderungen an den Stellenplan und Material stellen, daß wir unmöglich in der Lage sind, diesen Wünschen nachzugeben, ohne die Versorgung der anderen Krankenhäuser schwerstens zu beeinträchtigen.
> Die erste Auseinandersetzung hatten wir schon kurz nach meinem Dienstantritt, als der Chefarzt der urologischen Abteilung, Dr. Götz, die Forderung stellte, einen Oberarzt aus der DDR einzusetzen. Hierzu muß festgestellt werden, daß bei seinen Assistenten eine außerordentlich große Unzufriedenheit herrschte, weil sie sich von ihm nicht genügend angeleitet fühlten. Aus dieser Beschwerde heraus wurde eine gemeinsame Direktionssitzung mit den Assistenten notwendig, in der festgestellt wurde, daß die Schuld wahrscheinlich auf beiden Seiten zu suchen sei, daß jedoch die Arbeitsorganisation der Abteilung ganz offensichtlich nicht straff genug gehandhabt wurde. In einem anderen Gespräch fühlte sich Dr. Götz veranlaßt, Herrn Prof. Hüdepohl, den anerkannten Berliner Urologen, in sehr abfälliger Weise herunterzureißen. Wir lehnten die Einstellung des Arztes aus der DDR ab, weil vom Ministerium mit Recht Klagen kamen, daß Berlin ständig Ärzte aus den schon schwach besetzten Gebieten abzöge. Es stellte sich heraus, daß man sich keine Mühe gegeben hatte, durch Ausschreibung diese Stelle den Bewerbern aus Berliner Krankenhäusern bekanntzugeben.
> … In der obenerwähnten Diskussion mußten wir leider auch darauf aufmerksam machen, daß die praktische Arbeit im Krankenhaus Friedrichshain sehr zu beanstanden sei und zu laufenden Beschwerden der Bevölkerung geführt hat. Neben einer Fülle von kleinen leider auch berechtigten Fällen, gibt es aber eine ganze Anzahl sehr grober Verstöße gegen die Sorgfaltspflicht der Ärzte (LAB, C Rep. 118, Nr. 366).

Im nördlichen Stadtteil Buch existierte bereits seit dem 19. Jahrhundert eine »Krankenhausstadt«. Vor allem Irrenhäuser, später Orthopädische Spezialkliniken waren hier untergebracht. Erst 1941 wurde ein Akutkrankenhaus eröffnet. Nach 1945 wurde es zunächst zentrales Lazarett der sowjetischen Sanitätsverwaltung und nach Rückgabe an den Magistrat von Berlin als Vorzeigehaus der Städtischen Krankenhäuser in ziviler Nutzung weitergeführt. Mit enormem Aufwand wurde es zur medizinischen Versorgung der »III. Weltfestspiele der Jugend und Studenten« umgebaut. Aus der Chirurgie unter der Leitung von Halina Pröscher (geb.1916) wurde eine urologische Abteilung unter der Leitung von Werner Krebs (1920–1984) ausgegliedert, zunächst aus einer Poliklinik und ab 1954 mit als bettenführende Abteilung bestehend (Wolff u. Kalinich 1996) Im Jahr 1960 wurde Krebs zum Chefarzt einer eigenständigen urologischen Klinik innerhalb des Krankenhauses in Berlin-Buch ernannt. Werner Krebs hatte seine Ausbildung bei Werner Staehler in München erhalten, und war ab 1948 zunächst bei Heinrich Götz tätig.[13] Als Oberarzt kam im Februar 1960 Moritz Mebel an die Abteilung in Berlin-Buch.

13 Als Werner Staehler 1948 als Oberarzt nach Tübingen ging, war für Krebs dort keine Stelle frei, sodass er nach Berlin kam. Archiv der Humboldt-Universität Berlin Uk Personalia. Heinrich Götz soll ihn auch wegen seiner zeichnerischen Fähigkeiten, zur Illustration des geplanten Buches »Die urologische Krankenstation« ausgewählt haben. Wolff HP, Kalinich A. Zur Geschichte der Krankenanstalt Berlin-Buch. Edition Hentrich, Berlin 1996, S.176.

> Dr. Krebs, Chef der neuen Abteilung, nahm mich freundlich auf. Wir arbeiteten schwer, bis zu 15 Nachtdiensten im Monat, aber so machte es mir Spaß (Schütt 1999).

Der Einzugsbereich bestand aus dem gesamten Norden des jetzigen Landes Brandenburg und Teilen Vorpommerns. Trotz rascher Vergrößerung auf zunächst 90 und später 106 Betten mussten weiterhin viele Patienten nach erfolgter ambulanter Diagnostik an Allgemeinkrankenhäuser zur Operation zurücküberwiesen werden (Krebs 1962). Die urologische Abteilung am benachbarten Städtischen Krankenhaus Pankow unter der Leitung von Werner Pagel (1915–1988) wurde aufgelöst, nachdem dieser aufgrund der beantragten KV-Zulassung in West-Berlin gezwungen wurde den Chefarztposten aufzugeben.[14]

Im Westteil der Stadt wurden bald nach dem Krieg auch urologische Abteilungen eingerichtet, die jedoch den Bedarf nicht decken konnten. Noch 1955 bemerkt Paetzel:

> Gesamtstatistiken an Krankenhäusern haben ergeben, daß 12–14 % aller stationären Fälle urologische Krankheiten betrafen, nur waren die Kranken über die verschiedenen Abteilungen (Innere, Chirurgie, Kinder, Gynäkologie, Dermatologie) verstreut, wo sie nach den dort vorhandenen Möglichkeiten behandelt wurden. Die mangelhafte Ausbildung der jungen Ärzte bezüglich urologischer Krankheiten, Untersuchungsmethoden und Technik ist der Grund dafür, daß der Praktiker so oft bei Harnverhaltungen der Männer mit dem Katheter nicht »reinkommt«, daß in Krankenhäusern der Katheterismus häufig einem älteren Pfleger überlassen wird und bei dessen Scheitern eine Blasenpunktion vorgenommen oder gar die überfüllte Blase als Tumor angesprochen und mit einer Laparotomie angegangen wird (Paetzel 1955).

Bis zu diesem Zeitpunkt standen in Westberlin an 4 Abteilungen fast 400 urologische Betten zur Verfügung. Von allen Fachabteilungen war die Auslastung der Urologie in der ersten Hälfte der fünfziger Jahre mit über 92–93 % die höchste (Mühe 1957). Der wachsende Bedarf wurde erkannt, jedoch bei Krankenhausplanungen auch weiterhin nicht berücksichtigt.

> Was hingegen die Urologie betrifft, so ist der gegenwärtige Stand auf die Dauer gewiß unzulänglich. Merkwürdig ist es übrigens, daß in solchen Stationen am 27.7.1960 nicht weniger als 480 Kranke gezählt wurden, während nach der Statistik des Bettenbestandes nur 354 derartige Betten vorhanden waren, so daß man also schon für die Gegenwart eine besonders starke Verwendung von Notbetten annehmen muß. Gerade auf diesem Gebiete wird jedoch der Bedarf noch stark steigen, weil dieser beim männlichen Geschlechte, das hier hauptsächlich in Betracht kommt, eine sehr steil steigende Funktion des Alters darstellt … (Der Senator für Gesundheitswesen (Hrsg.). Denkschrift über eine Zielplanung für die Berliner Krankenanstalten (Bettenbilanz). Berlin 1961, S. 20).

Das Städtische Krankenhaus Neukölln unter der Leitung von Ignaz Zadek jun. (1888–1959), einem sozialdemokratischen Arzt und Gesundheitspolitiker in Berlin, wurde nach Instandsetzung und Ausbau der Gebäude im Februar 1946 wiedereröffnet. In diesem Zusammenhang erfolgte auch die Eröffnung einer urologischen Abteilung mit deren Leitung Walter Paetzel betraut wurde.[15] Dieser hatte vorher eine urologische Praxis in der Frankfurter Allee betrieben und war ab 1945 kurzzeitig im Krankenhaus im Friedrichshain tätig. Die Urologie beanspruchte ein Haus in dem Pavillonsystem, in jedem der zwei Stockwerke war ein Saal mit je 30 Betten untergebracht. Von Beginn an war Dietmar Zoedler (geb.1921) Assistent an der urologischen Abteilung und nach der Facharztanerkennung 1950 Oberarzt bei Paetzel. Im Jahr 1957 ging er zu Hans Boeminghaus nach Düsseldorf, wo er dann über 20 Jahre die urologische Klinik Golzheim leitete. Die urologische Abteilung entwickelte sich zu einem Zentrum der Prostatachirurgie, wobei Paetzel »die vier Arten der Prostatachirurgie« beherrschte.[16]

Am Krankenhaus Jungfernheide wurde ebenfalls bald nach dem Krieg eine urologische Klinik mit zunächst 30 Betten eingerichtet, die über 40 Jahre bestand und lange Zeit die größte in West-Berlin war. Die Leitung hatte von 1946–1947 Karl Heusch, der aus politischen Gründen bald nach Aachen ging. Sein Nachfolger wurde Franz Busch (1905–1970), der seine urologische Ausbildung am St. Hedwig-Krankenhaus absolviert hatte, bevor er als Oberarzt von Boeminghaus am Krankenhaus Westend tätig war. Von 1960–1961 war Busch Vorsitzender der BUG. Das operative Spektrum der Abteilung umfasste die gesamte urologische Chirurgie, einschließlich der Kinderurologie (Kletschke u. Lukosch 2007).

14 Vgl. C_Rep_118_Nr_1536_27_8_59.

15 Von den Berlinern wurde Paetzel auch »Pinkel-Paetzel« genannt.

16 Zoedler D. Brief an B. Schönberger. Ohne Jahr.

9.4 Ausbau der urologischen Versorgungsstrukturen nach dem Mauerbau 1961

Durch den Bau der Berliner Mauer festigten sich die etablierten Strukturen in den jeweiligen Stadtteilen. Die Systemkonkurrenz trat in den Hintergrund, auch wenn zunächst das Personalproblem erheblich verschärft wurde. Nach einer Aufstellung der Ostberliner Stadtverwaltung zwischen April und September 1961 verließen insgesamt 125 Ärzte »illegal« den Ostteil der Stadt, davon sechs Urologen, zwei aus städtischen Krankenhäusern, 4 aus konfessionellen Krankenhäusern. Im gleichen Zeitraum waren es 17 Internisten, 21 Allgemeinmediziner, 12 Chirurgen und 12 Gynäkologen. Aufgrund der gegenüber den Urologen absolut ungleich höheren Anzahl dieser Fachärzte erscheint die Zahl der »republikflüchtigen« Urologen überdurchschnittlich hoch, der »Aderlass« für das kleine Fach daher besonders schmerzhaft.[17] Bis Ende November 1961 waren von den im Ostteil tätigen Westberliner Ärzten 71 ausgeschieden, aber immer noch 78, davon 22 nebenamtlich im städtischen Dienst verblieben. Klinikärzte in konfessionellen Krankenhäusern und niedergelassene Ärzte mit eingeschlossen waren im März 1962 insgesamt 137 Westberliner Ärzte, darunter 10 Chefärzte und 60 Fachärzte in Ostberlin beschäftigt. Namentlich genannt wurden vier Urologen.[18] Ein mit 27 besonders hohen Anteil an Westberliner Ärzten wies das St. Hedwig auf, darunter die Chefärzte der urologischen und der chirurgischen Abteilung.[19] Auch wenn nur wenige Ärzte und Pflegerinnen dauerhaft blieben, so kam dem Hedwig-Krankenhaus, wie generell den konfessionellen Krankenhäusern, im sozialistischen Gesundheitssystem der DDR eine Sonderrolle zu.

Wie bereits oben angedeutet, konnte die Urologie am St. Hedwig-Krankenhaus auf eine lange Tradition zurückblicken und diese über das wechselvolle Jahrhundert bewahren. Gerade weil es ein konfessionelles Krankenhaus war, konnte die politische Einflussnahme der wechselnden Systeme nur begrenzt umgesetzt werden. Der internationale Ruf der Abteilung, die zeitweise die größte Europas war, fußte auf der wissenschaftlichen und klinischen Tätigkeit Alexander von Lichtenbergs. Nach seiner erzwungenen Emigration 1936 wurde diese durch seine Oberärzte Wilhelm Heckenbach (1899–1939) und Ferdinand Hüdepohl (1902–1980) fortgesetzt. Aus dieser »Schule« gingen zahlreiche Lehrstuhlinhaber und Klinikleiter der Nachkriegszeit in Westdeutschland hervor. Von den Ärzten, die unter Lichtenberg ihre urologische Ausbildung erhielten, seien Ferdinand May (1898–1979), später in München und Carl Erich Alken (1909–1986), später Homburg/Saar erwähnt. Unter Hüdepohl sind Friedrich Wilhelm Deilmann (geb. 1909), ab 1949 Klinikleiter in Trier, Dietmar Zoedler (geb. 1921), später Leiter der Klinik Düsseldorf-Golzheim, Joachim Potempa (1919–2000), später in Mannheim, Wolfgang Klutke (1919–1996), später Chefarzt der Urologie im Krankenhaus Am Urban in Berlin und Hans Georg Stoll (1921–2009), später in Bremen (Stoll 2010).

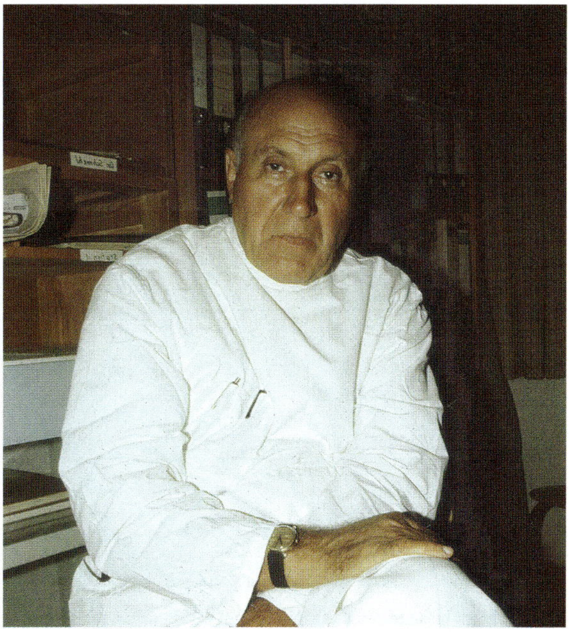

Abb. 9.6 Johannes Albrecht Rief (1917–2003), Chefarzt der Urologischen Abteilung des St. Hedwig-Krankenhauses 1955–1980. (Archiv des St. Hedwig-Krankenhauses, mit freundlicher Genehmigung)

Im Gesundheitswesen der DDR waren konfessionelle Krankenhäuser nicht vorgesehen. Bei oben geschilderter Versorgungslage mussten diese jedoch toleriert werden. Während in den anderen osteuropäischen Ländern die Kirchen enteignet und kirchliche Krankenhäuser in staatliche überführt wurden, war dies in der SMAD und später in der DDR nicht durchführbar (Meißner 2007).

Die Urologische Klinik im St. Hedwig war eine von drei Fachabteilungen bzw. Fachambulanzen, die während der DDR-Zeit in konfessionellen Krankenhäusern existierten[20] (Abb. 9.7). Nur durch massive finanzielle Unterstützung der katholischen Kirche in Westdeutschland und dem persönlichen Engagement der dort tätigen Ärzte und

17 Vgl. C Rep. 118 Nr. 1332, np.
18 Dr. Wolfgang Schneider (wohnhaft in B-Britz-Süd, Guthschmidtstr. 110a), Oberarzt Krankenhaus Friedrichshain; Dr. Karl Halbeisen (B-Halensee, Hektorstr. 14): Facharzt Krankenhaus Pankow; Dr. Rudolf Mahlo, B-Spandau, Rodensteinstr. 5 FA Ambulanz Kissingenstraße; Dr. Johann Rief (B-Wilmersdorf, Markobrunner Str. 20a): OA Chir. u. Urologie St. Hedwig.
19 Vgl. C Rep. 118 Nr. 1332, np.
20 Krankenhaus St. Johann Nepomuk in Erfurt und Diakonissenanstalt Dessau.

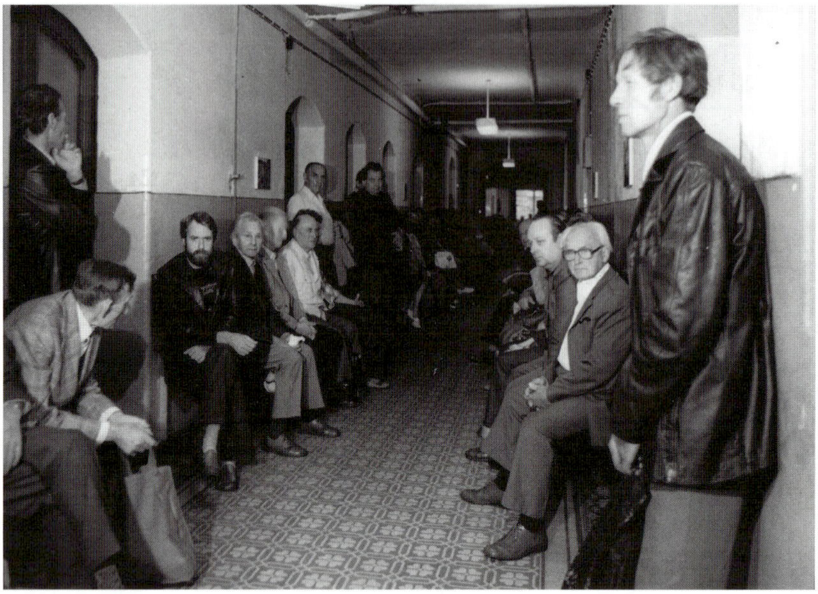

Abb. 9.7 Wartebereich der urologischen Ambulanz des St. Hedwig-Krankenhauses in den 1980er Jahren. (Archiv des St. Hedwig-Krankenhauses, mit freundlicher Genehmigung)

9

Pfleger konnten das Haus und die Abteilung sich weiter einer großen Beliebtheit bei der Bevölkerung erfreuen. Die Patienten kamen aus dem Gebiet der gesamten DDR. Trotz ausbleibender Investitionen konnte das hohe medizinische und technische Niveau gehalten werden. Ein Hauptgrund war die Personalie des Chefarztes Johannes Albrecht Rief (1917–2003) (Abb. 9.6), der nach Hüdepohls Wechsel an das Franziskus-Krankenhaus berufen wurde. Bis 1980 blieb er als Chefarzt weiterhin in West-Berlin wohnen und »strahlte in den Zwängen des östlichen Lebens etwas Befreiendes aus.« (Pommrich 1996). Unter schwierigen Bedingungen kam er jeden Tag mit einem umgebauten »Grenzauto«, das die Kontrollen erleichtern sollte und später mit der S-Bahn in die Klinik.

> » Er beklagte sich, dass er öfter die ganze Fahrzeit stehen musste, und zwar dann, wenn ihn endourologische Instrumente, die er von Jacke und Mantel verdeckt in den Hosenbund gesteckt hatte, am Sitzen hinderten (Fleck 2003).

Seine Präsenz gab dem Krankenhaus die Möglichkeit weiter mit dem Westteil des Landes in wissenschaftlichem Austausch zu bleiben, unabhängig von stattlichen Genehmigungsverfahren.

Zeitweise kam auch Brosig illegal an die Klinik, um neue Operationsmethoden zu demonstrieren.[21] Später wurde der Ankauf von Instrumenten über die Caritas erleichtert, die »Zentralstelle des Deutschen Caritasverbandes« in der DDR befand sich auf dem Gelände (Thiel 1996). So konnte im Jahr 1965 eine zweite Röntgenabteilung für urologische Untersuchungen eingerichtet werden.[22]

Auch nach dem Ausscheiden von Rief und der Neubesetzung durch Heinz Raatzsch (geb.1934) (Abb. 9.8) aus Dresden im Jahr 1980 konnte die Abteilung ihre Bedeutung behalten und konsolidieren, wobei neben der stationären Behandlung die Fachambulanz mit 29.000 Konsultationen im Jahr aus dem Gebiet der gesamten DDR an Bedeutung gewann.

Neue Akzente in der klinischen Arbeit konnten gesetzt werden, wie z.B. die Harnröhrenchirurgie, während andere Gebiete wie die Kinderurologie, in den Hintergrund rückten. Bereits 1980 wurde hier die erste radikale retropubische Prostatovesikulektomie mit pelviner Lymphadenektomie bei Patienten mit lokalisiertem Prostatakarzinom in Ost-Berlin durchgeführt.[23] Im Juni 1983 erfolgte die erste perkutane Pyelonephrostomie. Die Einführung der Ultraschall-Nephro-litholapaxie sowie die erste Ureterorenoskopie fanden 1986 statt.[24] Noch kurz vor der Wiedervereinigung 1990 konnte mit Hilfe der Caritas an der Abteilung ein Gerät zur Extrakorporalen Stoßwellenlithotripsie aufgebaut werden (Dietrich u. Raatzsch 1996).

21 Blome F. Gespräch mit dem Verfasser am 24.10.2003.

22 Vgl. ohne Autor. abteilungsinterner Entwicklungsbericht über die urologische Abteilung am St. Hedwig-Krankenhaus. Manuskript 1986, Arch. St. Hedwig-KH Berlin.

23 Raatzsch H. Brief an den Verfasser vom 30.9.2007.

24 Vgl. ohne Autor. abteilungsinterner Entwicklungsbericht über die urologische Abteilung am St. Hedwig-Krankenhaus. Manuskript 1986, Arch. St. Hedwig-KH Berlin.

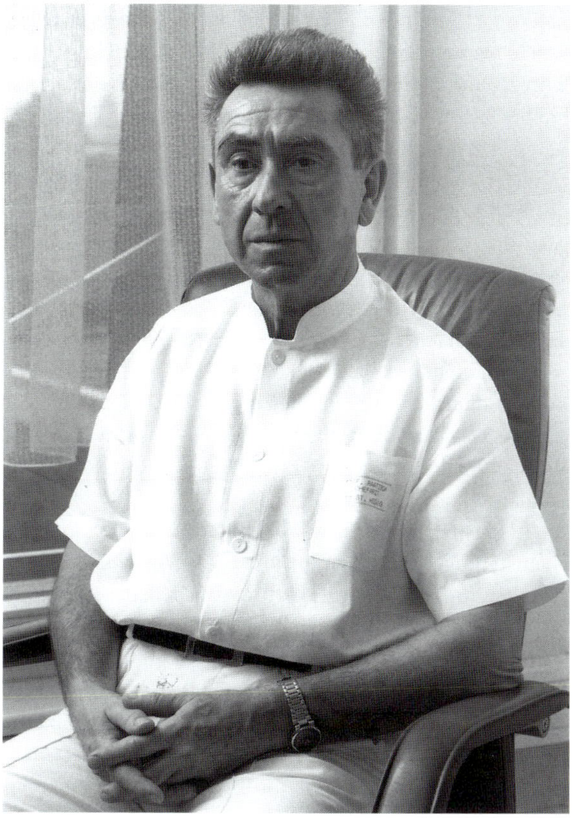

Abb. 9.8 Heinz Raatzsch (*1934), Chefarzt der Urologischen Abteilung des St. Hedwig-Krankenhauses 1980–1997. (Archiv des St. Hedwig-Krankenhauses, mit freundlicher Genehmigung)

Bis zum Ende der DDR waren finanzielle Unterstützungen und Genehmigungen für bauliche Veränderungen kaum und mit vielen Schikanen zu erhalten. So konnten die dringend benötigten Modernisierungen erst 1980 begonnen werden und mit Unterbrechungen wurden sie erst nach der Wende beendet (Thiel 1996). Für die berufliche Entwicklung der Ärzte war die Tätigkeit an einem konfessionellen Krankenhaus ebenso wenig attraktiv. Es war nahezu ausgeschlossen, dass sie in Führungspositionen an anderen Krankenhäusern wechseln konnten. Ausnahmen waren konfessionelle Einrichtungen.[25] Als kirchliche Einrichtung stellte das Haus auch beispielsweise Mitarbeiter ein, die als »Antragssteller auf Übersiedlung in die BRD« andernorts ihre Anstellung verloren hatten. Dies führte zu einem Pflegenotstand als während der Fluchtbewegung aus der DDR 1989 117 Mitarbeiter das Krankenhaus verließen.

Im Rahmen der staatlichen Gesundheitsplanung wurden die anderen Abteilungen im Ostteil der Stadt weiter ausgebaut, neue kamen nicht hinzu. Dies lag vor allem an dem staatlich verwalteten Gesundheitssystem und dem hohen technischen Aufwand der Urologie. Die Geräte und Instrumente mussten meist im westlichen Ausland gekauft werden. Die DDR-eigene Produktion der VEB Medi (ehem. Fa. Heynemann Leipzig) kam der Produktion nicht nach. Die endoskopischen Methoden waren entsprechend weniger verbreitet und wurden in der akademischen Lehre und ärztlichen Fortbildung kaum vermittelt (Konert u. Moll 2004). Einige Prestigeobjekte genossen besondere Förderung, wie z.B. die Nierentransplantation ▶ Kap. 11. Während Ressourcen für die medizinische Grundversorgung der Bevölkerung knapp waren, bzw. nicht bewilligt wurden, wurde die Nierentransplantation vom Staat massiv unterstützt, und die DDR konnte auf diesem Gebiet internationalen Standard erreichen (Creutziger 1992).

Kurz vor dem Mauerbau übernahm dann Moritz Mebel (geb. 1923) die Leitung der Klinik im Friedrichshain. Damit war er der erste leitende Arzt an einer Berliner urologischen Klinik, der Mitglied der SED war. Bereits 1945 war er als Offizier der Roten Armee in Berlin, kehrte dann in die Sowjetunion zurück und erhielt seine urologische Weiterbildung bei Anatoli Frumkin (1897–1962). In Berlin war er an der chirurgischen Klinik der Charité und später als Oberarzt am Klinikum Berlin-Buch tätig. Unter der Leitung von Mebel entwickelte sich die Urologie am Krankenhaus Friedrichshain zu der führenden Ost-Berliner Klinik. Trotz der politischen Ämter – bis 1989 auch als Mitglied des Zentralkomitees (ZK) der SED – gab er an, die politische Arbeit von der medizinischen immer getrennt gesehen zu haben. »Im Dienst »Sie«, in der Parteiversammlung »Du«.[26]

Zunächst als Forschungsprojekt »Chronische Niereninsuffizienz«, ab 1967 dann unter dem Namen Nierentransplantationszentrum (NTZ), genoss dieses höchste Priorität und erfolgte auch im wissenschaftlichen Austausch mit führenden Forschern weltweit, auch der Freien Universität in West-Berlin, so hielt u.a. Nagel Vorträge im Fiedrichshain.[27] Mebel führte 1967 die erste Nierentransplantation in Ost-Berlin bei einer 18-jährigen Empfängerin einer mütterlichen Niere.[28] Das Zentrum verfügte über acht Dialyseplätze und acht Transplantationsbetten (May 1998). Bis zur Auflösung im Jahr 1998 wurden 2038 Trans-

25 Hans-Ulrich Zimmermann (gest. 2004) wurde 1967 Chefarzt der Urologischen Abteilung an der Anhaltinischen Diakonissenanstalt Dessau.

26 Vgl. Schütt 1999, S.35, hier gibt Mebel auch an, dass 9% seiner Mitarbeiter in der SED waren.

27 Vgl. ebd. S. 40.

28 Die erste Nierentransplantation der DDR wurde 1966 in Halle durch Rockstroh durchgeführt. Eigler FW; Zur Geschichte der Nierentransplantation in Deutschland. Zentralbl Chir 2002;127:1001–8.

plantationen durchgeführt.[29] Zum dreißigsten Jubiläum des NTZ konnte auch die Niere mit der längsten Funktionsdauer in Europa vermerkt werden (May 1998).

Mit der 4. Hochschulkonferenz der DDR 1967 wurden die »Prinzipien zur weiteren Entwicklung von Lehre und Forschung an Universitäten und Hochschulen der DDR« festgelegt. Im selben Jahr wurde ein Lehrstuhl für Urologie an der Akademie für Ärztliche Fortbildung geschaffen. Nachdem 1970 ein urologischer Lehrstuhl unter der Leitung von Moritz Mebel an der Humboldt-Universität eingerichtet wurde, ging Hagemann an der Charité zurück zur Chirurgie. Die stationäre und operative Versorgung der urologischen Patienten fand weiterhin im Krankenhaus im Friedrichshain statt (Hausmann 1984). An der Charité in Berlin-Mitte befand sich die Poliklinik am Lehrstuhl für Urologie an der Charité unter der Leitung von Hans-Martin Guddat (geb. 1932), die in der ambulanten Versorgung einen großen Stellenwert hatte. Mit der Eröffnung des Chirurgisch Orientierten Zentrums des Charité Hochhauses im Jahr 1982 zog die Universitätsklinik vollständig an die Charité um. Im Jahr 1987 wurde an der Charité ein Gerät zur Extrakorporalen Stosswellenlithotripsie installiert, eines der ersten in der DDR (Schönberger 2000).

Die Leitung der Urologischen Klinik am Krankenhaus im Friedrichshain übernahm Ernst Braun (1927–2007). Weiterhin nahm Moritz Mebel einmal wöchentlich an der Visite teil. Wesentliche Fachbereiche der Organtransplantation verblieben am Krankenhaus im Friedrichshain. Im Zusammenhang mit dem Ausbau der Charité als Zentrum der Hochschulmedizin ist es naheliegend, dass die Klinik unter besonderer Beobachtung des Ministeriums für Staatssicherheit stand. Für die Charité waren ab den sechziger Jahren fünf Offiziere hauptamtlich tätig. Die Zahl der inoffiziellen (IM) und der gesellschaftlichen (GM) Mitarbeiter betrug etwa achtzig (Stein 1992). Schwerpunkte der Überwachung bei Ärzten waren vor dem Mauerbau die Verhinderung der Republikflucht, später dann die Abwerbungen bei Auslandsreisen. Es wurden auch gezielte Versuche unternommen westdeutsche Ärzte zu gewinnen (Hottenrot 2010).

Nach Mebels Emeritierung 1988 übernahm Peter Althaus (geb.1940) die Leitung der Klinik. Als klinische Schwerpunkte hatten sich die Uro-Onkologie und die Kinderurologie etabliert. Nach 1990 wurde Peter Althaus aufgrund von Anschuldigungen über eine vermeintliche Zuarbeit für die Staatssicherheit seines Amtes enthoben (Stein 1992; Koloniskiy 1992; Fink 2011)

Nach der Gründung des »Klinikums Buch« im Jahr 1963 konnte Werner Krebs (1920–1984) diese Klinik zu einer der führenden Urologischen Kliniken in der DDR ausbauen. Insgesamt verfügte die Urologie über 4 Stationen mit 115 Betten und einer großen angegliederten Poliklinik. Werner Krebs promovierte 1965 an der Humboldt-Universität und habilitierte sich 1968.[30] Eine Professur erhielt er nicht, wahrscheinlich, da er nach dem Tod seines Vaters in der Haft aus der SED ausgetreten war.[31] Trotzdem zählte er zu den führenden Urologen der DDR und etablierte die transurethrale Chirurgie, die er in Innsbruck gastweise erlernt hatte. Außerdem entwickelte er gemeinsam mit dem Volkseigenen Betrieb (VEB) Medizintechnik Leipzig einige Endoskope, die die DDR von Importen unabhängig machen sollten.[32] Er war Mitherausgeber der »Allgemeinen und Speziellen Urologie«[33] und wurde 1972 Vorsitzender der Urologischen Gesellschaft der DDR (Sigel 1985). Nach dem altersbedingten Ausscheiden von Werner Krebs übernahm im Jahr 1980 Rolf Ranft aus Greifswald dessen Nachfolge.

In Westberlin wurde mit Verankerung der Urologie als eigenständige Fachdisziplin, die ihren Abschluss in der Anerkennung als Lehr- und Prüfungsfach in der BRD 1970 fand, die Hochschulmedizin weiter ausgebaut und damit auch neue Standorte urologischer Versorgung geschaffen, bzw. bestehende Abteilungen entsprechend erweitert. Im Zuge der Eröffnung des zentralen Universitätsklinikums Benjamin-Franklin in Berlin-Steglitz 1968 wechselte auch Wilhelm Brosig hierhin. Die Größe der Abteilung war auf 80 Betten ausgelegt. Als Forschungsschwerpunkte kam die Andrologie unter Alpay Kelâmi (1936–1992) hinzu. Im Jahr 1982 fand unter Kelâmis Leitung das erste internationale Symposium für operative Andrologie in Berlin statt. Auf Brosig folgten verschiedene Klinikleiter, die nur wenige Jahre blieben.[34] Im Jahr 1990 verfügte die Klinik über 74 Betten, es wurden etwa 1500 Operationen durchgeführt, davon 61 Nierentransplantationen.[35]

Reinhard Nagel wurde nach einer zweijährigen Tätigkeit in Köln Leiter der Klinik in Charlottenburg, die später als zweite Urologische Universitätsklinik operierte. Schwerpunkte der Tätigkeit waren die hormonelle Thera-

29 Vgl. Schütt 1999, S.16.

30 Die erste Promotion 1945 in München wurde nicht als rechtsverbindlich anerkannt, so dass Krebs diese wiederholen musste. Das Thema war »Zur Versorgung abundanter Blutungen bei Operationen an den Harnorganen.« Die Habilitation erfolgte 1968 mit der Arbeit »Die Einwirkung der transurethralen Elektroresektion auf das Gewebe, ihre Komplikationen und ihre klinische Bedeutung« Archiv der Humboldt-Universität Berlin UkPersonalia.

31 Persönliche Mitteilung durch Pommrich H. an den Verfasser.

32 Vgl. Votum informativum von Prof. E. Kirsch (Dresden), 16.1.1967 Archiv der Humboldt-Universität Berlin Uk Personalia.

33 Der Oberarzt Ulrich Thiel war als Autor mitbeteiligt. Heise, Hienzsch, Krebs, Mebel. Allgemeine und Spezielle Urologie, VEB Georg Thieme Verlag, Leipzig 1982.

34 1984–1986 Dietger Jonas (geb.1941), 1986–1988 Ulrich Fiedler, komm. Leitung (geb.1942), 1988–1991 Hartwig Huland (geb. 1942), 1991–1993, Klaus-Peter Dieckmann, seit 1994 Kurt Miller.

35 Vgl. Wlodyga F (Bearb.). 25 Jahre Universitätsklinikum Steglitz. Berlin 1994.

pie des Prostatakarzinoms, Urologische Onkologie und Hodentumoren sowie die Urolithiasis im Kindesalter.[36] Im Jahr 1984 wurde das vierte Gerät zur Extrakorporalen Stoßwellenlithotripsie deutschlandweit am Krankenhaus Westend aufgebaut.[37]

Im Jahr 1987 wurde nach umfangreichen Neubauten und Modernisierungen das Rudolf-Virchow-Krankenhaus im Stadtteil Wedding als zweites zentrales Universitätsklinikum der Freien Universität Berlin eröffnet. Vorher als städtisches Krankenhaus geführt war die Urologie hier durch Kurt Felkl (1918–2013) und Hans Wulsten (1927–1995) als eigenständige Abteilung vertreten. Zunächst an zwei Standorten geführt, zog die Abteilung von Reinhardt Nagel im Jahr 1992 vollständig hierher um, um dann bereits 1995 geschlossen zu werden.

Mit dem Fachgebietsabkommen zwischen der Deutschen Gesellschaft für Urologie und der Deutschen Gesellschaft für Chirurgie wurden in den 1970er Jahren auch an den Städtischen Krankenanstalten neue Abteilungen gegründet. An das Städtische Krankenhaus Moabit war nach der Verabschiedung Gohrbandts im Jahr 1961 Hellenschmied mit einigen Mitarbeitern gewechselt und hatte eine urologisch orientierte Chirurgie aufgebaut. Im Jahr 1969 wurde unter Leitung von Werner Heinrich (geb. 1927) eine eigenständige urologische Abteilung eröffnet. Als der erste Neubau eines städtischen Krankenhauses als Haus der Zentralversorgung in Berlin-Kreuzberg 1966 begonnen wurde, waren zwar 5 urologische Untersuchungs- und Behandlungsräume, jedoch keine eigenständige Fachabteilung vorgesehen (Görick 1966). Mit der Eröffnung des Neubaus im Jahr 1970 wurde dann doch eine urologische Abteilung unter der Leitung von Wolfgang Klutke eröffnet.[38] Im Jahr 1972 wurde außerdem eine eigenständige urologische Abteilung am Städtischen Auguste Viktoria-Krankenhaus unter Bernhard Bargenda (1922–2000), einem langjährigen Mitarbeiter Brosigs eingerichtet. Am Ende der 1970er Jahre (1977) standen somit an 13 Kliniken in West Berlin insgesamt 767 urologische Betten zur Verfügung, eine Zahl, die nicht wieder erreicht wurde (Wenske 2009).

In den 1980er Jahren vollzog sich an den meisten West-Berliner Kliniken ein Generationenwechsel auf den Chefarztpositionen. Verstärkt konnten Urologen von westdeutschen Universitäten gewonnen werden, die neue klinische und wissenschaftliche Impulse setzten.[39] Eingeleitet durch einen Aufsatz des Berliner Urologen Manfred Richter-Reichhelm (geb.1942) erschien 1985 eine Reihe urologischer Veröffentlichungen im Berliner Ärzteblatt. Darin wurden für eine breitere Leserschaft die Neuerungen in diesem Fachgebiet aufgearbeitet und ein Überblick über die urologische Tätigkeit in Berlin gegeben (Richter-Reichhelm 1985). Dadurch und durch die abgeschlossene Institutionalisierung erstarkte das Selbstbewusstsein der Urologen und vergrößerte sich der Kreis der in der Urologie tätigen Ärzte erheblich. Die Zahl der Mitglieder der Berliner Urologischen Gesellschaft stieg bis 1976 nur auf 34, bis 1989 dann aber auf 133 an (Durnick 2002, S. B-33).

9.5 Fazit

Mit dem Ende des Zweiten Weltkriegs und dem Verlust des Lehrstuhls an der Charité hatte die wissenschaftliche Urologie in Berlin weitgehend ihre bis dahin überragende Bedeutung eingebüßt. Weltweit bekannte Fachvertreter wie Alexander von Lichtenberg und Leopold Casper sowie der einflussreiche Paul Rosenstein mussten während der Zeit des Nationalsozialismus Deutschland verlassen, um ihr Leben zu retten. Andere Berliner Urologen wurden aus rassenideologischen Gründen ermordet oder begingen, wie Eugen Joseph, aufgrund ihrer Entrechtung und Verfolgung Suizid.

In der Nachkriegszeit stand der Wiederaufbau urologischer Versorgungsstrukturen im Vordergrund. Im Zusammenhang mit den auch und gerade im Gesundheitswesen zunehmenden ideologischen Gegensätzen entwickelte sich eine in der »Frontstadt« Berlin besonders spürbare Systemkonkurrenz. Beispiele hierfür sind die Auseinandersetzung um die Polikliniken und damit verbunden der Status der niedergelassenen Ärzte, die Medikamenten- und Instrumentenversorgung und die Tätigkeit in Westberlin wohnhafter Ärzte in Kliniken in Ostberlin, die sich, wie etwa am Beispiel der Urologischen Klinik im St. Hedwig-Krankenhauses und seines langjährigen Chefarztes Johannes Rief gezeigt, besonders anschaulich für die Berliner Urologie verdeutlichen lassen.

Nach dem Mauerbau 1961 konnte die Urologie in beiden Teilen der Stadt erneut eine Vorreiterrolle zumindest in bestimmten wissenschaftlichen Bereichen erreichen, besonders auf dem Gebiet der Nierentransplantation, sodass hier die These einer asymmetrischen Parallelentwicklung durchaus zutreffend ist.

36 Vgl. Präsident der Freien Universität Berlin (Hrsg.). 4. Forschungsbericht der FU Berlin 1981–1983. Berlin 1985, S.152, Nagel R, Brief an den Verfasser vom 12.10.2002.

37 Die Kosten für dieses Gerät betrugen 3.680.000 DM. Universitätsklinikum Charlottenburg Freie Universität Berlin (Hrsg.). Jahresbericht 1984, Berlin 1984.

38 o. A; Krankenhaus-Neubau Kreuzberg erhält urologische Abteilung. Berl. Ärztekammer 1969, 5:81.

39 Rainer Kuntz (geb. 1944) aus München übernahm 1985 die Abteilung am Auguste-Viktoria-Krankenhaus, Peter Schabert (geb 1935) übernahm 1983 die Nachfolge von Rudolf Berndt (1917–2007) am Krankenhaus Neukölln. Lothar Weißbach (geb. 1940) aus Bonn übernahm 1984 die Leitung der Abteilung am Krankenhaus Am Urban.

Literatur

Arndt M (2006) »Die Frage der Polikliniken ist augenblicklich in Berlin wieder heiß umstritten«. Die Entwicklung der Berliner Polikliniken und Ambulatorien 1948–1961. In: Lemke M (Hrsg) Schaufenster der Systemkonkurrenz. Die Region Berlin-Brandenburg im Kalten Krieg. Böhla, Köln, Weimar, Wien, S 247–268

Arndt M (2008) Pillen gegen den Kommunismus? Medikamenten- und Krankenhilfe West-Berlins für die Bewohner Ost-Berlins und der angrenzenden Region bis zum Mauerbau. In: Lemke M (Hrsg) Konfrontation und Wettbewerb. Wissenschaft, Technik und Kultur im geteilten Berliner Alltag (1948–1973) Metropol, Berlin. S 41–62

Arndt M (2009) Gesundheitspolitik im geteilten Berlin 1948–1961. Böhlau, Köln, Weimar, Wien.

Boeminghaus H (1950) Chirurgie der Urogenitalorgane. Banaschewsk, Bad Wörishofen

Casper L., Richter PF (1901) Functionelle Nierendiagnostik mit Berücksichtigung der Nierenchirurgie. Klinisch Experimentelle Untersuchungen, Urban Schwarzenberg, Berlin Wien

Creutziger A (1992) Die Entwicklung der operativen Urologie im Spiegel der Zeitschrift für Urologie (Leipzig) in den Jahren 1947–1990. Med. Diss. HU Berlin, S 28

Dietrich H (2006) Die Berliner Urologische Gesellschaft von 1912–2006. Urologe 45:1103–1108

Dietrich H, Raatzsch H (1996) Die Entwicklung der Abteilung für Urologie. In: Murken AH (Hrsg) 150 Jahre St.Hedwig-Krankenhaus in Berlin. Murken-Altrogge, Herzogenrath, S 142

Durnick A (2002) Die Geschichte der Berliner Urologischen Gesellschaft von 1955–2000. Diss. Med. HU Berlin

Feige H-U (1992) Aspekte der Hochschulpolitik der Sowjetischen Militäradministration in Deutschland 1945–1948. Deutschland Archiv 25 1169–1180

Fink, H (2011) Von der Brauchbarkeit der Stasi Akten Ossiestzki 6/2011 http://www.sopos.org/aufsaetze/4d8728775e7a4/1.phtml. (Recherche 13.06.2015)

Fleck H (2003) In Erinnerung an Dr. Johann-Albrecht Rief. Alexianer-Forum 4, S 14

Görick W (1966) Krankenhaus Am Urban in Berlin-Kreuzberg; Krankenhaus Umsch 35: 445–446

Halling T, Moll F, Fangerau H (2014) Urologie im Rheinland. Perspektiven raumorientierter Medizingeschichte. In: Halling T, Moll F (Hrsg) Urologie im Rheinland. Ort und Raum in der Medizingeschichte. Springer, Berlin u.a., S 1–25

Hausmann H (1984) 113 Jahre Urologie in Berlin – Die Entwicklung der Urologie in Berlin von 1871–1984. Med. Diss., HU Berlin; S 90

Hottenrott L (2010), Die Charité als Observationsobjekt des MfS. In: Herrn R, Hottenrott L (Hrsg.) Die Charité zwischen Ost und West 1945–1992 Zeitzeugen erinnern sich. be. bra , Berlin, S 189–202

Israel J, Israel W (1925) Chirurgie der Niere und des Harnleiters. Georg Thieme, Leipzig

Kleßmann C (2005) Spaltung und Verflechtung – Ein Konzept zur integrierten Nachkriegsgeschichte 1945 bis 1990. In: Kleßmann C, Lautzas P (Hrsg) Teilung und Integration. Wochenschau-Verlag, Schwalbach, S 20–36

Kletschke HG, Lukosch J (2007) Gespräch mit dem Verfasser am 2.11. 2007

Koloniskiy M (1992) Ausgehorcht vom Falschen Freund. Die Zeit 26. 9. Nr. 27 http://www.zeit.de/1992/27/ausgehorcht-von-einem-falschen-freund. (Recherche 14.06.2015)

Konert J, Moll F (2004) Entwicklung der Urologie nach dem 2. Weltkrieg. In: Illustrierte Geschichte der Urologie. Springer, Berlin, Heidelberg, S 290

Krebs W (1962) Augenblicklicher Stand der Urologie im Hufeland-Krankenhaus und deren Bedeutung für das Gesundheitswesen in Berlin und der DDR. Gesundheitswesen DDR, 17:1996–1999

Krischel M (2014) Karrieren führender Urologen im Nationalsozialismus. In: Krischel et al. (Hrsg) Urologen und Nationalsozialismus zwischen Anpassung und Vertreibung. Franz Steiner, Stuttgart, S 106–122

Krischel M, Halling T (2013) Die Deutsche Gesellschaft für Urologie in der unmittelbaren Nachkriegszeit. Urologe 52: 991–1003

Küster E (1896–1902) Chirurgie der Nieren, Enke, Stuttgart

Labisch A; Tennstedt F (1985) Der Weg zum «Gesetz über die Vereinheitlichung des Gesundheitswesens" vom 3. Juli 1934. Entwicklungslinien und -momente des staatlichen und kommunalen Gesundheitswesens in Deutschland. Schriftenreihe der Akademie für Öffentliches Gesundheitswesen in Düsseldorf, Bd. 13,2. Düsseldorf

Martin P (1982) Zur Entwicklung der Urologie im Krankenhaus Westend von 1904–1969. Med. Diss, FU Berlin

May G (1998) 30 Jahre NTZ. In: Krankenhaus im Friedrichshain (Hrsg) Hainblick – Zeitschrift für Mitarbeiter, Patienten, Besucher und Interessierte; S 2

Meißner (2007) Die besondere Situation konfessioneller Kinderkliniken in der Sowjetischen Besatzungszone/DDR (1945–1989). Med. Diss. Halle/Wittenberg

Meyer B (2000) Viele starben an Ruhr oder Typhus. Berlinische Monatsschrift 12/2000: 38–46

Moll et al. (2011) Urologie und Nationalsozialismus – Paul Rosenstein 1875–1964 – zerrissene Biographie eines jüdischen Urologen. Urologe 50: 1143–53

Moll et al. (2014) Urologie und Nationalsozialismus – Alexander von Lichtenberg 1880–1949, Urologe 49: 1179–118

Moll FH, Halling T, Fangerau H (2013) »Urologen tagen in Berlin«. Martin Stolze (1900–1989) und der Urologenkongress 1959 in Ost- und Westberlin. Der Urologe 52, S 1314–1327

Mücke (1967) Die Krankenhaussituation in Berlin nach 1945. Krankenhausumschau 36. S 371

Mühe G (1957) Das Krankenhauswesen in West-Berlin. Anstalts Umschau 26:1–12, S 5

Müller D (Red.) (1960) 250 Jahre Charité (1710–1960). Festkomitee des Rates der Medizinischen Fakultät zur Vorbereitung der 250-Jahr-Feier der Charité (Hrsg). Berlin, S 101

Pommrich H (1996) 150 Jahre St. Hedwigs-Krankenhaus Berlin. Berl Arztebl Rotes Blatt 109: 622–625

Präsident der Freien Universität Berlin (Hrsg) (1985) 4. Forschungsbericht der FU Berlin 1981–1983. Berlin, S 152

Nagel R (2002) Brief an den Verfasser vom 12.10.2002

Rathert P, Moll F (2007) Urologie in Deutschland im Spiegel der Kongresse der Deutschen Gesellschaft für Urologie 1907–2007. In: Arbeitskreis Geschichte der Urologie (Hrsg). Urologie in Deutschland. Springer, Heidelberg, S 33–47, S 42

Richter-Reichhelm M (1985) Die Urologie in Berlin. Berl Ärztekammer; 22: 289

Rosenstein P (1954) Narben bleiben zurück Kindler und Schiermeyer, München, S 92–93

Rosenstein P (1961) Chirurgie Manuskript. Nachlass P. Rosenstein. Leo Baeck Institute, New York

Schmitz J (1969) Die Berliner Urologische Gesellschaft von 1912–1961. Zahnmed. Diss., FU Berlin

Schönberger B (2000) Geschichte der Urologie an der Charité. Urologe B; 40: 69–73

Schultze-Seemann F (1980a) Die Geschichte der Urologie in Berlin Verhandlungsbericht der Deutschen Gesellschaft für Urologie 32. Tagung, Springer Heidelberg, Berlin S 1–5
Schultze-Seemann F (1980b) Die Geschichte der Urologie in Berlin Urologe B 20 294–297
Schütt HD (1999) Rot und Weiß – Gespräche mit Moritz Mebel. Karl Dietz, Berlin, S 117, S 35
Sigel (1985) In memoriam Dr. med. habil. Werner Krebs, Ost-Berlin Urologe. B 25: 2–3
Matz M (1980) Herrn MR Dr. med. habil. Werner Krebs zum 60. Geburtstag. Z Urol Nephrol 73: 257–258
Stein (1992) Charité 1945–1992 Ein Mythos von innen. Argon, Berlin, S 228, S 251
Stoll HG (2010) Eröffnung des Kongresses der DGU in Bremen 1967, Dreikorn K, In memoriam Hans Georg Stoll. Urologe 49: 778–779
Stürzbecher M (1997) Aus der Geschichte des Städtischen Krankenhauses Moabit. In: 125 Jahre Krankenhaus Moabit. Weidle, Berlin, S 15–102
Thiel H (1996) Wendepunkte der jüngsten Geschichte: Das St. Hedwig-Krankenhaus in seiner Bedeutung für die katholische Kirche und ihre Caritas in Berlin, besonders seit 1933. In: Murken AH (Hrsg) 150 Jahre St. Hedwig-Krankenhaus in Berlin. Murken-Altrogge, Herzogenrath. S 47–51
Volkheimer G (1992) Ich war der letzte oder vorletzte West-Berliner an der Charité. In: Stein R (Hrsg). Charité 1945–1992. Ein Mythos von innen. Argon, Berlin, S 43–46
Wenske S (2009) Die Herausbildung urologischer Krankenabteilungen in Berlin. Logos, Berlin, S 64
Wlodyga F (1994) (Bearb.) 25 Jahre Universitätsklinikum Steglitz. Berlin
Wolff HP, Kalinich A (1996) Zur Geschichte der Krankenanstalt Berlin-Buch. Edition Hentrich, Berlin, S 154

Die Entwicklung der Extrakorporalen Schockwellenlithotripsie (ESWL) – ein Beitrag zur Medizintechnikgeschichte

Friedrich Moll, Matthis Krischel

T. Halling, F. Moll, H. Fangerau (Hrsg.), *Urologie 1945–1990*,
DOI 10.1007/978-3-662-48178-3_10, © Springer-Verlag Berlin Heidelberg 2015

10.1 Einführung

Nach dem Zweiten Weltkrieg erlangte keine andere technologische Innovation innerhalb der Urologie eine so rasche und umfangreiche Verbreitung innerhalb Deutschlands und weltweit wie die Einführung der berührungsfreien Zertrümmerung von Harnsteinen durch Stoßwellen (sog. Extrakorporale Stoßwellenlithotripsie, ESWL).

Hierzu bildeten sich rasch verschiedene Narrative einzelner Wissenschaftler und Forschungsgruppen heraus, die, bedingt durch persönliche Sichtweisen, verschiedene Aspekte der technischen Entwicklung oder unterschiedlich gewichtete Arbeitsanteile von Mitbegründern dieser neuen und innovativen Behandlungsmethode in den Mittelpunkt rückten. Dabei sind verschiedene Arbeiten zur Geschichte und Geschichtsschreibung dieser Medizintechnologie erschienen, deren Autoren in vielen Fällen die Innovatoren oder die Herstellerfirmen selbst sind. Gelegentlich werden dabei auch mild Konflikte um die Priorität der Entdeckung diskutiert[1] (Dornier 1987; Delius u. Brendel 1990; Delius 2000; Chaussy et al. 2002, 2006, 2007; Moysidis 2003; Forssmann 2006; Eisenberger et al. 2007; Chaussy 2008).

Während einige frühe medizintechnik-historische Rekonstruktionen als Einleitung zu medizinisch-klinischen Handbüchern oder als Imagepflege für das maßgeblich an der Entwicklung beteiligte Unternehmen dienten (Hepp 1984; Brendel 1986; Jocham 1987) und für die fachurologische Geschichtsschreibung bis heute wichtige Quellen liefern (Diederich u. Sökeland 1989; Moran 2014), haben Technikhistoriker die Stoßwellenlithotripsie als in ein Netzwerk aus Forschern, Ärzten, Patienten, Industrie, Politik und Verbänden eingebunden beschrieben (Braun u. Eisen 1992; Braun 1995, 2007).

Die in Friedrichshafen ansässige Firma Dornier entwickelte dabei nach Forschungen am Tiermodell (s.u.) zunächst den Prototypen HM1 (HM = Humanmodell), mit dem insgesamt 221 Lithotripsien an 206 Patienten vorgenommen wurden. Dabei wurden keine gravierenden Beschwerden oder Komplikationen nach der Behandlung oder durch den Abgang der Steinreste beobachtet. Der Prototyp HM2 brachte Verbesserungen bei der röntgenologischen Bildqualität im Wasserbad, und die Strahlenintensität konnte verringert werden. Das Modell HM3 war dann das Gerät für die Serienproduktion. Diesen Modellen war gemein, dass die Stoßwellen in einem Wasserbad (»Badewanne«) als Vorlaufstrecke angekoppelt werden mussten, was dem mit 4,5 Mio. DM Anschaffungspreis nicht gerade günstigen Gerät den Spitznamen »teuerste Badewanne der Welt« einbrachte. 1987 war der Preis infolge des Wettbewerbes bereits auf 2,8–3,5 Mio. DM gesunken (Dornier 1987). Die Literatur wies noch geringere Anschaffungskosten aus (Tab. 10.1).

Tab. 10.1 Kosten für Lithotripter der zweiten Generation (Aus Rassweiler et al. 1988)

Typ	Investitionskosten (in Mio. DM)	Unterhalt (in DM)
Dornier HM4	2,4	200.000
MPL 9000	2,3	200.000
MPL 5000	2,5	200.000
Lithostar	2,1	100.000
Sonolith 2000	1,5	80.000
Piezolith 2200	1,5	80.000
EDAP LT02	1,5	80.000

In den USA schwankten zunächst die Kosten der Aufstellung der ersten sechs Lithotriptoren zwischen 200.000 US-Dollar und 1.080.000 US-Dollar, die laufenden Elektrodenkosten wurden mit 300 US-Dollar veranschlagt.[2] Mitte der 1990er-Jahre war bei der Behandlung von Harnleitersteinen die Kostensituation der initialen ESWL-Therapie zu der einer Harnleiterspiegelung ähnlich, die wiederholten ESWL-Anwendungen führten jedoch insgesamt aufgrund von auxiliären Maßnahmen zu einer für die ESWL ungünstigeren Kostensituation (Wolf et al. 1995).

Bei der folgenden Gerätegeneration, z.B. beim Siemens Lithostar, erfolgte die Ankoppelung der Stoßwellen durch ein Wasserkoppelkissen, so dass bei diesen Geräten auf eine Wanne verzichtet werden konnte (Skudelny 1990; Lingnau 2011).[3] Gemeinsam mit der zur gleichen Zeit ablaufenden Weiterentwicklung endourologischer Techniken wie der Urethroskopie und der perkutanen Nephrolithoplapaxie (Wickham et al. 1984) konnten Nierensteine so ab Ende der 1980er-Jahre »von außen« zertrümmert und durch minimal-invasive Eingriffe endourologisch entfernt werden, so dass die »offene« Nierenchirurgie, die über hundert Jahre lang eine der »Königsdisziplinen« der Uro-Chirurgie gewesen war, schlagartig an Bedeutung verlor. Innerhalb eines Jahrzehnts waren die neuen Technologien und Techniken in weiten Teilen Deutschlands und der Welt verbreitet.

1 vgl. Nachlass von Prof. H. Eisenberger, o. Reg.nr., Museum, Bibliothek und Archiv der Deutschen Gesellschaft für Urologie.

2 N. N. (1986) The costs and economics of ESWL. https://www.princeton.edu/~ota/disk2/1986/8605/860507.PDF (Recherche 20.02.2015).

3 http://wettengl.info/Blog/?p=1078; (Recherche 05.04.2015).

10.2 Technische Entwicklung

Eine technische Vorbedingung war die bereits 1947 in den USA patentierte Erfindung eines Stoßwellengenerators bzw. die Patentierung unterschiedlicher Methoden der Stoßwellenerzeugung,[4] für die sich jedoch zunächst keine praktischen Anwendungen fanden (Moll et al. 1990; Ueberle 2011; Braun 2012).

Die ersten Vorschläge zur Steinbehandlung mit Schall reichen bis in die 40er-Jahre des 20. Jahrhunderts zurück, als eine englische Arbeitsgruppe sich in vitro bemühte, Gallensteine mit sinusförmigem Dauerschall (CW) bei 400 kHz mit 5–60 s Dauer zu zerkrümeln. Sie hatten dabei in vitro in ca. 80 Prozent Erfolg (Lamport et al. 1950).

Ab 1963 befassten sich Physiker bei der für Flugzeugbau bekannten Firma Dornier in Friedrichshafen mit Fragen zur Ausdehnung von Stoßwellen im Kontext von Regentropfen, die auf sich schnell bewegende Flugzeuge aufschlagen. Hier treten extrem hohe Druckamplituden auf, die sich in festen Körpern und Flüssigkeiten mit grober Näherung nach den physikalischen Gesetzen der Akustik beschreiben lassen. Eher zufällig entdeckte man, dass und wie Schockwellen auf menschliches Gewebe wirken: Ein Ingenieur bemerkte 1966 bei der Berührung des Stoßwellengenerators, dass dessen Effekt sich wie ein Stromschlag anfühlt. Dies stimulierte weitere Forschungen, in deren Verlauf gezeigt wurde, dass dieses Phänomen beim Eintritt der Stoßwelle in feste Körper auftritt und Stoßwellen durch Wasser geleitet werden können (Krehl 2009). 1969 diskutierte eine Gruppe von Physikern (G. Hoff und A. Behrend von Dornier sowie E. Häusler von der Universität des Saarlandes) über die technischen und medizinischen Anwendungen von Stoßwellen. Dabei wurde auch die Zertrümmerung von Konkrementen in der Niere diskutiert. In der Folge von Hoff, Behrend und Häußler durchgeführte In-vitro-Versuche ergaben, dass in einem Wasserbad fokussierte Konkremente durch Stoßwellen zerstört werden konnten. Häusler stellte seine Resultate schon 1973 beim Kongress der Deutschen Physikalischen Gesellschaft vor (Häusler u. Kiefer 1973). Bis zu diesem Zeitpunkt war die Anwendung von elektrohydraulischen Prinzipien zur Zerstörung von Harnsteinen durch das russische Modell eines Lithotripters, dem »Urat 1«, bekannt, das Steine durch direkten Kontakt mit der Energiequelle zerstörte (Büttger 1969; Frohmüller 1970; Rouvalis 1970; Goldberg 1979). Außerdem befasste sich eine Aachener Forschungsgruppe mit der Zerstörung von Harnsteinen durch Anwendung von Ultraschall (Lutzeyer et al. 1970) und entwickelte einen Lithotripter für Blasensteine zu Anwendungsreife (Hautmann et al. 1983). Im November 1972 wandten sich die Ingenieure der Firma Dornier Wolfgang Hepp und Günther Hoff an Egbert Schmiedt (1920–2011), Direktor der Urologischen Klinik der Universität München, Klinikum Großhadern, sowie an seinen Mitarbeiter Ferdinand Eisenberger (1937–2009) (Dornier 1987),[5] der gerade seine Habilitation abgeschlossen hatte, um ihren Stoßwellenlithotriper im Tierversuchsmodell zu testen. Hierdurch entstand ein Netzwerk aus Medizinern und Ingenieuren, das bereits 1973 Patente zur Stoßwellenerzeugung mithilfe einer Elektrode anmelden konnte. Als weiterer Akteur steuerte das Bundesministerium für Forschung und Technologie zwischen 1974 und 1982 insgesamt fast neun Mio. DM an Subvention bei (Braun 2012). Hierbei wurden auch Kontakte zum Institut für Chirurgische Forschung der Münchener Universität unter Walter Brendel (1922–1989) hergestellt. 1974 konnte infolge ein Forschungs- und Entwicklungsvertrag zwischen der Firma Dornier, der Urologischen Universitätsklinik München und dem Institut für Chirurgische Forschung an der Chirurgischen Klinik abgeschlossen werden. Im gleichen Jahr wurden die technischen Prinzipien der Schockwellenfokussierung unter Wasser mithilfe eines Metallellipsoids entdeckt. Der erste Experimentallithotripter hatte noch kein »Wasserbad«, sondern ein Halbellipsoid, das mit einer Gummimembran bedeckt war. Dieses System besaß weiterhin noch kein festgelegtes System zur Steinortung (Sonographie, Röntgen), und die Gummimembran erlaubte noch keine effektive Transmission der Stoßwellen in den Körper des Versuchstieres. Weitere Untersuchungen führten schließlich zu einem weiteren Lithotripterprototypen, bei dem das Versuchstier in einem Wasserbad positioniert wurde. Zusätzlich besaß dieser Lithotripter eine sonographische Ortungseinheit, so dass mit diesem Modell die ersten therapeutischen Erfolge erzielt werden konnten. Auf dem 3. Symposium für Experimentelle Urologie 1976 in Würzburg wurde über In-vitro- und In-vivo-Versuche berichtet (Chaussy et al. 1976; Eisenberger et al. 1977).[6] In den Jahren 1976/77 wurde mit Ultraschallortungseinheiten experimentiert, die jedoch keinen dauerhaften Erfolg brachten.

Der folgende Prototyp des Lithotriptormodells (TM4) wurde 1978 so konstruiert, dass durch die Darstellung von zwei Röntgenebenen die Lokalisation von Konkrementen im dreidimensionalen Raum möglich wurde (◘ Abb. 10.1, ◘ Abb. 10.2, ◘ Abb. 10.3). Dies brachte den Durchbruch. Für den Tierversuch entwickelte Chaussy ein Tiermodell,

4 Frank Rieber, New York, US-Patent No. 2.559.277. https://www.google.com/patents/US2559227 (Recherche 01.04.2015).

5 Nachruf: Zum Tode von Ferdinand Eisenberger. Aktuelle Urologie 40: 146.

6 Abstracta 3. [Drittes] Symposion für Experimentelle Urologie. 01.-03.04.1976 in Würzburg. Dt Ges f Urologie, Arbeitskreis Experimentelle Urologie. Demeter, Gäfeling.

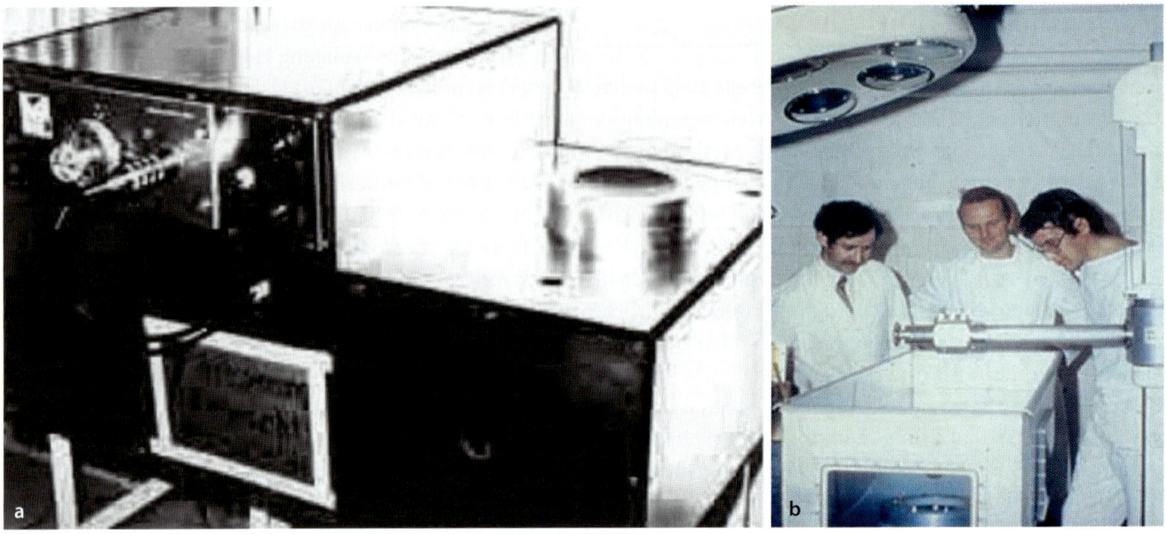

Abb. 10.1a,b Prototyp. (Aus Eisenberger et al. 2007)

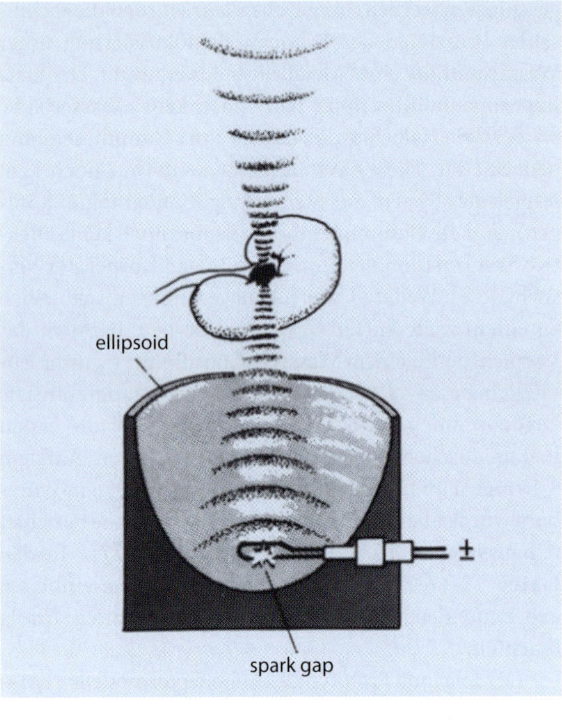

Abb. 10.2 Prinzip der Stoßwellenerzeugung und Fokussierung mit Verteilung der Energie. (Aus Chaussy u. Schmiedt 1986)

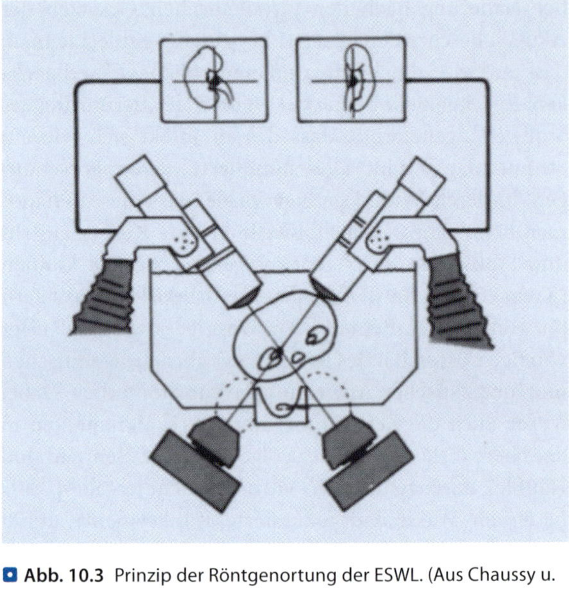

Abb. 10.3 Prinzip der Röntgenortung der ESWL. (Aus Chaussy u. Schmiedt 1986)

bei dem Kaninchen Nierensteine in das Nierenbecken implantiert wurden, um die Wirkung von Stoßwellen zu überprüfen und die klinische Situation genau nachstellen zu können.

Am 07.02.1980 wurde dann der erste Patient (Hans Dworschak) im Klinikum Großhadern erfolgreich behandelt (Chaussy 2001; Eisenberger et al. 2007; Abb. 10.4). Die erste Serie von 100 Patienten, die sich der ESWL unterzogen, folgte innerhalb eines Jahres und wurde im Dezember in der renommierten medizinischen Zeitschrift »The Lancet« publiziert sowie in der Zeitschrift »Biomedizinische Technik« (Chaussy et al. 1980; Forssmann et al. 1980). Auch in der Laienpresse wurde bereits 1980 über das neue Verfahren berichtet.[7]

7 Der Spiegel vom 14.07.1980. http://www.spiegel.de/spiegel/print/d-13518646.html (Recherche 18.03.2015).

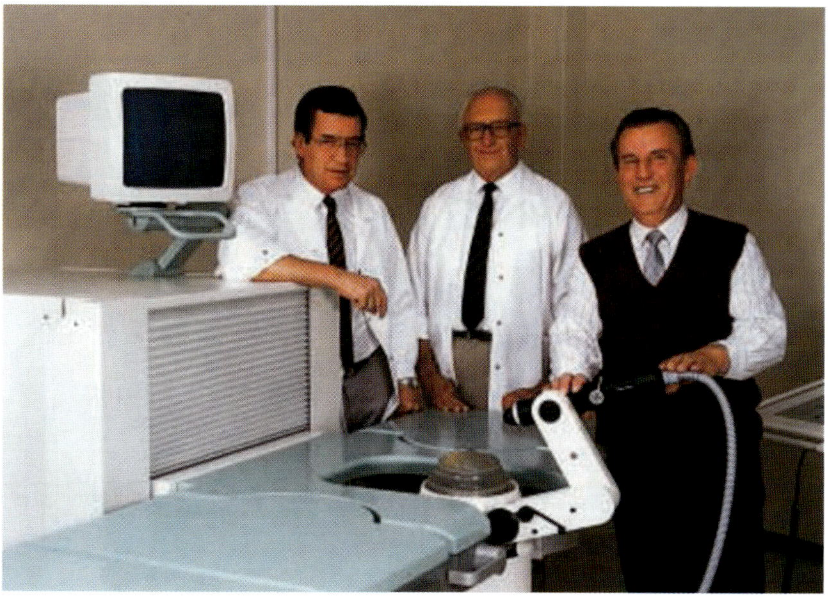

Abb. 10.4 Der erste ESWL-Patient Hans Dworschak (rechts) mit E. Schmiedt (Mitte) und C. Chaussy (links) ca. zehn Jahre nach der Behandlung. (Aus Chaussy 2001)

10.3 Verbreitung der neuen Medizintechnik

Das erste Gerät der folgenden Lithotriptergeneration HM3 (Kaufpreis: 4,5 Mio. DM) wurde 1983 an die Urologische Klinik des Katharinenhospitals in Stuttgart ausgeliefert. Bereits einige Jahre zuvor, 1978, war mit Ferdinand Eisenberger ein ehemaliges Mitglied der Münchener Forschergruppe dort Chefarzt geworden.[8] Somit bestand zwischen 1980–1981 in München das weltweit einzige Zentrum, das diese innovative Technologie anbot. Auch in den nächsten Jahren bedeutete die geringe Zahl der Lithotriptoren eine besondere Monopolstellung sowohl der »besitzenden Krankenhäuser« als auch deren Chefärzte. Die Lithotripsie blieb gut vergütet, und die neue Technologie zog besonders viele Privatpatienten und Selbstzahler auch aus dem Ausland an. Somit hatten die Krankenhausverwaltungen und Chefärzte neben genuin medizinischen auch ökonomische Gründe, die Genehmigungsbehörden und die Krankenversicherungen von der besonderen Eignung ihrer Häuser für dieses medizinische Großgerät zu überzeugen.

Um rasch eine flächendeckende Versorgung der Bevölkerung der Bundesrepublik sicherzustellen, beauftragten die Bundesverbände der Krankenkassen bereits 1982 das KfH-Kuratorium für Dialyse und Nierentransplantation (gegründet 1969 als Kuratorium für Heimdialyse) mit der Beschaffung und Aufstellung von Nierenlithotriptoren der Firma Dornier in 21 urologischen Kliniken, wobei die Standortplanung durch die zuständigen Länderministerien erfolgte (Diederich u. Sökeland 1989).

Die Firma Dornier erhielt 1983 den seit 1980 vergebenen Innovationspreis der Deutschen Wirtschaft.[9] Im gleichen Jahr wurde auch die Deutsche Gesellschaft für Stoßwellenlithotripsie (DGSWL) gegründet, ihr erster Präsident wurde Egbert Schmiedt. Die Gesellschaft besteht bis heute und nennt als ihr Ziel, »die wissenschaftliche Zusammenarbeit zwischen den Herstellern von Stoßwellenlithotriptoren und deren Anwendern zu fördern« (Krehl 2009; Abb. 10.5; Abb. 10.6).[10]

Mit der etwas weiteren Verbreitung der Geräte wurden die Vorteile der ESWL-Therapie einer breiten medizinischen und allgemeinen Öffentlichkeit in vielfältigen Publikationsorganen geschildert (Chaussy et al. 1981, 1982; Forssman u. Hepp 1983).[11] Verschiedene Interessen von Öffentlichkeit, Politik, Kliniken und Städten führten dazu, dass Standortgenehmigungen für die teuren Geräte früh an Orte vergeben wurden, in denen etwa der damalige Ministerpräsident des Landes Nordrhein-Westfalen Johannes Rau oder der führende Landespolitiker Willi Pohlmann (Wuppertal bzw. Herne) ihre Wahlkreise hatten. Auch das vergleichsweise junge Universitätsklinikum Aachen

8 N. N. (2005) Steinzertrümmerung. Die teuerste Badewanne der Welt. Pressemittelung der Dt Gesellschaft für Urologie. http://www.dgu.de/623.html (Recherche 06.04.2015).

9 http://de.wikipedia.org/wiki/Innovationspreis_der_deutschen_Wirtschaft (Recherche 19.03.2015).

10 http://www.dgswl.de/ (Recherche 06.04.2015)

11 N. N. (1983) Stoßwellen gegen Nierensteine. Der Spiegel vom 04.04.1983, S. 249. http://www.spiegel.de/spiegel/print/d-14024150.html (Recherche 18.03.2015).

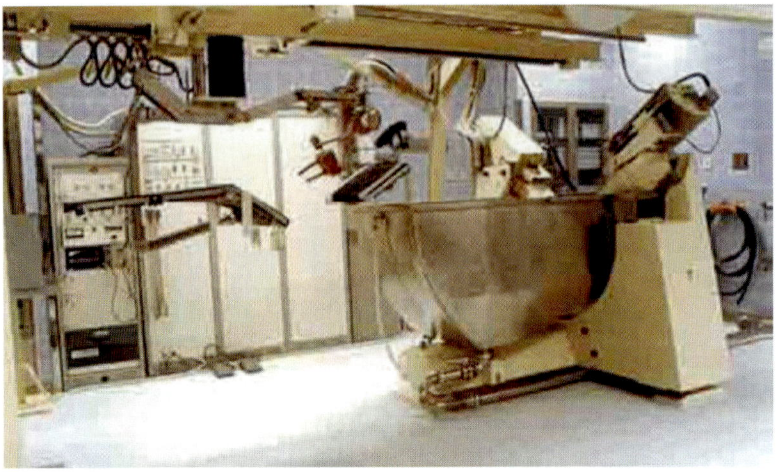

Abb. 10.5 Stoßwellenlithotripter HM1 mit Patientensupport für die erste extrakorporale Stoßwellenlithotripsie. (Aus Eisenberger et al. 2007)

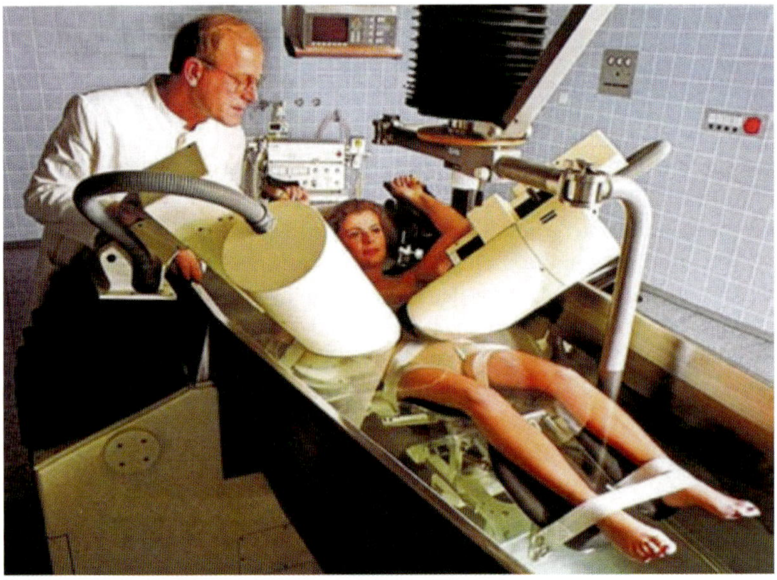

Abb. 10.6 Behandlungssituation mit dem HM3-Lithotriptor. (Aus Köhrmann et al. 2008)

(Braun 2012) erhielt einen Stoßwellenlithotripter vor dem etablierten Harnstein-Forschungsschwerpunkt Bonn (Vahlensieck 1984; Tab. 10.2).[12]

Für die Firma Dornier Medizintechnik war der Markt zunächst als Monopolanbieter lukrativ. Als Pionier konnte das Unternehmen für das begehrte Gerät einen hohen Preis verlangen. Ende 1984 wurde das »Pre-Market-Approval« für eine Vermarktung der Nierensteinzertrümmerer in den USA erteilt. »Das Ding war eine Goldgrube«, erinnerte sich Martine Dornier-Tiefenthaler, die ehemalige Testamentsvollstreckerin der Dorniers, später (Wettengel 2011).[13]

Mit einiger Verzögerung wurden auch in der damaligen DDR zwei Lithotriptoren aufgestellt. Ähnlich wie in der Bundesrepublik war es auch hier weniger eine langjährige Expertise in der Forschung und Klinik der Urolo-

12 Universitäres Steinzentrum Bonn. https://www.ukb.uni-bonn.de/42256BC8002AF3E7/vwWebPagesByID/1942F5F56CC4565EC125770D003A0BEA (Recherche 06.04.02015)

13 N. N. (1992) Konzerne – Allzulange freie Hand – In der Medizintechnik kommt der Daimler-Konzern nicht voran – Die Nierensteinzertrümmerer bringen nur Verluste. Der Spiegel vom 16.11.1992 (Recherche 15.02.2015).

Tab. 10.2 Auslieferungsdaten der ersten Lithotripter durch die Firma Dornier

München - Prof. Schmiedt	12.05.1982
Stuttgart - Prof. Eisenberger	12.10.1983
Wuppertal - Prof. Albrecht	22.11.1983
Berlin - Prof. Nagel	06.12.1983
Mainz - Prof. Hohenfellner	20.12.1983
Lübeck - Prof. Hofstetter	11.05.1984
Herne - Prof. Senge	16.05.1984
Frankfurt - Prof. Weber	23.07.1984
Hamburg - Prof. Klosterhalfen	10.09.1984
Hannover - Prof. Kolle	25.09.1984
Heidelberg - Prof. Roehl	26.10.1984
Aachen - Prof. Lutzeyer	28.11.1984
Würzburg - Prof. Frohmüller	03.12.1984
Marburg - Prof. Rodeck	20.12.1984
Bremen - Prof. Dreikorn	Juni 1985
Dortmund - Prof. Sökeland	Juli 1985
Homburg/Saar - Prof. Ziegler	August 1985
Düsseldorf - Prof. Ackermann	November 1985

thiasis, die auschlaggebendes Kriterium bei der Standortauswahl war, als vielmehr politischer Einfluss. Schon im April 1984, also knapp zwei Jahre nach regulärer Inbetriebnahme des ersten Lithotripters in München, führte Moritz Mebel, Direktor der Urologischen Klinik und Poliklinik der Charité und zugleich ZK-Mitglied der SED, auf höchster politischer Ebene (DDR-Ministerrat) Gespräche zum »Problem des Nierenlithotripters«. Im Dezember 1984 legte er einen ausführlichen Bericht über seinen Besuch im Klinikum Charlottenburg bei Prof. Nagel vor, der seit 1983 über einen Lithotripter verfügte, und schlussfolgerte: »Die DDR braucht unbedingt so schnell wie nur möglich wenigstens einen Lithotripter der Firma Dornier. Sie hat das absolute Monopol in der Produktion.«[14] Auch ein Gutachten für den Ministerrat der DDR aus dem gleichen Jahre kam zu dem Ergebnis, »daß die Bereitstellung von Nierenlithotriptern aus medizinischer Sicht unbedingt beschleunigt werden sollte, da in der Bevölkerung diese schmerzlose und operationsfreie Nierensteinentfernung immer mehr bekannt wird und einigen Patienten nur auf diesem Weg wirklich geholfen werden kann.«[15] Erwogen wurden sowohl eine Eigenentwicklung als auch der Import eines Gerätes. Sowohl die praktische Anwendung als auch die theoretische Auseinandersetzung verzögerten sich dann allerdings um drei Jahre. Im »Handbuch der Urologie« von Heise et al. (1986) war das Kapitel zur ESWL eines von wenigen, das von westdeutschen Autoren, namentlich Egbert Schmiedt und Christian Chaussy, verfasst worden war (Schmiedt u. Chaussy 1986).

Tatsächlich erworben und an der Charité in Berlin-Ost in Betrieb genommen wurde dann im Juni 1987 der Lithotriptor Lithostar der Firma Siemens (Reichenberger u. Naser 1986; Wilbert et al. 1987), ein Gerät der zweiten Lithotriptorgeneration ohne »Badewanne« zur Stoßwellenankopplung (Mebel 1988; Tutschku 1990; Schönberger u. Lück 2000). Mit einem Preis von 2 Mio. DM und vergleichsweise geringen Betriebskosten von 200.000 DM pro Jahr[16] war diese Behandlungseinheit deutlich wirtschaftlicher als das Modell HM3 der Firma Dornier und belastete somit auch das angespannte Devisenbudget der DDR deutlich weniger.

Moritz Mebel[17] berichtete bereits 1988 auf dem westdeutschen Urologenkongress in Stuttgart (Präsident: F. Eisenberger) über die ersten Ergebnisse mit diesem Gerät. Noch im letzten Band der »Zeitschrift für Urologie« von 1990 konnten die Charité-Ergebnisse von 3.000 Behandlungen publiziert werden (Brien et al. 1990). Ebenfalls über einen Lithotripter verfügte das Regierungskrankenhaus der DDR in Berlin-Buch, das den Mitgliedern des Zentralkomitees der SED sowie des Politbüros vorbehalten war (Wenske 2009).

Für die Versorgung eines größeren Patientenkreises relevant war hingegen der mit Geldmitteln aus der Bundesrepublik finanzierte und im September 1989 eingeweihte Lithotripter (Lithostar Plus) im konfessionellen St. Hedwig-Krankenhaus in Ost-Berlin (Wenske 2009). Vor dem Hintergrund des »völlig ungeplanten Weggangs« von zahlreichen Ärzten und Pflegepersonals konnte »die Frage der personellen Besetzung und Betreibung« kaum gelöst werden. Erst im Frühjahr 1990 entspannte sich der Personalmangel wieder.[18]

14 Besuch im Klinikum Charlottenburg in der Urologischen Universitätsklinik (Direktor: Prof. Nagel) am 18.12.1984, BA DC20/10906.

15 Arbeitsgruppe für Organisation und Inspektion beim Ministerrat (Kontrollabteilung): Information über Möglichkeiten der schmerzlosen und operationsfreien Nierensteinentfernung durch Nierenlithotripter, BA DC20/20259.

16 http://wettengl.info/Blog/?p=1078 (Recherche 19.03.2015).

17 Mebel (geb. 1923), von dem im Bundesarchiv viele Nachweise zu Auslandsreisen auch in die sog. NSW- (nichtsozialistisches Wirtschaftsgebiet) Länder nachweisbar sind, war zu diesem Zeitpunkt 65 Jahre alt.

18 Bericht von H. Raatzsch vom 23.04.1990. Quelle: Archiv des St. Hedwig-Krankenhauses Berlin, o. Sign.

Gegen Ende der DDR gestand die Staatssicherheit intern ein, dass die DDR in Forschung und Technik gegenüber westlichen Ländern einen Rückstand von zehn Jahren hatte (Enrikes u. Gumz 2014). Eine flächendeckende Versorgung der Bevölkerung der DDR konnte erst nach der Deutschen Einheit hergestellt werden. Zu diesem Zeitpunkt war die Versorgung mit Lithotriptoren der ersten und zweiten Generation in Westdeutschland weitestgehend sichergestellt.

Auch international verbreitete sich die neue Medizintechnik schnell. Bereits im Februar 1984 wurde am Methodist Hospital in Indianapolis (USA) der erste Lithotripter aufgestellt. Innerhalb eines Jahres folgten dort fünf weitere Standorte. 1985 konnte bereits über eine Therapiedauer von fünf Jahren in Deutschland berichtet werden (Chaussy u. Fuchs 1985). Im Februar 1986 waren weltweit 133 Geräte im Einsatz, mehr als 90.000 Patienten waren behandelt worden (Moll 2007). 1987 waren in der Bundesrepublik 22 Behandlungszentren mit Dornier-Lithotriptoren ausgestattet, in den USA gab es 140, von denen ein Dutzend mobil in LKWs aufgestellt waren (Dornier 1987). 1988 gab es in der Bunderepublik bereits 35 Lithotriptoren in Kliniken und einen in einer privaten Praxis.[19]

10.4 Breite Akzeptanz und Wandel der medizinischen Praxis

Schon im April 1986 hatte der »Spiegel« den Siegeszug der ESWL für abgeschlossen erklärt. Er titelte: »Hau-Ruck. Die unblutige Zertrümmerung von Nierensteinen durch Stoßwellen hat sich durchgesetzt, Operationen werden weithin überflüssig.«[20] Bereits fünf Jahre nach der Erstbehandlung war die ESWL zur Therapie der ersten Wahl bei nahezu allen Steinen des oberen Harntraktes avanciert (Rassweiler et al. 2001). Tatsächlich waren die zu diesem Zeitpunkt zur Verfügung stehenden Geräte technisch weitgehend ausgereift. So wurde einer der letzten Lithotriptoren der HM3-Baureihe (erste Generation), 1985 in Bern aufgestellt, erst 2012 außer Betrieb gesetzt (Karrer u. Zehnder 2014; ◘ Abb. 10.7).

Trotzdem blieb die technische Entwicklung natürlich nicht stehen, und verschiedene Medizintechnikhersteller boten unterschiedliche Geräte an. Die Einführung der Geräte der »zweiten Generation« (Siemens Lithostar®, Wolff Piezolith 2300®, EDAP LT 01®, Technomed Sonolith® 2000, Dornier HM 4®, Dornier MPL 9000®) (Ziegler et al. 1986; Neisius et al. 1987) in der zweiten Hälfte der 1980er-Jahre hatte eine Preis- und Kostenreduktion zur Folge, eröffnete dann aber auch eine deutliche Rivalität zwischen den Anbietern der medizinischen Großgeräte um kleiner werdende Marktanteile. Testvergleiche der verschiedenen Geräte hoben den erforderlichen, variablen Raumbedarf der unterschiedlichen Modelle besonders hervor (Rassweiler et al. 1988). Zu den 4 Mio. DM Anschaffungskosten für einen HM3 kamen jährlich ca. 1 Mio. DM laufende Kosten hinzu. Die Entwicklung einer zweiten Lithotripter-Generation nach dem HM3 musste somit vor allem auf eine deutliche Kostenreduzierung ausgerichtet sein.[21] Trotzdem blieben verschiedene Anbieter am Markt, so dass Urologen in der Bundesrepublik 1997 aus fünf verschiedenen Lithotriptermodellen zur Nierensteinzertrümmerung wählen konnten (Wilbert et al. 1997).

Der Einsatz dieses medizinischen Großgerätes änderte in der Folge Behandlungsmodalitäten und Indikationsspektrum bei Nieren- und Harnsteinleiden in der Urologie grundlegend (Thomas 2014). Nicht mehr der offene chirurgische Eingriff, beobachtendes Abwarten oder die seit den 1930er-Jahren eingesetzte Therapie mit der Zeiss-Schlinge (Zeiss 1939) galten als Behandlung nach dem Stande der ärztlichen Kunst, sondern es entwickelte sich infolge eine rege Fachdiskussion um den gezielten Einsatz der berührungsfreien Lithotripsie, der perkutanen Nephrolitholapaxie oder der Ureteroskopie, auch unter Aspekten von Kosten, Krankenhausliegedauer und Ausbildungsstand von Operateuren einer Klinik sowie Komfort für den Patienten und Vorhalten des Großgerätes (Alken et al. 1981) (Alken 1988). Manche Zeitzeugen verstanden diese Techniken schon bei der Etablierung und Einführung der ESWL als zueinander in Konkurrenz stehend (Eisenberger et al. 2007). Mit der weiten Verbreitung der Stoßwellenlithotripsie Mitte der 1980er-Jahre wurden die Techniken im »Deutschen Ärzteblatt« ausführlich besprochen, wobei auf die preisgünstigen Instrumente bei der perkutanen Nephrolitholapaxie hingewiesen wurde, welche unabhängig von der Versorgung mit den Großgeräten eine flächendeckende Versorgung der Bewölkung erlaubte (Alken et al. 1985; Schmied u. Chaussy 1985). Noch Jahrzehnte später wurden sie als »minimal invasiv« analog zu den sich entwickelnden Methoden der Laparoskopie beschrieben und gegen die Lithotripsie abgewogen.[22] In der Zwischenzeit rückte auch die Frage der verbliebenen Restkonkremente (clinical insignificant residual fragments, CIRF) und deren auxilliäre Behandlung in die Diskussion (Rassweiler et al. 2001).

19 N. N. (1988) Medizinisch-technische Großgeräte: Sprunghafte Zunahmen. Dtsch Ärztebl 85A: 2206.

20 N. N. (1986) Der Spiegel vom 21.04.1986, S. 229–230. http://www.spiegel.de/spiegel/print/d-13518646.html (Recherche 18.03.2015).

21 http://wettengl.info/Blog/?p=1078 (Recherche 15.02.2015).

22 N. N. (2014) Nierensteine – Studie sieht Ureteroskopie gegenüber Stoßwelle im Vorteil. Dtsch Ärztebl News vom 19.05.2014.

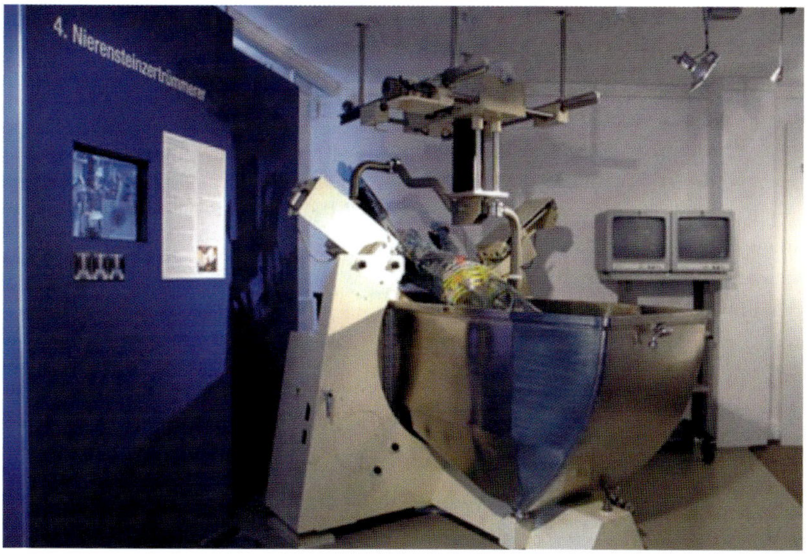

Abb. 10.7 Der erste eingesetzte Nierensteinlithotriptor HM1 steht heute im Deutschen Medizinhistorischen Museum in Ingolstadt. (Aus Ruisinger 2012)

Auch im Bereich medizinischer Promotionen konnte die ESWL als Forschungsthema einen besonderen Platz einnehmen. Die Methode erlaubte es, relativ standardisiert und in verhältnismäßig kurzer Zeit Daten in statisch relevanten Größenordnungen zu erheben. Diese konnten dann in verschiedenen Foren zur Steintherapie publiziert werden (Müller-Liebenau 1988; Schönborn 1988; Tutschku 1990; Baumgartner 1991; Block 1992; Christoph 1992; Wille 1992; Wins 1992; Kiwitz 1994; Matthies 1995; Al-Abadi 1997; Behrendt 1997; Strohm 1999; Fleischer 2000; Döhmen 2001; Eisenreich 2002; Heinau 2005; Vukojevic 2006; Hagouan 2009). In diesem Rahmen wurde auch zu Anästhesiemethoden (Meyer 1998), Dauer der Röntgenanwendung (Kaltwasser 1993) oder beispielsweise zur Behandlung von Patienten mit Herzschrittmacher (Latzika 1987) oder zur Nierenfunktion (Lunz 1992) veröffentlicht. Der größere Teil der Arbeiten erschien zwischen 1990 und 2000. Wie bei der Aufstellung der Lithotriptoren selbst dominierten Arbeiten aus den alten Bundesländern.

Ein Grund für die anhaltende Verbreitung der Geräte ist in der Ausweitung der Indikation zu ihrer Anwendung zu finden. Während in einem ersten Schritt eine konkrete medizinische Substitution von bestehenden Angeboten stattfand (z.B. wird die Operation bei symptomatischen Nierensteinen durch extrakorporale Stoßwellenlithotripsie ersetzt), kam es in einem weiteren Schritt zur Ausweitung und Ausdifferenzierung der Indikation der neuen Behandlungsmethode. So wurde die ESWL in der Folge auch prophylaktisch für geringsymptomatische und symptomlose Steine verwendet. In einem dritten Schritt kam es zu einer Verselbstständigung der Behandlungsform, die sich von ihrer ursprünglichen Indikation, den Nierensteinen, löste. So wurde die ESWL bereits ab der zweiten Hälfte der 1980er-Jahre zur Zertrümmerung von Gallen- und Speichelsteinen eingesetzt (Herberhold 1986).

So schaffen gelegentlich erst Innovationen im medizinisch-technischen ebenso wie im pharmazeutischen Bereich einen konkreten Behandlungsbedarf in der Bevölkerung, der so zu einer Ausweitung der erbrachten Leistungen im Gesundheitswesen führt und den Absatz an medizinisch-technischem Bedarf erhöht, auch bei Großgeräten (Ver.di 2002). In diesem Sinne ist die ESWL ein gutes Beispiel für einen raschen Therapiewandel durch ein medizinisches Großgerät (Wilbert et al. 1997) und zeigt, wie die Fürsprecher einer vorhandenen Medizintechnologie ihre neuen Anwendungsgebiete erschließen.

10.5 Fazit

Die extrakorporale Stoßwellenlithotripsie verbreitete sich, nachdem ihre Wirksamkeit im Tierversuch nachgewiesen worden war und die Geräte mit einem Ortungsmechanismus für Steine ausgestattet wurden, verhältnismäßig schnell in Deutschland und der Welt. Während die Geräte zu Beginn trotz ihrer hohen Anschaffungs- und Betriebskosten für die betreibenden Krankenhäuser wirtschaftlich sehr rentabel waren – sie konnten vergleichbare Kosten wie bei einer offenen Nierenoperation geltend machen –, wurde bereits ab Ende der 1980er-Jahre nach der Wirtschaftlichkeit bei einer hohen Aufstellungsdichte (60 Systeme) in Westdeutschland mit täglicher Auslastung von »nur« zwei Patienten gefragt (Diederich u. Sökeland 1989). Trotzdem stieg die Anzahl der Geräte weiter an, denn nach der deutschen Wiedervereinigung gab es besonders in den neuen Bundesländern einen Nachholbedarf. So gab es 1997 in den alten Bundesländern 101 Lithotriptoren in Krankenhäusern und fünf in Praxen, in den neuen Bundesländern 36 in Krankenhäusern und keinen in einer Praxis (Heiduczek 2004). Weltweit sind heute mehr als 5.000 Lithotripter im Einsatz, mit denen jährlich weit über eine Millionen Behandlungen ausgeführt werden.[23]

Heute sind in vielen Kliniken Geräte neuerer Baureihen im Einsatz, oder die Stoßwelleneinheit ist in einen Multifunktionsröntgentisch (Lithotriptoren der 3. Generation) integriert. Auch unter geänderten Finanzierungsbedingungen – die Sonderentgelte für die ESWL sind nunmehr weggefallen – ist heute eine flächendeckende Versorgung der Bevölkerung sichergestellt. In diesem Moment, in dem der Siegeszug der Medizintechnik ESWL vollendet scheint, werden jedoch wieder Fragen nach einem Ende der Behandlungsform laut. Die Vorteile minimal-invasiverer endoskopischer Therapien liegen oftmals in einer verkürzten Krankenhausliegedauer, zudem erfordern sie weniger Wiederholungsbehandlungen und damit geringeren Ressourceneinsatz, der heute zunehmend in das Blickfeld von Analysen gerät (Kronenberger 2012).

Im Jahr 2015 blickt die ESWL auf eine 35-jährige Geschichte zurück. Bereits auf dem 57. Kongress der Deutschen Gesellschaft für Urologie 2005 in Düsseldorf wurden 25 Jahre ESWL in einer eigenen Sitzung mit Zeitzeugenvorträgen (z.B. von Forssmann, Eisenberger, Chaussy) gewürdigt.[24] Seitdem hat sie einen festen Platz in der Geschichte der Urologie und der Medizintechnikgeschichte erlangt. Trotzdem sind noch nicht alle Fragen dazu beantwortet, etwa nach Prioritäten bei der Entdeckung oder dem Engagement und Zusammenspiel von Industrie, Wissenschaft und dem Bundesforschungsministerium in der Anfangsphase der Entwicklung.

Literatur

Al-Abadi I (1997) Ergebnisse der extrakorporalen Stoßwellenlithotripsie parteiller und kompletter Nierenausgußsteine mit dem Double J Katheter. Dissertation. Medizinische Fakultät FU Berlin, Berlin

Alken P (1988) Wandel in der Therapie der Urolithiasis. Verh Ber Dt Ges Urol 39: 124–125

Alken P, Hutschenreiter G, Gunther R, Marberger M (1981) Percutaneous stone manipulation. J Urol 125: 463–466

Alken P, Thüroff J, Walz P, Hohenfellner R (1985) Perkutane Nephrolithotomie. Dtsch Ärztebl 82A: 257–268

Baumgartner E (1991) Extrakorporale Stoßwellenlithotripsie von Nierenbeckensteinen – eine Untersuchung der Behandlung von 210 Patienten. Dissertation. Medizinische Fakultät Universität Zürich, Zürich

23 http://www.faz.net/aktuell/technik-motor/umwelt-technik/lithotripter-mit-stosswellen-gegen-nierensteine-11370899-p2.html (Recherche 17.03.2015).

24 http://www.dgu.de/623.html (Recherche 18.03.2015).

Behrendt U (1997) Die Behandlung des Harnleitersteins mit der extrakorporalen Stoßwellenlithotripsie (ESWL). Dissertation. Medizinische Fakultät FU Berlin, Berlin

Block G (1992) Behandlung des Harnleitersteins durch die extrakorporale Stoßwellenlithotripsie (ESWL). Praeoperative Steinmobilisation mittels Ureterkatheter versus »in-situ«-Stoßwellentherapie. Dissertation. Medizinische Fakultät Universität Aachen, Aachen

Braun H (1995) Das Quintilemma im Gesundheitswesen: Ein Beitrag zur ökonomischen Theorie der Diffusionsprozesse medizin-technischer Großgeräte zur Diagnose und Therapie. Weiden, Regensburg

Braun H (2007) Genese eines neuen Paradigmas in der klinischen Steinbehandlung: Der Nierensteinzertrümmerer und die extrakorporale Stoßwellen Lithotripsie (ESWL). Technikgeschichte 74: 273–290

Braun H (2012) Darstellung einer medizinischen Innovation: Einführung und Ausbreitung der ESWL in Deutschland. In: Fangerau H, Müller I (Hrsg) Faszinosum des Verborgenen. Steiner, Stuttgart, S 77–88

Braun H, Eisen R (1992) Die Ausbereitung einer neuen Medizintechnologie – Das Beispiel der Nierensteinzertrümmerung in der (alten) Bundesrepublik Deutschland. In: Oberender P (Hrsg) Steuerungsprobleme im Gesundheitswesen. Baden-Baden, S 135–156

Brendel W (1986) History of shock-wave treatment of renal concrements. In: Gravenstein J, Peter K (Hrsg) Extracorporeal shockwave lithotripsy for renal stone disease. Butterworth, S 5–11

Brien G, Bick C, Kirschner P, Althaus P, Tutschku E, Christoph S (1990) ESWL mit dem Lithostar. Erfahrung mit 3000 Behandlungen. Z Urol Nephrol 83: 663–671

Büttger B (1969) Electrohydraulic lithotripsy of bladder calculi with Urat-1 (YPAT-1). Z Urol Nephrol 82: 495–500

Chaussy C (2001) Die erste klinische Anwendung der ESWL. Urologe B(41): 80–81

Chaussy C (2008) History of ESWL. http://webcasts.prous. com/cuaua 2008

Chaussy C, Fuchs G (1985) Erfahrungen mit der Extrakorporalen Stoßwellenlithotripsie nach fünf Jahren klinischer Anwendung. Urol A(24): 305–309

Chaussy C, Schmiedt E (1986) Extracorporeal shockwave lithotripsy (ESWL) in the treatment of kidney and ureter stones. In: Schneider HJ (Hrsg) Handbuch der Urologie, Bd. 17/2. Springer, Berlin, S 297–320

Chaussy C, Bergsdorf T, Thürhoff S (2006) Extrakorporale Stoßwellenlithotripsie. Urologe 45 (Suppl 4): 189–194

Chaussy C, Brendel W, Schmiedt E (1980) Extracorporealy induced destruction of kidney stones by shock waves. Lancet 2: 1265–1268

Chaussy C, Eisenberger F, Forssmann B (2007) Epoches in endourology extracorporal shockwave lithotripsie (ESWL®). J Endourol 21: 1249–1253

Chaussy C, Eisenberger F, Wanner K, Forssmann B, Hepp W (1976) In-vitro-Untersuchungen und erste In-vivo-Untersuchungen mit fokussierten Stoßwellen. Wissenschaftl. Berichte, ohne Verlag, Meersburg

Chaussy C, Schmiedt E, Jocham D (2002) First clinical experience with extracorporeally induced destruction of kidney stones by shock waves. J Urol 167: 1957–1960

Chaussy C, Schmiedt E, Jocham D, Brendel W, Forssmann B, Moser E (1981) Berührungsfreie Nierensteinzertrümmerung durch Stoßwellen. Dtsch Ärztebl 78A: 881–886

Chaussy C, Schmiedt E, Jocham D, Forssmann B, Walther V, Weber W (1982) Weitere klinische Erfahrung mit der extrakorporalen Stoßwellen-Lithotrypsie (ESWL). Verh Ber Dt Ges Urol 33: 373–375

Christoph S (1992) ESWL von 4000 Nieren- und Harnleitersteinen. Dissertation. Medizinische Fakultät HU Berlin, Berlin
Delius MI (2000) History of shock wave lithotripsie. AIP Conf Proc 524: 23
Delius MI, Brendel W (1990) Historical roots of lithotripsy. J Lithotr Stone Dis 2: 161–163
Diederich R, Sökeland J (1989) Entwicklung der extrakorporalen Nierenlithotripsie. Dtsch Ärtzebl 86A: 941–944
Döhmen R (2001) Die Ergebnisse der ersten 450 Harnsteinbehandlungen in den Jahren 1988 und 1989 mit Hilfe der extrakorporalen Stoßwellenlithotripsie (ESWL) mit einem Lithotriptor der 2. Generation an der Universität Göttingen im Vergleich mit den Ergebnissen der Harnsteinbehandlung aus der Literatur ein Jahrzehnt später. Dissertation. Medizinische Fakultät Universität Göttingen, Göttingen
Dornier GmbH (1987) Operationsloses Entfernen von Nierensteinen. Gabler, Wiesbaden
Eisenberger F, Chaussy C, Forssmann B (2007) Extrakorporale Stosswellenlithotripsie (ESWL). Chronologie einer Entwicklung. Urologe 46: 1015–1019
Eisenberger F, Chaussy C, Wanner K (1977) Extrakorporale Anwendung von hochenergetischen Stoßwellen – ein neuer Aspekt in der Behandlung des Harnsteinleidens. Aktuelle Urol 8: 3–15
Eisenberger F, Schmiedt E, Chaussy C, Wanner K, Forssmann B, Hepp W (1977) Aspekte zum derzeitgen Stand der berührungsfreien Harnsteinzertrümmerung. Dtsch Ärztebl 74A: 115–157
Eisenreich C (2002) Vergleichende Untersuchung zur Behandlung des Harnleitersteins mit der Methode der extrakorporalen Stoßwellenlithotripsie (ESWL) in Abhängigkeit der Steinlokalisation, auxiliärer Maßnahmen und Generatortyp. Dissertation. Medizinische Fakultät Universität München, München
Enrikes R, Gumz A (2014) Gesundheitswesen in den 1980er Jahren: Ein Zustandsbericht anhand von Akten der Staatssicherheit. Gesundheitswesen 76: 73–78
Fleischer J (2000) Die extrakorporale Stoßwellenlithotripse zur Behandlung der Urolithiasis mit dem Therasonic-Lithotriptor-Behandlungssystem – eine Analyse von 830 ESWL-Behandlungen. Dissertation. Medizinische Fakultät Universität Halle, Halle
Forssmann B (2006) 25 years of ESWL – From the past to the future. 17th International Symposium on Nonlinear Acoustics including the International Sonic Boom Forum, held 18–22 July 2005 in State College, Pennsylvania
Forssmann B, Hepp P (1983) Klinische Erprobung der berührungsfreien Nierensteinzertrümmerung durch Stoßwellen: Phase 6. Bundesministerium für Forschung und Technologie 83(301), Bonn
Forssmann B, Hepp W, Chaussy C, Jocham D, Schmiedt E, Brendel W (1980) Prototyp für die klinische Anwendung der berührungsfreien Nierensteinzertrümmerung durch Stoßwellenimpulse. Biomedizinische Technik 25: 414–416
Frohmüller A (1970) Elektrohydraulische Lithotripsie mit gleichzeitigem Absaugen der Steintrümmer unter direkter Sicht. Verh Ber Dt Ges Urol 23: 173–176
Goldberg V (1979) Eine neue Methode der Harnsteinzertrümmerung – elektrohydraulische Lithotripsie. Urologe B(19): 23–27
Hagouan M (2009) Untersuchungen zur extrakorporalen Stoßwellenlithtripsie als Therapie der Urolithiasis. Dissertation. Medizinische Fakultät Universität Bonn, Bonn
Häusler E, Kiefer W (1973) Berührungsfreie Zerstörung fester Einschlüsse in flüssiger Umgebung. Verhandlungen der Deutschen Physikalischen Gesellschaft 6: 692
Hautmann R, Terhorst B, Rathert P et al. (1983) Ultrasonic litholapaxy of bladder stones – 10 years of experience with more than 400 cases. Proceedings of the 2nd International Urinary Stone Conference, Singapore
Heiduczek D (2004) Großgeräteplanung in Deutschland. https://www.uni-trier.de/fileadmin/fb4/prof/BWL/SAM/Lehrveranstaltungen/WS_2003_04_Seminar_I/1_6_Heiduczek.pdf (Recherche 06.04.2015)
Heinau M (2005) Erfahrungsbericht über 6000 ESWL-Therapien an der Charité im Zeitraum 1990–1999. Dissertation. Medizinische Fakultät HU Berlin, Berlin
Hepp W (1984) Überblick über die Entwicklung der Stoßwellenlithotripsie. Dornier, Germering (Firmendruck)
Herberhold C (1986) Stoßwellenlithotripsie auch bei Gallensteinen. Dtsch Ärztebl 83A: 1904
Jocham D (1987) Historical development of ESWL. In: Riehle RA Jr, Newman RC (Hrsg) Principles of extracorporeal shock wave lithotripsy. Churchill Livingstone, New York, S 1–11
Kaltwasser A (1993) Strahlenexposition weiblicher Patienten mit prävesicalen Harnleitersteinen während der ESWL. Dissertation. Medizinische Fakultät Universität Frankfurt, Frankfurt a. M.
Karrer T, Zehnder P (2014) Vom Operatiosstress zum Vibrationsbad – Der medizinische Alltag schreibt Medizingeschichte. Schweiz Ärztezeitung 95(50): 1925–1927
Kiwitz J (1994) ESWL von Uretersteinen mit und ohne Doppel-J-Schiene mit einem multifunktionellen Lithotriptor – Geschichte, technische Grundlagen, Indikation, Ergebnisse, Perspektiven. Dissertation. Medizinische Fakultät Universität München, München
Köhrmann KU, Neisius D, Rassweiler J (2008) Zukunft der ESWL. Urologe 47: 569–577
Krehl P (2009) History of shock waves explosion and impact. Springer, Berlin, S 171–844
Kronenberger S (2012) Sind die Tage der ESWL gezählt? http://www.medical-tribune.de/medizin/fokus-medizin/artikeldetail/harnsteine-sind-die-tage-der-eswl-gezaehlt.html (Recherche 17.03.2015)
Lamport H, Newman HF, Eichorn RD (1950) Fragmentation of biliary calculi by ultrasound. Federation Proc 9: 73–74
Latzika M (1987) Experimentelle Untersuchungen an Schrittmachern unter Bedingungen der extracorporalen Stoßwellenlithotripsie (ESWL). Dissertation. Medizinische Fakultät Universität Köln, Köln
Lingnau G (2011) Mit Stoßwellen gegen Nierensteine. FAZ vom 29.09.2011. http://www.faz.net/aktuell/technik-motor/umwelt-technik/lithotripter-mit-stosswellen-gegen-nierensteine-11370899.html (Recherche 17.03.2015)
Lunz C (1992) Langzeiterfahrungen nach ESWL von Harnsteinpatienten unter besonderer Berücksichtigung der Rest- und Rezidivkonkremente, der Nierenfunktion sowie der Prävalenz und Inzidenz der arterillen Hypertension. Dissertation. Medizinische Fakultät Universität München, München
Lutzeyer W, Pohlmann R, Terhorst B, Chichos M (1970) Die Zerstörung von Harnsteinen durch Ultraschall. Experimentelle Untersuchungen. Urol Int 25: 47–63
Matthies CH (1995) Erste Erfahrungen aus dem Kölner ESWL-Zentrum. Dissertation. Medizinische Fakultät Universität Köln, Köln
Mebel M (1988) Offene Operationen in der Urologie – Wie soll es weitergehen? Verh Ber Dt Ges Urol 39: 125–126
Meyer H (1998) Die Analgosedierung unter Spontanatmungsbedingungen zur Durchführung der extrakorporalen Stoßwellenlithtripsie (ESWL). Dissertation. Medizinische Fakultät FU Berlin, Berlin
Moll F (2007) Geschichte der extrakorporalen Schockwellenlithotripsie (ESWL). In: AK Geschichte der Urologie (Hrsg) Urologie in Deutschland – Bilanz und Perspektiven. Spinger, Heidelberg, S 219–222
Moll F, Fischer N, Deutz FJ (1990) Die Entwicklung von Lithotripsie und Litholapaxie. Urologe B30: 95–100

Moran ME (2014) Urolithiasis: A comprehensive history. Springer, New York, S 365–378

Moysidis T (2003) Einfluss der renalen Hämatome auf Nierenfunktion und Blutdruck nach Behandlung der Urolithiasis mittels extrakorporaler Stoßwellen-Lithotripsie. Dissertation. Medizinische Fakultät Universität Bochum, Bochum

Müller-Liebenau O (1988) Extrakorporale Stoßwellenlithotripsie in der Universitätsklinik Eppendorf. Dissertation. Medizinische Fakultät Universität Hamburg, Hamburg

Neisius D, Kopper B, Ziegler M (1987) Die Zertrümmerung von Nierensteinen mit dem Piezolith – Klinische Erfahrungen. In: Ziegler M (Hrsg) Die extrakorporale und laserinduzierte Stoßwellenlithotripsie bei Harn- und Gallensteinen. Springer, Heidelberg, S 50–52

Rassweiler J, Bub P, Eisenberger F (1988) »Stiftung Warentest« – Lithotripter der 2. Generation 98–101, Verhandlungsbericht der Deutschen Gesellschaft für Urologie, Tagung 14.–17.10.1987 in Stuttgart. Springer, Berlin

Rassweiler J, Renner C, Chaussy C, Thuroff S (2001) Treatment of renal stones by extracorporeal shockwave lithotripsy: An update. Eur Urol 39: 187–199

Rassweiler J, Westhauer A, Bub P, Eisenberger F (1988) Second generation lithotriptors: A comparison study. In: Lingeman JE, Newmann DM (Hrsg) Shock wave lithotripsy. Springer, New York, S 307–316

Reichenberger H, Naser G (1986) Electromagnetic acoustic source for the extracorporeal generation of shockwaves in lithotripsy. Siemens Forsch- u. Entwickl-Ber 15: 187–194

Rouvalis P (1970) Electronic lithotripsy for vesical calculus with »Urat-1«. An experience of 100 cases and an experimental application of the method to stones in the upper urinary tract. Br J Urol 42: 486–491

Ruisinger MM (2012) Das Deutsche Medizinhistorische Museum Ingolstadt. Ein urologiehistorischer Rundgang. Urol 51: 1117–1121

Schmiedt E, Chaussy C (1985) Die extrakorporale Stoßwellenlithtotripsie von Nieren- und Harnleitersteinen. Dtsch Ärztebl 82A: 247–256

Schmiedt E, Chaussy C (1986) Extrakorporale Stoßwellenlithotripsie. In: Heise, Hientsch, Mebel, Krebs (Hrsg) Allgemeine und Spezielle Urologie, Bd. 8. VEB Georg Thieme, Leipzig, S 165–176

Schönberger B, Lück S (2000) Geschichte der Urologie an der Charité Berlin. Ein hundertjähriger Emanzipationskampf eines Fachgebietes. Urol B(40): 69–73

Schönborn D (1988) Extrakorporale Stoßwellenlithotripsie bei Nieren-Kelchsteinen – eine Untersuchung an 355 Patienten. Dissertation. Medizinische Fakultät Universität Zürich, Zürich

Skudelny H (1990) Der Kampf auf Biegen und Brechen. Industriemagazin 11: 70–75

Strohm W (1999) Extrakorporale Stoßwellenlithotripsie (ESWL) – retrospektive Untersuchung über erste Behandlungen durch ESWL im Zeitraum 1984–1988 im dem Lithotriptor Dornier HM 3. Dissertation. Medizinische Fakultät Universität Marburg, Marburg

Thomas K (2014) Evolution of extracorporeal shockwave lithotripsy (ESWL). BJU International 114: 636–636

Tutschku E (1990) Die extrakorporale Stoßwellenlithotripsie (ESWL) an der Charité: Organisation des Therapieablaufes und erste klinische Erfahrungen bei 500 Behandlungen. Dissertation. Charité Berlin, Berlin

Ueberle F (2011) Einsatz von Stoßwellen in der Medizin. Springer, Berlin

Vahlensieck W (1984) Begrüßung. In: Vahlensieck W, Gasser G (Hrsg) Pathogenese und Klinik der Harnsteine. Steinkopff, Darmstadt, ohne Seitenzahl

Ver.di (2002) Die Finanzierung des medizinisch-technischen Fortschritts als Ansatzpunkt zur Reduzierung der Kosten in der GKV? –Transparenzstudie. Erstellt durch PLS RAMBOL Management, S 4

Vukojevic YF (2006) 5-Jahres-Follow-Up nach extrakorporaler Stoßwellenlithotripsie unter Berücksichtigung von Residualfragmenten. Dissertation. Medizinische Fakultät Universität Heidelberg, Heidelberg

Wenske S (2009) Die Herausbildung urologischer Abteilungen in Berlin. Ein Beitrag zur Berliner Medizingeschichte. Logos, Berlin

Wettengel S (2011) HM3 – Die teuerste Badewanne der Welt. http://wettengl.info/Blog/?p=1078 (Recherche 15.02.2015)

Wickham J, Miller RA, Kellett MJ (1984) Percutaneous disintegration of renal calculi. Proc World Congr Perc Surg 6:14–5

Wilbert DM, Jocham D, Eisenberger F, Chaussy C (1997) Aktuelle Aspekte der extrakorporalen Stoßwellenlithotripsie in der Urologie. Dtsch Ärztebl 94A: 3189–3194

Wilbert DM, Riedmiller H, Alken P, Hohenfellner R (1987) Zweite Generation der extrakorporalen Stoßwellenlithotripsie, Lithostar – Klinische Ergebnisse. In: Ziegler M (Hrsg) Die extrakorporale und laserinduzierte Stoßwellenlithotripsie bei Harn- und Gallensteinen. Springer, Heidelberg, S 44–45

Wille A (1992) Die extracorporale Stoßwellenlithotripsie mit dem Obertischmodul der Firma Siemens – Klinische Erfahrungen und sequenzszintigraphische Untersuchungen. Dissertation. Medizinische Fakultät HU Berlin, Berlin

Wins E (1992) Die ESWL-Behandlung von Harnleitersteinen mit der Push-und-Bang-Technik. Dissertation. Medizinische Fakultät Universität Düsseldorf, Düsseldorf

Wolf JS Jr, Carroll PR, Stoller ML (1995) Costeffectiveness v patient preference in the choice of treatment for distal ureteral calculi: A literature-based decision analysis. J Endourol 9: 243–248

Zeiss L (1939) Über eine neue Methode der konservativen Harnsteinbehandlung. Z Urol 33: 121–135

Ziegler M, Kopper B, Riedlinger R, Wurster H, Ueberle F, Neisius F, Kraus D, Vallon W, Gebhardt P (1986) Die Zertrümmerung von Nierensteinen mit einem piezoelektrischen Gerätesystem. Urologe A25: 188–192

Nierentransplantation und Dialyse – Zentren, internationale Netzwerke und fachpolitische Bedeutung

Jürgen Konert

T. Halling, F. Moll, H. Fangerau (Hrsg.), *Urologie 1945–1990*,
DOI 10.1007/978-3-662-48178-3_11,

11.1 Einführung

Die Nierentransplantation stellt heute, mehr als ein halbes Jahrhundert nach ihrer Einführung in die klinische Behandlung, ein etabliertes Therapieverfahren der chronischen Niereninsuffizienz dar. Die mittlere Lebenserwartung eines Urämikers ist von nur drei bis sechs Monaten im Jahre 1960 auf derzeit weit über 25 Jahre angestiegen. Diese Entwicklung, die in der Medizin als einzigartig angesehen werden kann, ist auf eine beispielhafte Kooperation der an der Versorgung Niereninsuffizienter beteiligten Fachdisziplinen zurückzuführen. Fortschritte bei der internistisch-nephrologischen Betreuung und die technische Verbesserung der Dialyseverfahren haben ebenso wie die Verfeinerung und Standardisierung der Operationstechniken, die Einführung neuer Immunsuppressiva, verbesserte Methoden zur Diagnostik von Abstoßungsreaktionen und die Umsetzung neuerer immunologischer Erkenntnisse dazu geführt, dass auch Kinder und ältere Patienten mit chronischer Niereninsuffizienz heute weitestgehend medizinisch, psychisch und sozial rehabilitiert werden können. Im Vordergrund steht dabei nicht nur die verlängerte Überlebenszeit, sondern in erster Linie die Verbesserung der Lebensqualität durch eine erfolgreiche Transplantation. Damit ist aus der zunächst mehr als Heilversuch angesehenen, mit beklemmend schlechten Ergebnissen verbundenen Transplantation ein akzeptiertes und bei den meisten chronisch Niereninsuffizienten anzustrebendes Behandlungsverfahren geworden (Dreikorn 2007).

Die Herausbildung dieses modernen Therapieverfahrens gestaltete sich in beiden deutschen Staaten sehr unterschiedlich. War die Nierentransplantation in der DDR integraler Bestandteil der Urologie und wesentlich an deren Verselbstständigung beteiligt, so war die Entwicklung in der Bundesrepublik völlig anders. Hier wurde die Nierentransplantation nie unumstrittener Bestandteil der Urologie. Dies kommt auch augenfällig darin zum Ausdruck, dass die beiden bedeutendsten Arbeiten zur Geschichte der Nierentransplantation nach dem Jahre 2000 nicht aus der Urologie, sondern der Chirurgie (Eigler 2002) und der Inneren Medizin (Maibaum 2002) hervorgegangen sind.

Um ein Verständnis für die nicht gradlinige Entwicklung der Nierentransplantation zu bekommen, werden einleitend kurz die historischen Anfänge skizziert. Im weiteren Fokus stehen dann in vergleichender Perspektive die institutionellen Ausgestaltungen der Nierentransplantation in beiden deutschen Staaten und ihre jeweilige Bedeutung für die Fachentwicklung der Urologie.

11.2 Allgemeine historische Entwicklung der Nierentransplantation

Der Wunsch, erkrankte Organe durch gesunde zu ersetzen, ist wohl so alt wie die Menschheit selbst. Mythologisch sei auf die Verpflanzung eines Mohrenbeines durch die Schutzheiligen der Medizin, Cosmas und Damian, verwiesen (Fichtner 1967; Hartmann 1985; Konert 2002; Konert u. Moll 2004). Der Begriff »Verpflanzung« hat seinen Ursprung in der Botanik. Hier werden seit langer Zeit Teile von Pflanzen, also organisches Material, auf andere Pflanzen übertragen. Davon ausgehend setzte sich im 19. Jahrhundert der lateinische Begriff »Transplantation« für die Verpflanzung von Organen durch (Eismann et al. 1998). Nach Voss soll schon Goethe einen Transplantationswunsch geäußert haben, der unser Fachgebiet und Thema betrifft. Als er sich 1806 wegen »stockenden Blutabgang mit dem Urin« sehr krank fühlte, soll er gewünscht haben: »Wenn mir doch der liebe Gott eine von den gesunden Russennieren schenken wollte, die zu Austerlitz gefallen sind« (Gräf 1895, S. 98). Es sollte aber noch ein Jahrhundert vergehen, bis die ersten Versuche einer Nierentransplantation unternommen wurden.

In der Medizin des 19. Jahrhunderts hatte zunächst das Konzept des Ersatzes fehlender innersekretorischer Leistungen mit Ersatz derselben durch Organübertragung im Mittelpunkt gestanden. Hierzu gehörten auch die Nieren und damit die Änderung vom anatomischen zum funktionalen Denken. Bereits der französische Physiologe Charles-Édouard Brown-Sequard (1817–1894) hatte ähnlich zu seinen Versuchen mit Hodenextrakten auch mit Nierenextrakten gearbeitet. Analog zur Schilddrüsenbehandlung fand die Organotherapie mit Nierenextrakten auch bei einigen anderen Autoren bei der Behandlung der Brightschen Erkrankung, unter deren Rubrum zu diesem Zeitpunkt sämtliche internistische Nierenerkrankungen zusammengefasst wurden, eine besondere Plausibilität (Schlich 1998). Zu dieser Zeit entwickelte sich die naturwissenschaftliche Medizin durch den Ausbau der Labormedizin sowie der operativen Techniken innerhalb der sich emanzipierenden Chirurgie (Wüthrich 1995). Die erste Organtransplantation im heutigen Sinne war die Transplantation einer Schilddrüse durch den Chirurgen Theodor Kocher im Juli 1883 (Kocher 1908). Die Schilddrüse lieferte somit das Vorbild für die weiteren Organtransplantationen bis hin zur Niere und dominierte die Organtransplantation auch zahlenmäßig bis zum ersten Jahrzehnt des 20. Jahrhunderts (Maibaum 2002).

Der Wiener Chirurg Em(m)erich (Imre) Ullmann (1861–1937) berichtete dann 1902 im Rahmen des zu dieser Zeit für die Transplantation noch geltenden Organkonzeptes von der Übertragung eines ganzen Organes, also von einer technisch erfolgreichen Nierentransplantation.

Er transplantierte die Niere eines Hundes an dessen eigenen Hals (Ullmann 1902) und verwendete dabei die Gefäßnahttechnik von Alexis Carrel (1873–1944) aus dem gleichen Jahr (Carrel 1902). Ullmann interpretierte auch die vorausgegangen Gewebstransplantationen in diesem Sinne und betonte, dass seine Transplantationsmethode aussichtsreicher sei. Ullmann war zwar der erste, der über eine derartige Transplantation berichtete, nicht aber der erste, der sie versucht hatte. Vor ihm waren dies Alfred von Descatello (1872–1960) (von Descatello 1902) und Alfred Exner-Ewarten (1875–1931) (Kreidl 1902). Von Decastello hob das hohe theoretische und praktische Interesse an diesen Versuchen hervor (Schlich 1998). Die erste Nierentransplantation am Menschen führte 1906 Mathieu Jaboulay (1860–1913) in Lyon durch: Er überpflanzte einer 49-jährigen Patientin mit Morbus Bright und Zeichen des Nierenversagens die Niere eines drei Stunden zuvor getöteten Schweines, der Einpflanzungsort war die linke Ellenbeuge (Xenotransplantation) (Jaboulay 1906; Cooper 2012). In den Jahren 1909 und 1910 führte dann der Berliner Chirurg Ernst Unger (1875–1938) zahlreiche Transplantationsversuche an Hunden durch und am 09.01.1910 eine Nierentransplantation am Menschen aus. Er transplantierte beide Nieren eines Schweinsaffen »en masse« in die Leistenregion einer zunehmend niereninsuffizienten 21-jährigen Patientin (Unger 1910; Zenker et al. 1967; Carrel 1980). Alexis Carell erkannte, dass die Nierentransplantation chirurgisch-technisch beherrschbar war, jedoch andere Faktoren jenseits der Chirurgie zum Scheitern der Nierentransplantationen führten. Die Morphologie der Abstoßungsreaktion wurde ausführlich beschrieben, wohingegen die Mechanismen der Gewebszerstörung lange Zeit unbekannt blieben (Schlich 1998). Er erhielt für seine Arbeiten zur Gefäßnahttechnik 1912 den Nobelpreis (Carrel 1913; Ellis 2001; Hansson u. Schagen 2014).

Bis 1930 wurden weitere erfolglose Transplantationsversuche am Tier unternommen. 1933 übertrug dann der ukrainische Chirurg Yu Voronoy (1896–1961) das erste allogene Transplantat (Übertragung bei genetisch differenten Individuen) bei einem Menschen, aber ebenfalls erfolglos (Voronoy 1936). Voronoy führte später noch mehrere solche Nierentransplantationen durch, wiederum mit geringem Erfolg (Hamilton u. Reid 1984).

Die Idee einer Organtransplantation und Kausalverbindung mit einer Krankheit war bei dem Organ Niere bereits zu Beginn des 20. Jahrhunderts in der medizinischen Fachwelt akzeptiert und als ideale Therapie angesehen, scheiterte aber, wenn auch Autotransplantationen gelangen, an der praktischen Umsetzung (Schlich 1998). Der Weg von der »resezierenden, lokalistischen Chirurgie« zur funktionellen-physiologischen Chirurgie« sollte bei der Nierentransplantation bis nach dem Zweiten Weltkrieg dauern (Troehler 1993).

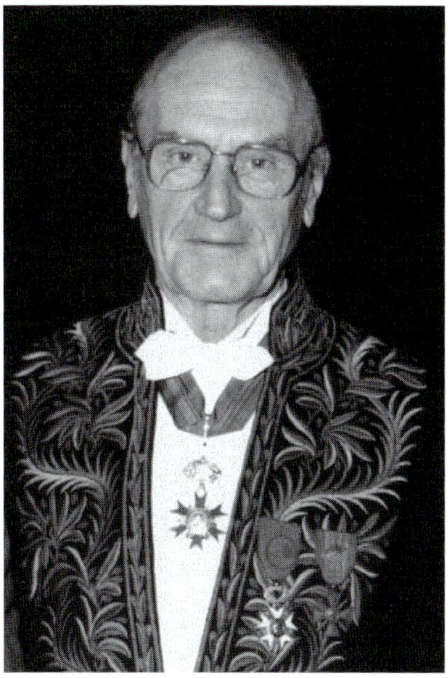

Abb. 11.1 René Küss (1913–2006). (Museum, Bibliothek und Archiv, Deutsche Gesellschaft für Urologie, Düsseldorf, mit freundlicher Genehmigung)

Erst nach Beendigung des Zweiten Weltkrieges gewann die Nierentransplantation wieder an Bedeutung. Im Zentrum stand dabei anfänglich Boston in den USA, wo Landsteiner und Hufnagel 1945 (Hume et al. 1955) erstmals wieder eine Nierentransplantation am Menschen vornahmen. Obgleich auch diese Operation erfolglos blieb, wurde die Niere in der Folgezeit zum »Leitorgan« der Transplantationsmedizin, da sie die besten Voraussetzungen bot (Maibaum 2002). Ab 1950 war die Bostoner Klinik eine der ersten, die ihre Patienten mit der Dialyse behandeln und somit die Transplantationsvoraussetzungen optimieren konnte, nachdem Willem Kolff (1911–2009) 1943 weitere klinische Anwendungen der Hämodialyse, aufbauend auf Arbeiten von Georg Haas aus Gießen (1886–1971) beschrieben hatte (Haas 1923; Kolff u. Berk 1943).

Die erste erfolgreiche Nierentransplantation weltweit wurde am 23.12.1954 am Peter Bent Brigham Hospital in Boston von John Hartwell Harrison (1909–1984), John P. Merill und Joseph Edward Murray (1919–2012) (Tullius 2013) in Form einer Lebendnierenspende an eineiigen Zwillingen durchgeführt (Merrill et al. 1956). Der Empfänger lebte nach der Transplantation acht Jahre und verstarb am Herzversagen. Sein Zwillingsbruder, der Spender, lebte noch Jahrzehnte und hat somit den Beweis erbracht, dass die Lebendnierenspende ethisch vertretbar ist (Waiser et al. 2008). Ein erster Durchbruch war geschafft. In den Jahren darauf folgten sechs weitere erfolgreiche Transplantationen (Murray et al. 1958). Im Jahre 1959 wurde dann in Paris von dem Urologen René Küss (1913–2006; Abb. 11.1) die erste erfolgreiche Nierentransplantation in Europa durchgeführt

Tab. 11.1 Internationale Entwicklung der Nierentransplantation

1900	Gefäßnaht nach Payr
1902	erste erfolgreiche experimentelle Nierentransplantation (Ullmann, von Decastello)
1906	erste Xenotransplantation beim Menschen (Jaboulay)
1933	erste Allotransplantation beim Menschen (Voronoy)
1950–1953	Allotransplantation beim Mensch ohne Immunsuppression in Paris (Küss) und Boston (Hume)
1954	erste erfolgreiche Nierentransplantation bei eineiigen Zwillingen (Merill)
1958	Beschreibung der Leukozytenantigene
1959–1962	Strahlentherapie als Immunsuppresion entwickelt
1960	Wirksamkeit von 6 MP beim Hund erkannt
1962	erstmalige Verwendung von Gewebstypisierung für Spender- und Empfängerauswahl
1967	Eurotransplant gegründet
1973	Beschreibung des Transfusionseffekts durch Opelz
1978	erste klinische Anwendung des Ciclosporins durch Calne nach Entdeckung durch Borell und Stähelin
1980	Gründung von Intertransplant

(Konert 2002; Schultheiss u. Jardin 2013). Während die Entwicklung der Nierentransplantation in den USA im Wesentlichen von Chirurgen gestaltet wurde, sind es in Europa zuerst die Urologen gewesen, die sich dieser Therapieform zuwandten.

Waren in den 1950er- und 1960er-Jahren die chirurgisch-technischen Probleme weitgehend gelöst, so stand seitdem die Beherrschung der Abstoßungsreaktion im Vordergrund. In den 1950er-Jahren wurde die Methode der Ganzkörperbestrahlung entwickelt. Sie war zum damaligen Zeitpunkt die einzige Möglichkeit der Immunsuppression. In der 1950er-Jahren wurde der immunsuppressive Effekt der Kortikosteroide entdeckt. Anfang der 1960er-Jahre wurde die Substanz Azathioprin entwickelt (Waiser 2008). Bis Mitte der 1960er-Jahre betrug die 5-Jahres-Patienten-Überlebensrate bei Nierentransplantation zwischen monozygoten Zwillingen 95 Prozent und bei Leichennierenübertragungen 10–20 Prozent. Die Ursachen für diese geringe Quote lagen zu dieser Zeit in der irreparablen Organschädigung während des Todes des Spenders, in den geringen Möglichkeiten der Organpräservation, in den schweren Infekten infolge der Immunsuppression, in der Organabstoßung und in der noch nicht völlig ausgereiften Dialyse, so dass der Patient nicht optimal vorbereitet werden konnte (Giles 1991).
Nach Entdeckung des humanen Histokompatibilitätskomplexes HLA und der Einführung des Immunsuppressivums Azathioprin in Kombination mit Kortison stieg ab 1963 die Zahl der transplantierten Nieren sprunghaft. Während in der Zeit von 1950 bis Ende 1962 weltweit 153 Nierentransplantationen durchgeführt wurden, waren es in den folgenden 18 Monaten insgesamt 300 (Brosig u. Nagel 1965; Tab. 11.1).

11.3 Die Anfänge der Nierentransplantation in der Bundesrepublik

Im Jahre 1963 begann in Deutschland die erste – allein von Urologen getragene – Phase der Nierentransplantationen. Angeregt durch die Erfolge in den USA und in Paris bereitete sich in Berlin ein Urologenteam theoretisch und experimentell auf diese neue Operationsmethode vor. Am Klinikum Westend in Westberlin transplantierten die Urologen Wilhelm Brosig (1913–2003) und Reinhard Nagel im November 1963 einer 21-jährigen Frau eine Niere. Der Eingriff endete nach sechs Tagen aufgrund einer Transplantatruptur tödlich (Brosig u. Nagel 1965; Waiser 2008; Abb. 11.2). Im Mai 1964 gelang ihnen dann durch die Lebendspende von der Mutter bei einer 25-jährigen Patientin ein erster Langzeiterfolg.

Die weitere Entwicklung gestaltete sich sehr zögerlich. Anfang 1965 führten Winfried Vahlensieck (1929–2008) (Vahlensieck et al. 1968) in Bonn und 1966 Alfred Sigel in Erlangen, beide ebenfalls Urologen, Nierentransplantationen mit wenigen postmortalen und Lebend-Spenden durch. Der 1963 aus Schweden nach Heidelberg berufene Lars Röhl (1920–1999) führte mit seinem Team von 1967 bis 1968 20 erfolgreiche Transplantationen durch (Eigler 1997). Seine Schüler Manfred Ziegler (1934–2014)[1] und Kurt Dreikorn bauten später Transplantationszentren in Bad Homburg/Saar und Bremen auf. Diese Programme kamen aber erst einige Jahre später richtig in Gang (Eigler 1997).

Dass es anfänglich die Urologen waren, die sich auch in der BRD mit der Nierentransplantation befassten, ist wohl ihrer operativen Kompetenz die Niere betreffend zuzuschreiben. Dieses Therapieverfahren bewusst zur weiteren Emanzipation des Fachgebietes einzusetzen, wurde wohl nie angestrebt. Nur so ist es zu verstehen, dass zwischenzeitlich die Initiative ganz auf die Münchner Chirurgie übergegangen war, wo der Chirurg Heinz Pichelmaier

1 http://www.aebsaar.de/pdf/saar1411_044.pdf.

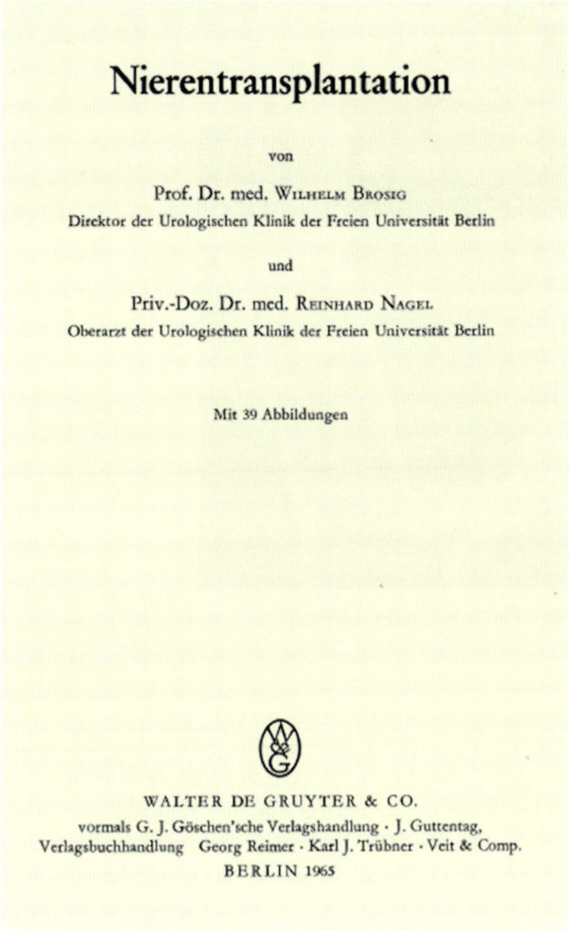

Nierentransplantation

von

Prof. Dr. med. Wilhelm Brosig
Direktor der Urologischen Klinik der Freien Universität Berlin

und

Priv.-Doz. Dr. med. Reinhard Nagel
Oberarzt der Urologischen Klinik der Freien Universität Berlin

Mit 39 Abbildungen

WALTER DE GRUYTER & CO.
vormals G. J. Göschen'sche Verlagshandlung · J. Guttentag,
Verlagsbuchhandlung Georg Reimer · Karl J. Trübner · Veit & Comp.
BERLIN 1965

Abb. 11.2 Brosig W, Nagel R (1965) Nierentransplantation. (de Gruyter, Berlin)

(geb. 1930) 1966 mit einer Serie von Transplantationen nach postmortaler Spende begonnen hatte (Zenker et al. 1967). In Münster wurde durch Chirurgen 1965 die erste Nierentransplantation vorgenommen (Rahn 2002).

11.4 Die Besonderheiten der Entwicklung der Nierentransplantation in der DDR

Ein wesentlicher Faktor der Emanzipation der universitären Urologie in der ehemaligen DDR war ihr Beitrag zur Entwicklung der Nierentransplantation und der Hämodialyse. Zentren dieser Entwicklung wurden Ost-Berlin und anfänglich vor allem Halle (Saale). Dem Autor ist kein Land bekannt, in dem die Nierentransplantation so ausschließlich mit der Urologie verbunden wurde wie in der DDR. Wesentliche Protagonisten dieser Entwicklung, wie der Berliner Urologe Moritz Mebel, propagierten diese Verbindung auch in internationalen Fachzeitschriften:

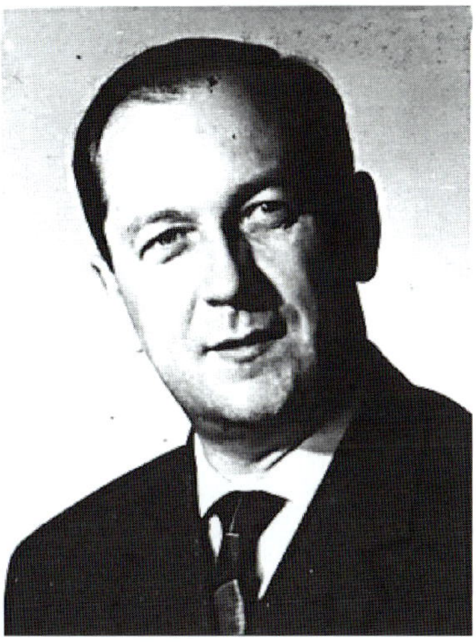

Abb. 11.3 Heinz Rockstroh (1920–1986). (Museum, Bibliothek und Archiv der Deutschen Gesellschaft für Urologie, Düsseldorf, mit freundlicher Genehmigung)

> Spezialisierung und interdisziplinäre Zusammenarbeit sind zwei Seiten einer Medaille. Auf dem Gebiet der Nierentransplantation, und nicht nur da, sollten Urologen und Nephrologen in der Behandlung des Urogenitalsystems zusammenarbeiten. Das stand in keinem Widerspruch zu der Notwendigkeit, die multivalenten Vorgänge in der Niere, im gesamten Urosystem, im Organismus als Ganzes den Fachspezialisten zu überlassen. Diese Überlegungen veranlassten uns, die Nierenverpflanzung in die Hände von operativ tätigen Urologen zu legen, die die Gefäßchirurgie im notwendigen Umfang beherrschten. (Mebel 1971, S. 10–14)

Die Entwicklung der Nierentransplantation in der DDR hing eng mit den Strukturen der Urologischen Klinik des Städtischen Krankenhauses Berlin-Friedrichshain und der II. Medizinischen Klinik der Charité zusammen. Dennoch trugen eine Vielzahl von medizinischen und wissenschaftlichen Institutionen unterschiedlicher staatlicher Unterstellung durch eine sinnvolle Vernetzung ihrer Tätigkeit entscheidend zur Gestaltung der Nierentransplantation bei (Mebel et al. 2003).

Der Ausgangspunkt dieser besonderen Entwicklung in der ehemaligen DDR war die Chirurgische Universitätsklinik der Martin-Luther-Universität Halle-Wittenberg. Deren Direktor, Karl-Ludwig Schober (1912–1999), und sein Assistenzarzt Heinz Rockstroh (1920–1986; Abb. 11.3), gehörten zu denjenigen Fachvertretern, die frühzeitig die Bedeutung der Nephrologie erkannten und sich deshalb für die Errichtung einer Dialyseeinheit an der Chirurgischen Universitätsklinik einsetzten.

Schober, der in der DDR später ein führender Herzchirurg wurde, hatte selber noch im Zweiten Weltkrieg erste

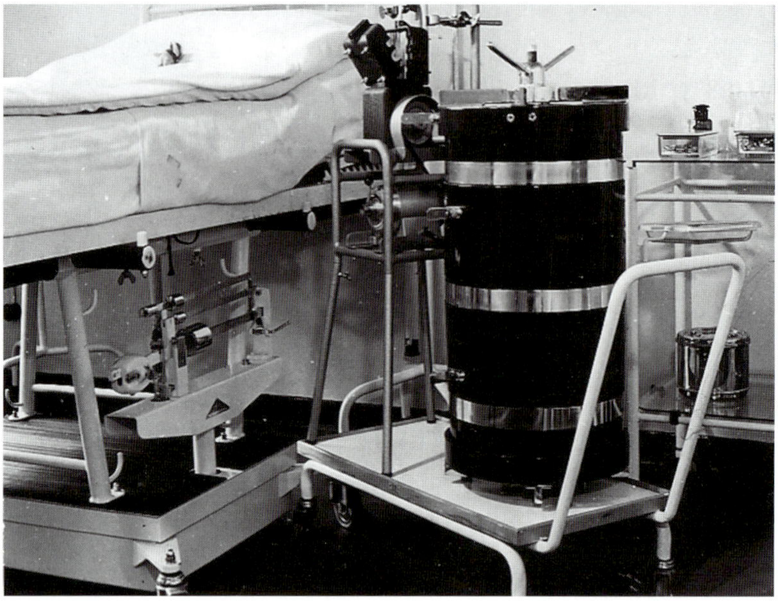

Abb. 11.4 »Moeller-Niere« im Nierenzentrum Halle (Saale) zu Beginn der 1960er-Jahre. (Aus Konert 2002)

medizinische Schritte an der Urologischen Klinik Weidenplan in Halle getätigt und zusammen mit Otto Kneise (1875–1953) 1941 bereits ein Handbuch zur Röntgenuntersuchung der Harnorgane bei Georg Thieme, Leipzig (Kneise u. Schober 1941), das Auflagen bis in die 1960er-Jahre hatte, herausgegeben.

11.4.1 Dialyse

Am 14.04.1959 konnte in Halle die Behandlung des akuten Nierenversagens mithilfe der »Künstlichen Niere« aufgenommen werden (Konert 2002). Der hiermit eingeleitete Prozess sollte nicht nur für die weitere Entwicklung der universitären Urologie in Halle von richtungsweisender Bedeutung sein. Die auf diesem Fundament aufgebaute Nierentransplantation prägte bis 1989 das Profil von drei urologischen Universitätskliniken. Von internistischer Seite wurde wenig später im Mai 1959 an der Universität Rostock unter der Leitung von Harald Dutz (1914–2010) (Dutz u. Mebel 1973; Klinkmann 2011) mit der Hämodialyse begonnen. Nach dessen Wechsel nach Berlin an die II. Medizinische Klinik der Charité im Jahre 1961 wurde dieses Behandlungsverfahren auch dort eingeführt und schrittweise ausgebaut (Precht 1989). Die in Halle (Saale) stattgehabte Subspezialisierung, bei der die Hämodialyse in der Hand der Urologen verblieb, wurde zu einem entscheidenden Katalysator der vollständigen Emanzipation des Faches Urologie in der DDR.

Mit der Behandlung der terminalen Niereninsuffizienz hatte sich die Urologie ein neues, eigenes Feld der Therapie geschaffen, das nicht von der operativ geprägten Chirurgie dominiert werden konnte. Darin liegt die tiefere Bedeutung der Leistung von Heinz Rockstroh für die spezifische Fachentwicklung. Dieser Prozess war aber keinesfalls eine logische Konsequenz aus der inneren Entwicklung des Faches Urologie. Die uro-nephrologische Auffassung des Hallenser Arbeitskreises war nicht nur in der DDR ein Novum gewesen, sondern wohl im gesamten deutschen Sprachraum die Ausnahme geblieben (Konert 2002). Diese Interdisziplinarität resultierte aus der urologisch-nephrologischen Tradition der »Hallenser Schule« (Konert 2002), die sich zwischen 1919–1927 durch das gemeinsame Wirken der gleichaltrigen Friedrich Voelcker (1872–1955) und Franz Volhard (1872–1950) während dieser Zeit entwickelt hatte (Stolze 1973). Diese These wird dadurch unterstützt, dass die einzige noch in der DDR existierende uro-nephrologische Klinik in Aue von Wolfgang Kaden (1927–2014) (Schwartze 2014) aufgebaut wurde, der seine Ausbildung in Halle während der Initialphase der Hämodialyse erhalten und entscheidend an deren Entwicklung mitgearbeitet hatte (Mebel et al. 2003).

In Europa, vor allem in den westlichen Ländern, war es in den 1950er-Jahren zu einer raschen Entfaltung der Hämodialyse zu einem praxisrelevanten Therapieverfahren gekommen. Nur auf dieser Grundlage konnte sich danach die Nierentransplantation als erfolgversprechende Behandlungsmethode bei chronischer Niereninsuffizienz entwickeln. Die Hämodialyse ermöglichte es nun, den Nierenkranken so lange am Leben zu erhalten, bis ein passendes Spenderorgan zur Verfügung stand, und anderweitig für einen ausreichenden Transplantatempfängerpool zu sorgen.

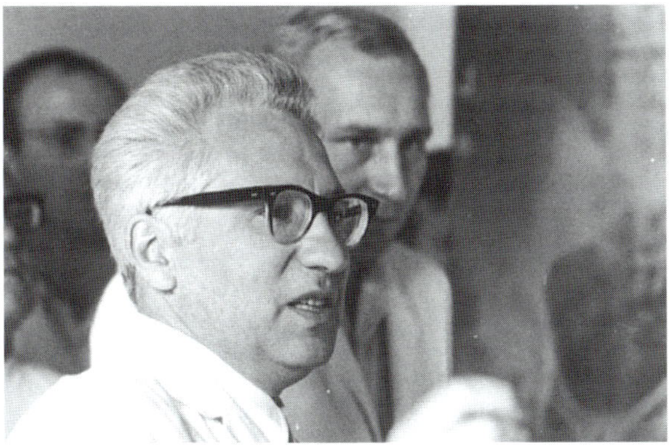

Abb. 11.5 Moritz Mebel (1971). Bundesarchiv Berlin, Bild 183-K0324-0207-001 / CC-BY-SA (Allgemeiner Deutscher Nachrichtendienst – Zentralbild, Bild 183)

Mehrere Studienaufenthalte in Großbritannien und der Bundesrepublik, z.B. bei C. Moeller (1910–1965), versetzten Rockstroh in die Lage, sich mit dem aktuellen Entwicklungsstand vertraut zu machen. Daraus resultierte dann der Einsatz einer »Moeller-Niere« in Halle (Abb. 11.4).[2]

Dabei muss man bedenken, dass derartige wissenschaftliche Informationsreisen vor dem Mauerbau 1961 keine Seltenheit waren und lediglich von den zur Verfügung stehenden Devisen limitiert wurden. Hinzu kommt, dass zu diesem Zeitpunkt mit Martin Stolze ein Hallenser Urologe DGU-Präsident war. Aber auch nach 1961 waren Informationsreisen ins westliche Ausland möglich, wenn es um die Realisierung wichtiger Projekte ging. Und Dialyse und Nierentransplantation waren derartige Prestigeobjekte. So war auch Moritz Mebel (Abb. 11.5) gemeinsam mit dem Rostocker Nephrologen Klinkmann im Oktober 1976 zu einem längeren Informationsaufenthalt in den USA, um sich mit dem aktuellen Stand der Nierentransplantation vertraut zu machen.[3]

In Halle bildete sich schnell ein Kreis interessierter Ärzte, die sich mit der Weiterentwicklung der Methode und des Gerätes befassten. So gelang unter z.T. sehr schlechten räumlichen und technischen Voraussetzungen der Ausbau der Hämodialyse zum »Nierenzentrum Halle« im Jahre 1961 (Rockstroh 1962). Es muss in diesem Zusammenhang erwähnt werden, dass es für den Aufbau und die Funktionsabsicherung der »Künstlichen Niere« über ca. 15 Jahre keine gesonderten Planstellen gab und alle eingesetzten Ärzte und Schwestern über den normalen Klinikbetrieb hinaus hier tätig waren.

Um die Weiterentwicklung des Dialyseverfahrens machte sich besonders Wolfgang Kaden verdient. Gemeinsam mit dem Physiker Richter entwickelte er das erste DDR-eigene Dialysegerät. Der Einsatz der »Kaden-Richter-Niere« kann somit als Geburtsstunde der DDR-Dialysegeräte angesehen werden. Nach seiner Rückkehr nach Aue kreierte er gemeinsam mit dem Institut für Polymerchemie der Akademie der Wissenschaften der DDR, der Urologischen Klinik im Krankenhaus Aue und der Firma Scheibner KG in Bernsbach die erste eigene künstliche Niere »Aue I«. Dank einer kontinuierlichen Weiterentwicklung wurde es möglich, mit den jetzt als »Aue-Niere« bezeichneten Geräten den Nephrologen des Landes eigene Geräte zur Verfügung zu stellen. Nach Entwicklung der Cellulosemembran »Nephrophan« und ihrer Produktion in der VEB Filmfabrik Wolfen folgten »Aue II« und Anfang der 1970er-Jahre »Aue III«. Seitdem stand in der DDR eine eigene anwendbare Dialysetechnik zur Verfügung. 1979 wurde die Dialysemaschine KN 401 aus dem Messgerätewerk Zwönitz bereitgestellt, die bereits einen Einsatz von Hohlfaserdialysatoren ermöglichte. Ende der 1980er-Jahre kam die Maschine KN 501 auf den Markt, ein intelligentes, rechnergestütztes Dialysegerät. Die Herstellung der Hohlfaserdialysatoren erfolgte im VEB Keradentawerk Radeberg. Die Eigenentwicklung »Künstliche Niere« war von Anfang an ein »kollektives Ergebnis« von Wissenschaftlern und Ingenieuren aus verschiedenen Wissenschaftsbereichen der DDR. Die Rostocker Forscher waren diejenigen, die die medizinischen Leistungsparameter vorgaben und sie in vielen Entwicklungsstufen kontrollierten und korrigierten.[4] In Halle wurde die Entwicklung nach dem Weggang von Kaden besonders von Peter Althaus, der 1966 an die Klinik kam, weitergeführt. Sein besonderer Beitrag war die Rekonstruktion des »Nierenzentrums«, das am 07.11.1967 mit der »Althaus-Niere« neu eröffnet wurde (Abb. 11.6). Konnte bisher nur das akute Nierenversagen behandelt werden, so war es nun möglich geworden, Patienten mit einer chronischen Niereninsuffizienz ins regelmäßige Dialyseprogramm aufzunehmen. In den Jahren 1959–1989 wurden dann in der DDR insgesamt 64 Dialysezentren gegründet (Fassbinder et al. 1989; Abb. 11.7).[5]

2 Curt Moeller (1910–1965) war ein Pionier in der Entwicklungsgeschichte der Dialysetechnik.

3 Reisebericht über die Studienreise in Mebel et al. (2003).

4 http://www.kulturportal-mv.de/index.phtml?showdata-88&Instanz=250&Datensatz=11 (Recherche 04.2015)

5 Original-Bildunterschrift: »Die Dialyse-Abteilung ist das Herzstück des Nierenzentrums in der Berliner II. Medizinischen Universitätsklinik (Direktor: Prof. Dr. Dutz). Hier werden Patienten mit chronischem Nierenversagen auf eine Nierentransplantation, die im neueröffneten Nierenzentrum des Krankenhauses Friedrichshain erfolgt, vorbereitet. Die Charité verfügt zur Zeit über vier Dialyseplätze, an denen gegenwärtig acht Patienten behandelt werden. Mit dem Dialysator (Künstliche Niere) Aue II (unser Foto), der von einem Spezialkollektiv der DDR entwickelt wurde, sind sämtliche 20 Nierenzentren der DDR ausgerüstet. Patienten mit chronischen Nierenleiden, d.h. mit sehr geringer oder keiner Funktionstüchtigkeit der Niere, werden zweimal in der Woche 10 bis 12 Stunden an die Künstliche Niere angeschlossen. Diese Behandlung ermöglicht ein Leben ohne Funktion der eigenen Niere, zugleich eine weitgehende Rehabilitation bis zur Arbeitsfähigkeit.«

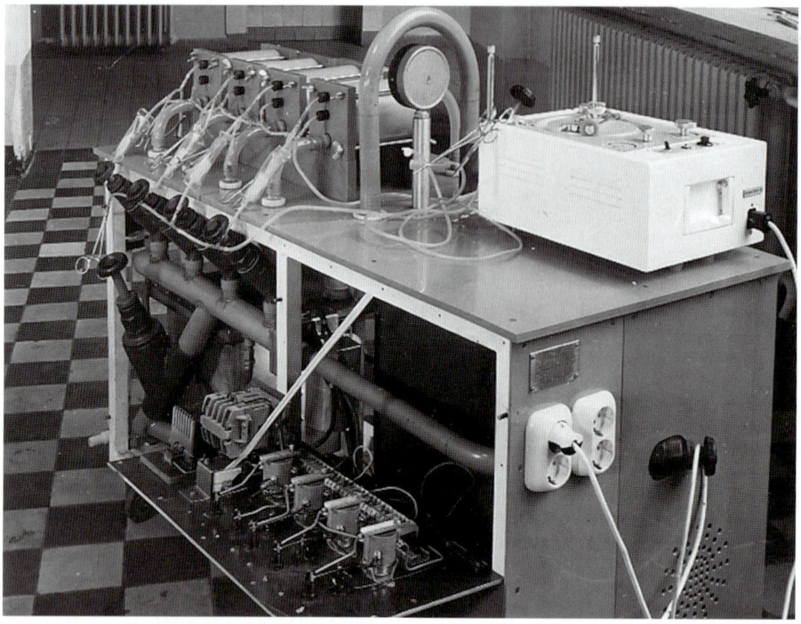

Abb. 11.6 »Althaus-Niere« von 1966. (Aus Konert 2002)

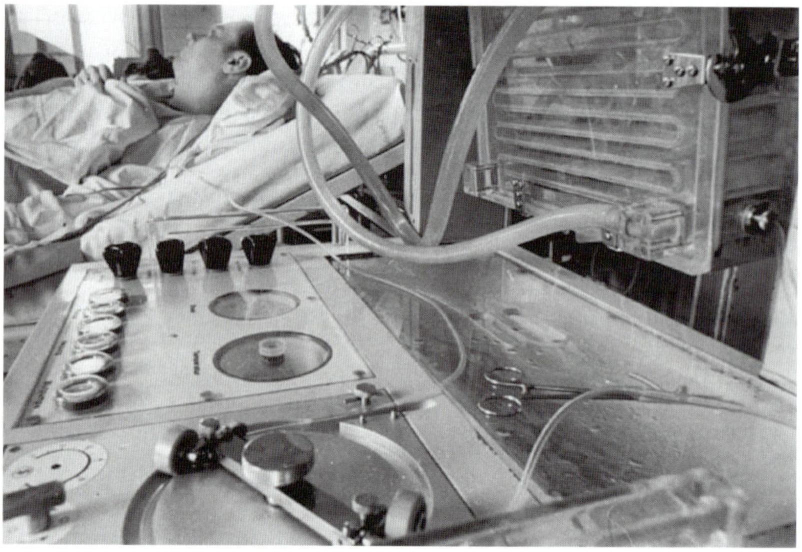

Abb. 11.7 Zentralbild Katscherowski 6.1.70-kat-Berlin: Nierenzentrum der Charité

Aber die Hämodialyse stellte von Anfang an nur einen Teilaspekt in der Gesamtkonzeption zur Behandlung der Patienten mit chronischer Niereninsuffizienz dar. Die Entwicklung des Dialyseverfahrens war für das Überleben nierenkranker Patienten wichtig, da toxisch wirkende Verbindungen aus dem Organismus entfernt werden konnten. Der gleichzeitig damit verbundene Verlust von physiologisch wichtigen Substanzen aus dem Plasma zeigte aber auch die Grenzen des Verfahrens auf. Die Nierentransplantation war daher das eigentliche Ziel (Abb. 11.8; Abb. 11.9).

11.4.2 Nierentransplantationszentren in der DDR

Nach der ersten Nierentransplantation 1963 in Berlin-West griffen noch im gleichen Jahr in Halle (Saale) Rockstroh und Mitarbeiter ebenfalls dieses Therapieverfahren auf und begannen mit experimentellen Transplantationen bei Hunden (Konert 1989; Mebel et al. 2003). Drei Jahre später, am 25.04.1966, wurde dann die erste Nierentransplantation am Menschen in der ehemaligen DDR in Halle (Saale) ausgeführt (Konert 1989). Bei dem transplantierten

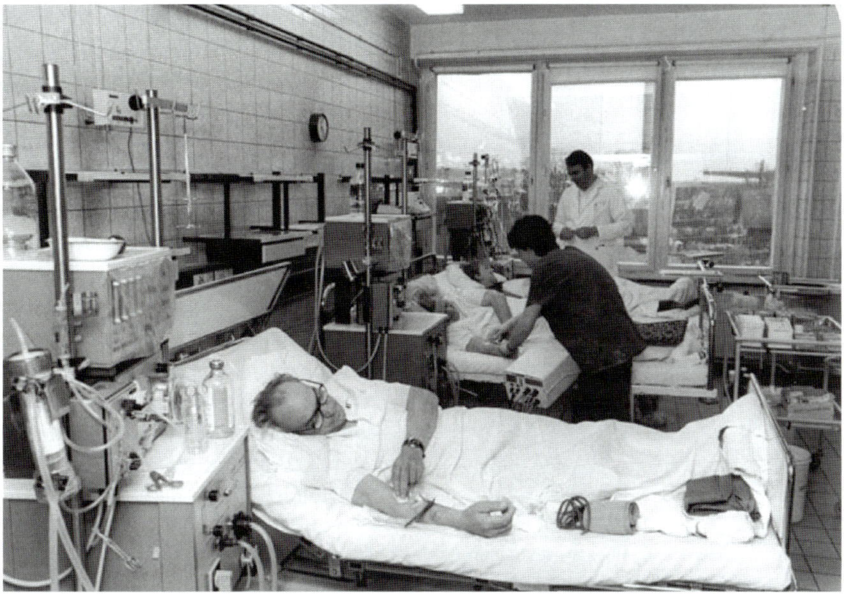

Abb. 11.8 Patient im Schweriner Dialysezentrum Mitte der 1980er-Jahre. Bundesarchiv Bild 183-1985-0515-011 (Allgemeiner Deutscher Nachrichtendienst – Zentralbild, Bild 183)

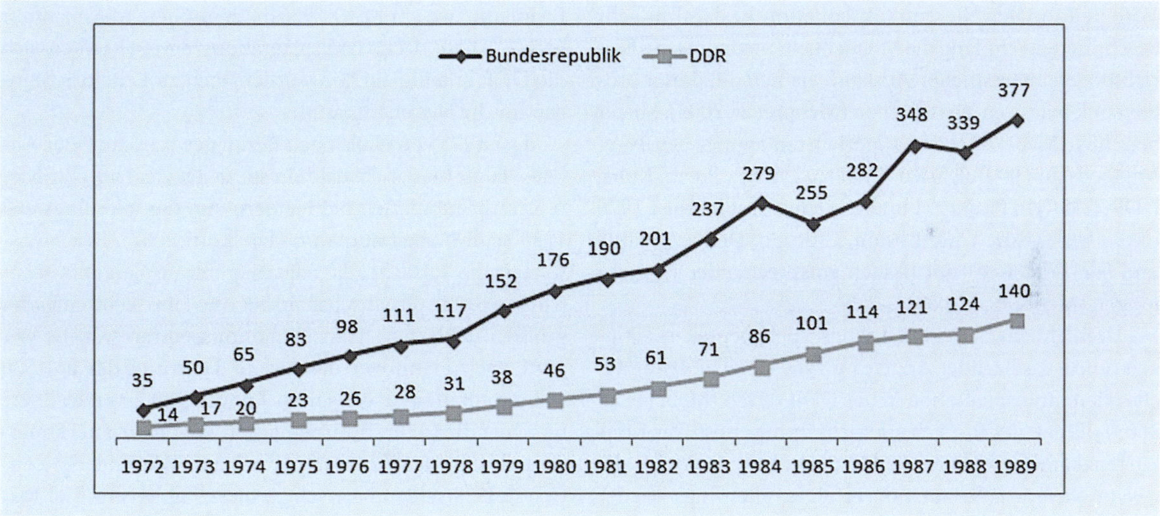

Abb. 11.9 Anzahl der Patienten mit Nierenersatzverfahren pro Million Einwohnern in der DDR und in der Bundesrepublik 1972–1989, (Nach Schimmel 2011)

Organ handelte es sich um eine Lebendspende von der Mutter an ihr Kind. Zu diesem Zeitpunkt noch bestehende Probleme, vor allem in der Beherrschung immunologischer Reaktionen, waren wohl ursächlich für den letalen Ausgang dieser ersten Nierentransplantation. Nach dieser Operation unternahm Rockstroh bis 1969 noch zwei weitere Transplantationen (Abb. 11.10). Auch diese scheiterten an den Abwehrreaktionen des Empfängers (Konert 1989; Steger 2013). Halle war somit deutschlandweit nach West-Berlin, Bonn und Erlangen die vierte Klink, an der eine Nierentransplantation durchgeführt wurde. Eine Publikation dieser ersten Nierenübertragung an der Martin-Luther-Universität durfte in DDR-Zeiten nicht erfolgen (Thieler et al. 1999; Schimmel 2001). Hintergrund ist ein im Rückblick nicht mehr verständlicher persönlicher Bedeutungsstreit zwischen Rockstroh und Mebel.

Im Krankenhaus im Friedrichshain in Ost-Berlin befasste sich eine weitere Arbeitsgruppe um Moritz Mebel und um die »Berliner Arbeitsgemeinschaft für Nierentransplantation«, die aus Mitarbeitern der Urologischen Klinik Berlin-Friedrichshain und der Nephrologischen Abteilung der II. Medizinischen Klinik der Charité be-

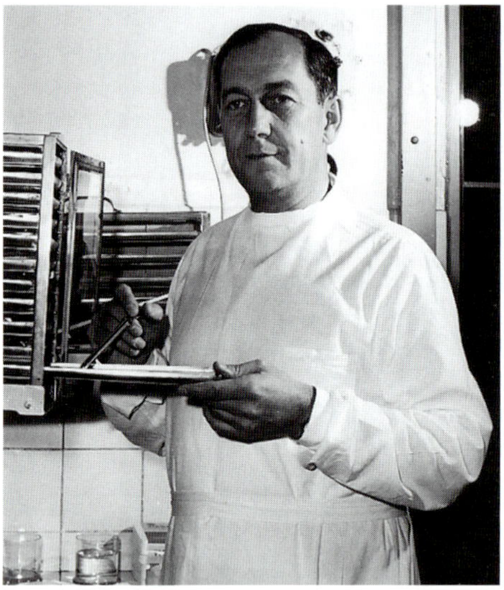

Abb. 11.10 Heinz Rockstroh (1920–1986) mit sog. »Heyneman-Schrank« im Hintergrund. (Aus Konert 2002)

stand, mit dem Aufbau des ersten Nierentransplantationszentrums (NTZ) in der DDR (Mebel 1972). Im Zuge der Vorbereitung der Nierentransplantation bestand in sehr beschränktem Umfang die Möglichkeit, medizinische Einrichtungen im westlichen Ausland, die sich mit dieser Problematik befassten, zu besuchen (Mebel et al. 2003). Später berichtete Mebel über eine »Spezialistentagung« der RGW Mitgliedsländer (Bulgarien, Ungarn, UdSSR, Polen, Kuba, DDR, CSSR) in Prag 1971 und von einer Studienreise 1976 in die USA (New York, Boston, Chicago, Denver, Seattle und San Francisco) mit Besuch entsprechender Einrichtungen (Mebel et al. 2003).

Drei Jahre nach Beginn der tierexperimentellen Tätigkeit führte das Berliner Ärzteteam 1967 die erste erfolgreiche Nierentransplantation in der DDR durch (Mebel et al. 2003). Es entwickelte sich ein nicht immer positiver Konkurrenzkampf zwischen Berlin und Halle, wo 1969 die zweite Nierentransplantation erfolgte, allerdings wieder ohne langfristigen Erfolg. Die Erkenntnis, dass noch nicht alle Aspekte der Nierentransplantation ausreichend beherrscht wurden, führte zur Unterbrechung der praktischen Anwendung und zu erneuten theoretischen Vorarbeiten. Eine Arbeitsgruppe Transplantation der »Problemkommission Urologie-Nephrologie« wurde gegründet und trat am 31.05.1967 zu ihrer ersten Tagung zusammen. Ihre Aufgabe bestand in der organisatorischen Vorbereitung der zu schaffenden »Nierentransplantationszentren« (NTZ). Das erste konnte dann im Dezember 1969 in Berlin im Krankenhaus im Friedrichshain in Betrieb genommen und nach einem Probebetrieb von 1969–1970 in diesem Jahr durch den Staatssekretär im Gesundheitsministerium und späteren Gesundheitsminister der DDR, Ludwig Mecklinger (1919–1994), eröffnet werden. Daher wurde das Zentrum im Friedrichshain in Berlin 1970 vom Minister für Gesundheitswesen der DDR zum »Leitzentrum« ernannt (Mebel et al. 2003) und ermöglichte somit den Beginn der Nierentransplantation als Routinetherapieverfahren (Scheidler 1974). Bereits 1970 konnten hier 25 Transplantationen durchgeführt werden. Schon 1973 fanden die wissenschaftlichen Bemühungen durch die Verleihung des Nationalpreises I. Klasse für das »Forscherkollektiv um Dutz, Mebel, Precht und Erdmann die besondere Anerkennung« des Staates (Mebel et al. 2003). Dutz und Mebel werden »als bedeutende Wissenschaftlerpersönlichkeiten der Deutschen Demokratischen Republik« bzw. »Ärzte an der Seite des Sowjetvolkes im Kampf gegen den Faschismus« schon 1979 in einer in hoher Auflage erschienen Publikation zum 30. Jubiläum des Gesundheitswesens in der DDR besonders hervorgehoben und gewürdigt (Fischer et al. 1979). 1974 folgte dann in Halle das zweite »Nierentransplantationszentrum«. Hier wurde Anfang 1975, nach sechsjähriger Unterbrechung, wieder mit Nierentransplantationen begonnen (Mebel et al. 1974; ◘ Abb. 11.11). Als drittes »Nierentransplantationszentrum« folgte die Urologische Universitätsklinik in Rostock mit Thomas Erdmann,[6] wo am 14.10.1976 die erste Niere transplantiert wurde. Diese drei »Transplantationszentren« teilten sich die DDR anteilig auf. Sie wurden auch zu Leiteinrichtungen für die Nierenentnahme.

Der 1973 von Halle nach Berlin gewechselte Peter Althaus[7] baute an der Charité ein spezielles Zentrum für Nierentransplantationen bei Kindern auf, das allerdings erst 1989 seine Arbeit aufnahm (Dreikorn 2007). Beachtenswert ist die Tatsache, dass das Nierentransplantationszentrum in Berlin-Friedrichshain bis zum Jahre 2000 eines der größten deutschen Transplantationszentren war. Es war 1981 nach Hannover das zweite Zentrum, das auf 500 Transplantationen verweisen konnte. 1987 verzeichnete man hier die 1.000. Transplantation, zuvor 1984 in Hannover und 1986 in München (Eigler 2002). Alle anderen Zentren in Deutschland erreichten diese Zahlen erst viel später. Bis 1990 wurden in der damaligen DDR insgesamt 6.264 Nieren entnommen (Schimmel 2001).

11.4.3 Nationale und internationale Kooperationen

Im Zusammenhang mit dem Ausbau der Nierentransplantation mussten in den 1970er-Jahren nicht nur zahlreiche medizinische Probleme, sondern vor allem organisatorische und rechtliche Fragen gelöst werden. Für die

6 http://cpr.uni-rostock.de/metadata/cpr_person_00001759 (Recherche 17.04.2015).

7 http://www.keh-berlin.de/assets/files/KEH_Newsletter006_2008.pdf sowie http://www.zeit.de/1992/27/ausgehorcht-von-einem-falschen-freund/komplettansicht (Recherche 17.04.2015).

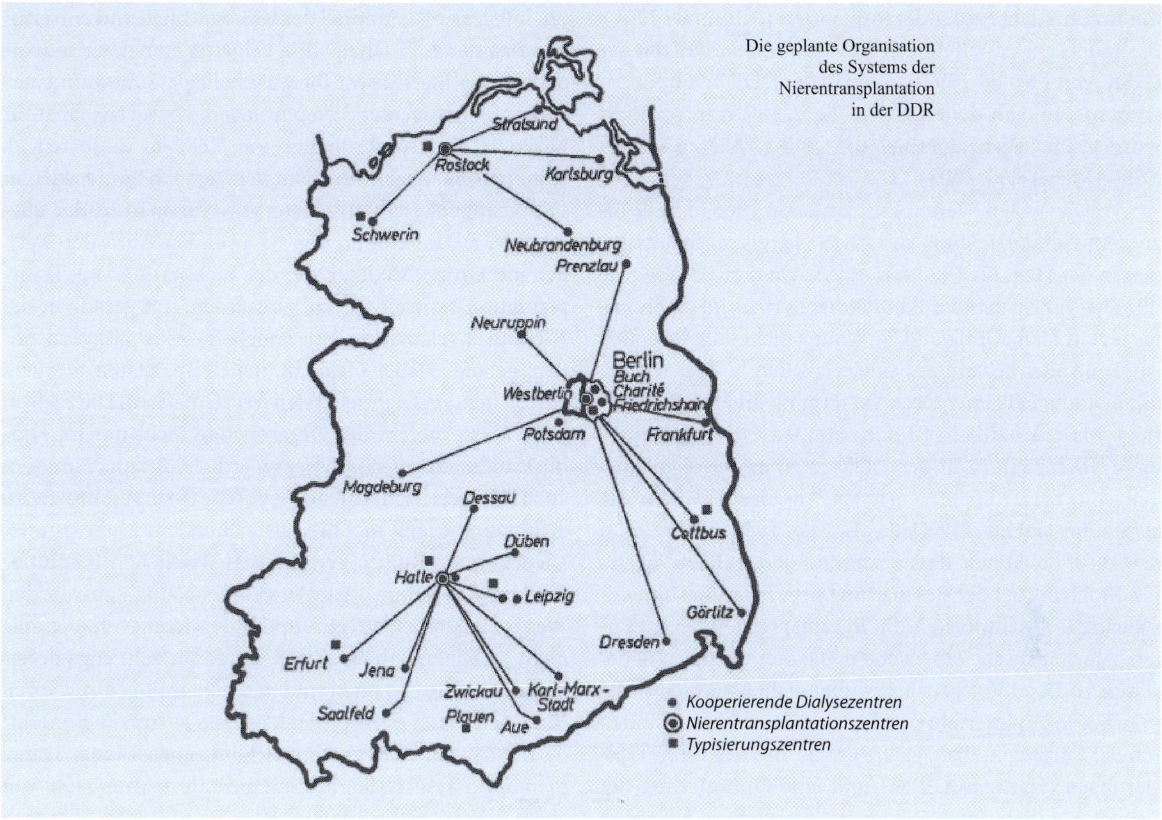

Abb. 11.11 Erfolge und Probleme der Nierentransplantation. (Aus Mebel 1975)

Transplantation kamen vorwiegend Nieren von Frischverstorbenen infrage. Dazu musste unbedingt festgestellt werden, ab welchen Zeitpunkt frühestens der sichere Todeseintritt zu diagnostizieren ist (Kerde u. Schulz 1973). Eine vom Ministerium für Gesundheitswesen eingesetzte Expertenkommission legte wissenschaftliche begründete Kriterien fest. Jedoch wurden diese auch in den weiteren Jahren diskutiert, bis endlich am 05.07.1975 die gesetzliche Regelung über die Organtransplantation in Kraft trat.[8] In dieser Verordnung wurden auch alle juristisch relevanten Fragen, einschließlich sozialer und psychologischer, bei Lebendspendern von Nieren geregelt. Die erste Durchführungsbestimmung vom April 1977 legte dann noch die Verfahrensweise bei der Organentnahme fest. Damit war die Widerspruchslösung für die Organspende bei Verstorbenen gesetzlich festgeschrieben. Derartige Lösungen bestanden zu dieser Zeit bereits in Österreich, Großbritannien und anderen Ländern. Um den optimalen Transplantatempfänger zu finden, wurden alle potenziellen Empfänger in ein Zentralregister im NTZ Berlin-Friedrichshain aufgenommen. Von hieraus wurden die Patienten dem entsprechenden NTZ zugewiesen. Um den ideal passenden Empfänger für jedes Leichennierentransplantat zu finden, benötigt man 2.000 bis 2.500 prospektive Empfänger, d.h. chronisch niereninsuffiziente Patienten, die aktuell transplantationsfähig sind (Mebel et al. 1973; Precht u. Schmicker 1990). Um 1980 betrug deren Zahl in der DDR aber nur ca. 250. Somit wird klar, dass nicht für alle entnommenen Nieren auch ein passender Empfänger in der DDR zu finden war. Nur eine internationale Zusammenarbeit konnte den Empfängerpool entsprechend vergrößern. Am 11.12.1980 wurde von den osteuropäischen Mitgliedsstaaten des RGW die grenzübergreifende Organisation »Intertransplant« mit Sitz in Prag gegründet. Mit »Eurotransplant«, 1967 in Leiden (Niederlande) gegründet, der Vermittlungsstelle für Organspenden in den Benelux-Ländern, der BRD und Österreich, wurde ebenfalls intensiv zusammengearbeitet. In der Zeit von 1971 bis 1990 wurden in der DDR insgesamt 691 Nieren ins Ausland weitergeleitet, davon 483 an Intertransplant und 206 an Eurotransplant. Im selben Zeitraum erhielt die DDR 171 Nieren, 134 von Intertransplant und 37 von Eurotransplant. Die aktivsten Austauschpartner waren die ČSSR, Ungarn und die DDR, wobei häufig Diskrepanzen in der Verteilung zwischen In- und Ausland auftraten. 1978 wurden z.B. aus der DDR 57 Nieren abgegeben und

8 Gesetzblatt der DDR vom 06.08.1975, Teil I, Nr.32.

nur drei aus dem Ausland transplantiert (Schimmel 2001). Besonders eng gestaltete sich die Zusammenarbeit mit der ČSSR. Von 1981 bis 1989 wurden in der DDR 1.960 Nieren entnommen, von denen 104 in der ČSSR transplantiert wurden. Im Gegenzug erhielt die DDR 17 Nieren aus der ČSSR (Mebel et al. 2003).

Von der ersten Nierentransplantation 1966 in Halle bis zu dem Gesamtergebnis von 2.846 Nierentransplantationen in der DDR bis 1990 war es ein schwieriger Weg, wie dies aber für ein neues, zukunftsorientiertes und sehr komplexes Gebiet in Klinik und Forschung nicht ungewöhnlich ist. Trotz aller bekannter Schwierigkeiten bei der technischen und medikamentösen Versorgung und der Beschaffung wissenschaftlicher Informationen ist es gelungen, diese Therapieform in der DDR zu einem erfolgreichen Teilgebiet der Urologie zu machen. Aus eigener Erfahrung als Stationsarzt im NTZ Halle Mitte der 1980er-Jahre kann der Autor bestätigen, dass es zumindest dort keine größeren Probleme bei der Beschaffung neuer Immunsupressiva, wie z.B. Cyclosporin A, für die entsprechenden Patienten gab. Statistische Übersichten, die diese Erfahrung bestätigen oder widerlegen, liegen aber nicht vor. Auch andere neue Therapieverfahren wie die Plasmapherese fanden schnell Eingang in die tägliche Praxis. Bessere HLA-Typisierungen (Hartmann 1985) und eine Optimierung der Patientenvorbereitung führten zu deutlich verbesserten Therapieergebnissen.

Bis 1990 wurden in Berlin 1.497, in Halle 720 und in Rostock 629 Transplantationen durchgeführt, davon 44 Lebendspendernieren (Mebel et al. 2003). Im Jahr 1988 wurden insgesamt 283 Transplantationen durchgeführt. Bei 548 potenziellen Empfängern und einer Bevölkerung von ca. 16 Mio. ein international vergleichbar gutes Ergebnis. Auch im Transplantatüberleben und in der Beherrschung der Transplantatkomplikationen hatte man europäischen Standard erreicht. Anlässlich des 30-jährigen Bestehens des NTZ Berlin-Friedrichshain konnte man dort auch auf die Transplantatniere mit der längsten Funktionsdauer in Europa verweisen (May 1998). Der hohe politische Stellenwert der Nierentransplantation in der DDR lässt sich gut an den Organisationsstrukturen erkennen: Ein eigener Beauftragter für Nierentransplantation musste eine enge Zusammenarbeit mit den Intensivstationen organisieren, ständigen Kontakt mit den von den Bezirksärzten festgelegten Entnahmekollektiven halten, wissenschaftliche Erkenntnisse der Nierentransplantation vermitteln und Öffentlichkeitsarbeit leisten. Weiterhin kam ihm die Aufgabe zu, die Dispensairärzte bei der Betreuung der Transplantierten zu beraten. Das Ministerium für Gesundheitswesen wertete einmal im Jahr die Tätigkeit der Regionalbeauftragten aus (Autorenkollektiv o.J., S. 8).

Die große Besonderheit bestand aber in der DDR darin, dass die Nierentransplantation bis 1990 unangefochten integraler Bestandteil der Urologie blieb und entscheidend zu deren Emanzipation beigetragen hat. Grundvoraussetzung hierfür war die gute kollegiale Zusammenarbeit von Urologen und Nephrologen. Die »Zeitschrift für Urologie und Nephrologie« war Zeichen dieser engen Kooperation, aber wohl auch der Versuch zweier kleiner Fachgruppen, sich zu behaupten. War man in der ehemaligen DDR bemüht, den wachsenden Anforderungen der modernen Medizin mit der Etablierung von Transplantationszentren gerecht zu werden, um gerade in der Nierentransplantation eine mögliche Alternative zu finden, gelang es aber oft nicht, neue Kapazitäten im nicht ausreichenden Dialysebereich frei zu machen. Die Zielsetzung, das Problem der Organspende nicht nur im Hinblick auf medizinisch-wissenschaftliche Belange, sondern auch im gesellschaftlichen Umfeld systemkonform zu etablieren, gelang nicht in ausreichendem Maße. Immer wieder traten Kollisionen mit den staatlichen Institutionen – insbesondere organisatorischer Natur – auf, die den Weg im Bestreben um eine optimale Nierenersatztherapie nicht zu ebnen halfen. Gerade einer Vielzahl engagierter Urologen, Nephrologen und auch Neurologen mit ihren Mitarbeitern ist es zu verdanken, dass es trotz dieser Hindernisse in der DDR zur Entwicklung angesehener Transplantationszentren kam, die zumindest im System der ehemaligen sozialistischen Staaten eine führende Position einnahmen konnten. Die immer wieder offiziell geprägte Meinung, dass die medizinische Versorgung der Bevölkerung im internationalen Maßstab optimal sei, konnten die Nephrologen der DDR aus den jährlich veröffentlichten Reports der European Dialysis and Transplant Association (EDTA) im Vergleich mit den westeuropäischen Industriestaaten aber nicht bestätigt finden (Thieler u. Brunner 1992; Thieler et al. 1994; Schimmel 2001). Im DDR-Maßstab lag die Transplantationsquote bei 67 Prozent, im bundesdeutschen Gebiet jedoch bei 90 Prozent und höher (Schimmel 2001).

11.5 Die Entwicklung der Nierentransplantation in der Bundesrepublik 1970–1990

Während bis etwa 1977 die zahlenmäßige Entwicklung der Transplantation auf niedrigem Niveau in beiden deutschen Staaten weitgehend parallel verlief, stieg sie danach in der BRD steil an. Dies lag einerseits an der Schaffung neuer Transplantationszentren (◘ Tab. 11.2), andererseits führten auch die gesammelten Erfahrungen zu einer Verbesserung der urologischen Vorbereitung von potenziellen Transplantatempfängern, die operationstechnischen Weiterentwicklungen sowie die Standardisierungen der Spendernierenentnahme, Transplantation, Nierenkonservierung,

Tab. 11.2 Gründung von Transplantationszentren in der BRD 1968–1990. (Dreikorn 2007)

Jahr	Ort	Leitender Urologe
1968	Frankfurt	W. Weber
1969	Gießen	C.F. Rothauge
1970	Hamburg	H. Klosterhalfen
1970	Aachen	W. Lutzeyer
1972	Marburg	G. Rodeck
1984	Homburg (Saar)	M. Ziegler
1984	Würzburg	H. Frohmüller
1986	Stuttgart	F. Eisenberger
1988	Bremen	K. Dreikorn

Immunsuppression, Diagnostik von Abstoßungsreaktionen sowie der Nachbetreuung von transplantierten Patienten unter Berücksichtigung urologisch-onkologischer Gesichtspunkte (Dreikorn 2007) zu einer deutlichen Verbesserung der Ergebnisse. Ein weiterer Erfolgsschub war die Einführung von Ciclosporin (Eigler et al. 1992) bei der Bekämpfung der Abstoßungsreaktionen. Der Schweizer Hartman Stähelin (1925–2011) war wesentlich an der Entdeckung dieser Substanz bei Sandoz Anfang der 1970er-Jahre beteiligt, insbesondere durch die Aufnahme eines Tests auf Immunsuppression in den Screening-Verfahren für potenzielle Arzneimittel, die bei Sandoz z.B. an Boden- und Pilzproben durchgeführt wurden, die Mitarbeiter aus aller Welt mitbrachten. Daraus entwickelte sich das wichtigste Medikament zur Unterdrückung der Immunabstoßung bei Organtransplantationen, das bei Novartis (früher Sandoz) jährlich für Milliardenumsätze sorgte. Während lange Jean-François Borel (geb. 1933) als Hauptentdecker des Ciclosporin galt, entspann sich darüber später ein heftiger Disput, und auch die Beiträge seines damaligen Vorgesetzten Stähelin und anderer Wissenschaftler wurden gewürdigt (Bosch 2009).

Bei der Lösung finanzieller Probleme beim Aufbau vieler Nierentransplantationszentren engagierte sich in der Aufbauphase vor allem das »Kuratorium für Heimdialyse e.V.«, aus dem später die »Deutsche Stiftung Organtransplantation« hervorging. Um den wissenschaftlichen und klinischen Erfahrungsaustausch zwischen den Transplantationszentren zu fördern, initiierten der Nephrologe H. Lange und der Urologe Gerhard Rodeck die jährlichen »Marburger Transplantationsgespräche«. 1984 wurde dann die von Chirurgen dominierte »Arbeitsgemeinschaft Deutscher Transplantationszentren« gegründet (Dreikorn 2007).

Die zwischenzeitlich eingeführte HLA-Typisierung ermöglichte es, den passendsten Empfänger für ein Spenderorgan zu ermitteln. Um eine entsprechende Organverteilung innerhalb der Transplantationszentren zu ermöglichen, wurde 1967 von J. van Rood[9] in Leiden in den Niederlanden die Organisation »Eurotransplant« gegründet, der sich zunächst Transplantationszentren der Benelux-Länder und Deutschlands anschlossen. Hierdurch wurde ein internationaler Organaustausch von Nieren Frischverstorbener möglich, wodurch die Transplantationsergebnisse weiter verbessert werden konnten (Dreikorn 2007). Inzwischen haben sich auch Österreich, Slowenien, Kroatien und Ungarn dieser Organisation angeschlossen, die zwischen 1967 und 2007 insgesamt 79.000 Nieren vermittelt hat[10].

Als sich Mitte der 1970er-Jahre abzeichnete, dass die Nierentransplantation nicht nur eine Alternative zur Dialyse, sondern oft die bessere und kostengünstigere Behandlung der terminalen Niereninsuffizienz bot, wurde der Ruf nach dem Gesetzgeber zur Regelung der verschiedenen Aspekte laut. Die damalige sozial-liberale Koalition erarbeitete daraufhin einen Gesetzentwurf auf der Basis der Widerspruchslösung. Diesen trugen aber die CDU-geführten Länder nicht mit. Angesichts dieser Situation und der allmählich zunehmenden Zahl gespendeter Organe kam man überein, die spontane Entwicklung abzuwarten und vorerst auf eine gesetzliche Regelung zu verzichten. Diese blieb dann auch bis 1990 aus.

In der ehemaligen DDR gab es von rechtlicher Seite kein Gebot, welches vorschrieb, einen prospektiven Spender oder seine Angehörigen zur beabsichtigten Organentnahme zu befragen. Ersteres sollte – nach Auffassung der Staatsanwaltschaft 1970 – ohnehin unterbleiben, da gewichtige ethische Gründe dagegen sprächen, einen Todkranken mit derartigen Fragestellungen zu belasten und zu beunruhigen. Hatte er jedoch den Wunsch geäußert, nach seinem Tod von einer Organentnahme abzusehen, so sollte dies respektiert werden. Im Hinblick auf solcherart geäußerte Wünsche oder Forderungen naher Verwandter sollte dem entsprechend den subjektiven Umständen des Einzelfalls Rechnung getragen werden (Wetzel 1971). Trotz der »liberaleren« Gesetzgebung ohne Zustimmungsnotwendigkeit der Angehörigen wurden in der DDR deutlich weniger Nieren pro Million Einwohner entnommen als in der Bundesrepublik (Schimmel 2001).

---

9 http://www.ae-info.org/ae/User/Rood_Johannes (Recherche 17.04.2015).

10 Eurotransplant, Pressemitteilung vom 24.09.2007.

11.6 Fazit und die weitere Entwicklung der Nierentransplantation nach der Wiedervereinigung

Bis 1990 hatte sich die Nierentransplantation nach anfänglichen Schwierigkeiten in beiden deutschen Staaten als anerkanntes Therapieverfahren etabliert und war fester Bestandteil der Behandlung terminal niereninsuffizienter Patienten geworden. Kritisch muss man jedoch einschätzen, dass es trotz der recht günstigen gesetzlichen Voraussetzungen in der ehemaligen DDR nicht zu einer dem tatsächlichen Bedarf entsprechenden Anzahl von Nierentransplantationen kam. Bei einem durchschnittlichen jährlichen Neuzugang von 60 niereninsuffizienten Patienten auf eine Millionen Einwohner hätten etwa 400 Nieren im Jahr transplantiert werden müssen (Konert 2002). Eine Zahl, die niemals geschafft wurde.

Im Jahre 1990 war der Höchststand an Nierentransplantationen in Deutschland erreicht. Eine weitere Steigerung konnte trotz Schaffung neuer Zentren, vor allem in den Neuen Bundesländern (Jena und Dresden), nicht erreicht werden. Im Jahre 2000 gab es insgesamt 43 Nierentransplantationszentren, die Anzahl der Nierentransplantationen schwankte in den letzten Jahren zwischen 2.000 und maximal 2.300 Transplantationen. Mitverantwortlich hierfür war neben manchem Skandal um die Transplantatvergabe eine Diskussion, die nach 1990 aufkam, mitverursacht durch die Unsicherheit, ob die Verordnung der ehemaligen DDR »über die Durchführung von Organtransplantationen« vom 04.07.1975 (Autorenkollektiv o.J., S. 87–122), die Transplantationen im Einzelnen geregelt hatte, in den Neuen Bundesländern fortbestehen würde. Daraus entwickelte sich eine heftige Diskussion zur Frage des Hirntodes.[11] Nach einem zähen Ringen wurde Ende 1997 als Kompromiss die »Erweiterte Zustimmungslösung« verabschiedet (Dannecker u. Görtz-Leible 1995; Nickel et al. 2001). Dieses Transplantationsgesetz regelt unter anderem auch die Organisation der Transplantation, die Organentnahme, die Organspende, die Lebendspende und die Organverteilung. Darin wird aber auch der »Hirntod« als Tod des Menschen juristisch fixiert. Für die in anderen Ländern wie Belgien, Österreich, Spanien und auch in der früheren DDR gebräuchlichere und einfachere »Widerspruchslösung« ließ sich kein Konsens finden. Eine Zunahme der Organspende und damit der Transplantationsfrequenz wurde damit jedoch nicht erreicht. Auch im vereinten Deutschland stehen deutlich weniger Spendernieren zur Verfügung, als benötigt werden (Müller u. Groß 2008; Nagel et al. 2011).

11 zur Problematik des Hirntodkriteriums siehe die kurze Übersicht in Polianski et al. (2013) mit weiterführenden Literaturhinweisen.

Literatur

Autorenkollektiv (Mebel, May, Strobelt Janisch, Althaus, Scholz, Franke, Topel, Hansaen, Schönberger, Templin, Schulze, Dutz, Fünfhausen, Richter, Menzel) Nierentransplantation. Leitfaden zur Verfahrensweise, herausgegeben im Auftrag des Ministeriums für Gesundheitswesen der DDR, Koordinierungszentrale Städtisches Krankenhaus im Friedrichshain (25a) Bf199/81 075, o. O., o. J.

Bosch S (2009) Die Akte Sandimmun. Ein Pharmaskandal. Rüffer und Rub, Zürich

Brosig W, Nagel R (1965) Nierentransplantation. De Gruyter, Berlin

Carrel A (1902) La technique opératoire des anastomoses vasculaires et la transplantation des visceres. Lyon Med 98: 859-864

Carrel A (1908) Transplantation in mass in kidneys. J Exp Med 10: 98–140

Carrel A (1913) Suture of blodd-vessels and transplantations of organs. Nobel Lecture in Les Prix Nobel en 1912, Stockholm

Cooper D (2012) A brief history of cross-species organ transplantation. Proc Bayl Univ Med Cent: 49–57

Dannecker G, Görtz-Leible M (1995) Die rechtliche und politische Situation im Bereich von Transplantation und Sektion in Organentnehme und Transplantation. In: Landeszentrale für politische Bildung BW (Hrsg) Organentnahme und Transplantation im Spannungsfeld von Ethik und Gesetz. Stuttgart, S 95–98

Descatello von A (1902) Über experimentelle Nierentransplantation. Wien Klin Wochenschr 15: 317

Dreikorn K (2007) Die Geschichte und Entwicklung der klinischen Nierentransplantation in Deutschland aus urologischer Sicht. In: Arbeitskreis Geschichte der Urologie (Hrsg) Urologie in Deutschland. Bilanz und Perspektiven. Springer, Heidelberg, S 151–152

Dutz H, Mebel M (1973) Die chronische Niereninsuffizienz. VEB Georg Thieme, Leipzig

Eigler FW (1997). Das Problem der Organspende vom Lebenden. Dtsch Med Wschr 122: 1398–1401

Eigler FW (2002) Zur Geschichte der Nierentransplantation in Deutschland. Zlbl Chir 127: 1001–1008

Eigler FW, Albrecht KH, Niebel W, Kruschke A (1992) Fortschritte der Nierentranplantation. Langenbecks Arch Chir (Suppl): 217–223

Eismann R, Konert J, Schabel S (1998). Nierentransplantation: Ein Ratgeber für Patienten und Angehörige. Hüthig, Heidelberg

Ellis H (2001) A history of surgery organ transplantation. Greenwich Medical Media, London

Fassbinder W, Brunner PF, Brynger H, Ehrich JHH, Geerlings W, Raine AEG, Rizzoni G, Tufveson G, Wing AJ (1989) Combined report on regular dialysis and transplantation in Europe. Hospal, Basel

Fichtner G (1967) Das verpflanzte Mohrenbein – Zur Interpretation der Kosmas-und-Damian-Legende. Med Hist J 3: 87–100

Fischer E, Rohland I, Tutzke D (1979) Für das Wohl des Menschen. 30 Jahre Gesundheitswesen der Deutschen Demokratischen Republik. VEB Verlag Volk und Gesundheit, Berlin

Giles GR (1991) 25 years of transplant surgery. Br J Hosp Med 46: 266–268

Gräf HG (1895) Goethe und Schiller in Briefen von Heinrich Voss dem Jüngeren. Reclam, Leipzig

Haas G (1923) Dialysieren des strömenden Blutes am Lebenden. Klinische Wochenschrift 2: 1888–1889

Hamilton DNH, Reid WA (1984) Yu. Yu. Voronoy and the first human kidney allograft. Surg Gynecol Obstet 159: 289–294

Hansson N, Schagen U (2014) »In Stockholm hatte man irgendwelche Gegenbewegung«. Ferdinand Sauerbruch 1875–1951 und der Nobelpreis. NTM 22: 133–161

Hartmann HG (1985) Die geschichtliche Entwicklung der Nierentransplantation. In: Balck F et al. (Hrsg) Psychonephrologie. Springer, Heidelberg, S 13–29

Hume DM, Merrill JP, Miller BF, Thorn GW (1955) Experiences with renal homotransplantations in the human: Report of nine cases. J Clin Invest 34: 327–329

Jaboulay M (1906) Greffe des reins au pli du soude par soudures artérielles et veineuses. Médicale Revue Lyonnaise de Médicine 107: 575–577

Kerde C, Schulz H (1973) Erfahrungen bei der Feststellung des Hirntodes. Dt. Gesundheitswesen 28: 21

Klinkmann H (2011) Sitzungsberichte der Leibniz-Sozietät der Wissenschaften zu Berlin 109: 175–176. http://leibnizsozietaet.de/wp-content/uploads/2012/11/18_nekro_dutz.pdf (Recherche 14.04.2015)

Kneise O, Schober K (1941) Die Röntgenuntersuchung der Harnorgane. Thieme, Leipzig

Kocher T (1908) Über Schilddrüsentransplantation. Verhandlungen der Dt Gesell für Chirurgie 37: 231–237

Kolff W, Berk H (1943) De Kunstmatige Nier. Een Dialysator met groot oppervlak. Geneeskunde 87: 1684–1688

Konert J (1989) Die historische Entwicklung der Urologie in Halle und der spezifische Beitrag der »Hallenser urologischen Schule« zur Disziplingenese. Dissertation B. Med. Fak. MLU Halle-Wittenberg, Halle/Saale

Konert J (2002) Vom Steinschnitt zur Nierentransplantation. Schattauer, Stuttgart

Konert J, Moll F (2004) Entwicklung der Urologie nach dem 2. Weltkrieg. In: Konert J, Dietrich H (Hrsg) Illustrierte Geschichte der Urologie. Springer, Berlin, S 293–300

Kreidl A (1902) Diskussionsbeitrag. Münch Med Wochenschr 49(1): 469

Maibaum M (2002) Die Geschichte der Nierentransplantation. Inauguraldissertation. Universität Münster, Münster

May G (1998) 30 Jahre NTZ. Krankenhaus im Friedrichshain, Hainblick – Zeitschrift für Mitarbeiter, Patienten, Besucher und Interessierte 2

Mebel M (1971) Wechselbeziehungen zwischen moderner Urologie und Nephrologie. Urologica (ital.) XXXVIII(II): 10–14

Mebel M (1972) Vom Aufbau des ersten Nierentransplantationszentrums in der DDR. Der Morgen, Berlin

Mebel M, Dutz W, May G (1973) Stand der Nierentransplantation 1973. Vortrag. Jahrestagung der Gesellschaft für Nephrologie (DDR), 03.–05.05.1973 in Berlin

Mebel M, Janisch W, May G (1974) Die Entwicklung des Systems der Nierentransplantation in der DDR. Z Urol 67: 745–747

Mebel M (1975) Erfolge und Probleme der Nierentransplantation Spektrum 5(8): 15

Mebel M, May G, Althaus P (2003) Der komplette Nierenersatz!? Aufbau und Entwicklung der Nierentransplantation in der DDR. Pabst, Lengerich

Merrill JP, Murray JE, Harrison JH, Guild WR (1956) Succesful homotransplantation of the human kidney between identical twins. JAMA 160: 277–282

Müller S, Groß D (2008) Ein Erbe der Medizin des 20. Jahrhunderts? Aktuelle ethische Herausforderungen – Organtransplantation. In: Groß D, Winckelmann HJ (Hrsg) Medizin im 20. Jahrhundert. Reed Business Information, München, S 302–303

Murray JE, Merrill JP, Harrison JH (1958) Kidney transplantation between seven pairs of identical twins. Ann Surg 148: 343–347

Nagel E, Alber K, Bayerl B (2011) Transplantationsmedizin zwischen Fortschritt und Organknappheit. Geschichte und aktuelle Fragen der Organspende. APuZ 20/21: 15–21

Nickel LC, Schmidt-Preisigke A, Senger H (2001) Transplantationsgesetz. Kommentar mit umfassender Einführung. Stuttgart

Polianski I, Imhof C, Fangerau H (2013) Hirntoddiagnostik und Medizinethik. Eine Einordnung in die Geschichte und Theorie der Medizin. Wege zum Menschen 65(6): 501–514

Precht K (1989) Die Entwicklung der Nephrologie und Dialyse in den vergangenen 40 Jahren. Z Urol Nephrol 82: 503–506

Precht K, Schmicker R (1990) Organisation und Ergebnisse der nephrologischen Betreuung in der DDR. Dialysejournal 31: 3–11

Rahn A (2002) Geschichte der Transplantationsmedizin in Münster. Z Herz-Thorax-Gefäßchir 16 (Suppl 1): I/12–I/14

Rockstroh H (1962) Das Lebensschicksal der Einnierigen. Tierexperimentelle und klinische Untersuchungen zur Einnierigkeit. Habilitation. Universität Halle (Saale), Halle

Scheidler K (1974) 100 Jahre Krankenhaus im Friedrichshain. Städtisches Krankenhaus im Friedrichshain, Berlin

Schimmel U (2001) Zur Entwicklung der Nierenentnahmen zu Transplantationszwecken im Thüringer Raum in den Jahren 1974–1990. Dissertation. Universität Halle (Saale), Halle

Schlich T (1998) Die Erfindung der Organtransplantation. Erfolg und Scheitern des chirurgischen Organersatzes (1880–1930). Campus, Frankfurt, S 185–186

Schultheiss D, Jardin A (2013) René Küss (1913–2006) – a transplant pioneer in Paris. Transplantation Proceedings 45: 1220–1223

Schwartze D (2014) Nachruf für Prof. Dr. med. Wolfgang Kaden. In Memoriam. Ärzteblatt Sachsen-Anhalt. http://www.aerzteblatt-sachsen-anhalt.de/ausgabe/sonstiges/170-sonstiges-0607-2014/679-nachruf-fuer-prof-dr-med-wolfgang-kaden.html (Recherche 17.04.2015)

Steger F (2013) Eine Einführung in Entdeckungen, Erfindungen und Innovationen in Halle (Saale). In: Universitätsverlag Halle-Wittenberg (Hrsg) Neues aus Halle. Entdeckungen, Erfindungen, Innovationen. Universitätsverlag, Halle-Wittenberg, S 40–42

Stolze M (1973) Franz Volhard and Friedrich Voelcker. Int Urol Nephrol 5: 135–138

Thieler H, Achenbach, H, Bischoff J, Koall W, Kraatz G, Osten B, Smit H (1994) Evolution of renal replacement therapie in East Germany from 1989 to 1992. Nephrol Dial Transplant 9: 238–241

Thieler H, Brunner FP (1992) Chronische Dialysebehandlung und Nierentransplantation in Deutschland. Ein Vergleich zwischen Bundesrepublik und DDR. Nieren-Hochdruckkrankh 61: 243–252

Thieler H, Leisering W, Endler S, Schimmel U (1999) Vor 25 Jahren in Erfurt: Erste Nierenentnahme in Thüringen für eine Nierentransplantation. Ärzteblatt Thüringen 10: 500–505

Troehler U (1993) Surgery. In: Byrnum W, Porter R (Hrsg) Companion ecyclopaedia of the history of medicine 2

Tullius SG (2013) Dr. Joseph E. Murray (1919–2012): A life of curiosity, humanism, and persistence. Am J Transpl 13: 5–6

Ullmann E (1902) Experimentelle Nierentransplantation. Vorläufige Mitteilung. Wien Klin Wschr 49: 281–282

Unger E (1910) Über Nierentransplantation. Berl Klin Wschr 67: 575–577

Vahlensieck W, Gödde S, Siedek M, Paquet KJ, Albrecht D, Fritz KW, Wilbrandt R, Neuhaus G, Vorlaender KO (1968) Organkonservierung, Operationstechnik und Immunsuppression bei Nierentransplantierten. Dt med Wschr 14: 675–679

Voronoy YY (1936) Sobre el bloque del aparato reticuloendotelial del hombre en algunas formas de intoxication por el sublimado y sobre la transplantatción delrinón cadvérico come método de tratamiento de la anuria consecutive a aquella intoxicación. El Sigloo Meico 97: 296–298

Waiser, J. (2008) Determinanten des Transplantationsüberlebens nach Nierentransplantation. Habilitationschrift. Charité Berlin, Berlin

Wetzel L (1971) Zu einigen Rechtsfragen der Reanimation und Transplantation. Z ärztl Fortbild 65: 812–815

Wüthrich RP (1995) Geschichtlicher Überblick. In: Wüthrich RP Nierentransplantation: Grundlagen, Vor- und Nachsorge, Langzeitüberwachung. Springer, Heidelberg, S 1–11

Zenker R, Pichlmaier H, Erpenbeck R, Besirsky HW, Jabour A, Edel H, Gurland HJ, Müller R, Altmeyer B, Dobbelstein H (1967) Erste Erfahrungen mit der Transplantation von Leichennieren beim Menschen. Münch Med Wschr 109: 613–620

Urologische Forschung und wissenschaftlicher Austausch in Ost und West

Institutionelle und soziale Netzwerke der Urologie in Deutschland zwischen 1949 und 1990

Thorsten Halling

T. Halling, F. Moll, H. Fangerau (Hrsg.), *Urologie 1945–1990*,
DOI 10.1007/978-3-662-48178-3_12,

12.1 Einleitung

Nach der deutschen Wiedervereinigung im Jahr 1990 haben sich mindestens vier konzeptionelle Ansätze herausgebildet, deutsche Zeitgeschichte nach 1945 zu schreiben:

> Erstens die nationalgeschichtliche Perspektive, die von einer gemeinsamen deutschen Geschichte im Zeitalter der Teilung ausgeht; zweitens das kontrastierende Denkmodell, das die Gegensätze von Demokratie und Diktatur herausarbeitet; drittens die Separatgeschichten sowie viertens eine Geschichte der »Verflechtung und Abgrenzung« zwischen der Bundesrepublik und der DDR. (Wolfrum u. Mittler 2007, S. 162)

Das vielzitierte, aber keineswegs unumstrittene Konzept Christoph Kleßmanns der »asymmetrisch verflochtenen Parallelgeschichte« geht von eigendynamischen, zugleich aber aufeinander bezogenen Entwicklungslinien in beiden deutschen Staaten aus, die auf gemeinsamen Traditionen beruhten, von dem Erlebnis des Zusammenbruchs 1945 gleichermaßen geprägt sowie durch die politische Blockbildung und ähnliche Problemlagen fortgeschrittener Industriegesellschaften beeinflusst waren (Heydemann 2007). Die DDR war hierbei ungleich stärker auf die Bundesrepublik als Referenzgesellschafft fixiert (Kleßmann 2005, S. 22; Kleßmann 1993). Kritisch wurde u.a. hervorgehoben, dass der »unaufhebbare Gegensatz von Demokratie und Diktatur« (Möller 2007, S. 3) nicht verwischt werden dürfe (vgl. zur Kritik auch Brunner et al. 2013, S. 12). Auch sollte vermieden werden, »einer Erfolgsgeschichte der Bundesrepublik zu teleologisch eine Niedergangsgeschichte der DDR entgegenzusetzen, obgleich selbst damalige Experten ihren Zerfall nicht prognostizierten« (Bösch 2015).[1]

Als im Jahr 1990 die Deutsche Gesellschaft für Urologie ihren Beschluss veröffentlicht hatte, alle Mitglieder der in Auflösung begriffenen Gesellschaft für Urologie der DDR formlos in die nun gesamtdeutsche Fachgesellschaft aufzunehmen, erhielt der damalige Generalsekretär Rolf Ackermann (1941–2015) viele Zuschriften von älteren Kollegen aus den nun neuen Bundesländern, die betonten, dass sie 1970 auf politischen Druck hin aus der Deutschen Gesellschaft für Urologie austreten mussten. Einer merkte an, diesem Druck widerstanden zu haben, und dass er schon in den 1980er-Jahren – dann offensichtlich als Rentner – mit Unterstützung der Deutschen Gesellschaft für Urologie an deren Kongressen teilnehmen konnte.[2] Diese Anekdote verweist auf die fortbestandenen Verbindungen in der deutschen Urologie auch nach dem Mauerbau 1961, aber mehr noch auf die Akzeptanz der erzwungenen Austritte durch die DGU und damit auch auf die stillschweigende Anerkennung der endgültigen Spaltung der Fachgesellschaft um 1970.

In den jüngeren Forschungen zur Geschichte der Urologie – insbesondere auch in den meisten der in diesem Band versammelten Beiträge – wurden immer wieder Beispiele einer Verflechtung angeführt, wie etwa die wechselseitigen Teilnahmen an Jahreskongressen der Fachgesellschaften, Publikationen in ost- bzw. westdeutschen Fachzeitschriften und Lehrbüchern sowie gegenseitiger Wissenschaftleraustausch. Diese Befunde sollten allerdings nicht dazu verführen, aus einzelnen Kontakten und wechselseitigen Bezugnahmen sofort strukturelle Verflechtungen abzuleiten, was ein häufiges Problem transnationaler Geschichtsschreibung ist (Bösch 2015). In diesem Beitrag sollen daher die genannten Einzelbefunde durch eine systematische Quantifizierung auf Grundlage von Kongressberichten, der Mitgliederverzeichnisse nationaler und internationaler Fachgesellschaften und der Autorenverzeichnisse der urologischen Fachzeitschriften in ihrer Aussagekraft für den Grad der personellen und institutionellen Verflechtung in der Urologie verifiziert werden. Der Blick auf die innerdeutschen Beziehungen wird hierbei um transnationale Kontakte zu anderen west- und osteuropäischen Wissenschaftlern erweitert. Auch hier – so die These – ist die Urologie sowohl in der Bundesrepublik als auch in der DDR zumindest in den 1950er-Jahren eher asymmetrisch miteinander verflochten.

In ihrer Periodisierung folgt diese Studie Jens Niederhut, der am Beispiel der Naturwissenschaften die bisher umfassendste Studie zum internationalen Wissenschaftsaustausch während des Kalten Krieges vorgelegt hat (Niederhut 2007). Er gliederte seine Untersuchung im Wesentlichen in zwei, sich zeitlich überlappende Phasen (1949–1972 und 1970–1989), die den strukturellen Umbrüchen im politischen Verhältnis beider deutschen Staaten sowie veränderten Voraussetzungen für internationale Aktivitäten von DDR-Wissenschaftlern folgen.[3] Mit leichten Akzentverschiebungen sind diese nicht immer trennscharfen Veränderungen auch auf das deutsch-deutsche Beziehungsgeflecht in der Urologie übertragbar.

12.2 Tradition und die »Einheit« der deutschen Urologie (1949–1972)

Die doppelte Staatsgründung 1949 bedeutete auch für die Wissenschaftler in beiden deutschen Staaten eine tiefgreifende Zäsur, doch die Ideen einer deutschen Nation und

1 Vgl. auch den Beitrag Halling et al., Zeitgeschichte der Urologie. Herangehensweisen und Probleme in diesem Band.

2 DGU-Archiv, Bestand Generalsekretär.

3 Vgl. zur gängigen zeitlichen Gliederung der DDR-Geschichte die Überblicksdarstellung Hoffmann 2013.

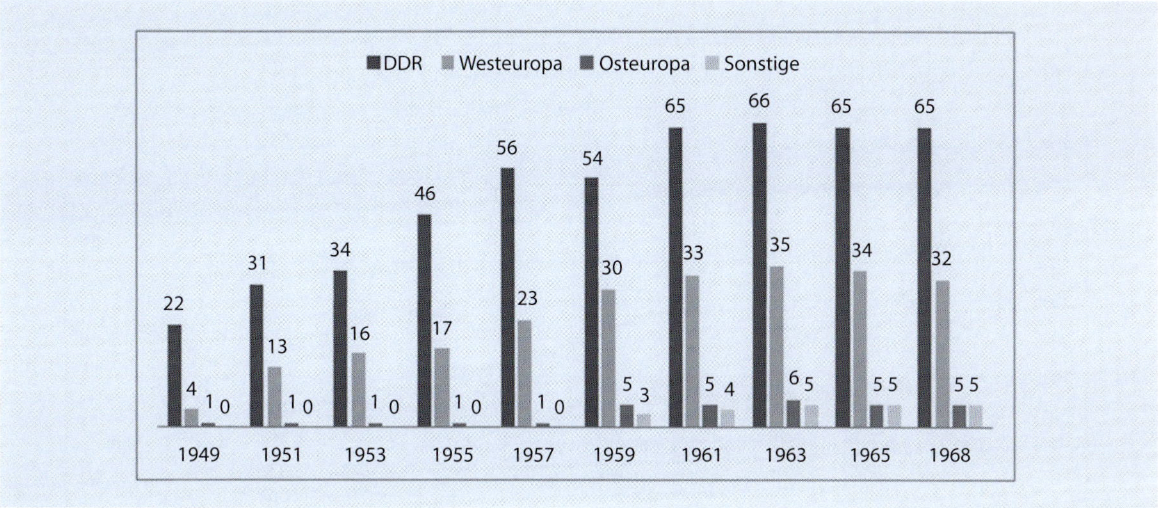

Abb. 12.1 Auf dem Gebiet der damaligen DDR lebende und ausländische Mitglieder der Deutschen Gesellschaft für Urologie 1949–1968. (Verhandlungsberichte der Deutschen Gesellschaft für Urologie 1949–1968; eigene Berechnung)

der »Einheit der deutschen Wissenschaft« prägten weiterhin das Selbstverständnis vieler Wissenschaftler, v.a. in den Naturwissenschaften und der Medizin (Niederhut 2007, S. 17). Geisteswissenschaftler hatten sich hingegen der ideologischen Ausrichtung des neuen Staates anzupassen, wollten sie weiter akademisch tätig sein. Die grenzüberschreitenden Diskussionen waren entsprechend ideologisch aufgeladen (Sabrow 2001). In der Medizin blieb der wissenschaftliche Dialog erhalten, nicht zuletzt aus dem Selbstverständnis einer, strikter Rationalität verpflichteten »unpolitischen Profession« heraus (Weidner 2012, S. 9). Träger dieser traditionsbewussten Haltung war in beiden deutschen Staaten eine Generation bürgerlich-konservativ sozialisierter Ärzte, die im Falle der Urologie v.a. während der Zeit des Nationalsozialismus enge persönliche Netzwerke ausgebildet hatten, die in der Nachkriegszeit stark nachwirkten. Die Wiederbegründung der Deutschen Gesellschaft für Urologie 1949 wurde ganz maßgeblich von diesem engen Kreis von Urologen beeinflusst, die zum Teil politisch belastet, ihre Karrieren in den westlichen Besatzungszonen fortsetzen konnten (Krischel u. Halling 2013). Im Sinne einer Einheit der deutschen Urologie wirkte sich die geographische Verschiebung nachteilig aus. Berlin als das - neben Wien - traditionelle Zentrum der deutschsprachigen Urologie, hatte durch diese personellen Konstellationen in der institutionellen Neuordnung zunächst kein Gewicht (Halling et al. 2014). Die Gesellschaft hatte formal im Sinne des Vereinsrechts ihren Sitz in München, 1948 hatte man in Düsseldorf getagt, 1949 in München, 1951 wieder in Düsseldorf, 1953 in Aachen, 1955 in Hamburg und 1957 schließlich in Wien. Erst 1959 fand der erste Nachkriegskongress in Berlin statt, geleitet von dem neu ernannten Ordinarius für Urologie in Halle (Moll et al. 2013). Für die meisten DGU-Mitglieder aus der DDR, deren Zahl sich zwischen 1949 und 1961 kontinuierlich von 22 auf 65 erhöht hatte, war es aufgrund der Restriktionen im innerdeutschen Reiseverkehr daher sehr schwierig an den Kongressen der Gesellschaft teilzunehmen.

Die 1953 in Kraft getretenen Reiseerleichterungen für Bürger der DDR nach Westdeutschland, spiegeln sich zumindest in den Teilnehmerlisten von Kongressen nicht wieder (s. a. Niederhut, S. 27). Auch wenn man berücksichtigt, dass in den ersten Jahren Ausländer bevorzugt als korrespondierende Mitglieder (1949: 13; 1951: 29; 1953: 34) aufgenommen wurden und nur in Ausnahmefällen als ordentliche Mitglieder, ergab sich eine deutliche Unterrepräsentation zumindest unter den Referenten und damit auch an dem deutsch-deutschen wissenschaftlichen Austausch (Abb. 12.1, Abb. 12.2). Im September 1949 – also wenige Tage vor der offiziellen Staatsgründung der DDR am 7. Oktober – hatten von 189 Mitgliedern der Deutschen Gesellschaft für Urologie 22 (11,6 %) ihren Wohnsitz in der DDR. Bis 1961 erhöhte sich der Anteil erst auf 13,2 % (1953) und schließlich auf 15,8 % (Verhandlungsberichte der Deutschen Gesellschaft für Urologie 1949–1968; eigene Berechnung). Geht man davon aus, dass die Zahl von Urologen in der SBZ niedriger als die im Westen war,[4] waren sie damit entsprechend ihrem Anteil an der Gesamtzahl der Urologen in Deutschland repräsentiert.

Es überrascht nicht, dass Teilnehmer aus deutschsprachigen Ländern unter den ausländischen Referenten dominieren. In den Jahren 1949–1980 hatte Österreich den höchsten Anteil unter den ausländischen Teilnehmern mit

4 Vgl. den Beitrag Konert et al. »Die Fachverselbstständigung der Urologie in der DDR« in diesem Band.

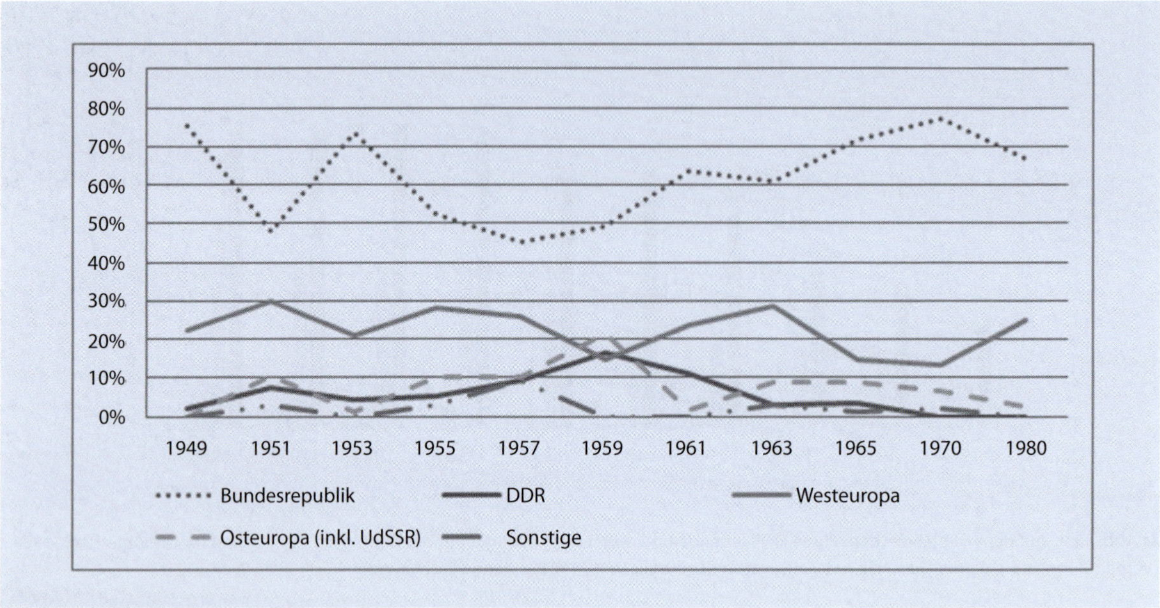

Abb. 12.2 Herkunftsländer der Referenten auf den Jahrestagungen der Deutschen Gesellschaft für Urologie 1949–1980 (in Prozent). (Verhandlungsberichte der Deutschen Gesellschaft für Urologie 1949–1968; eigene Berechnung)[a]

[a] Die vorgesehenen Referate der DDR-Teilnehmer wurden in dem Verhandlungsbericht kommentarlos veröffentlicht. Ihre Kongressteilnahme mussten die Referenten allerdings kurzfristig absagen. Verhandlungsbericht der Deutschen Gesellschaft für Urologie 1961, S. 2.

12

durchschnittlich 10–12 %, gefolgt von der Schweiz mit 3,5 % und Schweden mit 2,8 %. Nahezu durchgängig nahmen zudem Vortragende aus Italien teil, zehn weitere westeuropäische Länder waren sporadisch vertreten. Der Anteil von allen westeuropäischen Urologen an der Gesamtzahl der Vortragenden erreichte bereits ab dem zweiten Nachkriegskongress 22,4 % und blieb mit kleineren Schwankungen bis in die 1980er-Jahre konstant zwischen 20 und 30 %. Auffällig ist, dass der Anteil an DDR-Urologen mit einer Ausnahme (1953) auch immer unterhalb der Gesamtzahl der Teilnehmer aus anderen Ostblockstaaten lag. Aus Bulgarien und dem damaligen Jugoslawien nahmen nahezu durchgängig Urologen als Vortragende am Kongress der Deutschen Gesellschaft für Urologie teil, fünf weitere osteuropäische Länder (inklusive der UdSSR) waren wiederum vereinzelt mit Vorträgen vertreten. Referate außereuropäischer Teilnehmer, darunter beispielsweise US-Amerikaner blieben im Untersuchungszeitraum die Ausnahme. Da keine Teilnehmerlisten sondern nur Referentenstatistiken vorliegen, ist nur zu vermuten, dass nichtvortragende westdeutsche Teilnehmer überproportional vertreten waren und der Anteil an ausländischen und DDR-Teilnehmern insgesamt geringer ausfiel.

Die Listen der Vortragenden in den Kongressberichten beinhalten bei mehreren Autoren eines Beitrags die Unsicherheit der tatsächlichen Anwesenheit. Dennoch können aus den vorhandenen Angaben Näherungswerte an den teilnehmenden Personenkreis erschlossen werden. So haben bis zum Ende der 1960er-Jahre und der Einführung des sog. Reisekadersystems mindestens 25 Urologen aus der DDR Kongresse der Deutschen Gesellschaft für Urologie besucht, davon die Hälfte zwei- oder mehrmals. Bei letzteren handelte es sich um einen kleinen Kreis von etwa fünf Personen, die zum Teil bereits in der Deutschen Gesellschaft für Urologie und dann auch in der späteren Gesellschaft für Urologie der DDR verantwortliche Funktionen innehatten, sodass jeweils von einem Delegationscharakter ausgegangen werden kann.

Die zumeist erfolglosen Initiativen um die Teilnahme von einzelnen Urologen aus der DDR bzw. einer offiziellen Delegation blieben bis 1990 ein virulentes Problem der Tagungsorganisation, das durch die jahrzehntelange Repetition in den Eröffnungsreden der jeweiligen Tagungspräsidenten als rhetorische Floskel gedeutet werden könnte. Eine nähere Analyse ergibt zum einen eine erhebliche Varianz an Be- und Umschreibungen der DDR, die Hinweise auf die Haltung des jeweiligen Präsidenten zur Frage der völkerrechtlichen Anerkennung der DDR geben, zum anderen wurde schlicht auf eine Erwähnung verzichtet. Bis 1977 verwendeten nur vier Präsidenten (1951, 1957, 1961, 1970) den Begriff DDR, ersatzweise wurden eher (ab-)wertende (Ostzone [1949], »drüben, jenseits der künstlichen Grenze«[1953]) aber auch neutrale Bezeichnungen und Umschreibungen (Osten [1955], ostdeutsch [1953]; »aus dem anderen Teil unseres Vaterlandes« [1978]; »im anderen Teile Deutschlands« [1968]) benutzt, oder die drei Delegierten sowie ein Rentner nur namentlich begrüßt (Rathert et al. 2013, S. 217). 1955 kam die Idee von der »Einheit« der deutschen Urologie und der vermeintlichen politischen Neutralität von Wissenschaft in besonderer Weise zum Ausdruck:

> Ich begrüße unsere deutschen Kollegen aus dem Westen und dem Osten; letztere ganz besonders herzlich, die sie allen Schwierigkeiten zum Trotz in so großer Zahl hierhergekommen sind und sich damit - fern aller Politik - zur deutschen Wissenschaft und zur Einheit des deutschen Geistes bekennen. (Verhandlungsberichte, zit. nach Rathert et al., S. 175)

Auch der aus der DDR stammende Präsident der Tagung von 1959 verzichtete auf den ideologisch aufgeladenen Begriff DDR.

> Es ist für uns immer noch schmerzlich und betrüblich festzustellen, daß diese Stadt genauso wie unser Vaterland in zwei Hälften gespalten ist. Wir dokumentieren mit unserem Berliner Kongreß mit vollem Bewußtsein und mit aller Deutlichkeit die Zusammengehörigkeit der beiden Sektoren und drücken damit auch den Wunsch aus, daß in absehbarer Zeit nicht nur Berlin, sondern auch unser Vaterland wieder eins werde! Wir Wissenschaftler und Ärzte verstanden das von je her am besten; für uns hat es nie auf unseren Tagungen Unterschiede gegeben, aber die Sorge vor einer Entfremdung der beiden Hälften des Vaterlandes hat uns die ganzen letzten Jahre nicht losgelassen. Es war uns aber immer wieder eine Freude zu sehen, mit welcher Selbstverständlichkeit wir Ärzte und Wissenschaftler innerhalb unseres Landes zusammengehören. Gerade auf unseren Kongressen hat es sich immer wieder gezeigt, daß, bei aller Würdigung nationaler Eigenheiten unserer ärztlichen Forschung, die medizinische Wissenschaft international ist und daß wir uns alle, sowohl In- wie Ausländer, gut auf dieser Basis verstanden haben.

> Ich begrüße Sie alle im Namen der Deutschen Gesellschaft für Urologie auf das herzlichste in Berlin und freue mich, daß Sie uns die Ehre erwiesen haben, in so großer Zahl Gäste der Stadt Berlin zu sein. Für viele ist es nach langen schmerzlichen Jahren der Trennung ein Wiedersehen mit ihren alten Arbeits- und Ausbildungsstätten. (Zitiert nach Rathert et al. 2013, S. 194)

Dieses klare Bekenntnis zur deutschen Einheit steht im interessanten Gegensatz zur schon 1957 eingeleiteten Wende in der Deutschlandpolitik der SED, die ihre Vorstellungen von einer deutschen Einheit nicht hatten durchsetzen können. Die Abgrenzung zur Bundesrepublik hatte auch unmittelbare Folgen für den innerdeutschen Reiseverkehr der Wissenschaftler. Die Durchführung des dann letzten gesamtdeutschen Kongresses in Berlin war ein Prestigeprojekt, an dem auch von staatlicher Seite festgehalten wurde (Moll et al. 2013). Allerdings stellte H. Eggers in seinem Bericht über die Tagung an das Gesundheitsministerium der DDR am Beispiel der Aushändigung aktueller Programme an Kongressteilnehmer aus dem Ausland nur am Bahnhof Zoo irritiert fest: »Die gesamte politisch-ideologische Seite ist auf Westberlin verlagert.«[5]

1961 fand der DGU-Kongress – nur wenige Wochen nach dem Beginn des Mauerbaus – erstmals nach Wiederbegründung der Deutschen Gesellschaft für Urologie ohne Beteiligung von Urologen aus der DDR statt. Der Topos der Einheit der Wissenschaften, dass diese also keine Grenzen kenne (»La Science n'a pas de patrie!« Verhandlungsberichte, zit. nach Rathert et al. 2013, S. 201), kehrte unmittelbar nach dem Mauerbau wieder. Das während des Kalten Krieges in den frühen Jahrzehnten der Bundesrepublik Deutschland meist anstelle von DDR verwendete Kürzel SBZ findet sich nicht. In der politischen Auseinandersetzung um die völkerrechtliche Anerkennung der DDR wurde von der westdeutschen Bevölkerung nach 1949 mit entsprechender Konnotation von der »sogenannten DDR«, »Sowjetdeutschland«, »Ostzone«, »Sowjetzone« oder einfach von der »Zone« gesprochen. Im offiziellen Sprachgebrauch endete dies mit der neuen Ostpolitik und dem Grundlagenvertrag zwischen beiden deutschen Staaten von 1972 (Berschin 1999, S. 221), (■ Tab. 12.1).

Wenige Monate nach dem Bau der Mauer hatte sich 1961 die Arbeitsgemeinschaft der Urologen in der DDR konstituiert.[6, 7] Folgt man der Argumentation deren Mitbegründers Gerhard Wilhelm Heise gegenüber dem damaligen Leiter der Abteilung Wissenschaft im Ministerium für Gesundheitswesen, sollte die Begrifflichkeit »Arbeitsgemeinschaft« die DDR-Urologen behutsam auf die Gründung einer eigenen DDR-Gesellschaft vorbereiten.[8] In diesem Sinne könnte die Organisation der ersten Tagung sogar als Doppelstrategie verstanden werden, da hier durch

5 Bericht Eggert vom 09.09.1959. In: BA DQ101/731.
6 Protokoll der konstituierenden Sitzung. In: BA DQ 101/731.
7 Vgl. hierzu ausführlich den Beitrag von Fangerau/Imhof: Medizinische Spezialisierung: Wege der Urologie in beiden deutschen Staaten und die Gründung der Deutschen Gesellschaft für Urologie der DDR in diesem Band.
8 Aktennotiz von Gerhard Misgeld (1913–1991) zu einem Gespräch mit Prof. W. Heise vom 1.2.1962: »Prof. Heise informierte mich noch einmal über die Bildung der Arbeitsgemeinschaft der Urologen der DDR, deren Vorsitzender er ist. Sie haben bewußt von Arbeitsgemeinschaft gesprochen, da sie die Urologen der DDR erst allmählich mit dem Gedanken der Bildung einer DDR-Gesellschaft vertraut machen wollen. Seine persönliche Absicht – und darin ist er sich auch eins mit Prof. Stolze in Halle – ist, daß in etwa 1–2 Jahren daraus eine Gesellschaft für Urologen der DDR wachsen soll.« In: BA DQ 1/20787.

Tab. 12.1 Teilnahme von DDR-Bürgern auf Jahrestagungen der Deutschen Gesellschaft für Urologie 1948–1990. (Verhandlungsberichte der Deutschen Gesellschaft für Urologie 1948–1990; Rathert et al. 2013)

Jahr	Offizielle DDR-Delegation	Jahr	Offizielle DDR-Delegation
1948	Einzelteilnehmer	1976	Nein
1949	Einzelteilnehmer	1977	Einzelteilnehmer (Rentner)
1951	Einzelteilnehmer	1978	Nein
1953	Ja	1979	Nein
1955	Ja	1980	Einzelteilnehmer (Rentner)
1957	Ja	1981	Nein
1959	Ja	1982	Ja
1961	Nein	1983	Nein
1963	Ja	1984	Ja
1965	Ja	1985	Ja
1968	Einzelteilnehmer (Rentner)	1986	Einzelteilnehmer (Rentner)
1970	Einzelteilnehmer (Rentner)	1987	Ja
1972	Nein	1988	Ja
1973	Nein	1989	Ja
1974	Nein	1990	Keine Beschränkung
1975	Nein		

die vier Vorträge von westdeutschen Referenten die gesamtdeutsche Tradition der Deutschen Gesellschaft für Urologie in die ostdeutsche Parallelinstitution integriert wurde. Von den 140 Teilnehmern stammten aber auch 20 aus osteuropäischen Staaten wie Polen, der ČSSR, Rumänien, Bulgarien und Ungarn.[9] Die nächsten zwei Tagungen fanden – wohl auch aus finanziellen Gründen – allerdings ohne internationale Beteiligung statt und dienten eventuell auch stärker der Identitätsbildung als eigenständige Fachgesellschaft.

Die Teilnahme von westdeutschen Wissenschaftlern, wie sie die Organisatoren der folgenden Veranstaltungen immer wieder vorsahen, wurde von staatlicher Seite zunächst nur unter dem Aspekt der Finanzierung kritisch diskutiert.[10] Auch in der westlichen Deutschlandpolitik, die versuchte die völkerrechtliche Anerkennung der DDR zu verhindern, wurden die ins sozialistische Ausland reisenden Wissenschaftler instrumentalisiert (Niederhut, S. 187). Das Auswärtige Amt der Bundesrepublik veröffentlichte 1964 eine Handreichung, die u.a. Hinweise zur Wahl einer Delegationsleitung, zur Vermeidung von »DDR« bei der Herkunftsbezeichnung der Teilnehmer, zur Verhinderung von politischen Aktivitäten von Teilnehmern aus der »Sowjetzone« und zu Einreiserichtlinien für »Wissenschaftler aus der sowjetisch besetzten Zone« enthielt.[11] Auf der anderen Seite mussten die Veranstalter von Tagungen der Gesellschaft der DDR für jeden einzeln ausländischen Referenten ein kurzes Dossier vorlegen.[12]

Anders als die analysierten Eröffnungsreden zu den Kongressen der Deutschen Gesellschaft für Urologie folgten die (überlieferten) Eröffnungsreden der Arbeitsgemeinschaft der Urologen in der DDR keinem eindeutigen Muster der Abgrenzung.[13] Die westdeutschen Teilnehmer wurden entweder gar nicht (1963) oder neutral als eine von mehreren ausländischen Delegationen (1964, 1966, 1970) begrüßt. Tradition und nationale Einheit der Urologie wurden nur 1964 beschworen:

> » Mein besonderer Dank gilt nun aber den Kollegen aus der Bundesrepublik, in deren Mitte ich den Präsidenten der Deutschen Gesellschaft für Urologie, Herrn Professor Dr. Dettmar, herzlich willkommen heiße. Wissenschaftliche Verbindungen und die Bande der Freundschaft und Verwandtschaft sind die Mittler zwischen unseren beiden Saaten und erkennen die unnatürliche Grenzbildung nicht an, ja, sie sind das Unterpfand für die Einheit unseres Vaterlandes, die wir mit heißem Herzen herbeisehnen und für die zu kämpfen es sich wahrlich lohnt.[14]

9 Tagung der Arbeitsgemeinschaft der Urologen in der Deutschen Demokratischen Republik, Stralsund, 14.–15.6. 1962. In: BA DQ 1/20787; Einladung zur 1. Wissenschaftlichen Tagung vom 14.–15. Juni 1962 in Stralsund. Arbeitsgemeinschaft der Urologen in der Deutschen Demokratischen Republik. In: DGU-Archiv, Druckschriften.

10 Information an Prof. Mißgeld (handschriftl. Aktennotiz) zum Thema Westeinladungen vom 3.10.63: »Grundsatzfrage: Überlassen wir diese Möglichkeiten dem Selbstlauf … oder werden wir da evtl. Einfluss nehmen?«. In: BA DQ 1/21386.

11 »Hinweise für Kongressteilnehmer aus der Bundesrepublik Deutschland zur Wahrung der gesamtdeutschen Interessen in internationalen nicht-staatlichen Wissenschaftsorganisationen.« In: BA DQ 1/4342.

12 5. Tagung der Deutschen Gesellschaft für klinische Medizin – Sektion Urologie 20.–25.5.1964 in Wernigerode. In: BA DQ 1/22424.

13 Deutsche Gesellschaft für Klinische Medizin-Sektion Urologie, 6., 7. und 8. Wissenschaftliche Tagung, o.O. 1967, in DGU-Archiv, Druckschriften. 1972–1976 enthalten die Kongressberichte jeweils progammatische oder historische Vorträge, in den 1980er-Jahren nur die Abstracts der Vorträge.

14 Konrad Lange, Eröffnungsansprache, 5. Wissenschaftliche Tagung vom 20.–25. Mai 1964 in Wernigerode (Harz). o.O., 1964, S. 46. In: DGU-Archiv, Druckschriften.

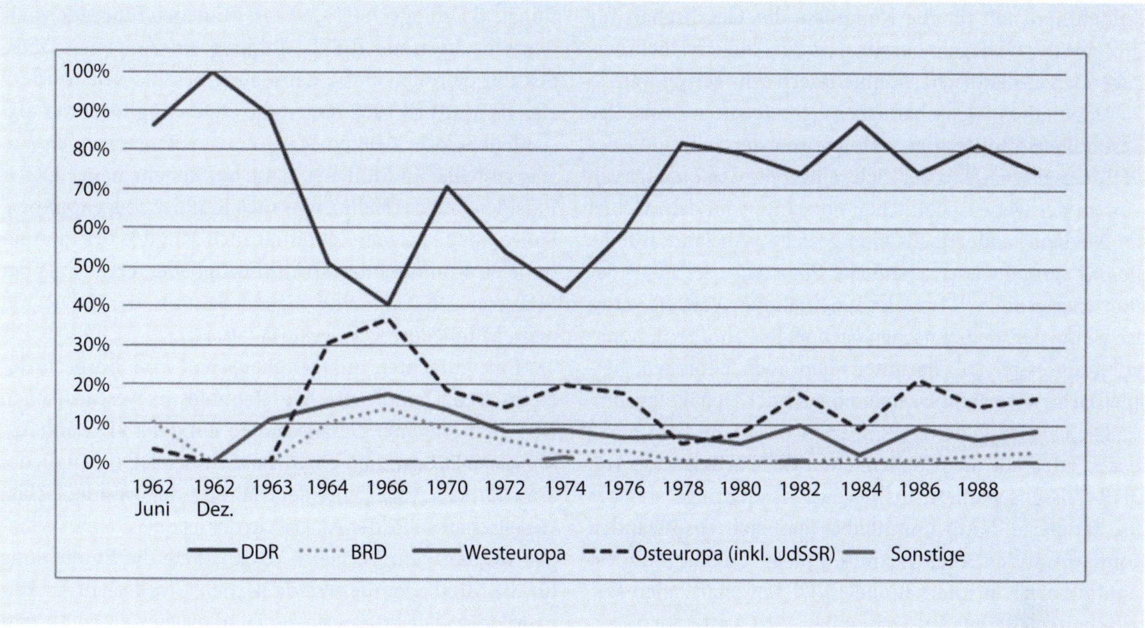

Abb. 12.3 Herkunftsländer der Referenten auf den Jahrestagungen der Gesellschaft für Urologie der DDR 1962–1988. (Kongressberichte der Gesellschaft für Urologie der DDR 1962–1988; Teilnehmerlisten. In: BA DQ 101/731)

Der erwähnte Dettmar wiederum erhielt die Gelegenheit zu einem Kurzreferat zudem für die Urologen systemübergreifend relevanten Thema Fachverselbstständigung (von der Chirurgie).[15]

Der Anteil der westdeutschen Referenten nahm nach 1968 allerdings drastisch ab und reduzierte sich Ende der 1970er-Jahre auf einen bis zwei Teilnehmer (Abb. 12.3). Von den ca. 30 Urologen, die in diesem Zeitraum an Veranstaltungen der Gesellschaft für Urologie der DDR teilnahmen, taten dies ein Drittel bis zu 6-mal. Es handelte sich also um einen kleinen Kreis, der längerfristig an einem Austausch interessiert war.

Die Einladungen an osteuropäische Kollegen folgten sowohl wissenschaftlichem Interesse als auch politischem Kalkül. In einem entsprechenden Antrag an die zuständige Abteilung Wissenschaft im Gesundheitsministerium wurden explizit die Fachkollegen aus Polen erwähnt, »an deren Vorträgen wir auf Grund ihrer Leistung sehr interessiert sind […] Kleine Delegationen aus den anderen sozialistischen Ländern« sollen zur Pflege der freundschaftlichen Beziehungen eingeladen werden, »obwohl von dort keine Vorträge angemeldet sind.«[16] Die Vertreter der DDR-Gesellschaft wiederum besuchten die Kongresse der jeweiligen nationalen Fachgesellschaften in Polen und der UdSSR.[17] (Abb. 12.3)

Insgesamt wurden die Kongresse der Gesellschaft der Urologen der DDR mit internationaler Beteiligung von osteuropäischen Teilnehmern dominiert. In den Jahren 1964–1966 stellte Polen den höchsten Anteil unter den ausländischen Teilnehmern mit durchschnittlich 10–12 %, 1968–1980 war es Ungarn mit durchschnittlich 6,3 %, und 1982–1988 Russland mit 5 %. Nahezu durchgängig nahmen zudem Vortragende aus Bulgarien und Rumänien teil, aus dem damaligen Jugoslawien sporadisch. Der Anteil von allen osteuropäischen Urologen an der Gesamtzahl der Vortragenden erreichte bis zu 35 %, variierte allerdings von Jahr zu Jahr sehr stark. Auffällig ist, dass der Anteil an westdeutschen Urologen immer unterhalb der Gesamtzahl der Teilnehmer aus anderen westeuropäischen Staaten lag. Aus Österreich und der Schweiz kamen seit den späten 1970er-Jahren jeweils mehr Teilnehmer als aus Westdeutschland. Als mehrköpfige Delegationen nahmen Urologen aus Frankreich (1974), Italien (1974) und Schweden (1980) teil, drei weitere westeuropäische Länder waren wiederum vereinzelt mit Vorträgen vertreten, darunter in den Jahren 1982–1988 die Niederlande mit einem in Leiden (NL) tätigen Deutsch-Österreicher. Referate außereuropäischer Teilnehmer, darunter beispielsweise US-Amerikaner und Japaner blieben im Untersuchungszeitraum die Ausnahme. Aus den vereinzelt vorliegenden

15 Hermann Dettmar, Begrüßungsansprache, 5. Wissenschaftliche Tagung vom 20.–25. Mai 1964 in Wernigerode (Harz). o.O., 1964, S. 51. In: DGU-Archiv, Druckschriften.

16 Schreiben des 1. Vorsitzenden der Arbeitsgemeinschaft der Urologen in der DDR an das Min. für Gesundheitswesen der DDR, Abt. Wissenschaft, Herrn Prof. Misgeld vom 30.9.1963. In: BA DQ 1/21386.

17 Tagungsberichte. In: BA DQ 1/5949.

Teilnehmerlisten für die Kongresse der Gesellschaft für Urologie der DDR geht hervor, dass der Anteil an nichtvortragenden ausländischen Teilnehmern sehr gering war.[18]

Das für die wissenschaftlichen Gesellschaften zuständige Gesundheitsministerium verfolgte mit der Schaffung der DDR-Gesellschaften zwei Ziele, einerseits den qualitativen Ausbau der wissenschaftlichen Forschung auf dem Gebiet der Medizin, andererseits eine gezielte »Auslandsarbeit«, die das »große wissenschaftliche Potenzial« der DDR demonstrieren sollte.[19] Im Jahr 1963 nahmen Vertreter etwa der Hälfte der medizinischen Fachgebiete an internationalen Kongressen teil, darunter eben auch Urologen, beispielsweise aber nicht Dermatologen oder Gynäkologen.[20]

Die Isolierung der DDR in Folge des Mauerbaus wirkte sich auch auf die Möglichkeiten der Partizipation von DDR-Wissenschaftlern an internationalen Kongressen aus und tangierte damit unmittelbar den sich zuspitzenden Konflikt um den Alleinvertretungsanspruch der Bundesrepublik auch in internationalen wissenschaftlichen Gesellschaften. Bereits im September 1961 hatte der Internationale Wissenschaftsrat (International Council for Science, ICSU) gegen bundesdeutschen Widerstand die DDR als Mitglied aufgenommen und sie damit trotz des Mauerbaus »gesellschaftsfähig« gemacht (Niederhut 2007, S. 181). In vielen westdeutschen Fachgesellschaften wurde allerdings weiterhin versucht, ihre DDR-Mitglieder nur als Privatpersonen zu den Kongressen einzuladen oder in internationale Delegationen einzubinden. Als Erfolg und offizielle Anerkennung wurde dementsprechend in der DDR bewertet, dass die Deutsche Gesellschaft für Urologie 1963 bei ihrem Kongress in Wien, somit auf »neutralen« Terrain, eine offizielle DDR-Delegation eingeladen hatte,[21] auch wenn der damalige Präsident die »Mitglieder der Deutschen Gesellschaft für Urologie« in seiner Eröffnungsansprache als Einheit und nicht differenziert nach Bundesrepublik und DDR begrüßt hatte (Rathert et al. 2013, S. 211). Der Vorstand der Gesellschaft sei nach Ansicht der zuständigen staatlichen Stellen der DDR auch sonst um »eine realistische Position« bemüht gewesen. Dazu zählte v.a., dass während des XIV. Kongresses der Internationalen Gesellschaft für Urologie (Société Internationale d'Urologie, SIU) 1967 in München führende westdeutsche Vertreter für die Bildung einer eigenen DDR-Sektion eintraten,[22] die dann auch beschlossen wurde.[23] Bereits im April 1967 hatten die DDR-Mitglieder der SIU – offenbar zum zweiten Mal – einen entsprechenden Antrag gestellt.[24] In München hatte nur der ehemalige DGU-Präsident Stolze (Halle), nun auch Rentner, teilgenommen. Stolze war zu diesem Zeitpunkt auch Mitglied des Internationalen Komitees der SIU. Im Mitgliederverzeichnis der SIU von 1970 ist eine eigene Sektion der DDR mit neun Mitgliedern vermerkt (■ Tab. 12.2).

Ein Gutachten zur Mitgliedschaft von Bürgern der Deutschen Demokratischen Republik in westdeutschen wissenschaftlichen Gesellschaften empfahl: »Die Interessen der DDR machen einen Austritt der DDR-Mitglieder erforderlich. Angesichts der Haltung der westdeutschen Gesellschaft sollte der Austritt in der letzten Etappe vollzogen werden.« Im Vergleich dazu lautete die Empfehlung für die Mitglieder der westdeutschen Gesellschaft für Hämatologie: »Die Interessen der DDR machen einen Austritt der DDR-Mitglieder dringend erforderlich.«[25]

Das Ende der gesamtdeutschen Gesellschaft für Urologie kam aber nicht überraschend, denn schon seit den späten 1950er-Jahren hatte die SED versucht, den westdeutsch-dominierten Fachgesellschaften institutionell etwas entgegenzusetzen, aber erst Mitte der 1960er-Jahre konsequente Maßnahmen eingeleitet. Schon 1961 hatte die »Westkommission beim Politbüro« gesamtdeutsche Gremien für »historisch überlebt« erklärt (zit. nach Niederhut 2007, S. 79). Eine Richtlinie des Zentralkomitees der SED vom 5. April 1967 unterband die Mitgliedschaft eines DDR-Bürgers in einer Wissenschaftlichen Gesellschaft mit Sitz in Westdeutschland weitgehend, die gesetzliche Regelung sprach hingegen noch von einer Zustimmungspflicht.[26] Zugleich verstärkte sich die politische Vereinnahmung der

18 Teilnehmerzahlen liegen nur vereinzelt vor: 1963 waren es 156, knapp die Hälfte davon als Referenten. Teilnehmerliste. In: BA DQ 1/21386; 1968 waren es 425 (343 DDR-Bürger), davon 63 Referenten.

19 Analytischer Bericht über die Tätigkeit der Medizinisch-wissenschaftlichen Gesellschaften der Deutschen Demokratischen Republik in der Zeit vom Januar 1963–30. Juni 1964. In: BA DQ 1/21943, S. 15.

20 Analytischer Bericht über die Tätigkeit der Medizinisch-wissenschaftlichen Gesellschaften der Deutschen Demokratischen Republik in der Zeit vom Januar 1963–30. Juni 1964. In: BA DQ 1/21943, Tab. 2.

21 Aktenvermerk zur Teilnahme einer DDR-Delegation an der Tagung der Deutschen Gesellschaft für Urologie in Wien. In: BA DQ 101/731.

22 (West-) Deutsche Gesellschaft für Urologie. In: BA DQ 1/23704.

23 Comité International 9 juillet 1967: »Creations de nouvelles sections: [...] c) Allemagne de l'Est (dix places)", In: XIV. Kongress der Internationalen Gesellschaft für Urologie, Bd. 2 Diskussionen, Freie Vorträge, o.O. 1967, S. 25.

24 Schreiben Prof. E. Hienzsch an den Generalsekretär der Société Internationale d'Urologie Prof. R. Küss vom 27.4.1967, in: BA DQ 101/731.

25 (West-) Deutsche Gesellschaft für Urologie. In: BA DQ 1/23704.

26 Gesetzblatt der DDR 22.12.1967, Teil II Nr. 122: »Verordnung zur Registrierung von Vereinigungen vom 9. November 1967« – hier bes. § 5 zur Auslandsmitgliedschaft: »Die Mitgliedschaft von Bürgern und Vereinigungen der Deutschen Demokratischen Republik in internationalen Organisationen sowie in Organisationen, die außerhalb der Deutschen Demokratischen Republik ihren Sitz haben, und die Zusammenarbeit mit diesen sowie die Mitgliedschaft von Bürgern oder Organisationen anderer Staaten in Vereinigungen der Deutschen Demokratischen Republik bedarf der Zustimmung des zuständigen staatlichen Organs, dessen Aufgabenbereich durch den Charakter und die Zielstellung der Organisation bzw. Vereinigung berührt wird.«

Tab. 12.2 Deutsche Funktionsträger und Mitglieder in der Internationalen Gesellschaft für Urologie (Société Internationale d'Urologie, SIU) 1970–1983. (Kongress der Internationalen Gesellschaft für Urologie 1967; Société Internationale d'Urologie, Annuaire 1970, 1976–1977, 1983)

Jahr	Vorstandsmitglieder	Mitglieder des Internationalen Komitees	Nationale Delegierte		Ehrenmitglieder	Mitglieder (»seniors«)	
			BRD	DDR		BRD	DDR
1970	–	Carl-Erich Alken (BRD); Martin Stolze (DDR)	Carl-Erich Alken;	Martin Stolze; Emil Hienzsch; Moritz Mebel	Ludwig Kielleuthner (BRD)	58	9
1977	–	Wilhelm Brosig (BRD); Moritz Mebel (DDR)	Wilhelm Brosig; Wolfgang Lutzeyer; Friedrich Truss; O. Boden	Moritz Mebel; Emil Hienzsch; Kurt Hasselbacher	Ludwig Kielleuthner (BRD)	71 (3)	9
1983	Wolfgang Lutzeyer (Vize-Präsident)	Alle nationale Delegierten	Wolfgang Lutzeyer; Friedrich Truss; Hans Stoll	Moritz Mebel	–	72 (17)	9 (3)

eigenen medizinisch-wissenschaftlichen Gesellschaften, so trügen die Vorstände die Verantwortung »für eine konsequente, staatsbewußte Vertretung der nationalen Politik der DDR im nationalen und internationalen Rahmen, für die Aus- und Weiterbildung, Förderung und sozialistische Erziehung der Kader und für die allseitige Entwicklung der sozialistischen Demokratie.«[27] In der »Konzeption zur Organisierung und Sicherung des Austritts von Bürgern der DDR aus wissenschaftlichen Gesellschaften der westdeutschen Bundesrepublik« von 1968 wurde die Deutsche Gesellschaft für Urologie als Gesellschaft »mit relativ starker Mitgliedschaft aus der DDR (gemessen an der Anzahl der tätigen Fachleute)« identifiziert.[28] Im gleichen Jahr erfolgte die Umbenennung der »Arbeitsgemeinschaft der Urologen in der DDR« in »Gesellschaft für Urologie der DDR«, was eine semantische Gleichstellung zur Deutschen Gesellschaft für Urologie bedeutete (Abb. 12.4)

1970 erhielt der Schriftführer der Deutschen Gesellschaft für Urologie schließlich ein gleichlautendes Austrittsschreiben fast aller der in der DDR ansässigen Mitglieder (Abb. 12.5). In den drei folgenden Jahren (1972–1974) wurde das Thema in den Präsidentenreden der DGU-Kongresse gar nicht erwähnt. Auch in anderen gedruckten Quellen, wie dem Protokoll der Mitgliederversammlung finden sich keinerlei Hinweise auf diese Zäsur. Vorstandsprotokolle oder Schriftgut des Schriftführers aus dieser Zeit sind nicht überliefert. Der ehemalige DGU-Präsident Peter Bischoff überbrachte im Mai 1970 auf dem 10. Kongress der Gesellschaft für Urologie der DDR, also nur zwei Monate nach der Austrittserklärung, zu Beginn eines wissenschaftlichen Vortrags sehr diplomatische »Grüße und Wünsche« der Deutschen Gesellschaft für Urologie:

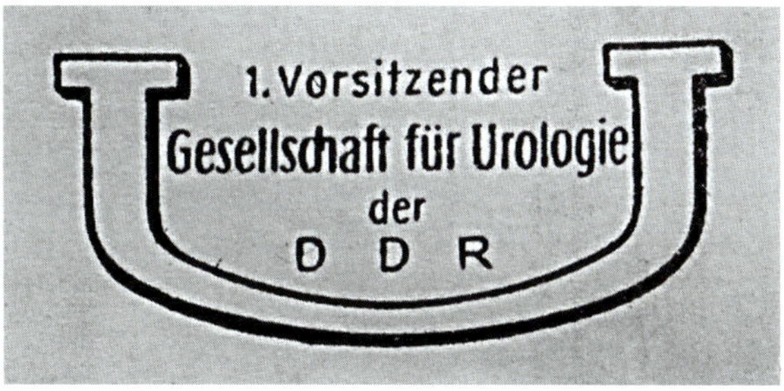

Abb. 12.4 Logo der Gesellschaft für Urologie der DDR von 1968. (DGU-Archiv, Bildarchiv, Repro Halling, mit freundlicher Genehmigung)

> Mit diesen herzlichen Grüßen verbindet sich unser aller Wunsch, auch Sie, liebe Freunde und Kollegen, bald wieder auf einer der unsrigen Tagungen im westlichen Teil unseres geteilten Vaterlandes begrüßen zu dürfen. (Peter Bischoff, Vortragsmanuskript v. 27.05.70, in: DGU-Archiv, Nachlass Bischoff)

Die innerdeutschen Kontakte auf der Ebene der nationalen Kongresse waren in den 1970er-Jahren bis in die Mitte der

27 Entwurf einer Konzeption zur weiteren Entwicklung der medizinisch-wissenschaftlichen Gesellschaften der DDR 3.1.69, S. 1–2. In: BA DQ 1/4342.

28 Konzeption zur Organisierung und Sicherung des Austritts von Bürgern der DDR aus wissenschaftlichen Gesellschaften des westdeutschen Bundesrepublik im Verantwortungsbereich des Ministeriums für Gesundheitswesen vom 11.3.1968. In: BA DQ 1 24170.

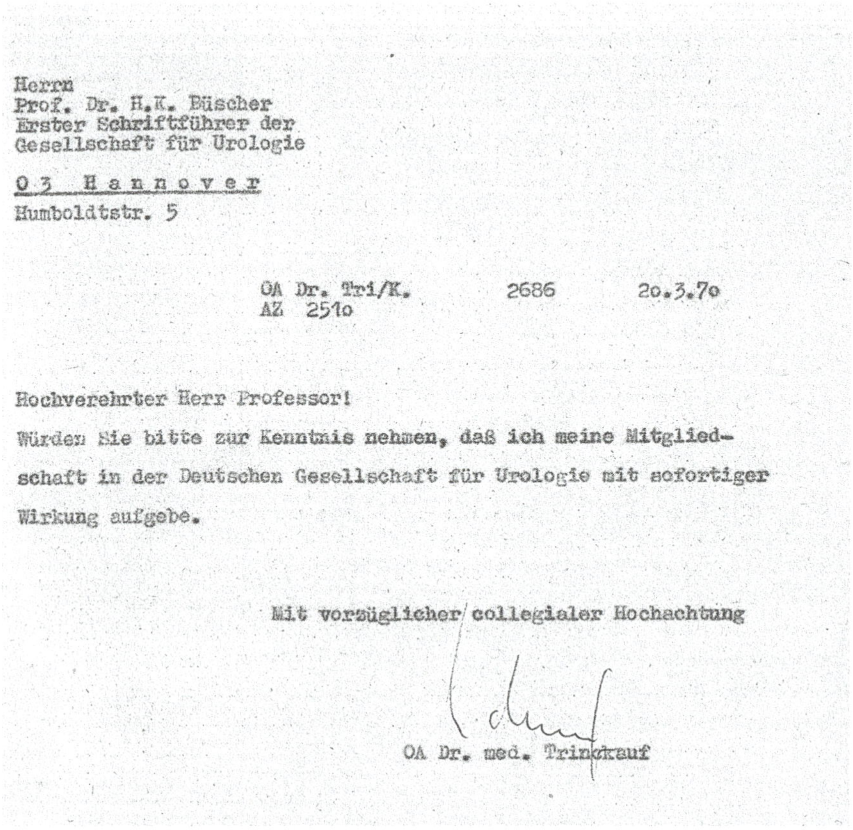

Herrn
Prof. Dr. H.K. Büscher
Erster Schriftführer der
Gesellschaft für Urologie

03 Hannover
Humboldtstr. 5

OA Dr. Tri/K. 2686 20.3.70
AZ 2510

Hochverehrter Herr Professor!

Würden Sie bitte zur Kenntnis nehmen, daß ich meine Mitgliedschaft in der Deutschen Gesellschaft für Urologie mit sofortiger Wirkung aufgebe.

Mit vorzüglicher collegialer Hochachtung

OA Dr. med. Trinckauf

Abb. 12.5 Austrittserklärung von OA Dr. med. Trinckauf (Dresden) an den Schriftführer der Deutschen Gesellschaft für Urologie Prof. K-H. Büscher, 1970. (DGU-Archiv, Zeitzeugenbefragung Urologie nach 1945. Ich danke Herrn Prof. Raatzsch, Dresden, für die Vermittlung und Herrn Dr. Trinckauf, Dresden, für die Bereitstellung dieses lange gesuchten Dokuments. Repro Halling, mit freundlicher Genehmigung)

12

1980er-Jahre kaum noch nennenswert (Abb. 12.2, Abb. 12.3, Tab. 12.1).

12.2.1 Deutsch-amerikanischer Wissenschaftsaustausch in den 1950er und 1960er-Jahren

Auch wenn die Urologie in beiden Staaten bis in die späten 1960er-Jahre v.a. durch die Fachgesellschaft und die sozialen Kontakte ihrer Mitglieder weiterhin miteinander verflochten war und sich in ihren Problemen aufeinander bezog, bildeten die großen Kliniken in den USA in vielen Bereichen auch für viele Urologen die zentrale wissenschaftliche und klinische Referenz. Unter dem Aspekt des unmittelbaren durch Anschauung getragenen Wissens- und Wissenschaftstransfers in der Medizin in den 1950er und 1960er-Jahren soll die deutsch-deutsche Perspektive beispielhaft um eine deutsch-amerikanische ergänzt werden (Ash 2006). Die »Forschungsfront« in den Naturwissenschaften und auch in der Medizin hatte sich seit der Wende zum 20. Jahrhundert kontinuierlich in den angloamerikanischen Sprachraum verschoben, in vielen Bereichen, so auch in der Urologie war der Abstand in Forschung und Technik in den 1930er und 1940er Jahren weiter angewachsen. Nach Ende des Zweiten Weltkrieges waren insbesondere die medizinischen Fachgesellschaften an einer Wiederaufnahme internationalen Wissenschaftsaustauschs und damit auch an der Wiedergewinnung internationaler Reputation interessiert. Auf individueller Ebene waren es v.a. die reaktivierten bzw. neu konzipierten deutsch-amerikanischen Austauschprogramme, die deutschen Wissenschaftlern Studien- und Forschungsaufenthalte in den USA ermöglichten – im amerikanischen Sinne immer auch unter dem Aspekt der politischen »reorientation« der deutschen Wissenschaft (Füssl 2004).

Ungleich schwerer als für Kongresse und Tagungen ist es den darüber hinausgehenden Wissenschaftleraustausch systematisch oder gar quantifizierend zu erfassen. Einzelne Hinweise zu Vortragsreisen, klinischen Hospitationen oder längeren Ausbildungs- und Studienaufenthalten sowohl west- als auch ostdeutscher Urologen ergeben bislang nur ein unzusammenhängendes Bild. Sehr häufig wurde bereits auf den sehr frühen Studienaufenthalt von Wolfgang Mauermayer (1919–1994) und dessen Bedeutung für die Adaption der transurethralen Operationstechniken in der frühen Bundesrepublik hingewiesen.[29]

Zahlreiche Hinweise bieten die Aussagen der Zeitzeugenbefragung »Urologie nach 1945«, die in den Jahren 2013–2015 unter 895 Urologen der Jahrgänge bis 1955 durchgeführt worden ist (die Rücklaufquote lag bei 15,6 %).[30] Von den befragten Zeitzeugen gaben mehr als ein Drittel an, Studienaufenthalte im Ausland absolviert zu haben, die Hälfte davon in den USA, nicht immer wurde die genaue Dauer angegeben. Zwischen den gebildeten Alterskohorten (1921–1935 und 1936–1955) ergaben sich kleinere Unterschiede. Unter den früheren Jahrgängen betrug die Quote 28 %, unter den späteren 37 %, der Anteil an Aufenthalten in den USA lag bei beiden bei 50 %. Vier Zeitzeugen absolvierten demnach Mitte der 1950er-Jahre dort ihr »internship« (vergleichbar mit der Medizinalpraktikantenzeit), unterstützt durch Stipendien des »Read Program«.[31] Zwei von ihnen schlossen dann nach kurzer Rückkehr nach Deutschland – das »Read Program« verpflichtete dazu – ihre urologische Fachausbildung an der Mayo Clinic in Rochester bzw. in Cleveland und New York an. [32] [33] Auch für die 1960er-Jahre ist ein Beispiel für eine solche zweistufige Ausbildung in den USA belegt[34], zumindest für die Urologie kann daraus also keine systematische Orientierung abgeleitet werden. Dazu müssten die verschiedenen Förderlinien wie z.B. der Deutschen Forschungsgemeinschaft (DFG), der Studienstiftung des Deutschen Volkes, des Deutschen Akademischen Auslandsdiensts (DAAD), der Alexander von Humboldt-Stiftung, aber auch des amerikanischen »Fullbright« und des privaten »Read-Programs«, dass jungen Absolventen ermöglichte, gezielt ihr »internship« in den USA zu absolvieren, ausgewertet werden (Füssl 2004).[35] Im Gegensatz dazu blieb die Orientierung an der zu dieser Zeit ebenfalls bedeutenden französischen Schule der Urologie eine Ausnahme unter den befragten Urologen.[36] Für die 1970er-Jahre gibt es deutlich mehr Belege für eine urologische Fachausbildung oder zumindest fachspezifische Studien- und Forschungsaufenthalte an herausragenden urologischen Abteilungen in den USA, wie an Johns-Hopkins in Maryland oder an der Mayo-Clinic in Rochester.[37]

Karrieren deutscher Urologen im Ausland blieben die Ausnahme.[38] Auch der Wissenschaftstransfer zwischen der

29 Vgl. hierzu auch den Beitrag Reuter, Die Transurethrale Prostatektomie (TURP) nach 1945 in Deutschland und Europa in diesem Band.

30 Vgl. zu den weiteren Ergebnissen dieser Zeitzeugenbefragung den Beitrag Halling et al., Zeitgeschichte der Urologie. Herangehensweisen und Probleme in diesem Band.

31 Hubert Frohmüller (geb. 1928) Internship (1954–1955); Arne Kollwitz (geb. 1930) Internship (1954–1956); Bernhard Kuhnen (geb. 1927) Internship (1953–1954); Hans-Günther Therhag (geb. 1924) Internship (1954–1955), DGU-Archiv, Zeitzeugenbefragung Urologie nach 1945 (2013–2015). An anderer Stelle ist das Internship (1953–1954) von Hans G. Stoll (1921–2009) belegt. Rathert et al. 2013, S. 78.

32 Curriculum vitae Prof. Dr. med. Hubert Frohmüller, M.S. (Urol), FACS, FEBU, DGU-Archiv, Zeitzeugenbefragung Urologie nach 1945 (2013–2015).

33 Lebenslauf Hans-Günther Therhag, DGU-Archiv, Zeitzeugenbefragung Urologie nach 1945 (2013–2015).

34 Transskript Zeitzeugengespräch mit Rainer Engel, MD, Assoc. Prof. (geb. 1933) vom, DGU-Archiv, Zeitzeugenbefragung Urologie nach 1945 (2013–2015).

35 Auch die Frage, inwieweit Urologen aus anderen deutschsprachigen Ländern in den USA aus- und fortgebildet worden sind, kann bislang nur anhand von einigen wenigen Beispielen abgeleitet werden. Der Schweizer Georg Rutishauser (geb. 1927) verbrachte 1963 einen Studienaufenthalt u.a. in Los Angeles und bei Flocks in Iowa. Prof. Dr. med. em. Georg Rutishauser, DGU-Archiv, Zeitzeugenbefragung Urologie nach 1945 (2013–2015).

36 Rudolf Hohenfellner, DGU-Archiv, Zeitzeugenbefragung Urologie nach 1945 (2013–2015).

37 U.a. (in zeitlicher Abfolge des jeweiligen Aufenthalts in den USA) Fritz Schröder (geb. 1937) »resident in Urology« in Los Angeles (1967–1969) und »Research fellow in Urology and Biology« in San Diego (1969–1970), Curriculum vitae Prof. Dr. med. Fritz Schröder, DGU-Archiv, Zeitzeugenbefragung Urologie nach 1945 (2013–2015); Jens E. Altwein (geb. 1941) Stipendiat San Diego und Forschungsaufenthalt Dallas (1972), Curriculum vitae, Rathert et al. 2013, S. 242; Rolf Ackermann (1941-2015), Forschungsstipendium UCLA (1973), Curriculum vitae, Rathert et al. 2013, S. 196; Udo Jonas (geb. 1942), Forschungsstipendium (Deutsche Forschungsgemeinschaft/National Institute of Health) und Forschungsaufenthalt in San Francisco (1973–1974), Curriculum vitae Prof. Dr. med. Udo Jonas, DGU-Archiv, Zeitzeugenbefragung Urologie nach 1945 (2013–2015); Albrecht Schilling (geb. 1944) »resident in surgery« und Beginn der Urologischen Ausbildung, Prof. Kaufmann UCLA (1974f.), Lebenslauf Prof. Dr. med. Albrecht Schilling, DGU-Archiv, Zeitzeugenbefragung Urologie nach 1945 (2013–2015); Hartwig Huland (geb. 1942), Forschungsaufenthalt in Stanford, Kalifornien (1975), Curriculum vitae, Rathert et al. 2013, S. 212; Richard Hautmann (geb. 1943), Mayo Clinic, Rochester und Dallas, Parkland Memorial (1975–1977), DGU-Archiv, Zeitzeugenbefragung Urologie nach 1945 (2013–2015); Prof. Dietmar Bach (geb. 1940), Studienaufenthalte in USA, GB und Israel in den frühen 1980er-Jahren als Oberarzt der Urologischen Universitätsklinik Bonn. Curriculum vitae Prof. Dr. med. Dietmar Bach, DGU-Archiv, Zeitzeugenbefragung Urologie nach 1945 (2013–2015); Joachim W. Thüroff, Forschungsaufenthalt San Francisco (1980–1981), Curriculum vitae, Rathert et al. 2013, S. 254; Stefan C. Mülller (geb. 1952), Gastarzt UCLA (1981), »resident in urology« Johns Hopkins, Baltimore (1981–1982), »visiting assistent professor« UCSF (1986–1987), Lebenslauf Prof. Dr. med. Stefan Müller, DGU-Archiv, Zeitzeugenbefragung Urologie nach 1945 (2013–2015) Herbert Rübben (geb. 1949), Forschungsaufenthalt Dallas (1985), Curriculum vitae, Rathert et al. 2013, S. 232.

38 U.a. Fritz Schröder (geb. 1937), 1977–2002 «Professor of Urology and department chairman at the Erasmus University Rotterdam", Curriculum vitae Prof. Dr. med. Fritz Schröder, DGU-Archiv, Zeitzeugenbefragung Urologie nach 1945 (2013–2015); Udo Jonas (geb. 1942), 1980–1987 Lehrstuhl in Leiden (NL), Curriculum vitae Prof. Dr. med. Udo Jonas, DGU-Archiv, Zeitzeugenbefragung Urologie nach 1945 (2013–2015).

Urologie in den USA und in Deutschland insgesamt muss bis in die 1980er-Jahre als eine weitgehend unidirektionale Verflechtung beschrieben werden. Erst mit der Entwicklung der Extrakorporalen Stoßwellenlithotripsie (ESWL) in den frühen 1980er-Jahren, der sog. Neoblase und bestimmter laparoskopischer Verfahren in den 1990er-Jahren zog es amerikanische Urologen verstärkt zu Studienaufenthalten etwa nach München, Stuttgart, Ulm, Mainz oder Heilbronn.

Auch die Mediziner in der DDR orientierten sich an den Entwicklungen in den USA, wobei Studienaufenthalte einer kleinen Gruppe vorbehalten war, zudem konzentrierten sich die Studienaufenthalte auf die Transplantationsmedizin, die zu den staatlich festgelegten Schwerpunktbereichen der medizinischen Forschung in der DDR gehörte. Seit Mitte der 1960er-Jahre bereisten mehrere Delegationen die USA [39], aber auch die UdSSR.[40] Dieser Wissenschaftsaustausch wurde auch in der 1970er-Jahren fortgesetzt (Mebel et al. 2003, S. 191–201), es änderten sich allerdings die Auswahlbedingungen für die Wissenschaftler.

12.3 Kontrolle und Öffnung (1970–1989)

Verbunden mit einem Generationenwechsel, der nun vermehrt jene zu Entscheidungsträgern machte, die vorwiegend im Wissenschaftssystem der DDR sozialisiert worden waren, etablierte der SED-Staat ein System der sogenannten Reisekader. Damit war ein Personenkreis definiert, der für dienstliche Reisen ins nichtsozialistische Ausland vorgesehen war (Niederhut 2005). Aus dem reisenden Gelehrten wurde nun ein wissenschaftlicher Reisekader, der politisch geschult auch im Ausland einen klaren »Klassenstandpunkt« vertreten sollte und unter permanenter Kontrolle und Berichtspflicht (s.u.) stand. Damit sollte auch die Gefahr der »Republikflucht« minimiert werden (Niederhut 2007, S. 234). Die Reisekader mussten nicht Mitglied der SED sein, an den Hochschulen betrug der Anteil der SED Genossen allerdings 70 % (Niederhut 2007, S. 235). Das System der Reisekader kann als zentrales Instrument der internationalen DDR – Wissenschaftspolitik betrachtet werden (Wolle 1999, S. 1597). Dazu gehörten auch die Funktionen der Reisekader in internationalen medizinischen Gesellschaften, wie etwa im Vorstand der Europäischen Gesellschaft für Urologie (EAU).[41] Die Anzahl der Reisekader in der Urologie ist nicht belegt, 10–15 Personen sind in den überlieferten Reiseberichten mehrfach nachgewiesen und 3–4 von ihnen fungierten immer wieder auch als Delegationsleiter bei größeren Kongressen. Reisekader mussten sog. Pflichtberichte verfassen, die sehr genauen Strukturvorgaben folgten (Niederhut 2005, S. 115). Ein zentraler Bestandteil der Berichte waren Aussagen zu Personen oder Personengruppen, die die Beziehungen zur DDR vermeintlich missbrauchen oder schädigen wollten. Auf wissenschaftlichen Kongressen im In- und Ausland zählten zu diesem Personenkreis in erster Linie offenkundig Kollegen aus der Bundesrepublik, deren generelle Einstellung zur DDR beurteilt oder aber konkrete Äußerungen zu bestimmten Ereignissen, wie etwa dem NATO-Doppelbeschluss 1982[42] oder der Republikflucht eines Ordinarius für Urologie, wiedergegeben wurden.[43] Die Berichte in der Urologie verdeutlichen, dass diese Textform mehr über die staatlichen Vorstellungen von einem, im Sinne der Entwicklung des Sozialismus, erfolgreichen internationalen Wissenschaftsaustausch aussagt, als über die Kongresse und Tagungen selbst. Die untersuchten Reisekader in der Urologie erfüllten darüber hinaus die Funktion der Auswahl und Beurteilung von Kadern für Reisen in das sozialistische Ausland. Sie verbürgten sie sich für ihre Mitarbeiter: »Genosse E. besitzt mein volles Vertrauen, daß er diese Einladung korrekt wahrnimmt und eine entsprechende politische Haltung gegenüber Vertretern kapitalistischer Staaten vertritt.«[44]

In den 1970er-Jahren verstärkten sich die Beziehungen zu den sozialistischen Bruderstaaten. Auch wenn das politische Verhältnis der DDR zur Tschechoslowakei (Zimmermann 2005) oder auch zu Ungarn (Romics u. Rathert 2003) nicht spannungsfrei war, entwickelte sich insbeson-

39 Bericht über die Kongreß- und Studienreise in die USA 23.9.–13.10.1966 (Dutz, Klinkmann, Erdmann), Besichtigung der Gewebebank in Washington. In: BA DQ 1/5949.

40 Bericht Studienaufenthalt in Moskau und Leningrad zu Fragen der Nierentransplantation vom 16.–30.10.1966. In: BA DQ 1/5949.

41 »Gen. Prof. Mebel wurde 1973 zum Vorstandsmitglied der Europ. Gesellschaft für Urologie gewählt.« Analyse der Erfüllung des 2-Jahresplanes 1973/74 für die weitere Entwicklung von Mitgliedschaften in internationalen medizinischen Gesellschaften. In: BA DQ 1/10760.

42 Delegationsleiter GW Müller, Magdeburg: Aufgabenstellung V. Urologenkongress der ČSSR Brno 1.-3.10.1981: »Die politische Aufgabenstellung wird in der gemeinsamen Verurteilung der Nato-Hochrüstung sowie in dem geforderten Verbot der Herstellung der Neutronenwaffen gesehen sowie in einer kritischen Auseinandersetzung mit den Ereignissen in Polen. [...]« In: BA DQ 101/181.

43 Bericht von G.W. Müller über den 6. Kongress der Ungarischen Gesellschaft für Urologie 29.6.–2.7.1983 in Pécs vom 7.7.1983: »Trotz der hohen Anzahl von Teilnehmern aus verschiedenen kapitalistischen Ländern gab es keine Probleme oder gegnerische Aktivitäten. Der Verrat der Republik durch Prof. Schneider anläßlich des Europ. Urologenkongresses in Wien 1982 wurde vereinzelt diskutiert. Von den anwesenden Vertretern der kapitalistischen Länder (Prof. Rummelhard – Wien, Prof. Gasser – Wien, Prof. Major – Zürich, Prof. Schmiedt – BRD, Prof. Baumbusch – BRD, Prof. Albrecht – BRD) wurde keinerlei Verständnis für diesen Schritt von Prof. Schneider aufgebracht. Es wurde dazu geäußert, daß es keinerlei Bereitschaft oder Aktivitäten gäbe, Prof. Schneider in der BRD zu unterstützen.« In: BA DQ 101/171.

44 Empfehlungsschreiben von GW Müller für Dr. E. [Name vom Verfasser anonymisiert] vom 10.5.1978 zur Teilnahme am 4. tschechoslowakisch-schwedisch-finnlaendischen urologischen Symposium in Prag 17.–18.5 1978. In: BA DQ 101/332.

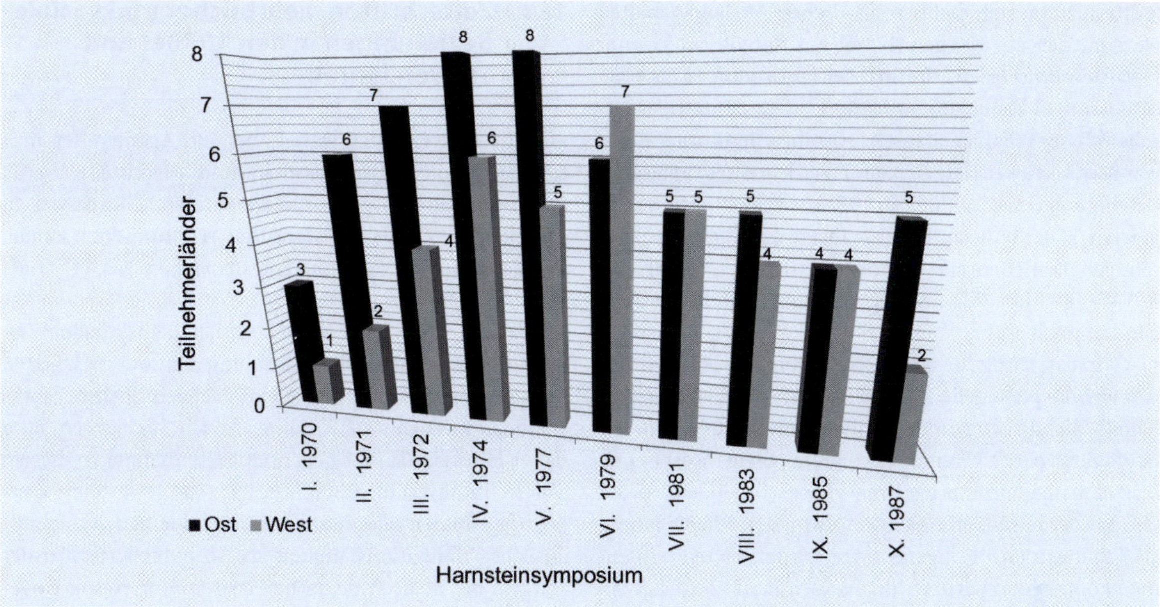

Abb. 12.6 »Ost-West-Schlüssel« für die Teilnehmer des Jenaer Harnsteinsymposien 1979–1988. (Behrens et al. 2013, S. 36 Repro Berg, mit freundlicher Genehmigung)

dere in der Harnsteinforschung ein intensiver Wissenschaftsaustausch. Dieser kann zugleich als exemplarisch für die zweite Phase des Wissenschaftsaustausches gesehen werden, der nicht mehr auf Tradition und Wahrung der Einheit der deutschen Wissenschaft bedacht war, sondern auf Zweckgemeinschaften basierte, die auf gemeinsamen Forschungsinteressen und einer verbindenden, international zurückgedrängten Wissenschaftssprache gegründet waren. 1970 begann in Jena eine Serie von insgesamt 10 sog. Harnsteinsymposien[45], die bis 1987 Referenten aus west- und osteuropäischen Ländern miteinander verband (Behrens u. Grimm 2013, S. 33–34).[46] Drei der Symposien fanden in der Tschechoslowakei statt (1974, 1981, 1985). Aufgrund der langen Laufzeit und der monothematischen Ausrichtung auf ein in der Urologie in den 1970er-Jahren besonders intensiv bearbeitetes Forschungsfeld erlaubt der Blick auf diese Tagungsreihe auch Rückschlüsse auf deutsch-deutsche Verflechtungen. Die Tagungen waren von einem nahezu ausgeglichen Verhältnis von Referenten aus der DDR und dem Ausland gekennzeichnet (Abb. 12.6). Nennenswert war der deutsch-deutsche Wissenschaftsaustausch, vor allem getragen von einer Arbeitsgruppe aus Bonn mit einem Anteil von 47% aller bundesdeutschen Beiträge. Deren Anteil lag insgesamt bei 15 %, unter den Beiträgen aller westeuropäischen Referenten bei 79 %. Einen vergleichbaren Umfang hatten nur die Beiträge aus Ungarn (16 %) und der damaligen Tschechoslowakei (12 %) (Behrens et al. 2013, S. 33–34, Tabelle 5; eigene Berechnungen).

Die Urologische Klinik in Jena war eingebunden in eine Arbeitsgemeinschaft Harnsteinanalyse (später »Urolithiasis«), die weitere Zentren der Harnsteinforschung in der DDR (u.a. Berlin und Dresden) umfasste (Behrens u. Grimm 2013, S. 80, Abb. 18). Für den internationalen Wissenschaftsaustausch blieb die Präsenz der Jenaer Harnsteinforscher auf internationalen Kongressen aber einzigartig. Im Zeitraum von 1973–1990 konnten 25 Re-

45 Vgl. zur Konzeption der Harnsteinforschung in der DDR das Schreiben Hienzsch an Rohland, Abt. Wissenschaft im Min. f. Ges. vom 21.10.1969: »Wir haben nun seit einiger Zeit die Absicht, uns mit dem Harnsteinproblem zu befassen. Bedenkt man, daß etwa 1 bis 1,2 % der Bevölkerung der DDR harnsteinkrank ist, also in einer Höhe, wie zum Beispiel die Rheumatiker ebenfalls liegen, und bedenkt man, daß der Hauptbefall in einem Alter zwischen 25 und 45 Jahren liegt, so ergibt sich ohne weiteres die Notwendigkeit einer Bearbeitung aus vielerlei Richtungen, die ich jetzt nicht auseinander setzen möchte. Ich habe mich mit Herrn Professor Mebel diesbezüglich besprochen und wir werden ein über die Klinik hinausgehendes Kollektiv gründen und von verschiedenen Fachgebieten her dieses Steinproblem aufrollen. Die Arbeiten haben bereits begonnen. Da sich bezüglich der Steinforschung viele spezielle und hochspezialisierte Thematiken ergeben, erlaube ich mir die Anfrage, ob es Ihnen sinnvoll erscheint, unser Vorhaben, ein internationales Symposion in kleinerem Kreise, möglicherweise hier in Thüringen, in Reinhardsbrunn, im Lauf des Jahres 1971 zu veranstalten, auszuführen. Wir würden dann, ausgehend von den Schwerpunkten der Steinforschung, einige maßgebliche internationale Leute einzuladen versuchen.« In: BA DQ 101/731 Bd. 5.

46 Vgl. hierzu den Beitrag von Bichler: Klinik und Grundlagenforschung der Harnsteinerkrankung in Deutschland (Ost und West) zwischen 1945 und 1990 in diesem Band.

ferate auch im sog. nichtsozialistischen Ausland gehalten werden, der überwiegende Teil auf den Bonn-Wiener Harnsteinsymposien, die im Zeitraum von 1972–1987 insgesamt 13 Tagungen umfassten.[47] Der deutsche-deutsche Wissenschaftsaustausch zwischen Jena und Bonn war somit in zwei Netzwerke mit starker osteuropäischer Beteiligung eingebunden. Ab 1973 wurden auf den Bonn-Wiener Harnsteinsymposien nahezu durchgängig Referate gehalten (Behrens u. Grimm 2013, S. 130, Tab. 24; S. 147–149, Tab. 28) und die Beiträge in den Tagungsbänden publiziert.

Voraussetzung für diese internationalen Verflechtungen war die personelle Konstellation an der Urologischen Klinik, die als erste eigenständige Universitätsklinik für Urologie in der DDR einen besonderen Stellenwert besaß. Der damalige Ordinarius Emil Hienzsch gehörte zu der Gruppe der reisenden Gelehrten, die in den 1960er-Jahren an Tagungen und Kongressen im Westen hatten teilnehmen können und darüber hinaus auch Funktionsträger in der DGU gewesen waren. Er verfügte daher über langjährige persönliche Kontakte zu Wissenschaftlern aus Westdeutschland und auch institutionelle Kontakte als Mitglied des Herausgebergremiums der westdeutschen Fachzeitschrift »Der Urologe (A)« (Gerber u. Berg 2003). Zugleich war er als Gründungsmitglied der Arbeitsgemeinschaft der Urologen in der DDR (der späteren Gesellschaft für Urologie der DDR) und Initiator einer eigenen DDR-Sektion der Internationalen Gesellschaft für Urologie (SIU) (▫ Tab. 12.2) maßgeblich an der Etablierung einer eigenständigen internationalen Wahrnehmung der Urologie der DDR beteiligt.

Sein langjähriger leitender Oberarzt und spätere Nachfolger im Amt Hans-Joachim Schneider gehörte zur Generation in der DDR wissenschaftlich sozialisierter, politisch geschulter Kader, die über ihre wissenschaftliche Qualifikation hinaus entsprechend als systemtragend eingestuft wurden und ab 1970 zum Kreis der sog. Reisekader gehörten. Bis zu seiner Übersiedlung in die Bundesrepublik war er alleiniger im Westen Vortragender seiner Klinik (Behrens u. Grimm 2013, S. 82). Für die internationale Reputation noch wichtiger waren die Publikationen zu Harnsteinerkrankungen in westlichen Fachzeitschriften, [48] darunter auch zwei im European Journal of Urology (Berg et al. 1976; Hesse et al. 1977).

47 Vgl. Tagungsberichte. Gasser G, Vahlensieck W (Hrsg.): Pathogenese und Klinik der Harnsteine I.–XIII. Symposium Darmstadt 1973–1987.

48 Behrens u. Grimm 2013, Literatur und Quellenverzeichnis, S. 150–170.

12.3.1 Zeitschriften, Lehrbücher und soziale Beziehungen in den 1970er und 1980er-Jahren

»Die Fachzeitschriften waren und sind Agenten der Ärztesozialisation, sie verhandeln und vermitteln Werte, Überzeugungen und Handlungsroutinen. Zudem weisen Publikationen in Fachzeitschriften, renommierten zumal, die fachliche Anerkennung eines Forschers aus.« (Thoms 2014, S. 325)

Zeitschriften stellen zugleich einen intellektuellen Verflechtungsraum dar. Die Auszählung der zwei wichtigsten bundesdeutschen urologischen Fachzeitschriften nach Publikationen von DDR-Bürgern nach Stichjahren kann daher Hinweise auf die gegenseitige Teilnahme an diesem Verflechtungsraum geben. Die hier ausgewerteten Zeitschriften bilden allerdings nur einen kleinen Ausschnitt aus der Publikationstätigkeit ab. So publizierte z.B. der stark in die deutsch-deutsche Harnsteinforschung eingebundene Winfried Vahlensieck (Bonn) nur gut ein Drittel seiner Arbeiten in deutschen oder internationalen urologischen Zeitschriften, alle anderen veröffentlichte er in allgemeinmedizinischen oder in Fachzeitschriften angrenzender Fächer.[49]

Die »Zeitschrift für Urologie« war seit ihrer Gründung 1907 die wichtigste deutschsprachige Fachzeitschrift für das Fachgebiet (Hubmann 2007). 1947 erfolgte ihre Reaktivierung durch den langjährigen Mitherausgeber Otto Kneise in Halle, verlegt wurde die Zeitschrift bei VEB Georg Thieme Leipzig. 1949 wurden dann Boeminghaus und der Neffe Kneises, Martin Stolze, Mitherausgeber. Ab 1950 demonstriert die Herkunft der acht ständigen Herausgeber aus Deutschland, Österreich und der Schweiz den Willen zur Einheit der deutschsprachigen Urologie. Es dominierten zunächst Beiträge von bundesdeutschen Autoren (▫ Tab. 12.3). Auch nach dem Mauerbau – der keine Erwähnung fand – war die »Zeitschrift für Urologie« bis 1964 (Band 57) zugleich Organ der Deutschen Gesellschaft für Urologie (BRD), der Arbeitsgemeinschaft der Urologen in der Deutschen Gesellschaft für klinische Medizin (DDR), der Österreichischen Gesellschaft für Urologie, der Nordrhein-Westfälischen Gesellschaft für Urologie und der Südwestdeutschen Gesellschaft für Urologie. Boeminghaus blieb noch bis 1972, (Band 65) zusammen mit Harald Dutz (1914–2010, Berlin-Ost) und Martin Stolze (Halle/Saale) Herausgeber und leitender Redakteur. Allein durch seine Kontakte kamen 45 % aller Autoren aus Westeuropa und der Bundesrepublik (1970). Nach seiner erzwungenen Ablösung sank dieser Anteil auf nur noch 16 %. Ihm folgte 1973 Moritz Mebel, die Zeitschrift war nun Organ der

49 Publikationsverzeichnis Prof. Dr. med. Winfried Vahlensieck, DGU-Archiv, Zeitzeugenbefragung Urologie nach 1945 (2013–2015).

Tab. 12.3 Herkunft der Autoren in der Zeitschrift für Urologie 1950–1990. (Zeitschrift für Urologie und Nephrologie Jahrgänge 1950–1990; eigene Berechnung. Ich danke Hermann Hausmann und Jürgen Konert für die Datensätze 1966, 1976 und 1986)

	DDR	BRD	Westeuropa	Osteuropa
1950	36,8%	63,2%	21,1%	0,0%
1960	58,3%	41,7%	20,8%	22,2%
1966	69,1%	30,9%	23,4%	23,4%
1970	70,3%	29,7%	15,8%	18,8%
1976	91,8%	8,2%	8,2%	16,4%
1980	89,8%	10,2%	6,8%	11,4%
1985	90,2%	9,8%	14,6%	4,9%
1986	94,7%	5,3%	8,4%	8,4%
1990	89,1%	10,9%	5,4%	4,3%

Gesellschaft für Urologie der DDR und der Gesellschaft für Nephrologie der DDR. Diese Doppelfunktion sollte auch die Finanzierung der Zeitschrift sichern, da der überwiegende Teil der Abonnenten bis dahin in Westdeutschland lebte. Auch wenn der wissenschaftliche Beirat weiterhin mit Urologen aus Westdeutschland, Österreich und der Schweiz besetzt war, kamen die Beiträge nun fast ausschließlich aus der DDR. In den genannten Stichjahren konnten weder in der ersten bundesrepublikanischen Gegengründung »Der Urologe« (ab 1962) (Sökeland u. Goepel 2002) noch in der »Aktuelle(n) Urologie« (ab 1970) eine signifikante Zahl an Beiträgen von DDR-Urologen festgestellt werden.[50]

Während also die Zeitschrift ihre Bedeutung als intellektueller, gesamtdeutscher Verflechtungsraum weitgehend verloren hatte, begann ab 1970 die Mitarbeit von westdeutschen Urologen an den zwei zentralen Hand- und Lehrbuchprojekten der DDR (Tab. 12.4).

Bemerkenswert ist der Umgang der DDR-Lehrbücher mit jenen Beiträgern, die im Laufe der Erscheinungszeit von 1977–1986 in die Bundesrepublik wechselten und als »Republikflüchtlinge« galten. Die damnatio memoriae traf beispielsweise Hans-Joachim Schneider unmittelbar nach seinem Wechsel im Jahr 1982. In dem noch im gleichen Jahr veröffentlichten Band 6 fehlt Schneider unter den Mitarbeitern des Lehrbuchs, während Albrecht Hesse, 1978

50 Emil Hienzsch (Jena) gehörte bis zu seiner Emeritierung 1979 zu den Mitherausgebern von »Der Urologe« und publizierte in den 1960er-Jahren auch dort. Vgl. u.a. Hienzsch 1962.

Tab. 12.4 Deutsch-deutsche Lehr- und Handbücher.[a]

Lehr-/Handbuch	Jahr	Autor/Hrsg.	Titel
Urologische Operationslehre, hrsg. von Wilhelm Heise und Emil Hienzsch, Lieferung 6, VEB Thieme Leipzig 1970, S. 13–73	1970	H.-J. Reuter (Stuttgart)	Transurethrale Operationen
Urologische Operationslehre, hrsg. von Wilhelm Heise und Emil Hienzsch, VEB Thieme Leipzig, 1972, 131–143	1972	E. Schmied (München)	Die Parathyreoidektomie beim Hyperparathyreoidismus (HPT)
Bier/Braun/Kümmell, **Chirurgische Operationslehre** 8. Aufl., hrsg. von Derra E, Huber P, Schmitt W; Barth: Leipzig	1977	E. Derra (Düsseldorf)	Bd. 5 Operationen an Harn- und Geschlechtsorganen sowie an Gefäßen
Allgemeine und spezielle Urologie, hrsg. von W. Heise, E. Hienzsch, M. Mebel, W. Krebs, VEB Thieme Leipzig, Bd. 1, 1977, S. 73–90	1977	H.-J. Reuter (Stuttgart)	Endoskopische Fotodokumentation der Harnwege
Urologische Operationslehre, hrsg. von Wilhelm Heise und Emil Hienzsch, Lieferung 1, VEB Thieme Leipzig 1969, S. 131–147	1979	R. Hasche-Klünder (Hannover)	Operationen zur Refertilisation
Allgemeine und spezielle Urologie, hrsg. von W. Heise, E. Hienzsch, M. Mebel, W. Krebs, Bd. 6, VEB Thieme Leipzig, 1982, S. 239–293	1982	W. Vahlensieck (Bonn)	Die supravesikale Harnableitung und ihre Problematik
Allgemeine und spezielle Urologie, hrsg. von W. Heise, E. Hienzsch, M. Mebel, W. Krebs, VEB Thieme Leipzig, Bd. 11, 1986, S. 163–174	1986	E. Schmiedt, Ch. Chaussy (München)	Extrakorporale Stoßwellenlithotrypsie

[a] Bei dem 1976 im Fischer Verlag erschienenen Lehrbuch der Urologie des Leipziger Urologen Alexander Feustel handelt es sich als unveränderte Lizenzausgabe der 2. DDR-Auflage um ein rein kommerzielles Verflechtungsprodukt. Feustel, Alexander: Vademecum der Urologie. Für Studium u. Praxis. 1. Aufl. Leipzig 1969; 2., überarb. Auflage Leipzig 1976; 3., überarb. Aufl. 1981; 4., überarb. Aufl. 1987. Feustel, Alexander: Vademecum der Urologie. Für Studium u. Praxis. Stuttgart, New York 1976 (Lizenz d. Thieme-Verl., VEB, Leipzig - Ausg. für d. Bundesrepublik Deutschland).

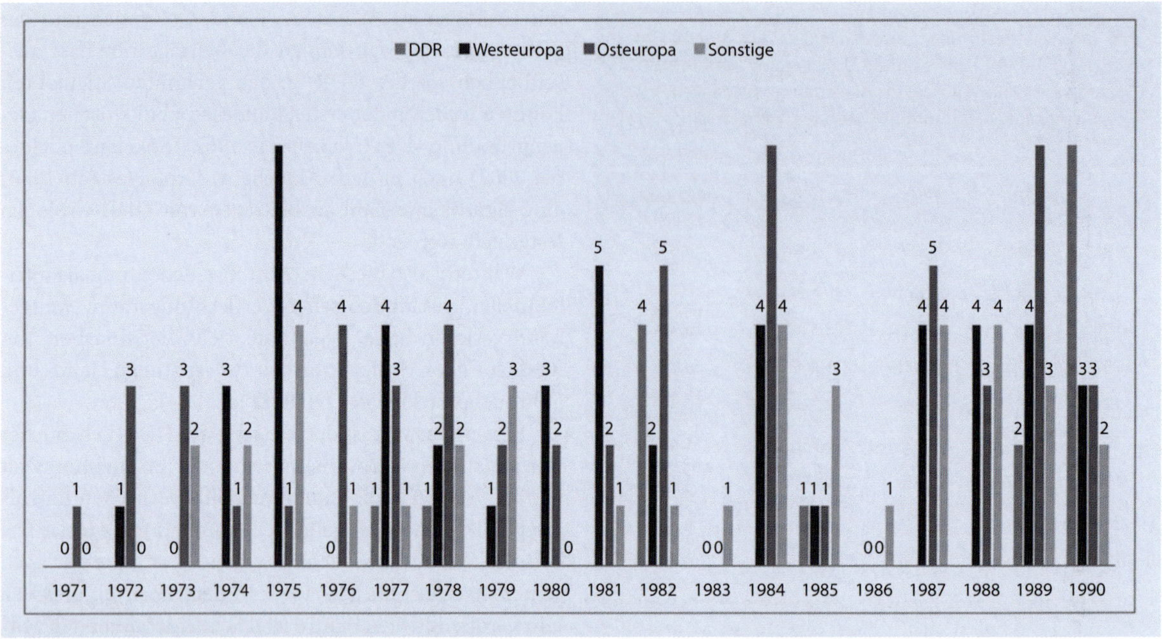

Abb. 12.7 Klinische Hospitationen an der Urologischen Universitätsklinik Bonn 1971–1990 (Müller 2001); Winfried Vahlensieck, DGU-Archiv, Zeitzeugenbefragung Urologie nach 1945 (2013–2015)

von einer Reise in die Bundesrepublik nicht in die DDR zurückgekehrt, noch im 1986 erschienenen Band 8 mit der Wirkungsstätte Jena aufgeführt wird (Heise et al. 1986).

Die erhaltenen Korrespondenzen verdeutlichen die wissenschaftlichen und sozialen Beziehungen zwischen Urologen aus beiden deutschen Staaten auch in den 1970er und 1980er-Jahren.[51] Durch die schwer zu systematisierende Erfassung von Forschungsaufenthalten ergibt sich bislang noch ein unzusammenhängendes Gesamtbild. Für die Universitätsklinik Bonn ist eine Aufstellung mit Gastärzten aus den Jahren 1970–1990 überliefert, die Hinweise auf Hospitationen osteuropäischer Urologen in der Bundesrepublik liefert, wenn auch nur für eine vergleichsweise kleine Anzahl von insgesamt 73 Besuchen (Abb. 12.7). Aus der DDR waren es die bekannten Reisekader, die zugleich die Bonn-Wiener Harnstein-Symposien besuchten. Für Urologen aus Polen und Ungarn waren hingegen mehrwöchige Aufenthalte in Bonn möglich (Müller 2001).

So muss etwa das geschilderte Beispiel Jena umso mehr als Sonderfall betrachtet werden, der damit aber zugleich den Grad der staatlichen Kontrolle der Wissenschaften und der daraus resultierenden Einschränkungen wissenschaftlichen Austausches in der DDR charakterisiert. Für die Veranstalter von Tagungen, wie die Arbeitsgemeinschaft Kinderurologie in der Gesellschaft für Urologie der DDR, die 1981 das »1. Kinderurologische Symposium mit internationaler Beteiligung« in Eisenach ausrichteten, konnte die teilweise restriktive und offenbar nicht immer berechenbare staatliche Haltung gegenüber der Teilnahme von Wissenschaftlern aus dem sog. nichtsozialistischen Wirtschaftsgebiet (NSW) bedeuten, dass bereits ausgesprochene Einladungen wieder zurückgenommen werden mussten.[52]

1982 nahm dann erstmals seit 1965 wieder eine offizielle Delegation aus der DDR am Kongress der (West-) Deutschen Gesellschaft für Urologie teil, was im Rückgriff auf die Rhetorik der 1950er-Jahre auch durch den damaligen Präsidenten gewürdigt wurde:

> » Ich bitte um Verständnis, wenn ich in diesem Zusammenhang das oft überstrapazierte Schlagwort von der Wissenschaft, die keine Grenzen kennt, anführe; ich meine aber, wir haben heute allen Grund, das zu tun: Wir freuen uns ganz besonders darüber, daß nach langen Jahren der Abstinenz eine Delegation der Gesellschaft der Urologie der DDR mit ihrem derzeitigen Vorsitzenden, Prof. Müller aus Magdeburg, an unseren Kongreß teilnimmt. Liebe Kollegen, wir sollten gemeinsam darauf hinarbeiten, daß wir solche Besuche in Zukunft nicht als etwas Besonderes ansehen, sondern als einen normalen Vorgang empfinden.
> (Zit. n. Rathert et al. 2013, S. 63)

51 Vgl. DGU-Archiv, Nachlass Reuter; DGU-Archiv, Nachlass Brühl; DGU-Archiv, Nachlass Stolze.

52 Schreiben von H. Battke an P. Brühl vom 13.4.1981 und Schreiben von H. Battke an P. Brühl vom 6.7.1981. In: DGU-Archiv, Nachlass Brühl.

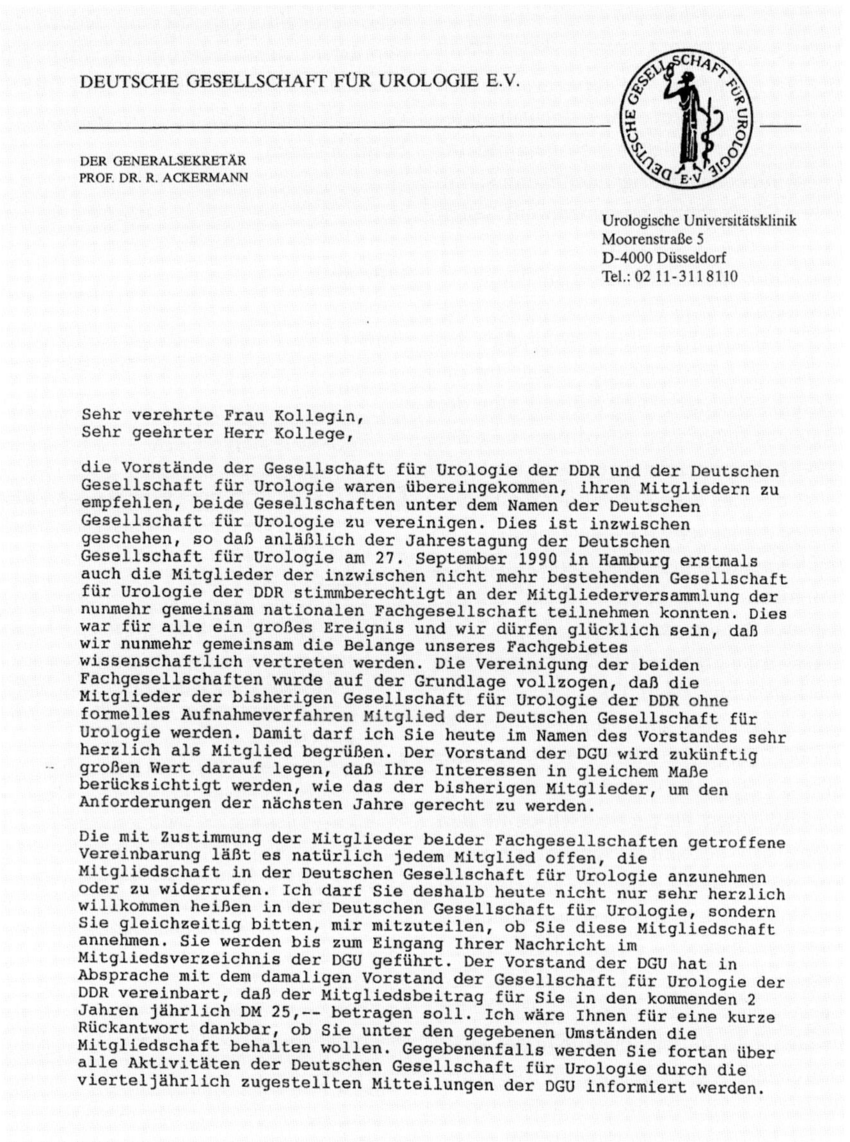

DEUTSCHE GESELLSCHAFT FÜR UROLOGIE E.V.

DER GENERALSEKRETÄR
PROF. DR. R. ACKERMANN

Urologische Universitätsklinik
Moorenstraße 5
D-4000 Düsseldorf
Tel.: 02 11-311 8110

Sehr verehrte Frau Kollegin,
Sehr geehrter Herr Kollege,

die Vorstände der Gesellschaft für Urologie der DDR und der Deutschen Gesellschaft für Urologie waren übereingekommen, ihren Mitgliedern zu empfehlen, beide Gesellschaften unter dem Namen der Deutschen Gesellschaft für Urologie zu vereinigen. Dies ist inzwischen geschehen, so daß anläßlich der Jahrestagung der Deutschen Gesellschaft für Urologie am 27. September 1990 in Hamburg erstmals auch die Mitglieder der inzwischen nicht mehr bestehenden Gesellschaft für Urologie der DDR stimmberechtigt an der Mitgliederversammlung der nunmehr gemeinsam nationalen Fachgesellschaft teilnehmen konnten. Dies war für alle ein großes Ereignis und wir dürfen glücklich sein, daß wir nunmehr gemeinsam die Belange unseres Fachgebietes wissenschaftlich vertreten werden. Die Vereinigung der beiden Fachgesellschaften wurde auf der Grundlage vollzogen, daß die Mitglieder der bisherigen Gesellschaft für Urologie der DDR ohne formelles Aufnahmeverfahren Mitglied der Deutschen Gesellschaft für Urologie werden. Damit darf ich Sie heute im Namen des Vorstandes sehr herzlich als Mitglied begrüßen. Der Vorstand der DGU wird zukünftig großen Wert darauf legen, daß Ihre Interessen in gleichem Maße berücksichtigt werden, wie das der bisherigen Mitglieder, um den Anforderungen der nächsten Jahre gerecht zu werden.

Die mit Zustimmung der Mitglieder beider Fachgesellschaften getroffene Vereinbarung läßt es natürlich jedem Mitglied offen, die Mitgliedschaft in der Deutschen Gesellschaft für Urologie anzunehmen oder zu widerrufen. Ich darf Sie deshalb heute nicht nur sehr herzlich willkommen heißen in der Deutschen Gesellschaft für Urologie, sondern Sie gleichzeitig bitten, mir mitzuteilen, ob Sie diese Mitgliedschaft annehmen. Sie werden bis zum Eingang Ihrer Nachricht im Mitgliedsverzeichnis der DGU geführt. Der Vorstand der DGU hat in Absprache mit dem damaligen Vorstand der Gesellschaft für Urologie der DDR vereinbart, daß der Mitgliedsbeitrag für Sie in den kommenden 2 Jahren jährlich DM 25,-- betragen soll. Ich wäre Ihnen für eine kurze Rückantwort dankbar, ob Sie unter den gegebenen Umständen die Mitgliedschaft behalten wollen. Gegebenenfalls werden Sie fortan über alle Aktivitäten der Deutschen Gesellschaft für Urologie durch die vierteljährlich zugestellten Mitteilungen der DGU informiert werden.

Abb. 12.8 Schreiben des Generalsekretärs der Deutschen Gesellschaft für Urologie an alle ehemaligen Mitglieder der Gesellschaft für Urologie der DDR, Oktober 1990. (DGU-Archiv, Generalsekretär. Repro Halling, mit freundlicher Genehmigung)

Dieses Besondere blieb allerdings bis zum Jahr der Wiedervereinigung 1990 bestehen.

Zur Eröffnung des wenige Tage zuvor in Hamburg abgehaltenen Kongress konnten mit Unterstützung von Sponsoren etwa 300 Urologinnen und Urologen aus der damaligen (Noch-)DDR begrüßt werden (Zit. nach Rathert et al. 2013, S. 138):

> Der Willkommensgruß gilt zuvorderst unseren Kolleginnen und Kollegen aus der DDR, den deutschen Landen Mecklenburg, Berlin, Brandenburg, Sachsen, Sachsen-Anhalt und Thüringen. Seit 31 Jahren können die älteren unter Ihnen zum ersten Mal wieder und die Jüngeren zum ersten Mal überhaupt ungehindert an einer wissenschaftlichen Tagung unserer Gesellschaft gemeinsam teilnehmen. Vor einem Jahr noch kaum vorstellbar, verblaßt bereits heute das Außergewöhnliche der Entwicklung vor der Selbstverständlichkeit, mit der der wir inzwischen die Freizügigkeit des Reisens über die zur Geschichte gewordenen Grenze hinweg fahren. (Zit. nach Rathert et al. 2013, S. 139)

Die kollektive Aufnahme der ehemaligen Mitglieder der DDR-Gesellschaft korrespondiert zum kollektiven Austritt 20 Jahre zuvor (Abb. 12.8).

12.4 Fazit

Mit der doppelten Staatsgründung 1949 erschwerten sich die Beziehungen auf allen Gebieten, ohne jedoch abzubrechen. In den Wissenschaften erhielten sich gesamtdeutsche Traditionen besonders nachhaltig, auch wenn schon in den 1950er-Jahren Abgrenzungstendenzen auf Seiten der DDR gefördert wurden. Umso mehr versuchte die westdeutsche Politik die Einheit der Nation auch auf diesem Feld zu beschwören. Diese politische Rhetorik traf in den Wissenschaften einerseits auf die traditionelle Idee einer Einheit des Geistes, andererseits aber auch auf die einer Wissenschaft ohne Grenzen. Die Möglichkeiten des Wissenschaftsaustauschs unterlagen allerdings stark der Entwicklung der politischen Beziehungen. Noch bis Mitte der 1950er-Jahre war das Ziel der »Einheit der deutschen Wissenschaft« mit der damaligen DDR-Staatsdoktrin der Wiedervereinigung kompatibel gewesen. Danach wurden die Wissenschaften, insbesondere in Hinblick auf den Alleinvertretungsanspruch der Bundesrepublik, der auch die internationalen Wissenschaftsorganisationen umfasste, Teil der Anerkennungspolitik der DDR. Aus Sicht des SED-Staates, der die gesamtdeutschen Gesellschaften genau und in den 1960er-Jahren zunehmend mit Argwohn beobachtete, gehörte die Deutsche Gesellschaft für Urologie zu jenen Fachgesellschaften, die der deutsch-deutschen Teilung nicht konfrontativ begegnete, sondern pragmatisch im Sinne einer möglichst weitgehenden Partizipation ihrer Mitglieder am Wissenschaftsaustausch innerhalb der Gesellschaft agierte. Der Mauerbau evozierte die Ausbildung von zwei getrennten Fachgesellschaften, was den deutsch-deutschen Wissenschaftsaustausch in der Urologie zunächst ambivalent beeinflusste. Für die in der DDR lebenden DGU-Mitglieder war es bereits vor 1961 aufgrund der Restriktionen im innerdeutschen Reiseverkehr sehr schwierig an den Jahrestagungen teilzunehmen. Die Tagungen der Arbeitsgemeinschaft der Urologen der DDR konnten hingegen problemlos besucht werden, zu Beginn meist auch von westdeutschen Kollegen. Mit dem Austritt der DDR-Bürger aus der Deutschen Gesellschaft für Urologie im Jahr 1970 endete diese erste Phase der deutsch-deutschen Verflechtungen, wie auch in allen anderen wissenschaftlichen Fachgesellschaften.

Während die Jahrestagungen der nun zwei deutschen Fachgesellschaften für Urologie bis zur Mitte der 1980er-Jahre kaum noch Bedeutung für den Wissenschaftsaustausch zwischen west- und ostdeutschen Urologen hatten, bildeten sich im internationalen, v.a. europäischen Kontext neue Verflechtungsräume, wie die transnationalen Fachgesellschaften (SIU und EAU) und monothematische Symposien (u.a. Jenaer Harnstein-Symposien, Bonn-Wiener Harnstein-Symposien). In den 1970er-Jahren entstanden somit neue, nun vor allem standortbezogene und thematische Verflechtungen mit einer reduzierten Zahl von Protagonisten, die wiederum in einen sehr viel größeren deutschsprachigen Diskurs- und Interaktionsraum, der v.a. auch osteuropäische Wissenschaftler umfasste, eingebunden waren.

Literatur

Ash MG (2006) Wissens- und Wissenschaftstransfer: Einführende Bemerkungen. Berichte zur Wissenschaftsgeschichte 29:181–189

Behrens I, Grimm MO unter Mitarbeit von Berg W (2013) Geschichte der Jenaer Harnsteinforschung nach Gründung der Urologischen Universitätsklinik – insbesondere von 1967–1990. Marktbreit

Berg W, Schnapp HD, Schneider HJ, Hesse A, Hienzsch E (1976) Crystal-optical and spectroscopical findings with calcium oxalate crystals in the urine sediment, a contribution to the genesis of oxalate stones. Eur Urol 2:92–97

Bösch F (2015) Geteilte Geschichte. Plädoyer für eine deutsch-deutsche Perspektive auf die jüngere Zeitgeschichte. In: Zeithistorische Forschungen/Studies in Contemporary History, Online-Ausgabe 12, H. 1, URL: http://www.zeithistorische-forschungen.de/1-2015/id=5187. Zugegriffen: 27. Juli 2015, Druckausgabe: S 98–114

Brunner D, Grashoff U, Kötzing A (2013) Asymmetrisch verflochten? Einleitung. In: Brunner D, Grashoff U, Kötzing A (Hrsg) Asymmetrisch verflochten? Neue Forschungen zur gesamtdeutschen Nachkriegsgeschichte. Ch. Links, Berlin, S 11–17

Fangerau H (2010) Spinning the Scientific Web. Jacques Loeb (1859–1924) und sein Programm einer internationalen biomedizinischen Grundlagenforschung. Akademie Verlag, Berlin

Füssl KH (2004) Between Elitism and Educational Reform. German-American Exchange Programs, 1945–1970. In: Junker D (Hrsg): The United States and Germany in the era of the Cold War, 1945–1990. A handbook, Vol. 1: 1945–1968. Publications of the German Historical Institute, Washington, D.C, S 409–416

Gerber A, Berg W (2003) Emil Hienzsch (1914–1988) Gründer der ersten Urologischen Universitätsklinik der DDR in Jena. Eigenverlag der Akad. Gemeinnütziger Wissenschaften, Erfurt

Halling T, Moll FH, Schultheiss D, Rathert P (2014) Die Deutsche Gesellschaft für Urologie und der Neuanfang in Düsseldorf nach 1948. In: Halling T, Moll FH (Hrsg) Urologie im Rheinland. Ort und Raum in der Medizingeschichte. Springer, Berlin, S 27–47

Heise GW, Hienzsch E, Mebel M, Krebs W (Hrsg) (1986) Allgemeine und spezielle Urologie Band 8. VEB Thieme, Leipzig

Hesse A, Dietze HJ, Berg W, Hienzsch E (1977) Mass spectrometric trace elements analysis of calcium oxalate uroliths. Eur Urol 3:359–361

Heydemann G (2007) Integrale deutsche Nachkriegsgeschichte. In: Aus Politik und Zeitgeschichte 57, H. 3:8–12

Hienzsch E (1962) Vor- und Nachbestrahlung bei Tumoren des Nierenparenchym., Der Urologe 1:89–95

Hoffmann D (2013) Von Ulbricht zu Honecker. Die Geschichte der DDR 1945–1989. Berlin

Hubmann R (2007) Publikationsorgane der deutschen Urologen. In: Arbeitskreis Geschichte der Urologie (Hrsg) Urologie in Deutschland. Bilanz und Perspektiven. 100 Jahre Deutsche Gesellschaft für Urologie. 100 Jahre Kongress der Deutschen Gesellschaft für Urologie. Springer, Heidelberg, S 59–62

12

Jenaer Harnsteinsymposium (1988) in: Wissenschaftliche Beiträge der Friedrich-Schiller Universität Jena, Jena 1.1970–9.1987

Kleßmann C (1993) Verflechtung und Abgrenzung. Aspekte der geteilten und zusammengehörigen deutschen Nachkriegsgeschichte. In: Aus Politik und Zeitgeschichte 43, H. 29-30:30–41

Kleßmann C (2005) Spaltung und Verflechtung – Ein Konzept zur integrierten Nachkriegsgeschichte 1945 bis 1990. In: ders,. Lautzas P (Hrsg) Teilung und Integration. Die doppelte deutsche Nachkriegsgeschichte. Bundeszentrale für politische Bildung, Bonn, S 20–37

Kongress der Internationalen Gesellschaft für Urologie, Bd. 2 Diskussionen, Freie Vorträge, o.O. 1967

Krischel M, Halling T (2013) Die Deutsche Gesellschaft für Urologie in der unmittelbaren Nachkriegszeit. Der Urologe 52:991–1003

Lemke M (2001) Einheit oder Sozialismus? Die Deutschlandpolitik der SED 1949–1961. Böhlau, Köln

Mebel M, May G, Althaus P (2003): Der komplette Nierenersatz!? Aufbau und Entwicklung der Nierentransplantation in der DDR. Tabellen. Pabst, Lengerich

Moll FH, Halling T, Fangerau H (2013) Urologen tagen in Berlin. Martin Stolze (1900–1989) und der Urologenkongress 1959 in Ost- und Westberlin. Der Urologe 52:1314–1327

Möller H (2007) Demokratie und Diktatur. In: Aus Politik und Zeitgeschichte 57, H. 3:3–7

Müller S (Hrsg) (2001) 30 Jahre Urologische Universitätsklinik Bonn 1971–2001. Festschrift anlässlich des 30-jährigen Bestehens. Bonn

Niederhut J (2005) Die Reisekader. Auswahl und Disziplinierung einer privilegierten Minderheit in der DDR. Evang. Verl.-Anst. Leipzig

Niederhut J (2007) Wissenschaftsaustausch im Kalten Krieg. Die ostdeutschen Naturwissenschaftler und der Westen. Böhlau, Köln

Rathert P, Brandt AS, Moll FH (Hrsg) (2013) Urologie mit Herz und Verstand. Kongresse – Präsidenten – Eröffnungsreden; Deutsche Gesellschaft für Urologie; 1907-2012. Springer, Berlin, Heidelberg, S 36–37

Romics I, Rathert P (2003) Ungarisch-deutsche Kontakte in schwierigen Zeiten. Professor Antal Babics (1902–1992) Der Urologe A 42:390

Sabrow M (2001) Das Diktat des Konsenses. Geschichtswissenschaft in der DDR 1949–1969. Oldenbourg, München

Sökeland J, Goepel M (2002) Entwicklung der Zeitschriften »Der Urologe A und B« in den Jahren 1962–2002. Vergangenheit – Gegenwart – Zukunft. Der Urologe B 42:542–544

Thoms U (2014) Was lesen Ärzte wirklich? Medizinische Zeitschriften und Pharma-Marketing von 1900 bis zum Ende der 1970er Jahre. Medizinhistorisches Journal 49:287–329

Verhandlungsberichte der Deutschen Gesellschaft für Urologie 1949–1968, bis 1959 bei VEB Georg Thieme, Leipzig, danach bei Springer, Heidelberg

Weidner T (2012) Die unpolitische Profession. Deutsche Mediziner im langen 19. Jahrhundert. Campus, Frankfurt am Main

Wolfrum E, Mittler GR (2007) Zwei Bücher, eine Idee. Christoph Kleßmanns Versuch der einen deutschen Nachkriegsgeschichte. In: Danyel J, Kirsch JH, Sabrow M (Hrsg) 50 Klassiker der Zeitgeschichte. Vandenhoeck & Ruprecht, Göttingen, S 162–165 (Wiederveröffentlichung in: Docupedia-Zeitgeschichte, 30. 5. 2011, URL: http://docupedia.de/zg/. Zugegriffen: 27. Juli 2015)

Wolle S (1999) Das System der Reisekader als Instrument der DDR – Wissenschaftspolitik. In: Deutscher Bundestag (Hrsg.) Materialien der Enquete-Kommission »Überwindung der Folgen der SED-Diktatur im Prozeß der Deutschen Einheit« im Deutschen Bundestag. Nomos, Baden-Baden, S1597–1688

Zimmermann V (2005) Eine sozialistische Freundschaft im Wandel. Die Beziehungen zwischen der SBZ/DDR und der Tschechoslowakei (1945–1969). Klartext, Essen

Die transurethrale Prostatektomie (TURP) nach 1945 in Deutschland und Europa

Matthias A. Reuter

T. Halling, F. Moll, H. Fangerau (Hrsg.), *Urologie 1945–1990*,
DOI 10.1007/978-3-662-48178-3_13,

13.1 Einleitung

Die transurethrale Prostatektomie (TURP) benötigte mehr als 150 Jahre zu ihrer Verwirklichung. Wenn man von Phillip Bozzinins (1773–1809) »Phantastereien« (Bozzini 1807; Rathert et al. 1974) vor ca. zwei Jahrhunderten ausgeht, war es ein weiter Weg bis zu den ersten routinemäßigen transurethralen Operationen Max Nitzes (1886) und letztlich zur Punch-Resektion des Prostata-Adenoms durch Hugh Hampton Young (1913). Letztere bereitete den Boden für die Perfektionierung der TURP mit der Methode nach Stern-McCarthy (Stern 1926; ◘ Abb. 13.1). Es erforderte aber weitere 50 Jahre, in denen die chirurgisch geprägten amerikanischen Urologen sukzessive die TURP erlernten, um dann weitgehend die offene Operation in den USA zu ersetzen. Aufgrund der Veröffentlichungen sowie entsprechender Vorträge und Demonstrationen amerikanischer Urologen beschäftigten sich auch Operateure in Europa nach 1927 mit der TURP. Besonders die negativen Erfahrungen mit den Koagulationsverfahren und der ersten Demonstration der TURP durch Maximilian Stern (1873–1946) in Berlin 1927 (Stern 1927; Hubmann 2000; Reuter 2004) trugen zur Zurückhaltung gegenüber der TURP bei. Ganz entscheidend hinzukam, dass die hierarchisch strukturierten chirurgischen Abteilungen dem Spezialgebiet der Urologie, speziell der operativen Endoskopie, nur einen geringen Spielraum ließen (Moll 2014). Meist wurden die zweiten oder dritten Oberärzte mit den urologischen Problemen betraut, falls keiner der Mitarbeiter ein besonderes Interesse besaß, und die keinerlei Erfahrung mit endoskopischen Operationen hatten. Auch die wenigen Urologen in Privatkliniken wie z.B. in Dresden (Max Funfack 1895–1972; Schubert 2009) oder Kassel (Walter Meyer-Delpho 1909–1999), die endoskopisch erfahren waren, konnten mit dem in Deutschland u.a. von Alexander von Lichtenberg (1880–1949) entwickelten, unzureichenden Instrumentarium keine qualifizierte TURP ausführen. So begnügte man sich mit der Resektion einiger weniger Gramm Gewebe. Obwohl Lichtenberg die neuesten, von der Firma Friedrich und Reinhold H. Wappler (New York; Hermann 1973) vertriebenen Resektoskope kannte, machte er sich diese überlegenen Instrumente nicht zu Nutze. Eine Ursache ist in seiner operativ-chirurgischen Fachsozialisation zu suchen, die den endourologischen Eingriff als zu langsam und wenig effektiv ansah und auf wenige Indikationen beschränkte. Es verwundert daher kaum, dass die Erfahrungen mit dieser palliativen Resektion ungünstig ausfielen und die Erfolge nicht an die der amerikanischen Kollegen anknüpfen konnten. Die Indikation zur TURP wurde bis 1960 in Europa vorwiegend bei sog. Risikopatienten gestellt, die chirurgisch inoperabel waren (Hryntschak 1948). Infolge der wenigen geeigneten Patienten konnten die Resekteure nicht genügend Übung zur Erlernung der schwierigen Technik erlangen.

Die erfolgreiche Adaption der Technik in den breiten klinischen Bereich erfolgte erst in den Jahren nach 1945 und ging einher mit der verstärkten Ausbildung meinungsbildender deutscher Urologen in den USA, der Etablierung eigenständiger urologischer Kliniken an den deutschen Universitäten und der engen Zusammenarbeit von Urologen mit aufstrebenden Herstellern endoskopischer Instrumente.

Der Beitrag reflektiert die wenig erfolgreichen Versuche deutscher Urologen vor 1945, eigene Wege der TURP zu finden sowie die lange anhaltende Skepsis, und untersucht die Bedeutung der genannten Zusammenhänge für die Zeit nach dem Zweiten Weltkrieg anhand der technischen Innovationen an ausgewählten Beispielen. Bemerkenswert ist, dass die nun maßgeblichen Protagonisten sich teilweise auch schon vor 1945 auf diesem Gebiet versuchten. In Westdeutschland war die Zeit nach 1945 geprägt durch drei »TURP-Schulen« an den Universitätskliniken München und Tübingen sowie der zunächst städtischen Klinik in Ulm. Alle drei Schulen brachten eigene, verbesserte Resektoskope und endoskopische Lehrbücher heraus. Besonders bemerkenswert sind die einhändigen Resektoskope von Max Hösel (1906–1971) und Wolfgang Mauermayer (1919–1994), der suprapubische Trokar von Hans Reuter (1923–2003), das CFR Continuous Flow Resektoskop des Kubaners José Iglesias de la Torre (1904–1979; Newark; Iglesias u. Fiore 1975), die Hopkins-Optik mit Kaltlicht von Karl Storz (1911–1996) und der autoregulierte Hochfrequenzgenerator von der Firma Erbe. In

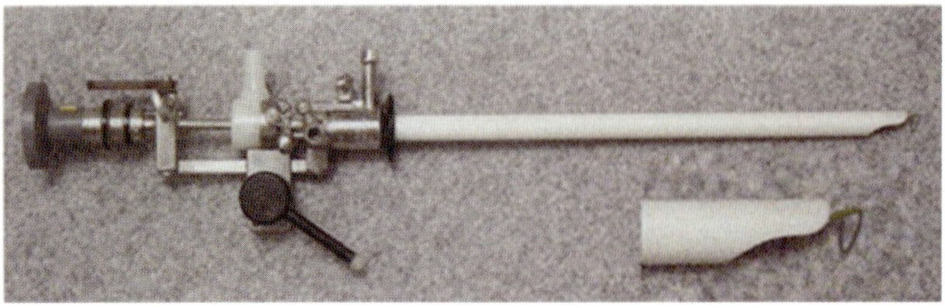

◘ **Abb. 13.1** Stern-McCarthy-Resektoskop. (Aus Reuter 2004)

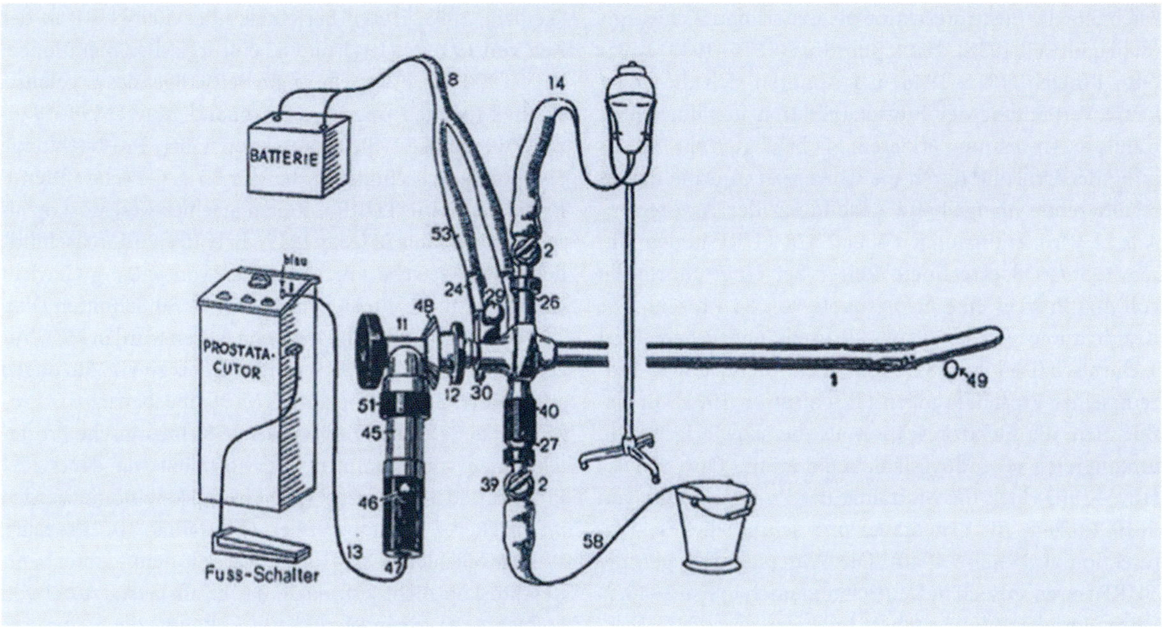

Abb. 13.2 Lichtenberg-Heywalt-Instrument. (Aus Reuter 2004)

der DDR gingen wesentliche Impulse zur Etablierung von den Kliniken in Dresden (Ernst Kirsch) und Berlin-Buch (Werner Krebs) aus.

Die TURP und ihre technische Weiterentwicklung stellten – so die These – eine zentrale klinische Leistung der deutschen Urologie dar, die auch den wiedergewonnenen Anschluss an internationale Entwicklungen in der Endoskopie verdeutlicht.

13.2 Widerstände gegen die Elektroresektion in Deutschland bis in die 1940er-Jahre

In den USA breitete sich die Elektroresektion mit dem Stern-McCarthy-Resektoskop in den 1930er-Jahren rasch aus (Abb. 13.1). Hier lag schon in der Mitte der 1930er-Jahre, insbesondere in Zentren wie der Mayo Clinic in Rochester, die Operationsletalität unter 10 Prozent (Shackley 1999). Die Punch-Resektion und die TURP waren der blinden und der endoskopischen Koagulation des Prostata-Adenoms mit galvanokaustischem Strom weit überlegen. Diese in Europa so beliebte, von dem Italiener Enrico Bottini (1835–1903) (Bottini 1877) erfundene und von George Luys (1870–1953) noch bis 1948 verteidigte Methode konnte daher in Amerika keine Bedeutung gewinnen.

Alexander von Lichtenberg entwickelte zusammen mit dem Konstrukteur der Firma Heynemann (Leipzig), Walter Heywalt, das erste »deutsche« Resektoskop – das sog. Lichtenberg-Heywalt-Blaseninstrumentarium – als Modifikation des Stern-Resektoskops (1932; Abb. 13.2). Mit der kleinen Schneideschlinge konnten nur kleinste Gewebestücke reseziert werden. Lichtenberg berichtete im gleichen Jahr in der »Zeitschrift für Urologie« daher eher kritisch von seinen ersten Erfahrungen mit der TURP (Lichtenberg 1932).

Dem Urteil Lichtenbergs schlossen sich die meisten deutschen Resekteure an. Auch in Großbritannien bestand, beeinflusst durch die chirurgisch geprägten Operateure, eine starke Anti-Haltung gegenüber dem endourologischen Eingriff (Shackley 1999). Die anfängliche Begeisterung für die neue Methode schlug rasch in Ablehnung um, als sich die Misserfolge häuften. Verantwortlich dafür war hauptsächlich eine falsche Erwartungshaltung in die TURP, denn zahlreiche Chirurgen wagten sich ohne jegliche Ausbildung an die TURP. Nur wenige Europäer machten sich die Mühe, sich an Ort und Stelle in Amerika zu infomieren, wie z.B. Kraas, Denis und Bruni. Aus den Veröffentlichungen zwischen 1934 und 1940 geht hervor, dass die deutschen Resekteure mit dem Lichtenberg-Resektoskop nur eine kleine Anzahl von Patienten reseziert und nur Gewebemengen bis max. 10 g und diese meist in mehreren Sitzungen entfernt hatten. Sie zogen aus diesen palliativen Resektionen willkürlich günstige oder aber schlechte Beurteilungen der Methode. Theodor Schultheis (1900–1990) bezweifelte, dass eine echte transurethrale Prostatektomie ausgeführt werden könnte. Felix Schlagintweit (1868–1950) ersetzte die Prostataoperation durch regelmäßigen Katheterismus. Er bezeichnete die Elektroresektion als Experimentalchirurgie (Schlagintweit 1935). Hans Rubritius (1876–1943) sowie Otto Ringleb (1875–1946) u.a. konnten sich die ungeheure Verbreitung der Prostataresektion nur durch ihre wahllose Anwendung erklären. Sie beklagten die Ablehnung der Urologie durch die Chirurgen und die daraus resultierende mangelhafte Ausbildung der Assistenten. Aus 21 Veröffentlichungen über 2.578 TURP in den Jahren 1936/1938 errechnete Reiser bei einer Mortalität von 4–6 Prozent eine Erfolgsquote von 84 Prozent. Die Rezidivquote wurde mit 4,1 Prozent angegeben. Kurt Tschirntsch (Iserlohn, 1897–1957) elektroresezierte 95 Prozent seiner Prostatakranken (Tzschirntsch 1935). Er bezeichnete die Elektroresektion als die schwierigste und umfangreichste endovesikale Operation. Otto Kneise (1875–1953) hielt die Mortalität der Prostatektomie von 5–10 Prozent für akzeptabel und lehnte die Elektroresektion ab (Kneise 1940). Die Widerstände gegen die TURP waren speziell in Deutschland noch in den 1940er-Jahren insgesamt hoch. Albert Röbbelen von der Chirurgischen Universitätsklinik Hamburg meinte, der Enthusiasmus für die Elektroresektion sei in Ablehnung umgeschlagen, wie dies auch von H. H. Young bekannt wurde (Röbbelen 1940). Röbbelen berichtete, dass der Freiburger Chirurg Eduard Rehn (1880–1972) bis zu 93 Prozent der Prostatiker elektroreseziert hatte, später nur noch 37 Prozent. Hans Wildbolz (Bern, 1873–1940) resezierte 81 Patienten, von denen nur 25 restharnfrei wurden, so Röbbelen. Röbbelen selbst resezierte nach eigenen Angaben alle Prostata-Adenome, die chirurgisch inoperabel waren, sowie Patienten, die die Elektroresektion verlangten. Er berichtete über 100 Elektroresektionen bei einer Mortalität von 5 Prozent. Andere Autoren gaben eine Sterblichkeit von 0–20 Prozent, im Durchschnitt von 3,41 Prozent an. Die Vorbereitungszeit betrug im Allgemeinen 27 Tage, dann wurde in Sakralanästhesie reseziert und zwar mit dem Lichtenberg-Resektoskop und dem Prostata-Cutor® von Siemens.

Die Resektion sollte nicht länger als eine Stunde dauern, die entfernte Gewebemenge lag zwischen 2,5 g bis 45 g. Rieder entfernte bis zu 24,5 g, Karl Heusch (1894–1986) dagegen nur 4–6 g. Emett an der Mayo Clinic habe bis 45 g entfernt und dabei die transurethrale Prostatektomie angestrebt. Röbbelen resezierte im Durchschnitt nicht mehr als 10 g, zum Teil in zwei Sitzungen. Er führte eine Resektionsrinne an einem Sektionspräparat vor und befürwortete auch die Elektroresektion des inoperablen Prostatakarzinoms. Die Nachbehandlungszeit betrug 21 Tage, die Erfolgsrate 89 Prozent (Restharn bis maximal 50 ml). Nach 1–4 Jahren war das Ergebnis bei 33 von 41 Nachuntersuchungen zufriedenstellend. Dem hingegen resezierten Suter, Reiser und Staehler fast jedes Adenom, weil sie angeblich die TURP völlig beherrschten. Wilhelm Rieder (Leipzig, 1893–1984)[1] berichtete über 500 TURP in der Zeit von 1937 bis 1941 und 82 chirurgische Operationen; bei ca. 90 Prozent erzielte er ein befriedigendes Ergebnis.

In München operierte Ferdinand May (1898–1978) 2.077 Prostatiker (Elektroresektion 1.481, Prostatektomie 596). Im Durchschnitt wurden nur 6,7 g. Gewebe entfernt. Er beschrieb die TURP mit dem Staehler-Resektoskop als schwierigen Eingriff (May 1949). Er entfernte durchschnittlich 6–7 g Gewebe mit 22 Stücken von je 0,3 g Gewicht (max. 70 Stücke), später max. 30 g in 80 Schnitten. Von 1.251 resezierten Patienten in zehn Jahren wurden 76,2 Prozent geheilt – 1.418 TURP wurden in bis zu vier Sitzungen ausgeführt. Die postoperative Mortalität betrug 6,5 Prozent. In der gleichen Zeit wurden 558 chirurgische Prostatektomien vorgenommen, die Mortalität war dabei 12,3 Prozent und 14,4 Prozent. 280 Prostatakarzinome wurden im gleichen Zeitraum reseziert (Mortalität: 10,7 Prozent). Werner Staehler (1908–1984)[2] war mit dem Lichtenberg-Resektoskop nicht zufrieden, das er als Gastarzt bei von Lichtenberg kennengelernt hatte. Es konnte die Forderung, größere Gewebemengen abzutragen, nicht erfüllen. Es gelang nur, maximal 15 g zu resezieren. Zusammen mit Walter Heynemann konstruierte er bereits 1939 ein neues Resektoskop ohne Dauerspülung und resezierte mit der wesentlich größeren Resektionsschlinge Gewebemengen bis 24,5 g/h. Nach ersten Erfahrungen an 130 Kranken mit dem alten Lichtenberg-Resektoskop wurde das neue an 30 Patienten erprobt. Das neue Resektoskop verbesserte das Sehen beim Schneiden, hatte größere Elektroden und eine stärkere Spülung, erleichterte die Blutstillung und war einfacher in der Handhabung. Die Schneideschlinge war an einem Bakelitblock befestigt, mit dessen Hilfe sie in verschiedenen Distanzen vor der Optik fixiert werden konnte. Neben der Lampe in der Schnabelspitze befand sich eine zweite Lampe neben dem Objektiv des Elektrotoms. Die Resektionsschlinge war nun wesentlich größer, sie konnte zudem in unterschiedlichem Abstand vor der Optik befestigt werden. Da die Rückflusskanäle entfielen, musste das Elektrotom zum Entleeren der Blase aus dem Schaft herausgezogen werden. Mit einem Zweiwegehahn zwischen Zu- und Abflussschlauch konnte intermittierend gespült werden. Den Schaft von 27 Charr. passierten auch größere Gewebsstücke. Die Blutstillung erfolgte mit einer Kugel. Mit der linken Hand wurde der Schaft gehalten und die Spülung bedient, die rechte Hand hielt das Elektrotom. Wahlweise konnte auch ein Hebel mit Zahnradübertragung am Resektoskop angebracht werden. Das Auswechseln der

1 Rieder unterzeichnete 1933 das Professorenbekenntnis zu Hitler; vgl. Klee (2007, S. 496).

2 http://www.aerzteblatt.de/pdf/82/6/a351.pdf (Recherche 05.07.2015), Mitgliedsnr. NSDAP 5757519 BA ehem. BDC.

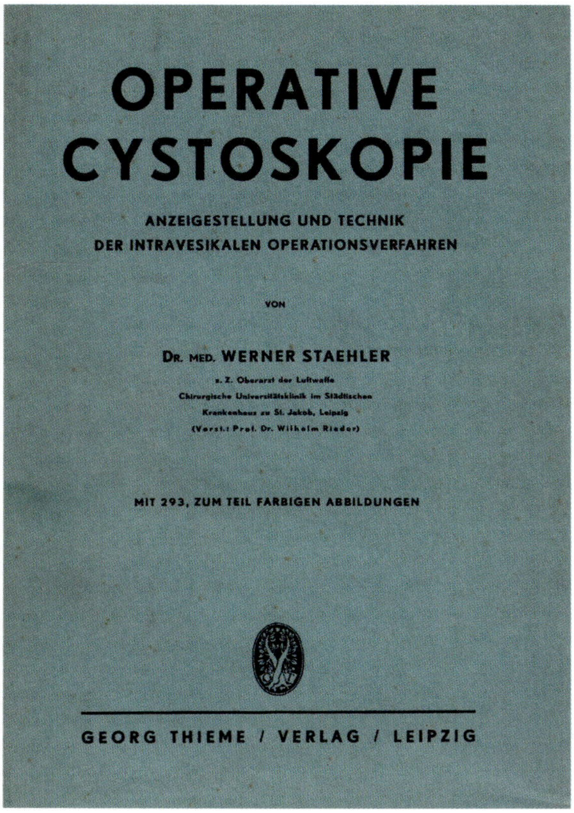

Abb. 13.3 Staehler W (1940) Operative Cystoskopie. Georg Thieme, Leipzig; seltene Ausgabe mit noch erhaltenem Papierumschlag. (Bibliothek der Deutschen Gesellschaft für Urologie, Repro Keyn, mit freundlicher Genehmigung)

Elektrode wurde vereinfacht. Mit dem neuen Elektrotom konnten große Gewebsstücke von 6 cm Länge und 1 g Gewicht entfernt werden. Staehler berichtete 1939 über 103 Resektionen an 74 Patienten in den letzten neun Monaten an der Universitätsklinik in Leipzig. Er resezierte bis 25 g Trockengewicht (Nassgewicht: 30 g) im Laufe einer Stunde. Er gab genaue Anweisungen für die Technik und Nachbehandlung und über die Indikation (Staehler 1939). Er veröffentlichte das erste Lehrbuch der urologischen Endoskopie in Deutschland (Abb. 13.3). Von 250 Resezierten hatten 88,8 Prozent ein gutes Ergebnis. Die Mortalität betrug 3,2 Prozent. Das Adenom wurde jedoch nicht völlig entfernt, sondern nur der Abfluss frei gemacht.

Reiser brachte 1940 eine bemerkenswerte Monographie namens »Die transurethrale elektrochirurgische Resektion der Vorsteherdrüse« heraus. Im Geleitwort schrieb Georg Magnus (1883–1942): »Wir werden in der urologischen Abteilung der Klinik, die wir nicht abgetrennt wissen wollen, die Methode weiter pflegen« (Reiser 1940). Reiser koagulierte zunächst 84 Prostaten mit dem Rosenburg-Messer, nur bei 47 Prozent mit Erfolg. Dann stellte er die Indikation zur TURP weiter als die meisten bisherigen Autoren. Er resezierte 133 von 161 Prostatikern in lokaler Betäubung der Blase mit dem Bitschai-Resektoskop von der Firma Georg Wolf (Berlin) und dem Staehler-Resektoskop des Instrumentenbauers Heynemann (Leipzig). Im Durchschnitt wurden 10 g Gewebe in einer Sitzung von 20–30 min Dauer entfernt. Eine zweite Sitzung wurde bei anhaltendem Restharn nach ca. zwei Wochen notwendig. Die Mortalität war 5,3 Prozent. Aus 21 Veröffentlichungen über 2.578 TURP in den Jahren 1936/1938 wurde bei einer Mortalität von 4–6 Prozent eine Erfolgsquote von 84 Prozent errechnet. Die Rezidivquote wurde mit 4,1 Prozent angegeben. Eine zweite Auflage des Buches erschien 1949 und eine dritte 1956 aus dem Ingolstädter Krankenhaus. Die Indikation wurde mit wenigen Ausnahmen auf fast alle Prostatiker ausgedehnt, so dass von 394 Patienten 350 reseziert wurden (89 Prozent). Es wurde das einhändig zu bedienende Resektoskop von Hösel der Firma Richard Wolf erwähnt, das eine rektale Kontrolle der TURP erlaubte. Nun wurden durchschnittlich 20 g Gewebe in 30 min reseziert, etwa die Hälfte des Durchschnittsgewichts eines Prostata-Adenoms. Von 100 Prostatikern wurden 89 einmal, 9 zweimal und 2 dreimal reseziert. Die Erfolgsrate lag bei 88 Prozent. Die zweite Auflage erschien 1949 – jetzt wird über 274 TURP (89 Prozent der Prostatiker) berichtet. Die Mortalität betrug 5,2 Prozent, bei 9 Kranken musste die TURP öfter als zweimal wiederholt werden, die Erfolgsrate war 83,3 Prozent. Die Nachuntersuchung nach mehreren Jahren ergab, dass 85 Prozent beschwerdefrei geblieben waren. Die dritte Auflage erschien 1956 mit 34 Abbildungen auf 88 Seiten und mit den ähnlichen Erfahrungen an mehr als 400 TURP.

H. Friedrich und Max Hösel resezierten vor dem Zweiten Weltkrieg am Städtischen Krankenhaus in Ulm 56 Patienten und operierten chirurgisch 190 (perineal) in den Jahren 1933–1939. Davon wurden 20 TURP (von 69) und 7 Prostatektomien bei Karzinomen ausgeführt. Die Indikation zur TURP beim Karzinom wurde nur bei Miktionsstörungen gestellt. Ein Jahr später stellte Friedrich fest, dass es auch nach fünf Jahren Anwendung der Elektroresektion in Deutschland noch zahlreiche Skeptiker gegenüber der Elektroresektion gäbe (Friedrich u. Hösel 1939; Friedrich 1940). Wilhelm Heckenbach (Vorschütz) und Otto Hennig beispielsweise sprachen der TURP mit folgenden Argumenten jeden Wert ab (Hennig 1939; Mauermayer 1955):

1. Bei der Teilresektion wachse das Geschwulstgewebe nach.
2. Beim großen Adenom sei die Elektroresektion so schwierig und gefährlich, dass das Risiko höher als bei der Prostatektomie sei.
3. Krebsnester im Adenom würden nicht – wie bei der Prostatektomie – beseitigt.
4. Die Elektroresektion fördere den Krebs und die Metastasierung.

Friedrich resümierte 1941: »Die Elektroresektion wird in Deutschland noch nicht genügend gewürdigt. Nur eine bescheidene Zahl deutscher Chirurgen und Urologen empfehlen sie warm, die anderen halten sie für wenig wertvoll und entbehrlich.« Den Grund sah Friedrich in der schweren Erlernbarkeit der Elektroresektion, während die chirurgische Operation leichter zu erlernen sei. Obwohl Friedrich 329 Resektionen gemacht hatte, glaubte er, seine Technik noch wesentlich verbessern zu können. Erst nach 200 Resektionen würde die Technik einigermaßen beherrscht. Ein gutes Resultat käme oft durch die Resektion einiger weniger Gewebestreifen zustande. Manchmal sei es besser, chirurgisch zu operieren, als 100 und mehr Streifen auszuhobeln. Der große Vorteil der Elektroresektion sei die niedrige Mortalität im Vergleich zur Prostatektomie. Zusammen mit seinem Oberarzt Max Hösel hielt er die Elektroresektion auch zur Behandlung des Prostatakarzinoms für empfehlenswert (Reuter 2004).

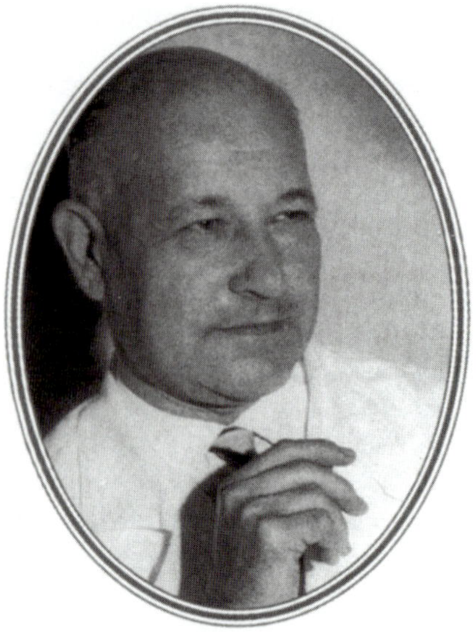

Abb. 13.4 Werner Staehler (1908–1984). (Aus Reuter 2004)

13.3 Der Weg der TURP zur urologischen Standard-OP

Mit Werner Staehler, Max Hösel und Ferdinand May sind bereits drei wichtige Protagonisten genannt worden, die zusammen mit ihren Schülern nach 1945 ganz wesentlich dazu beitrugen, die TURP als eine der wichtigsten und häufigsten Operation in der Urologie zu etablieren.

Bereits auf der ersten Nachkriegstagung der Urologen 1948 in Düsseldorf wurde ausführlich und kontrovers über die TURP diskutiert (Staehler 1949). Peter Bischoff (Hamburg, 1906–1976) sah in der TURP einen gefahrvollen Notbehelf (Bischoff 1949). Wenn er nicht prostatektomieren konnte, zog er das Anlegen einer Blasenfistel oder regelmäßiges Kathetern vor. Er resezierte nur das kleine subvesikale Adenom, den knopfartigen Mittellappen und einen Querwulst. Bischoff resezierte 7–15 g in 30 min, ggf. in mehreren Sitzungen. Kurt Tzschirnscht behauptete, die TURP sei keine Konkurrenz zur Prostatektomie. Sie sei nur bei inoperablen Patienten indiziert. Er resezierte mit dem Lichtenberg-Resektoskop und betrachtete dies als einen Fortschritt gegenüber dem »Fistel- und Katheterleben«. Dem entgegen stellte Ferdinand May fest, die TURP ergänze die Radikaloperation und sei unentbehrlich. Er berichtete, dass er Adenome bis 3,5 cm Länge resezierte, größere prostatektomierte. Karzinome jeder Art hielt er für die TURP geeignet. Die Technik der TURP sei schwierig zu erlernen. Bei Misserfolgen müsste nachreseziert werden. Karl Heusch (Aachen) perforierte bei ca. 800 TURP dreimal die Blase mit den entsprechenden Komplikationen. Er berichtete zugleich über Erfolge und überzeugende Dauerergebnisse. R. Maatz stellte die Indikation zur TURP immer weiter und ektomierte so nur noch die großen, weichen Adenome. Die TURP sei die Methode der Wahl. D. Wossidlo resezierte sogar sämtliche Patienten. Die postoperative Mortalität betrug 10,7 Prozent, die durchschnittliche Gesamtbehandlung dauerte 63 Tage. Restharnfrei wurden nur 53,5 Prozent. Zwei- bis dreimal nachreseziert wurden 20 Prozent der Patienten. Die ganze Bandbreite des Therapieeinsatzes dokumentiert auch der Bericht von H. Wille-Baumkauff. Er habe 932 Patienten behandelt, davon wurden ca. 40 Prozent reseziert (Mortalität: 6 Prozent), ca. 25 Prozent ektomiert (Mortalität: 14 Prozent), der Rest konservativ behandelt. 14 Prozent der Resezierten wurden nicht beschwerdefrei. W. Staehler (Tübingen; Abb. 13.4) verwies in der Diskussion auf die letzte Aussprache über die Elektroresektion der Prostata auf dem Chirurgenkongress in Berlin (1939). Er reflektierte die Ergebnisse der Nachuntersuchungen zu der von ihm 1937 bis 1939 in Leipzig durchgeführten Resektionen und stellte fest, dass die souveräne Methode die Prostatektomie ist, beim inoperablen Patienten die Elektroresektion aber häufig sehr gute Erfolge zeitigen könne. Nach 2–4 Jahren zeigte sich bei 60 Prozent von 121 Patienten ein gutes Ergebnis. Er berichtete über eine Mortalität von 3,7 Prozent bei 600 Elektroresektionen. Zur Indikationsstellung empfahl er, die Länge des Adenoms mit dem Schaft des Zystoskops zu messen. 76 Prozent der Resektionen waren bis zu 3,5 cm lang, über 4 cm nur 24 Prozent. Die Mortalität der Adenome bis 3,5 cm betrug 3 Prozent, die der über 3,5 cm Größe 10 Prozent. Staehler koagulierte vor dem Schneiden. Weiter stellte Staehler fest, dass die Elektroresektion die Methode der Wahl bei Adenomen bis 3,5 cm Länge ist, darüber hinaus sei die Elektroresektion aber ein nicht ungefährlicher Eingriff.

Schwierigkeiten bereiteten zunächst noch die in Deutschland verwendeten Resektoskope. Werner Forssmann (1904–1979) beklagte 1953 die mangelhafte Asepsis der Instrumente und die Anfälligkeit der Endoskope gegenüber dem »Auskochen«. Er begrüßte den Fortschritt durch die Einführung des Röhrenstroms zur Vermeidung der Nekrosenbildung und die Tendenz zur Ausweitung der Indikationsstellung bei der transurethralen Prostatektomie. Doch blieben große Adenome der chirurgischen Prostatektomie vorbehalten (Forssmann 1954). Hans Boeminghaus (1893–1979) ließ von der Firma Richard Wolf (Knittlingen) ein neues Resektoskop herstellen, denn die bisherigen Instrumente »entsprachen seit langem nicht mehr dem Stand, den diese Geräte inzwischen im Ausland erreicht hatten« (Stern, Scott, Nesbit; Boeminghaus 1953). Vor allem wurde der störende Schnabel beseitigt, das Resektoskop konnte einhändig bedient und der Schaft gedreht werden. Der Revolvergriff wurde dem Scott-Resektoskop von A.C.M.I. (1947) entnommen, die Optik um 172° abgelenkt und die Glühbirne an einem Lampenträger, getrennt von der Optik, angebracht. Die Dauerirrigation nach Usadel (1931) wurde übernommen, die Schnittlänge betrug 2,5 cm. Der Schaft diente als negative Elektrode.

Werner Staehler, inzwischen Leiter der urologischen Abteilung der Chirurgischen Universitätsklinik Tübingen unter dem aus Köln 1955 gewechselten Hofrat Walter Dick (1899–1989), veröffentlichte 1959 ein umfassendes Lehrbuch der Urologie (Staehler 1959). Darin stellte er die Indikation zur TURP nach der Länge der hinteren Harnröhre und den sog. P-Index (gebildet aus mehreren Funktionstests). Er ließ 1949 in der DDR bei der Firma DEG Sass-Wolf ein modifiziertes Hösel-Resektoskop herstellen und verwendete auch das Resektoskop der Firma R. Wolf (Knittlingen), zu dem er Optiken angegeben hatte, sowie ein modifiziertes Hösel-Resektoskop. Staehler nahm mehrere Sitzungen der TURP in Kauf, um die chirurgische Operation zu vermeiden. Das Adenom wurde jedoch nicht völlig entfernt, sondern nur der Abfluss frei gemacht. Die Emboliepropyhlaxe von 1948–1950 senkte die postoperative Mortalität von 3,2 Prozent auf 1,3 Prozent (2.005 TURP in 2.463 Sitzungen), bei der chirurgischen Operation (Terence Millin) lag sie bei 4,85 Prozent (330 Operationen). Neben der Tübinger Schule um Werner Staehler knüpften auch Ferdinand May in München und Max Hösel in Ulm an ihre Aktivitäten der 1930er- und 1940er-Jahre an (Reuter 2004).

13.4 Wolfgang Mauermayer und die Münchner Schule

Ferdinand May, Leiter des städtischen Urologischen Krankenhauses in München hatte die sog. Münchner Schule weiter ausgebaut. 1948 trat Wolfgang Mauermayer (1919–1994) als Assistenzarzt bei ihm ein. In den Jahren 1951/52 verbrachte er einen sechsmonatigen Studienaufenthalt bei J. L. Emmet, R. H. Flocks, R. Barnes, J. Marshall, W. Goodwin, W. W. Scott und R. M. Nesbit in den USA, u.a. um die Technik der TURP zu studieren. Am 01.02.1952 wurde Wolfgang Mayermayer Oberarzt in der Urologischen Klinik rechts der Isar und führte dort die partielle TURP ein. Er steht somit exemplarisch für den Wiederbeginn des amerikanisch-deutschen Wissenstransfers in der Urologie nach 1945. Eine direkte Ausbildung in den USA blieb in der ersten Generation der deutschen Lehrstuhlinhaber für Urologie allerdings die Ausnahme.[3] Er selbst formulierte aus Anlass seiner Präsidentenrede zum Kongress der Deutschen Gesellschaft für Urologie 1979: »Entscheidend für meinen Lebensweg war eine Einladung der amerikanischen Regierung für eine Studienreise zu den damals bekanntesten Kliniken. Ich konnte unter anderem die brillante transurethrale Operationstechnik der Altmeister Nesbit, Flocks und Barnes bewundern […]. May hat mir dann 1952 als jungem Oberarzt die Möglichkeit gegeben, das Gesehene und Erlernte in Deutschland anzuwenden« (Rathert et al. 2013, S. 40). Seinen persönlichen Erfahrungen entsprechend propagierte Mauermayer die Methode nach Nesbit, der die Resektion bei 12 Uhr begann und die Methode nach Flocks, der von 15–19 Uhr resezierte. Er betonte zugleich, dass die transurethrale Technik noch weiterentwickelt werden müsse. Er selbst wirkte daran maßgeblich mit. Mauermayer wies beispielsweise an einem Resektionsstück nach, dass mit Röhrenstrom im Gegensatz zum Funkenstreckenstrom ein glatter Schnittrand ohne Nekrosen zu erzielen war (Mauermayer 1954). Der Siemens-Generator kombinierte den Röhrenstrom zum Schneiden mit dem Funkenstreckenstrom zum Koagulieren. Danach stellte er einen neuen Hochfrequenzgenerator vor und wies an histologischen Schnitten die Vorteile der getrennten Stromarten nach (Mauermayer 1955). Er berücksichtigte wie Flocks die arterielle Gefäßversorgung der Prostata. Seine Resektionsstücke waren etwa 2 cm lang. Zur Koagulation großer Arterien entwickelte er eine kegelförmige Sonde. Schon 1952 entwickelte Mauermayer zusammen mit dem Vertreter R. Laber der Firma Heynemann und dem Konstrukteur Fuhrmann ein eigenes einhändiges Resektoskop mit zwei Lichtquellen, das mit dem Daumen bewegt wurde, und einen Hochfrequenzgenerator, der Röhren- und Funkenstreckenstrom erzeugte (1952). Der Zulauf und der Ablauf wurden mittels eines Zweiwegehahns im Schlauchsystem reguliert. Er erläuterte an histologischen Schnitten die Vorteile des getrennten Schneidens und Koagulierens bei der TURP und beschrieb die arterielle Blutversorgung der Prostata sowie die Tech-

3 Neben Mauermayer ist hier noch Hubert Frohmüller (Würzburg) zu nennen.

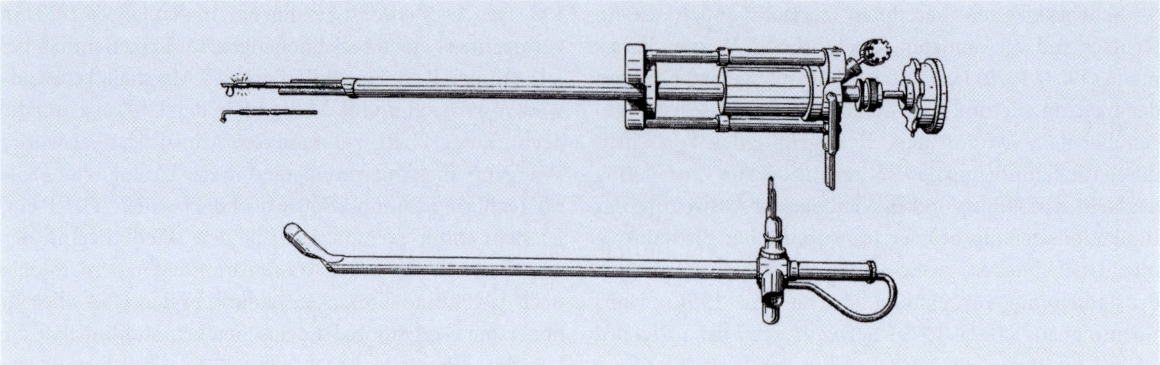

Abb. 13.5 Mauermayer-Resektoskop. (Aus Mauermayer 1962)

nik der Koagulation bei der TURP (1956). Das Resektionsinstrument nach Mauermayer fand aber keine Verbreitung, da der Schnabel mit der Glühbirne und die kleine, runde Drahtschlinge aus heutiger Sicht gegenüber dem McCarthy-Resektoskop einen Rückschritt darstellten, ebenso war die Handhabung schwieriger. Zwei weitere Resektoskopmodelle folgten (Typ R3 und R4 nach Nesbit 1970). 1970–1973 konstruierte Mauermayer zusammen mit der Firma Karl Storz eine einhändige Modifikation des McCarthy-Resektoskops – ein verbessertes, offenes Resektoskop von 24 Charr. mit der neuen Hopkins-Optik ohne den störenden gebogenen Schnabel seines ersten Instruments. Die intermittierende Irrigation wurde mit einem Hebel am Schaft gesteuert (Knipper 1980). Mauermayer, der 1955 für seine Arbeit über das »Problem der Blutstillung bei transurethralen Eingriffen« den Maximilian-Nitze-Preis erhalten hatte, der 1963 Chefarzt an der Urologischen Klinik und Poliklinik am Krankenhaus rechts der Isar der Technischen Universität München unter dem Chirurgen Georg Maurer geworden war und der dort 1970 auf den zweiten Lehrstuhl für Urologie in München berufen wurde, trug vor allem durch Publikationen und Fortbildungsveranstaltungen zur Etablierung der TURP in Deutschland bei (Abb. 13.5; Abb. 13.6).

Im Jahr 1962 veröffentlichte Mauermayer auf Grundlage der Erfahrungen aus mehr als 2.000 TURP in zehn Jahren sein umfassendes Buch über »Die transurethralen Operationen« (Mauermayer 1962), u.a. vor dem Hintergrund, dass sich die transurethralen Operationen gegenüber den chirurgischen Verfahren nicht überall durchgesetzt hatten. In seinem Vorwort schrieb er: »Das Herzstück der operativen Urologie wird heute noch von vielen Urologen scheel angesehen oder gar abgelehnt, halbherzig erlernt und suboptimal angewandt.« Das Buch sei das Fazit aus drei Jahrzehnten Erfahrungen in der Entwicklung der transurethralen Chirurgie. Mauermayer sah es als seine Aufgabe an, die TURP und die TURB (transurethrale Elektroresektion der Prostata/ in der Harnblase) zu lehren, und veranstaltete daher zahlreiche Fortbildungskurse. In der Neuauflage von 1981 (Mauermayer 1981) teilte Mauermayer die Lernphase der TURP in eine autodidaktische und in eine schulmäßige Ära ein, die mit der Fiberbeleuchtung und dem Fiber-Spion begann. Das Assistieren bei mindestens 100 TURP und die Beobachtung ebenso vieler TURP müssten einem selbstständigen Resezieren von 10 min, danach von 20 min Dauer vorausgehen. Als wichtigster Fortschritt wurde die Hopkins-Optik der Firma K. Storz und die Video-Übertragung beschrieben. Ebenso wichtig erschien der Fortschritt durch den neuen Hochfrequenzgenerator der Ingenieure K. Fastenmeier und G. Flachenecker, Hochschule der Bundeswehr München. Der Generator Autocon wurde zusammen mit der Firma

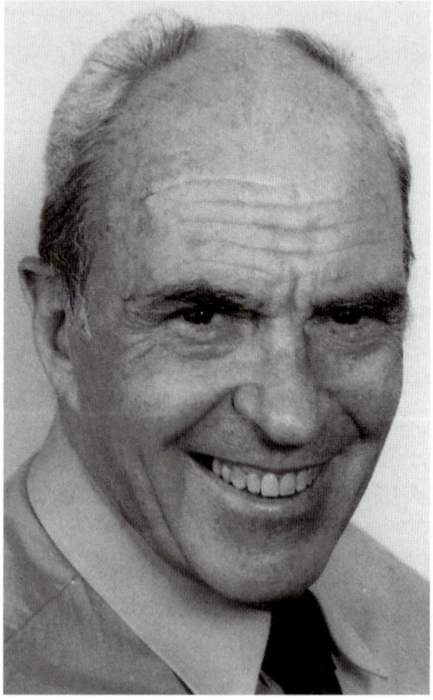

Abb. 13.6 Wolfgang Mauermayer (1919–1994). (Archiv der Deutschen Gesellschaft für Urologie, Repro Keyn, mit freundlicher Genehmigung)

13

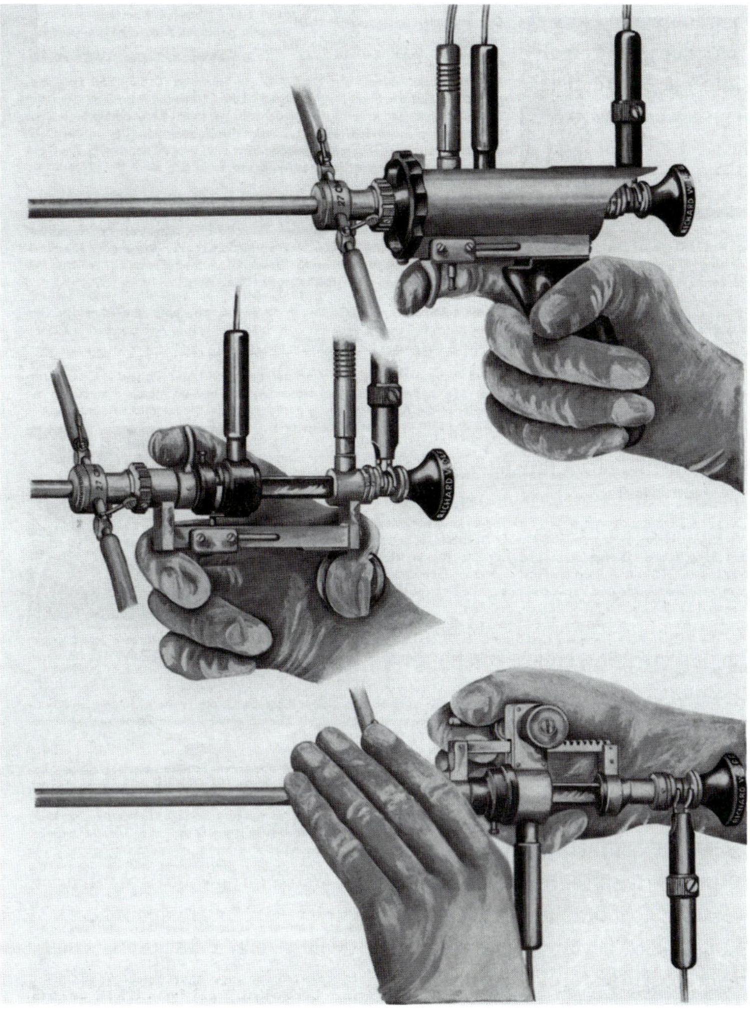

Abb. 13.7 Resektoskop von Hösel. (Sammlung Reuter, mit freundlicher Genehmigung)

Karl Storz (Tuttlingen) und Erbe (Tübingen) konstruiert und von den beiden Konstrukteuren im Juli 1986 an der Reuter-Klinik in Stuttgart an zahlreichen Resektionen geprüft und verbessert (Epple u. Reuter 1988; Flachenecker u. Fastenmeier 1988). Mauermayer analysierte und kommentierte die operativen Komplikationen bei 10.000 transurethralen Operationen (Mauermayer 1985).

13.5 Max Hösel und die Ulmer Schule

Max Hösel (1906–1971) gründete nach dem Zweiten Weltkrieg in Ulm die später größte urologische Klinik in Deutschland mit 260 Betten, ca. zwei Dutzend Ausweichquartieren in Privathäusern und zehn Assistenzärzten im ehemaligen Standortlazarett am Michelsberg (1949; Marquardt 1980). In den Krankenzimmern lagen 6–7 Patienten und ebenso viele in amerikanischen Feldbetten auf den langen Fluren. Auch das Untergeschoß wurde belegt. Obwohl er seit 1939 über das umfangreichste endoskopische Operationsgut und die größte Erfahrung in der TURP verfügte, trat Hösel nie auf Kongressen in Erscheinung. Er schrieb nur einen Fachartikel (1939) und eine Mitteilung über sein Resektoskop (1955; Abb. 13.7). Ferner übersetzte er das Buch von Raymond Denis (Lyon) mit dem Titel »Adenomectomie endo-urèthrale de l`adénome prostatique et traitement du cancer de la prostate. Paris 1959« ins Deutsche (Titel: »Die endourethrale Prostatektomie und Behandlung des Prostatakarzinoms«. Stuttgart 1964) und ergänzte es durch eigene Erfahrungen (Denis 1959, 1964). Er stellte im Vorwort fest, dass die vollständige endovesikale Prostatektomie eine Heilung des Prostata-Adenoms ergibt, und das Risiko im Vergleich mit den chirurgischen Methoden sehr gering sei. Bis 50 g Gewicht würde reseziert. Daher sollte »diskutiert« werden, ob dies die geeignete Operationsmethode für Adenome zwischen

50 und 125 g Gewicht wäre. Über 125 g würden chirurgisch enukleiert. Die partielle TURP ergab bei 10 Prozent der Patienten unbefriedigende Resultate (es wurden 1.075 TURP von 1934–1947 ausgewertet, wovon 5 Prozent nachreseziert wurden. Bei ca. 50 Prozent fand die Nachresektion in den ersten drei Jahren nach der TURP statt). Bei Patienten mit großen Adenomen in schlechtem Zustand wurde die totale TURP in zwei Sitzungen im Abstand von zehn Tagen vorgenommen. Rezidive wären immer Folge einer inkompletten TURP. Der Dauerkatheter diente zur Vorbereitung der TURP und zur Nachbehandlung (vier, ausnahmsweise auch bis 14 Tage). Infolge der Nekrosenabstoßung kam es häufig zu arteriellen Nachblutungen. Zwischen 1958 und 1962 wurden in der Klinik Johanneum 2.203 TURP ausgeführt und lediglich 67 Prostatektomien. Die postoperative Mortalität war 1 Prozent bei der TURP und 7 Prozent bei der Prostatektomie (Denis 1964).

An der Ulmer Klinik wurden pro Jahr durchschnittlich 871 TURP und ca. 200 Prostatektomien (meist perineal) ausgeführt, außerdem die gesamte urologische und abdominelle Chirurgie. Ca. 12.000 Röntgenuntersuchungen wurden jährlich vorgenommen, davon laut Albert Frei täglich 10–15 i.v.-Pyelogramme und 3–5 retrograde Untersuchungen. Nach den größeren TURP seit dem Jahr 1951 starben mehrere Patienten am Wassersyndrom. Frei orientierte sich an einer Arbeit von Nesbit im »Journal of Urology« und setzte danach dem Spülwasser mittels einer Wasserpumpe eine 70-prozentige Traubenzuckerlösung zu. Der Strom wurde von dem Erbe-Funkenstreckengenerator erzeugt. Nachblutungen waren infolge der Abstoßung der Koagulationsnekrosen fast alltäglich und vor allem nachts sehr belastend. So war es immer ein schwerer Entschluss, den Chef aus dem Bett zu holen, denn die Assistenten durften nicht resezieren! Die Patienten mussten bis zu 18 Tage nach der TURP in der Klinik bleiben, um die gefährliche Nekrosenabstoßung abzuwarten. Erst nach der Verwendung des Erbotoms mit zwei Stromqualitäten wurde dies besser (1970). Anfangs resezierte Hösel (◘ Abb. 13.8) mit dem von Georg Wolf (Berlin) und dann von Richard Wolf (Knittlingen) modifizierten McCarthy-Resektoskop. Dann modifizierte er 1955 das von Hans Boeminghaus nach dem Vorbild von William W. Scott (1947) und Frederic Foley (1891–1966; 1949) bei derselben Firma konstruierte Resektoskop von 27 Charr. (1953; Hösel 1955). Es hatte einen verkürzten Schnabel, und die Drahtschlinge war größer. Die 160°-Optik trug eine Glühbirne an der Spitze (ohne Lampenträger); der Einsatz (Arbeitselement) hatte einen Pistolengriff, einen Fingerabzug (trigger-controlled excursion) und einen um 360° drehbaren Schaft (rotating resector; 24 und 27 Charr.), der als negative Elektrode diente. Der Anschluß für die Irrigation war ebenfalls um 360° drehbar, auf die Dauerirrigation wurde verzichtet. Besonders geeignet war das Hösel-Resektoskop

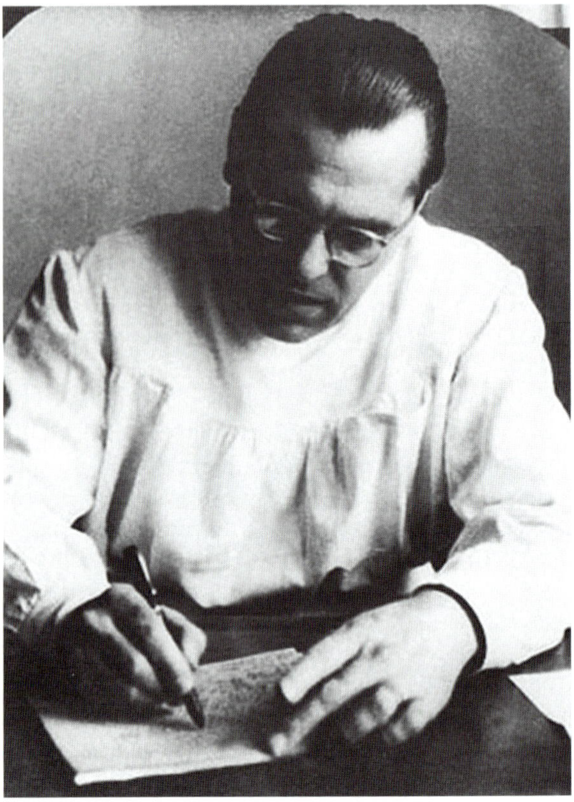

◘ **Abb. 13.8** Max Hösel (1906–1971). (Aus Reuter 2004)

zur TURP großer Adenome. Die Firma Richard Wolf konstruierte einen Rückfluß-Schaft zum Hösel-Resektoskop (1973), ebenso Karl Storz. Hösel führte von 1949 bis 1963 insgesamt 13.850 Resektionen mit einem Durchschnittsgewicht von 30 g und einer Mortalität unter 1 Prozent aus. Er resezierte in den ersten zehn Jahren einen Kegel aus dem Adenom, so dass die Darstellung der Kapsel nicht entscheidend war. Hösel übernahm nach 1958 infolge einer internen Intrige bei der Stadt Ulm die Privatklinik Johanneum in Ulm und gründete später eine urologische Klinik in München, die nach seinem Tod von seinem Schwiegersohn weiter betrieben wurde (Rinnab u. Winkelmann 2014).

Hösel bildete außer seinem Nachfolger Hans-Dieter Marquardt und Anwar el Gindi (ein Gastarzt aus Kairo) keinen seiner Assistenten aus. Er empfahl, seine Technik mit den Augen zu stehlen! Er schrieb in dem Geleitwort zu dem Atlas seines Schülers Reuter, dem ersten »Atlas der Urologischen Endoskopie«, der die bisher gebräuchlichen endoskopischen Aquarellzeichnungen durch naturgetreue Photographien ablöste (Thieme Verlag, Stuttgart, 1963; Reuter 1963, 1982): »Die Ära der chirurgischen Urologie ist vorbei, seitdem sich die endoskopische Urologie im letzten Jahrzehnt in ungeahntem Maße entwickelt hat...«. Diese Aussage erregte die Gemüter der Urochirurgen und führte zu heftigen Diskussionen.

Einer der Assistenten war Hans J. Reuter (1923–2003). Er gründete die Reuter-Klinik als urologische Privatklinik mit 45 Betten. Reuter hatte, anders als Mauermayer, die TURP nicht in den USA, sondern bei dem bereits erwähnten Max Hösel in Ulm erlernt.

1957 berichtete Marquardt über 363 eigene TURP (Marquardt 1957). Davon mussten 10,1 Prozent nach 10–12 Tagen nachreseziert werden. Bis zu 25 g wurden bei 59,7 Prozent, 26–60 g bei 39,4 Prozent und über 60 g bei 0,75 Prozent der Patienten reseziert. Die Mortalität war 1,4 Prozent. Dysurie und postoperativer Harninfekt bestanden bei 77 Prozent. Die chirurgische Prostatektomie wurde bei 14,7 Prozent ausgeführt. Die Dilatation der Prostata nach Deisting (1958) lehnte er ab. Marquardt beschrieb 1958 – ähnlich wie Mauermayer vier Jahre später – die Schwierigkeiten, die TURP durchzusetzen: »Die chirurgische Prostatektomie wurde an den meisten Krankenhäusern gegenüber der Elektroresektion bevorzugt« (Marquardt 1958, S. 348-353). Der Grund läge in der schwierigen Technik besonders bei großen Adenomen, in der Notwendigkeit zur Nachresektion und in der hohen Zahl der Rezidive. Andererseits sei der postoperative Verlauf nach Elektroresektion mit weniger Komplikationen belastet und vor allem lag die Mortalität mit 2 Prozent weit unter der der Ektomie mit 5 Prozent. Er berichtete über die Ergebnisse der Resektion, wobei eine zweite Sitzung nur bei 3 Prozent notwendig gewesen war und Rezidive bei vollständiger transurethraler Prostatektomie nicht öfter als nach der chirurgischen Operation aufgetreten waren. Von 2.369 Prostataoperationen in 2,5 Jahren wurden laut Marquardt bei 86,3 Prozent eine Elektroresektion und bei 13,7 Prozent eine chirurgische Prostatektomie ausgeführt. Das waren im Durchschnitt ca. 800 Elektroresektionen und 100 chirurgische Operationen pro Jahr. Er zeigte Abbildungen von der Kapselstruktur und den Fasern des Sphinkter externus (Marquardt 1958).

Marquardt resezierte 813 Patienten, darunter waren 75 Prozent der Adenome über 50 g. In derselben Zeit prostatektomierte er 37 Adenome, davon hatten 15 mehr als 50 g Gewicht. Die Mortalität der TURP war 2,4 Prozent (Marquardt 1964). Er resezierte mit dem durch Fiberbeleuchtung verbesserten Hösel-Resektoskop von 26 Charr. bis 1970 insgesamt 12.285 Patienten und bemühte sich um eine echte transurethrale Prostatektomie. An der Ulmer Klinik wurden in 30 Jahren somit 26.135 TURP-Eingriffe vorgenommen (Marquardt 1980).

13.6 Hans Reuter und die Niederdruck-TURP (Trokar-TURP, CFR)

Während Marquardt vor allem die klinische Arbeit seines Lehrers Hösel fortsetzte, gelang es Reuter schon früh, eigene Impulse zu setzen. So wurde Reuter 1964 von Emmet an die Mayo Clinic eingeladen. Dabei lernte er nicht nur die exzellente Technik von Emmet bei der Punchoperation kennen, sondern konnte seinerseits die von ihm entwickelte endoskopische Technik sowie seine Photo- und Cinematographie der TURP vorstellen.

Reuter resezierte innerhalb von zweieinhalb Jahren elf Adenome von 130–160 g und ein Adenom von ca. 250 g in einer Sitzung sowie sieben Adenome von 160–230 g Gewicht in zwei Sitzungen (ohne Exitus). In der gleichen Zeit wurden nur drei Adenome chirurgisch operiert (200–280 g). Die postoperative Mortalität der TURP lag auch bei großen Adenomen weit unter der jedes chirurgischen Verfahrens (Reuter 1964). Er empfahl, Adenome mit Prostatasteinen bis 200 g Adenomgewicht zu resezieren. Dabei sind die geringe Komplikationsrate und die niedrige postoperative Mortalität auch bei chirurgisch inoperablen Patienten die wichtigsten Vorteile der TURP (Reuter 1965). An der Reuter-Klinik wurden in den ersten zehn Jahren 7.434 chirurgische Operationen (darunter 1.307 Nieren- und Ureter-Operationen) und 11–170 endoskopische Operationen (davon 2.244 TURP und 399 TURB) ausgeführt (1957–1967; Reuter 1982).

1960 veröffentlichten Robert Hagstrom und John Shaw einen Bericht über 2.002 resezierte Prostatiker in zwölf Jahren mit Adenomgewichten bis 212 g (Hagstrom 1960). Die hohe Mortalitätsrate von 1,4 Prozent führten sie u.a. auf die Intravasation von Spülwasser infolge des hohen Wasserdrucks der Irrigation zurück. Sie limitierten daher die Blasenfüllung auf 300 ml und die Irrigatorhöhe auf 50–100 cm. Die Mortalität der letzten 1.000 TURP war 1 Prozent. Mit diesen Maßnahmen gelang es allerdings nicht, den dynamischen Druck (Fließdruck) und den statischen Druck unter den physiologischen Wert des Venendrucks (10–15 cm Wasserdruck) zu senken. Die Idee der Low Pressure Irrigation (hydrostatischer Druck unter 20 cm und hydrodynamischer Druck max. 10 cm) konnte erst bei einer Senkung der Druckhöhe des Irrigators auf ca. 30(40) cm und einer Blasenfüllung von max. 50(–100) ml realisiert werden. Dies gelang erstmals mit der Dauerirrigation mit dem Reuter-Trokar und dessen Selbstreinigungsmechanismus, mit dem die Probleme mit der Blockierung anderer suprapubischer Harnableitungen (Bergmann, Adair, Truss u.a.) optimal beseitigt wurden (1968). Als Nebeneffekt konnte die Blase nach der TURP mit einem einläufigen suprapubischen Katheter kontinuierlich und mit einem zweiäufigen suprapubischen ohne Harnröhrenkatheter irrigiert werden. Die suprapubische Fistel ersparte dem Patienten den Dauerkatheter ab dem ersten postoperativen Tag.

Reuter führte die Niederdruckirrigation mithilfe eines Dosiergeräts und eines suprapubischen Trokars mit Selbstreinigungsmechanismus der Firma Richard Wolf an bis-

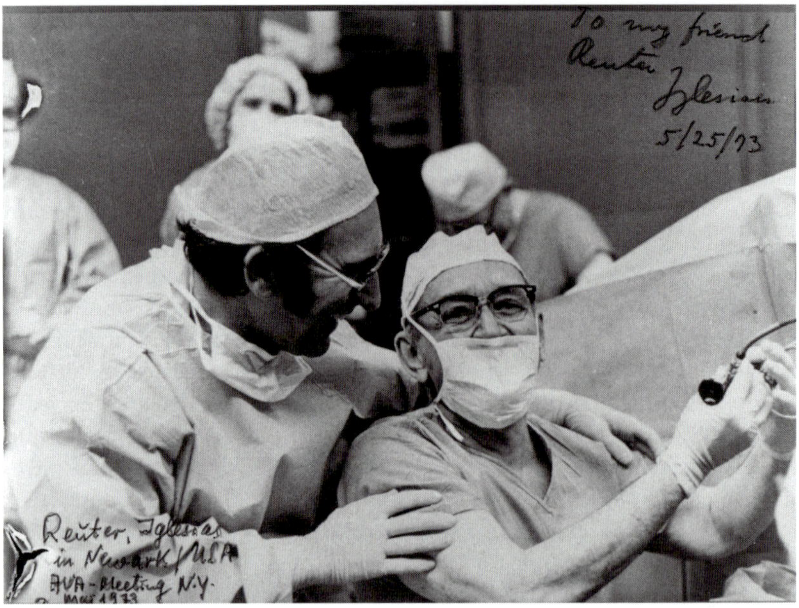

Abb. 13.9 Iglesias und Reuter während einer Operationsdemonstration 1973. (Sammlung Reuter, Repro Reuter, mit freundlicher Genehmigung)

her 2.000 endoskopischen Operationen aus (Reuter 1974; Reuter u. Jones 1984; Abb. 13.10). Dabei hielt sich der Blasendruck in physiologischen Grenzen unter 10–12 cm Wasserdruck). Die kontinuierliche Blasenirrigation erleichterte die TURP, verminderte die Blutung und verkürzte die Resektionszeit um ca. 30 Prozent. Die Trokar-TURP funktioniert nur, wenn folgende Regeln eingehalten werden:

1. Einstich ca. 5 mm über der Symphyse bei ca. 300 ml Blasenfüllung
2. Blasenfüllung während der TURP bis 50 ml (max. 100 ml)
3. Wasserdruck des Inflow 30 cm (Irrigator, bzw. Wasserbeutel 30 bis max. 40 cm über der Blase)
4. Einlegen eines suprapubischen Ballonkatheters zur Dauerspülung nach der TURP und zur Verhütung eines Lecks an der Einstichstelle

Das selten beobachtete Wassersyndrom (Hypertone-Hyperhydratation) nach Trokar-TURP trat nur bei Nichtbeachtung dieser Regeln auf. L. W. Jones (Urologe am U.S.-Army Hospital in Stuttgart-Bad Cannstatt) und P. O. Madsen (1927–2013) übernahmen den Trokar und propagierte ihn in den USA (Reuter u. Jones 1984).

Reuter berichtete über 17 blinde Lithotripsien großer Blasensteine in Verbindung mit einer TURP bei insgesamt 1.500 Prostataoperationen (Reuter 1967). Die Steine hatten einen Durchmesser von 5–6 cm. Er verglich die Letalität der chirurgischen Prostatektomie (4,6 Prozent) bei je 1.000 Patienten mit der nach TURP (1 Prozent). Das postoperative Dauerergebnis war ebenbürtig (Reuter 1967).

1973 berichtet Paul O. Madsen über das TURP-Syndrom und seine sichere Prävention mit dem suprapubischen Trokar: »The utilization of the trocar is wonderful for residents ....« Der Blutverlust betrug 5,3 ml/g, so dass bei Adenomen bis 100 g kein Blut mehr transfundiert werden musste (Madsen u. Naber 1973). A. Lesch ergänzte den suprapubischen Trokar durch eine Führungshülse, die dem Einführen eines suprapubischen Dauerkatheters diente (Lesch et al. 1980). Er berichtete über 200 Trokar-TURP und anschließender suprapubischer Blasenfistel. Die Schlitzung des Trokarschaftes war eine Alternative zur Schiene. Die Statistik von 3.000 Operationen des Reuter-Atlas vergleicht die konventionelle TURP mit der Niederdruck-TURP. Am auffälligsten ist der Rückgang der postoperativen Mortalität von 1,3 Prozent auf 0,3 Prozent. Dabei spielt das Ausbleiben der Embolie die Hauptrolle. Bei der Karzinom-TURP (424 Patienten) sank die Mortalität von 3,3 Prozent auf 0,7 Prozent. Die Bluttransfusionsrate sank von 40 Prozent (1970) auf 1,3 Prozent (1978). Der postoperative Aufenthalt verkürzte sich um ca. 30 Prozent. Das durchschnittliche Adenomgewicht betrug bei 1.000 TURP 39,2 g. Pro Stunde wurden 56,1 g reseziert. Bei 2,8 Prozent war das Adenomgewicht zwischen 100 und 250 g, wobei 81 g/h reseziert wurden. Eine Nachresektion war im ersten Monat nach der TURP bei 1 Prozent notwendig, in den folgenden acht Jahren bei 0,4 Prozent. Eine Kapselperforation mußte durch eine Laparotomie verschlossen werden. Bei 3 Prozent traten postoperative Strikturen auf. Eine Stressinkontinenz war bei 3,5 Prozent zu beobachten, nach acht Monaten waren alle Patienten kontinent (Reuter 1982).

13

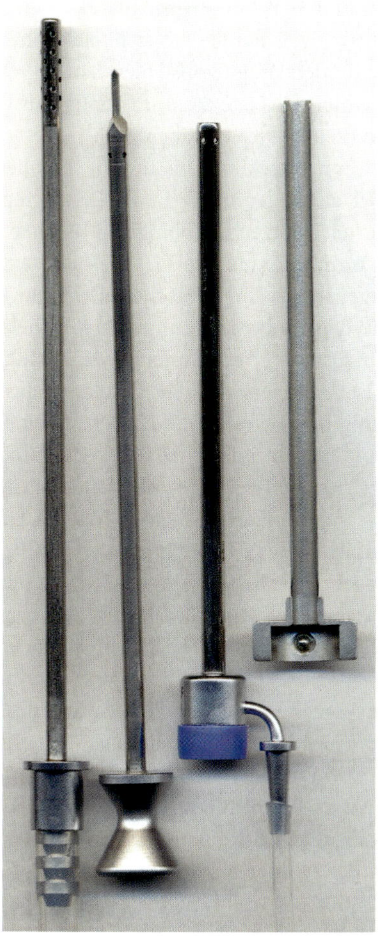

Abb. 13.10 Trokar nach Reuter. (Sammlung Reuter, Foto Reuter, mit freundlicher Genehmigung)

Winter und Ibe experimentierten 1996 mit einem rotierenden Resektor mit der Resektionsschlinge nach Reuter (1982). Peter Alken (Mannheim) realisierte den rotierenden Resektor mit der Firma Karl Storz (1996; Michel et al. 1996).

13.7 Rückflussresektoskop Continous Fow Resectoscope (CFR)

Ein weitere wichtige Innovation ging von Reuter auf dem Gebiet der Weiterentwicklung des Rückflussresektoskops (engl. Continuous Flow Resectoscope = CFR) aus und führte zu einem transatlantischen Prioritätsstreit. Bereits Ende des 19. Jahrhunderts wurde das erste Irrigationszystoskop von M. B. Berkeley-Hill zusammen mit dem Instrumentenbauer Josef Leiter (1830–1892) in Wien konstruiert (1889). Es folgten die Irrigationszystoskope von Max Nitze (1889), von Leopold Casper (1859–1959; 1905), Heynemann und Motz (1911). Die amerikanischen Resekteure arbeiteten ohne Rückflusskanal, da dieser unzureichend funktionierte und so die Resektion – auch infolge der kleineren Drahtschlinge – behinderte. Dagegen waren die ersten deutschen Resektoskope mit Rückflusskanälen ausgestattet, wie z.B. das Lichtenberg-Heywald-Resektoskop (1932) und das Resektoskop von Usadel im modifizierten McCarthy-Resektoskop der Firma Georg Wolf (Berlin; 1934). Die deutschen, chirurgisch orientierten Operateure sahen in der Dauerirrigation einen Vorteil, da sie nur wenige, kleine Gewebestreifen palliativ entfernten. Dagegen waren die Amerikaner für die Resektion größerer Gewebemengen auf leistungsfähige Instrumente mit großen Drahtschlingen angewiesen. Die Rückflussinstrumente wurden daher von allen deutschen Operateuren aufgegeben, als sie zu einer qualifizierteren, partiellen TURP übergingen. Dies begann mit dem Resektoskop von Werner Staehler, die Resektoskope von Hösel und Mauermayer folgten (Sökeland 1976; Sökeland u. Schreyer 1979). Die Neueinführung der Rückflussirrigation ging dann interessanterweise von den USA aus. José Iglesias de la Torre, ein kubanischer Emigrant, der in Newark bei New York wirkte, erhielt am 03.07.1972 das U.S.-Patent auf ein CFR mit der Referenz von Wappler et al., das er am 13.01.1973 auch in Deutschland anmeldete und das mehrere Varianten der Ausflussröhre enthielt (Patentschrift DE 23 01 710). Während des AUA-Meetings 1973 in New York stellte Iglesias sein »resectoscope with clear irrigation« von A.C.M.I. in der Industrieausstellung vor. Das Resektoskop funktionierte nicht wie gewünscht, es kam nur klares Spülwasser aus dem Ausfluss zurück. Die Abflussröhre war zu kurz geraten. Der anwesende Reuter erkannte jedoch den Konstruktionsfehler des Iglesias-CFR und machte Iglesias auf die Lösung aufmerksam. Während einer gemeinsamen TURP am 25.05.1973 in Newark wurde Iglesias von Reuter nach Stuttgart zum Studium der Niederdruck-TURP eingeladen (Reuter 2004; Abb. 13.9).

Der Instrumentenkonstrukteur Karl Storz (Tuttlingen) akzeptierte die von Reuter vorgeschlagene Irrigationstechnik und konstruierte einen Doppelschaft für den Rückfluss, wie er schon in mehreren Endoskopen realisiert wurde – daher war der Schaft auch nicht patentfähig. Das große Verdienst von Karl Storz ist die Konstruktion eines ausreichenden Ausflusses, wozu er die kleinen Abflussöffnungen des suprapubischen Trokars von Reuter übernahm. Die Irrigation funktionierte nur bei Niederdruck und Spülwasseraspiration mit einer elektrischen Pumpe. Das neue CFR wurde in der Reuter-Klinik weiterentwickelt und erprobt (Reuter 1973). Das neue Resektoskop wurde dann auf dem 2. Internationalen Symposium über »Cryosurgery in urology and low pressure CFR TUR« vom 07.–09.07.1973 in Stuttgart vorgestellt. Aus diesem Anlasss besuchte auch José J. Iglesias die Reuter-Klinik in Stuttgart, um die Low Pressure TURP mit dem Reuter CFR kennenzulernen. Er lud den Autor dieses Beitrags nach Newark ein für »research on the absorption of the irrigant water«.[4] Auch auf Grundlage dieses nun deutsch-amerikanischen Wissensaustausches publizierte Iglesias zwei Jahre später im »Journal of Urology« und gleichzeitig im »British Journal of Urology« je einen nahezu gleichlautenden Artikel über das »New Iglesias resectoscope with continuous irrigation, suction and low intravesical pressure« der Firma Karl Storz (Iglesias et al. 1975). In diesem Artikel erwähnte er die Niederdruck-TURP Reuters mit dem suprapubischen Trokar, verschweig aber, dass er 1973 die Niederdruckirrigation mit dem Reuter CFR von Storz in Stuttgart persönlich kennengelernt hatte, von M. A. Reuter als Gastarzt über ihre physikalischen Grundlagen und die Konstruktion des CFR aufgeklärt wurde und zwei Jahre lang mit dem Reuter CFR in Newark reseziert hatte.[5] Er erhielt am 17.09.1974 sogar ein U.S.-Patent. Dieses beschrieb exakt den Doppelschaft des Reuter CFR von 1973 und die siebartigen, lateralen Abflusslöcher am äußeren Schaft, die bereits bei früheren Endoskopen angebracht waren. Letztlich hat Iglesias sein 1975 publiziertes CFR lediglich dem Reuter CFR von 1973 angepasst. Iglesias hat damit die Low Pressure TURP Reuters mit dem CFR in den Staaten publik gemacht, sie aber später widerrufen (Brief vom 30.01.1976).

Wie Mauermayer gelang es Reuter in engem Kontakt zur amerikanischen Forschung, z.B. mit Paul O. Madsen (Wisconsin)[6], mit einem Standardwerk und Fortbildungskursen zur Etablierung der TURP in Deutschland beizutragen. Sein Atlas wurde in vier Sprachen übersetzt Der erste von insgesamt 14 Kursen für Urologische Endoskopie in Stuttgart im Jahr 1968 handelte die verschiedenen Methoden der Herstellung von Sterilwasser zur Irrigation bei der TURP ab.

Als einer von wenigen westdeutschen Urologen publizierte Reuter im DDR-Handbuch »Urologische Operationslehre« und beschrieb dort die transurethralen Operationen (Reuter 1970). Darüber hinaus besuchten Urologen etwa aus Nord- und Süd-Amerika, Israel und Asien die Klinik Reuters. Sie interessierten sich außer für die Niederdruckresektion auch für die Trokarlithotripsie und die elektrohydraulische Lithotripsie von Blasensteinen, die hier zum ersten Mal im Westen ausgeführt wurde (25.10.1967). Victor Goldberg aus Riga, der Erfinder der elektrohydraulischen Lithotripsie (07.01.1959) emigrierte nach Stuttgart, weil Reuter die erste elektrohydraulische Steinsonde für den Ureter konstruiert hatte (1968). Außerdem wurde hier der erste Stein im Ureter mit Ultraschall zerbrochen (23.02.1983; Goldberg 1979).

Auch wenn viele Impulse für die Etablierung und Weiterentwicklung der TURP in der Bundesrepublik von den skizzierten Zentren in Tübingen, München, Ulm und Stuttgart ausgingen, muss die TURP als ein zentraler Forschungsgegenstand der deutschen Urologie betrachtet werden. Ab den 1960er-Jahren berichteten viele deutsche Urologen in Ost und West immer wieder ausführlich über große klinische Reihen von TURP und über das CFR, wobei die klinischen Befunde die Forderung einer Ausweitung der Indikation unterstützen sollten. Zunächst sind aber auch kritische oder einschränkende Meinungen zu finden. So sah etwa Kurt Boshamer (Wuppertal-Barmen) 1963 die Indikation zur TURP höchstens bis 30 g Gewebematerial gegeben. Er hatte bei 40–50 Prozent seiner TURP ein Rezidiv innerhalb von fünf Jahren als Folge unzureichender Resektion beobachtet. Zudem stellte er fest, dass an fast allen selbstständigen urologischen Kliniken der TURP der Vorrang gegeben würde, während alle angeschlossenen urologischen Abteilungen die chirurgische Operation bevorzugten. Dem entsprach auch der Befund von Ernst Kirsch für die Medizinische Akademie Dresden. In den vorangegangen 15 Jahren waren dort 4.000 Prostatiker behandelt worden, 45 Prozent davon wurden prostatektomiert und 30 Prozent elektroreseziert. Die Elektroresektion sollte, so das Fazit, Spezialkliniken überlassen werden (1964; Kirsch 1965). Einen Sonderweg beschritt zunächst Hubert Frohmüller (Würzburg). Er erlernte die Punch-Operation bei Emmet an der Mayo Clinic. Er beschrieb das Thompson-Resektoskop, ein Stanzgerät für die transurethrale Prostatektomie. Damit betrug die größte entfernte Adenommenge 150 g und das Durchschnittsgewicht der entfernten Gewebemenge 41 g. 1952–1955 operierte er 321 Patienten bei einer Letalität von 0,9 Prozent. Frohmüller betonte, dass die Erlernung der TURP so schwierig ist, dass sie nicht von Chirurgen, sondern nur von Urologen ausgeführt werden sollte. In 1,5 Jahren nahm er 230 TURP und nur 8 suprapubische Prostatektomien (3,4 Prozent vor. Pat.) vor. Inkontinenz trat bei 2,8 Prozent auf (Frohmüller u. Thomson 1962; Frohmüller 1973, 1976; Frohmüller u. Bülow 1978). Joachim Matz forderte 1967 eine Erweiterung des traditionell engen Indikationsbereichs der transurethralen Elektroresektion, da sie signifikant die geringste Mortalität und die kürzeste Liegedauer – auch bei größten Adenomen – aufweise (Matz 1967), Ludwig Steffens (Eschweiler) berichtete in diesem Sinne über 1.707 TURP, 218 Prostatektomien und 34 kältechirurgisch behandelte Patienten von 1963–1973. Er forderte die totale transurethrale Prostatektomie, die Mortalität der

4 Iglesias JJ: Brief vom 23.08 1973, vom 12.12.1973, vom 26.08.1974.
5 Iglesias JJ: Brief vom 23.08 1973, vom 12.12.1973, vom 26.08.1974, vom 15.12.1975, vom 30.01.1976.
6 Memorial resolution of the faculty of the university of Wisconsin-Medison on the death of professor emeritus Paul O. Madsen (2014). https://www.secfac.wisc.edu/senate/2014/0203/2464%20Madsen,%20Paul%20memorial%20resolution.pdf (Recherche 04.07.2015).

TUR lag bei 0,1 Prozent, die der Prostatektomie bei 2,3 Prozent (Steffens 1974). Hingegen empfahl Hans Kaspar Büscher (geb. 1920, Hannover) noch 1972 die Frühoperation des Prostata-Adenoms nur, wenn objektive Schäden vorlagen oder im Entstehen waren. Er wollte so der Vergreisung nach einem zu spät vorgenommenen Eingriff vorbeugen. Er zog die chirurgische Prostatektomie gegenüber der TURP vor, weil die Nachbehandlungszeit nach TURP angeblich länger war und den Patienten angeblich mehr belastete (Büscher 1972).

In der DDR stand die Urologische Klinik Berlin-Buch an der Spitze der Etablierung der TURP und TURB. 1972 berichtete Werner Krebs über 550 Elektroresektionen von Prostata- und Blasentumoren in den letzten zwei Jahren. Das Resektionsgewicht betrug im Durchschnitt 30 g bei einer Resektionszeit bis zu einer Stunde. Dabei musste mit der Einschwemmung von ca. 1.000 ml Spülwasser gerechnet werden. Durch die Anregung der Diurese mit Furosemid wurde der Katheter offen gehalten, außerdem wurden dabei ca. 50 Prozent der Antibiotika eingespart (Thiel et al. 1972).

Die Elektroresektion des Prostatakarzinoms (TURPC)

In engem Zusammenhang mit der Operation der BPH steht die Behandlung des Prostatakarzinoms, das nicht selten mit einem Adenom verknüpft ist. Zu Recht wird heute infrage gestellt, ob es sinnvoll ist, bei Risikopatienten und vor allem nach dem 70. Lebensjahr eine eingreifende, große chirurgische Operation vorzunehmen – vor allem, nachdem nur 10–20 Prozent der Kranken chirurgisch operationsfähig sind. Die 40-jährigen Erfahrungen haben gezeigt, dass die überwiegende Mehrzahl der inoperablen Risikopatienten mit Prostatakarzinom mit einer ebenbürtigen Erfolgsrate transurethral reseziert werden kann.

M. A. Reuter wies in einer Statistik über 620 TURPC nach, dass die Resultate der Prostata-Resektion denen der chirurgischen Prostatektomie ebenbürtig sind (2000). Die 5-Jahres-Überlebensrate betrug 78 Prozent, nach zehn Jahren lebten noch 68 Prozent der resezierten Karzinompatienten (Reuter 2000). Dazu sind allerdings drei Vorbedingungen zu erfüllen:

1. Der Operateur muss in der TURP überdurchschnittliche Erfahrung besitzen.
2. Die Niederdruckirrigation mit dem suprapubischen Trokar vermeidet die Einschwemmung von Spülwasser in das periprostatische Gewebe und in das Gefäßsystem und damit die Aussaat von Metastasen.
3. Die neue Generation der Hochfrequenzgeräte von Storz und Erbe verhütet die Nekrosenbildung und ermöglicht damit die exakte Differenzierung von Kapsel und extraprostatischem Gewebe. Somit lässt sich die Kapsel der Prostata total resezieren. Dies wurde im Atlas der Urologischen Endoskopie dokumentiert (Reuter, Stuttgart, 1980; Reuter 1982) und in Videofilmen dargestellt.

13.8 Fazit

»Alles, was man durch die suprapubische, retropubische oder die konservative Form der perinealen Prostatektomie erreichen kann, erreicht man auch durch die TURP« (Flocks 1969). Das war die Vorgabe aus den USA, die Urologen in Deutschland nach 1945 angespornt hat.

Ausgelöst durch die beiden Exitus nach der Elektroresektion durch Stern in Berlin 1934 hatte sich die Entwicklung der TURP in Deutschland gegenüber den USA um mindestens 15–20 Jahre verzögert. Die deutsche Urologie war durch die Spaltung in Befürworter der TURP und die der Prostatektomie in eine schwere Krise gestürzt worden. Erst nach Ende des Zweiten Weltkrieges erlernten wenige deutsche Urologen wie Mauermayer die TURP in einer qualifizierten Ausbildung in den USA. Sie erkannten, dass man auch nach mehreren hundert TURP noch kein Meister der TURP war. Auch die Altmeister der TURP in Deutschland, wie Hösel und Staehler, waren nach 10-jähriger Erfahrung an mehr als 1.000 Operationen in den 1950er-Jahren nicht in der Lage, die transurethrale Prostatektomie anstelle der partiellen TURP vorzunehmen.

Erst nach der ersten Lehrstuhlgründung 1955 konnten sich die Urologen langfristig von dem Primat der Chirurgen in der Behandlung des Prostata-Adenoms lösen. Noch in den 1960er-Jahren wurde an fast allen selbstständigen urologischen Kliniken vorrangig die TURP angewendet, während alle angeschlossenen urologischen Abteilungen die chirurgische Operation bevorzugten (Boshammer 1966). Die in diesem Beitrag skizzierten Zentren der TURP in Deutschland, wie die Ulmer Klinik von Max Hösel, die Münchener Urologische Klinik unter Ferdinand May oder auch ganz besonders die Urologische Privatklinik von Hans J. Reuter in Stuttgart, verfügten eben genau über diese Eigenständigkeit, vor allem aber auch über Leiter mit einer expliziten Doppelqualifikation als Operateure und Urologen, die eine fachpolitisch unabhängige Methodenwahl ermöglichte. Hösel, der unermüdliche Arbeiter, bewältigte drei bis fünf Resektionen täglich; dazu kamen fünf und mehr operative Eingriffe. Außerdem verarbeitete er eine riesige Ambulanz mit Patienten aus ganz Deutschland. Im

Gegensatz zu allen anderen Urologen war er unabhängig von einem vorgesetzten Chirurgen und daher frei in seiner Entscheidung. Erst mit der flächendeckenden Einrichtung unabhängiger urologischer Abteilungen zwischen 1960 und 1980 konnten sich die Urologen und spezifisch urologische Operationstechniken entfalten. Die Etablierung der TURP in Westdeutschland ist somit ganz entscheidend mit der Fachverselbstständigung der Spezialität selber Urologie verknüpft. In der DDR ist die Bedeutung der TURP trotz der weniger leistungsfähigen Resektoskope vergleichbar. Bemerkenswert ist der selten so direkte Wissenstransfer, wie er in den engen Kontakten von Hans-Joachim Reuter, insbesondere durch seinen genannten Beitrag im DDR-Handbuch zur urologischen Operationslehre zum Ausdruck kommt (Reuter 1970).

Die in der Literaturübersicht genannten Autoren verdeutlichen, inwieweit die Beschäftigung mit diesem Thema schließlich zum obligatorischen Repertoire klinischer Forschung auf dem Karriereweg zu einer Professur für Urologie wurde. Auch die geschilderten Auseinandersetzungen und Prioritätsstreitigkeiten belegen den Stellenwert der TURP, den die Konfliktparteien dieser Operationsmethode beimaßen.

Interessant ist auch der bilaterale transatlantische Wissenschaftstransfer, der einerseits die Adaptation der in den USA maßgeblich entwickelten TURP durch die deutschen Urologen, vermittelt durch Publikationen und auch durch klinische Praxis, anderseits aber auch die deutschen Beiträge zur Weiterentwicklung umfasst.

Die TURP gehört zu den ersten minimal-invasiven Operationstechniken. Sie wurde in Deutschland durch die technische Revolution des Instrumentariums, wie z.B. durch leistungsfähige Resektoskope, konstruiert von Hösel und Mauermayer, weiterentwickelt. Sie wurde effektiver durch die Hopkins-Optik, Fiberglaslicht, Niederdruckirrigation mit Trokar oder CFR (continuous flow resektoscope, 1970–1980). Die Hochfrequenzgeneratoren wurden entscheidend verbessert und die Ausbildung durch Spione und Videoübertragung vereinfacht. Das TURP-Syndrom konnte mit der Niederdruck-TURP (Trokar, CFR) sicher verhütet werden. Iglesias brachte diese Methode mit dem Reuter CFR in die USA, wo sie heute Standard ist. Zwei Jahre später integrierte er sein eigenes »working element« in dieses CFR und nannte es »Iglesias CFR«. Mit dem CFR wurden meist nur bis 40 g Gewebe reseziert und Adenome über 50 g vorzugsweise offen chirurgisch prostatektomiert. Dabei wurde die deutlich höhere postoperative Letalität und Komplikationsrate in Kauf genommen. Noch heute bestehen in der Indikation und der Technik der TURP, der klinischen Nachbehandlung und der wirtschaftlichen Abwicklung der Prostataoperationen Unterschiede zwischen den beiden Kontinenten. Obwohl in den letzten Jahren große Anstrengungen unternommen wurden, die TURP durch neue endoskopische Methoden, wie z.B. Laser, Ultraschall oder Wärmeeinwirkung zu ersetzen, steht die Elektroresektion immer noch an erster Stelle (gold standard) in der Operation des Prostata-Adenoms (Tab. 13.1).

Tab. 13.1 Zeittafel: TURP in Europa

1873	Joseph Grünfeld: Polypenkneipe (Punch)
1874	Enrico Bottini: Galvano-Cauter
1932	Lichtenberg-Heywalt-Blaseninstrumentarium mit Dauerspülung
1932	J. Bitschai modifiziert McCarthy-Resekt. mit Dauerspülung nach Usadel (1934)
1939	Werner Staehler: modifiziertes Lichtenberg-Resektoskop (ohne Dauerspülung)
1952	Wolfgang Mauermayer: Modifikation des McCarthy-Resektoskops
1953	Hans Boeminghaus: modifiziertes Scott-Resektoskop
1955	Max Hösel: modifiziertes Boeminghaus-Resektoskop
1958	J. P. Mitchell: Modifikation des McCarthy-Resektoskops
1962	Hubert Frohmüller: Braasch-Punch
1968	Hans J. Reuter: Niederdruckresektion mit dem suprapubischen Trokar
1970	Mauermayer-Storz: einhändige Modifikation des McCarthy-Resektoskops
1973	Reuter-Storz: Dauerspülresektoskop (CFR) mit Aspirationspumpe zur Niederdruck-TURP
1975	Iglesias-Storz CFR (Modifikation des Reuter CFR)
1990	Video-TURP mit dem Endovision Tricam
1996	Peter Alken: Rotierender Resektor (Rotoresect)

Literatur

Bischoff P (1949) Anzeigestellung bei der operativen Behandlung der Prostatahypertrophie. Z Urol (Sonderband): 126–133

Boeminghaus H (1953) Ein neuzeitliches Resektionsgerät. Z Urol 46: 591–594

Boshamer K (1966) Lehrbuch der Urologie. Fischer, Stuttgart

Bottini E (1877) Radikale Behandlung der auf Hypertrophie der Prostata beruhenden Ischurie. Langenb Arch klin Chir Berlin: 1–24

Bozzini P(1807) Der Lichtleiter oder die Beschreibung einer einfachen Vorrichtung und ihrer Anwendung zur Erleuchtung innerer Höhlen und Zwischenräume des lebenden animalischen Körpers. Verlag des Landes, Industrie Comptoir, Weimar

Büscher HK (1972) Zur Frühoperation des Prostata-Adenoms. Urologe B12: 181–182

13

Deisting W (1958) Die transurethrale Dilatation der Prostata. Verh Dt Ges Urol: 331

Denis R (1959) Adenomectomie endourétrale de l`adénome prostatique. Masson, Paris

Denis R (1964) Die endourethrale Prostatektomie und Behandlung des Prostatakarzinoms. Schattauer, Stuttgart

Epple W, Reuter HJ (1988) Neue Erkenntnisse bei der Niederdruck-TURP und automatischer Leistungsregelung des Hochfrequenzgenerators. Verh Dt Ges Urol 39: 476–477

Flachenecker G, Fastenmeier K (1988) HF-Generator mit automatischer Leistungsregelung für Schneiden und Koagulieren. Verh Dt Ges Urol 39: 471–473

Forssmann W (1954) Der heutige Stand der transurethralen Technik. Verh Dt Ges Urol 5

Friedrich H (1940) Die Elektroresektion bei Prostataadenom und -karzinom. Z Urol 34: 220–232

Friedrich H, Hösel M (1939) Die Elektroresektion, die Methode der Wahl bei der op. Beh. des Prostatakarzinoms. Zbl Chir: 475–481

Frohmüller H (1973) Direktsichtinstrument in der Urologie. Verh Dt Ges Urol: 331–334

Frohmüller H (1976) 1.550 transurethrale Prostata-Resektionen unter Direktsicht. Fortschr Endosk

Frohmüller H, Bülow H (1978) Die transurethrale Stanzresektion der Prostata. Med Klinik 73: 715–721

Frohmüller H, Thompson GJ (1962) Transurethrale Prostatasesektion mit dem Thompson-Resektoskop. Urol 1: 171–174

Goldberg V (1979) Eine neue Methode der Harnleitersteinzertrümmerung – elektrohydraulische Lithotripsie. Urol B: 13–27

Hagstrom RS (1960) Low pressure irrigation for transurethral prostate resection. J Urol 83: 724–726

Hennig O (1939) Enukleation oder Elektroresektion des Prostataadenoms. Z Urol 33: 668–681

Hermann JR (1973) Reinhold H. Wappler (1870–1933). Invest Urol 10: 331–332

Hösel M (1955) Ein neues Resektoskop. Chirurg 26: 191–192

Hryntschak T (1948) Die Hypertrophie und das Carcinom der Prostata. Diagnostik und Therapie für die Praxis. Maudrich, Wien

Hubmann R (2000) Geschichte der transurethralen Prostataeingriffe. Urol B: 152–160

Iglesias JJ, Fiore G (1975) Iglesias resectoscope with simultaneous irrigation, suction and low intravesical pressure. Eur Urol 1: 251–254

Iglesias JJ et al. (1975) New Iglesias resectoscope with continuous irrigation. Simultaneous suction and low intravesicalpressure. J Urol 114: 929–933

Kirsch E (1965) Indikationsstellung zur konservativen und operativen Behandlung der sogenannten Alters-Prostatahypertrophie. Z Urol 58: 362

Klee E (2007) Das Personenlexikon zum Dritten Reich. Fischer, Frankfurt a.M.

Kneise O (1940) Prostatektomie oder Prostataresektion? Z Urol 34: 129–139

Knipper W (1980) Zur Entwicklung der transurethralen Operationstechnik. Urol B20: 172–174

Lesch A, Seip UT, Sinagowitz E (1980) Ein neues Besteck zur suprapubischen Blasenpunktion. Urol B20: 180–182

Lichtenberg A (1932) Erste Erfahrungen mit der TURP. Z Urol 26: 637–642

Madsen PO, Naber KG (1973) The importance of the pressure in the prostatic fossa and absorption of irrigant fluid during TURP. J Urol 109: 446–452

Marquardt HD (1957) Über die Elektroresektion der Prostata. Urol Internat 4: 129–141

Marquardt HD (1958) Indikation und Technik der Elektroresektion der Prostata. Verh Dt Ges Urol: 348–353

Marquardt HD (1964) Die Resektion des großen Adenoms. Urol 5: 86–93

Marquardt HD (1980) Über die Entwicklung des TURP-Instrumentariums von 1949 bis 1979. Urol B20: 175–177

Matz J (1967) Die operative Behandlung der männlichen Blasenabflusshindernisse. Z Urol 60: 714

Mauermayer W (1954) Neue Gesichtspunkte in der transurethralen Technik. Verh Dt Ges Urol: 68

Mauermayer W (1955) Hochfrequente Ströme für transurethrale Operationen. Urol Internat 1: 293–314

Mauermayer W (1962) Die transurethralen Operationen. Bergmann, München

Mauermayer W (1981) Transurethrale Operationen. Springer, Heidelberg

Mauermayer W (1985) Operative Komplikationen bei transurethralen Operationen. Analyse von 10.000 transurethralen Eingriffen und ihre Vermeidung und Behandlung. Urol A24: 180–183

May F (1949) Die Geschwulstbildungen des Blasenhalses. Berlin

Michel MS, Köhrmann KU, Weber A, Krautschick AW, Alken P (1996) Rotoresection. J Endourol 10: 473–578

Moll F (2014). Der urologische Operationssaal. Etablierung von fachspezifischen Funktionsräumen im Krankenhaus. In: Goergen A, Halling T Verortungen des Krankenhauses. Steiner, Stuttgart, S 209–224

Rathert P, Brandt S, Moll F (2013) Urologie mit Herz und Verstand. Kongresse, Präsidenten, Eröffnungsreden. Deutsche Gesellschaft für Urologie 1907–2012. Springer, Heidelberg, S 40

Rathert P, Lutzeyer W, Goodwin WE (1974) Philipp Bozzini (1773–1809) and the Lichtleiter. Urol 3: 113–118

Reiser B (1940) Die transurethrale elektrochirurische Resektion der Vorsteherdrüse. Barth, Leipzig

Reuter HJ (1963) Atlas der urologischen Endoskopie. Thieme, Stuttgart

Reuter HJ (1964) Transurethrale Prostatektomie bei Riesenadenomen. Z Urol 57: 363–366

Reuter HJ (1965) TURP bei Prostatasteinen. Urol Internat 20: 336–346

Reuter HJ (1967) Ist die blinde Lithotripsie noch zeitgemäß? Z Urol 60: 247–257

Reuter HJ (1967) Neue Gesichtspunkte in der Anwendung der verschiedenen Verfahren der Prostatektomie. Chirurg 38: 299–304

Reuter HJ (1970) Transurethrale Operationen in der urologischen Operationslehre. VEB Georg Thieme, Leipzig

Reuter HJ (1973) Cryosurgery in urology. Internat. Symposium, Stuttgart

Reuter HJ (1974) Die permanente TURP unter physiologischem Blasendruck (Niederdruckirrigation und kontinuierliche Wasserableitung). Urol A13: 114–118

Reuter HJ (1982) Atlas of urologic endoscopy. Stuttgart

Reuter HJ, Jones LW (1974) Low pressure irrigation for transurethral resection: Suprapubic trocar drainage. J Urol 111: 210–212

Reuter M (2000) Die vollständige Entfernung der Prostata beim Prostatakarzinom. Meilensteine der Endoskopie. Wien

Reuter M (2004) Entwicklung der Endourologie. In: Konert J, Dietrich H Illustrierte Geschichte der Urologie. Springer, Heidelberg, S 139–194

Rinnab L, Winkelmann HJ (2014) Leben und Werk von Prof. Max Hösel (1906–1971). Urol 53: 1822–32

Röbbelen A (1940) Erfahrungen und Erfolge mit der endourethralen Prostataresektion. Z Urol 34: 249

Schlagintweit F(1935) Kritik der Blasenhalsoperationen, insbes. bei Prostatahypertrophie. Z Urol 29: 827–836

Schubert J (2009) Max Funfack (2009) – wissenschaftlich orientierter Praktiker in Dresden. In: Schultheiss D, Moll F Urologie in Dresden. Springer, Heidelberg, S 135–139
Shackley D (1999) A century of prostatic surgery. BJU 83: 776–782
Sökeland J (1976) Instrumente mit kontinuierlicher Spülung und Absaugung. Urologe B16: 144
Sökeland J, Schreyer W (1979) Die druckkontrollierte Resektion. Urologe B19: 225–227
Staehler W (1939) Die Technik der endovesikalen Prostataresektion. Z Urol Chir Gyn 44: 115
Staehler W (1949) Die Elektroresektion vom Blasenhals. Verhaltensbericht der Urologentagung in Düsseldorf. VEB Georg Thieme, Leipzig
Staehler W (1959) Klinik und Praxis der Urologie. Georg Thieme, Stuttgart
Steffens L (1974) Vergleichende Statistik zur Komplikationsrate bei transurethralen Elektroresektionen (TURP, Kryotherapie der Prostata und Prostataadenektomie). Z Urol 67: 201–203
Stern M (1926) Minor surgery of the prostate gland. Internat J Med Surg 39: 72–75
Stern M (1926) Resection of obstruction at the vesical orifice. JAMA 87: 1726–1730
Stern M (1927) Resektion bei Prostatahypertrophie mittels Resektoskop. Z Urol 21: 362–371
Thiel U, Krebs W, Klebingat KJ (1972) Die Diuresespülung. Z Urol 65: 695–703
Tzschirntsch K (1935) Die Elektroresektion bei der Prostatahypertrophie. Z Urol 29: 51–56
Usadel W (1931) Ein neues Dauerspül-Cystoskop. Chirurg 3: 950
Young HH (1913) A new procedure (punch operation) for small prostatic bars and contractures of the prostatic orifice. JAMA 60: 253–257

Klinik und Grundlagenforschung der Harnsteinerkrankung in Deutschland (Ost und West) zwischen 1945 und 1990

Karl-Horst Bichler

T. Halling, F. Moll, H. Fangerau (Hrsg.), *Urologie 1945–1990*,
DOI 10.1007/978-3-662-48178-3_14,

14.1 Einführung

Nach dem Zweiten Weltkrieg und dem Überstehen der ersten Nachkriegsjahre war eine positive Entwicklung der deutschen Urologie infolge verschiedener Einflussfaktoren festzustellen. Von Bedeutung war die in Gang gekommene Ablösung der größtenteils kleinen Urologischen Abteilungen aus dem Gesamtverband der Chirurgie. Wenn auch bereits in den 1920er-Jahren des vergangenen Jahrhunderts die Eigenständigkeit der Urologie durch die Zuerkennung des Facharztstatus gegeben war, fand sich das Fach doch als ein Anhängsel der großen Chirurgie. Sie hat zwar auf diese Weise an den Fortschritten der operativen Medizin partizipiert, für ihre Fachentwicklung und Differenzierung aber, die in den 1950er/1960er-Jahren des vergangenen Jahrhunderts dynamisch und zielstrebig vorangetrieben wurde, war es eher eine Behinderung. Beginnend in den 1960er-Jahren, fortschreitend in den 1970ern kam es zur Vergrößerung bzw. Verselbstständigung der Urologischen Abteilungen an den Universitätskliniken und zu Neugründungen an den größeren Städtischen Kliniken. Eine Entwicklung, die sich in beiden deutschen Teilstaaten mehr oder weniger gleichförmig zeigte. Beispielhaft für den Aufbau einer selbstständigen Urologischen Klinik ist die Entwicklung im Saarland und im Speziellen an der Universitätsklinik in Homburg zu nennen. Hier war es Carl Erich Alken (1909–1986), wohl unter den besonderen Verhältnissen der französischen Besatzung, gelungen, modellhaft eine hervorragend ausgestattete Institution für Klinik und Forschung einzurichten. Für die Entwicklung der Urologie in Westdeutschland waren darüber hinaus Alkens Aktivität und Einfluss bei der Bundesärztekammer für die Einführung der Urologie als Prüfungsfach im Fächerkanon des medizinischen Staatsexamens sehr förderlich. Für den Fortschritt der Urologie, v.a. in Westdeutschland spielte im Weiteren die Dynamik des Faches in den angelsächsischen Ländern, insbesondere den USA eine Rolle. Neben den großen Eingriffen wie harnableitende Verfahren, Nierentransplantation, u.a. war es vor allen Dingen der hohe technologische Standard der endoskopischen Operationsverfahren, wie der transurethralen Resektion der Prostata, die in die klinische Praxis unseres Landes Einzug hielten. Insbesondere jüngere Kollegen hatten die Möglichkeit, während ihrer Ausbildung an amerikanischen Kliniken zu hospitieren bzw. an Austauschprogrammen teilzunehmen. Dank dieses Einflusses konnte die in den 1930er und 1940er-Jahren entstandene Lücke an Wissen bzw. Teilnahme am internationalen Austausch geschlossen werden. Mit der Gründung der ersten urologischen Universitätsklinik unter Emil Hienzsch und der Berufung von Martin Stolze (1900-1989) zum Ordinarius in Halle erfolgte in Ostdeutschland eine Parallelentwicklung der Urologie, die aber vor allem aufgrund medizintechnischer Unterschiede in vielen Bereichen als asymmetrisch bezeichnet werden muss.

Während in den ersten Nachkriegsjahren die Gemeinschaft der deutschen Urologen, erkennbar an den gesamtdeutschen wissenschaftlichen Tagungen, bestand, machte sich beginnend seit den 1950er-Jahren mit der zunehmenden staatlichen Trennung eine Spaltung der Deutschen Urologischen Gesellschaft bemerkbar. Es bildeten sich letztlich zwei Gesellschaften heraus, ein Prozess, der alle medizinischen Disziplinen betraf. Insbesondere die ostdeutschen Kollegen wurden durch diese Separation in ihren Informationsmöglichkeiten behindert. Die Teilnahme an den jeweils anderen Tagungen waren speziell für die ostdeutschen Urologen nach Westdeutschland zu reisen erschwert, und nur noch einzelne westdeutsche Teilnehmer waren an den ostdeutschen Tagungen zugelassen. Neben der Gründung zweier Fachgesellschaften kam es auch zu neuen Fachzeitschriften in Westdeutschland: »Der Urologe« (Alken et al.) und die »Aktuelle Urologie« (Hohenfellner et al.), während in Ostdeutschland weiterhin die traditionelle »Zeitschrift für Urologie« (Boeminghaus, Stolze) im mittlerweile verstaatlichen Thieme-Verlag Leipzig erschien.

Betrachtet man nun unter diesen Prämissen die historische Entwicklung der Klinik und Forschung des Harnsteinleidens im Zeitraum von 1945 bis 1990, so ist zunächst festzuhalten, dass es sich bei dieser Krankheitsgruppe (ICD10: Nieren-, Harnleiter-, Harnblasensteine) um eine der wichtigsten Kapitel der Urologie handelt.

14

14.2 Prävalenz/Inzidenz von Harnsteinerkrankungen

Die große klinische Bedeutung der Harnsteinerkrankung wird an der Prävalenz bzw. Inzidenz deutlich. Emil Hienzsch und Hans-Joachim Schneider hatten schon 1973 in ihrem Buch »Der Harnstein« von einer Volkskrankheit wie Diabetes oder Rheumatismus gesprochen (Hienzsch u. Schneider 1973). Zahlen zur Häufigkeit der Harnsteinerkrankung in den beiden deutschen Teilstaaten liegen aus den 1970er-Jahren vor. Für Westdeutschland hat eine Umfrage 1979 eine Prävalenz von 4 % ergeben (Vahlensiek 1982b). Für Ostdeutschland finden sich Angaben von 2–3 % (Morbidität) (Behrens 2013).

Mit Blick auf die Patientenversorgung, den Bedarf an entsprechenden ambulanten und klinischen Einrichtungen zur sachgerechten Behandlung der Harnsteinerkrankung war und ist es erforderlich, einen möglichst genauen Überblick des Ausmaßes des Harnsteinleidens zu gewinnen. Neuere Zahlenangaben verzeichnen für Deutschland im Jahr 2000 eine Prävalenz von 4,7 % und Inzidenz von 1,47 % (Hesse et al. 2003). 2007 publizierten Grobe und

Dörning (in Bichler 2007) aufgrund einer Studie im Auftrag der Gmünder Ersatzkasse (GEK) für das Jahr 2004 eine Jahresprävalenz von ca. 2 %, für die Diagnose Harnstein (ICD 10) in Deutschland.[1]

Hochgerechnet auf die Einwohnerzahl des Bundesgebietes ergibt die Einjahresprävalenz von ca. 2 % aus der GEK-Studie, dass etwa 1,6 Mio. der Bevölkerung im Jahre 2004 an Harnsteinen litten. Lebenszeitprävalenzen weisen deutlich höhere Werte auf: 7 % im deutschen Gesundheitssurvey 1998 (Ges. Surv.). Vergleichende Jahresprävalenzen der Harnsteinerkrankung im europäischen Raum: Für Zentraleuropa 2,8–3,5 und für Südeuropa 5,9–6,1 % (Trinchieri 2006), in der Infas-Studie 4,7 % (Hesse 2003). Zusammengefasst ist für den Zeitraum von 1950–1990 in Deutschland ein Anstieg der Lebenszeitprävalenz der Harnsteinerkrankung von ca. 2 % auf ca. 5 % festzustellen (Müller et al 2004).

Die Entwicklung der klinischen und der Grundlagenforschung der Harnsteinerkrankung in den beiden deutschen Teilstaaten nach der Spaltung in den 1950er/1960er-Jahren lässt sich exemplarisch an zwei klinischen Einrichtungen, eine in Ost-, die andere in Westdeutschland, aufzeigen.

Beide Kliniken hatten Ende der 1960er bzw. zu Beginn der 1970er-Jahre angefangen, sich schwerpunktmäßig mit dem Harnsteinleiden zu beschäftigen. Es handelt sich einmal um die 1967 in Ostdeutschland und zwar in Jena gegründete Urologische Universitätsklinik, überdies die erste spezielle Klinik unseres Faches im Ostteil und die Urologische Abteilung der Chirurgischen Universitätsklinik Bonn. Die Jenaer Klinik unter Emil Hienzsch hatte sich seit ihrer Gründung zunächst mit der Patientenversorgung, dann aber unter Mithilfe von Hans-Joachim Schneider und Wolfgang Berg, Albrecht Hesse, Carldieter Bothor u.a. fortschreitend wissenschaftlich mit der Urolithiasis beschäftigt (Gerber u. Berg 2003).

Ähnlich waren die Intentionen an der Urologischen Abteilung unter Prof. Vahlensiek und den Mitarbeitern Hans-Peter Bastian, Dietmar Bach und Peter Brühl und später Albrecht Hesse in Bonn. Die Betreuung des Harnsteinklientels erforderte die Einrichtung von entsprechenden spezialisierten Sprechstunden und die Einführung moderner Untersuchungsmethoden in Labor und Radiologie. Beide Universitätskliniken verfügten über Polikliniken zur Betreuung ambulanter Patienten.

Sehr früh hatten sich speziell in Jena, aber auch in Bonn, die Harnsteinspezialisten um eine effiziente Harnsteinanalyse als Ausgangspunkt für eine gezielte Behandlung bemüht. Ein Arbeitsgebiet, das insbesondere ein Schwerpunkt der Urologischen Klinik in Jena werden sollte. Spiegelbildlich verlief die Entwicklung in Bonn. Auch hier hatte sich die Spezialisierung der Abteilung auf die Harnsteinerkrankung, neben anderen Bereichen der Urologie wie der Onkologie (z.B. Hodentumoren) und der Nierentransplantation abgezeichnet. In Jena und Bonn entstand der Typus einer umfangreich und speziell ausgestatteten »Steinklinik«.

Wenn auch aus Gründen der besseren Darstellung beispielhaft die beiden genannten ost- bzw. westdeutschen Institutionen herausgestellt werden, so soll keineswegs übersehen werden, dass neben diesen beiden erfolgreichen und aktiven Einrichtungen anderenorts im entsprechenden Zeitraum ähnliche Aktivitäten bestanden. Hier sind zu nennen im Osten das Klinikum der Universität Halle (Doz. Hasselbacher) und die Klinik am Weidenplan (Prof. Kneise, Prof. Stolze), die Charité in Berlin-Ost (Doz. Brien), Krankenhaus Aschersleben (Dr. Lange) und im Westen: Freie Universität Berlin (Prof. Dulze, Prof. Butz), Universitätsklinikum Aachen (Prof. Lutzeyer, Prof. Hautmann, Prof. Terhorst), Universitätsklinikum Marburg (Prof. Rodeck, Prof. Sommerkamp, Prof. Bichler), Klinikum Erlangen (Forschung – Prof. Schwille), Universitätsklinikum Mainz (Prof. Alken jun.), Uni-Klinikum Tübingen (Prof. Bichler, Prof. Strohmaier, Priv. Doz. Lahme), Technische Universität München (Prof. Hartung), Städt. Klinikum Wuppertal (Prof. Boshammer), Städtisches Klinikum Karlsruhe (Prof. Matouscheck, Dr. Huber), Allgemeines Krankenhaus Bamberg (Prof. May, Dr.Lux).

Mit dem fortschreitenden Ausbau und der Spezialisierung der Kliniken sowie der Vergrößerung des speziellen Patientengutes nahmen die wissenschaftlichen Intentionen der Kliniken und Forschungseinrichtungen zu. So waren die Harnsteinkliniken von Anfang an bemüht, ihre Ergebnisse in Form von Zeitschriftenpublikationen und Buchproduktionen zu veröffentlichen. Bereits 1972 erschien das von Hienzsch und Schneider herausgegebene Buch »Der Harnstein« im VEB Gustav Fischer Verlag Jena, im Westen in den 1960er-Jahren der Band 10 des Handbuchs für Urologie »Steinerkrankungen« unter Mitarbeit von Boshamer und anderen im Springer-Verlag.

1 Erfasst wurden dazu aktuelle und längsschnittliche Daten der GEK. In dieser Krankenkasse sind 1,4 Mio. Bundesbürger versichert. Ein Datenpool, der für epidemiologische Untersuchungen geeignet groß ist. Ausgewertet wurden die Diagnosen von ambulant versorgten Patienten (überwiegende Zahl der in Deutschland durchgeführten ärztlichen Tätigkeiten). Hierbei konnte nicht unterschieden werden in akute Erkrankungen (Inzidenz) oder Erkrankungsbild aus zurückliegenden Jahren (Prävalenz). Die Autoren verstehen die ca. 2 % als Einjahresprävalenz (2004). Dieses Ergebnis ist annähernd vergleichbar mit den Einjahreszahlen von 2000 der Infas-Studie: 1,47 % (1,2 % Frauen und 1,7 % Männer) mit akutem Harnsteinleiden (Hesse et al.).

14.3 Schwerpunkte in der klinischen und wissenschaftlichen Grundlagenforschung zum Harnsteinleiden in den 1960er bis 1990er-Jahren

Diese Zeit war geprägt von den Fortschritten bei der Bestimmung der wichtigen lithogenen (harnsteinbildenen) Substanzen wie Kalzium, ionisiertes Kalzium, Harnsäure, Phosphate, Oxalate, Cystin und dem Urin-pH mit Hilfe reproduzierbarer Methoden, beispielsweise der Oxalsäure mit Hilfe kolometrischer, enzymatischer bzw. ionenchromatographischer Verfahren. Von den Kristallisationsinhibitoren standen Zitrat, Pyrophosphat und Makromoleküle wie Glukosaminoglykane (GAG) bzw. Uromukoid (THP) im Interesse. Ein besonderes Anliegen war die Standardisierung der Methoden, um die sich z. T. spezielle Arbeitsgruppen verschiedener Kliniken bemühten. Zur Erforschung der Steinpathogenese standen physikochemische Aspekte und Methoden im Vordergrund der Forschung. Hier sind vor allem die Prozesse der Kristallisation in ihrem Ablauf (Supersaturation, Kristallbildung, Aggregation) zu nennen bzw. der Aussalzeffekt. Die Bedeutung der Kalziumoxalatkristalle sowie die Formen der Hyperkalziurie standen im Zentrum der klinischen und wissenschaftlichen Bemühungen. Als wichtiges pathogenetisches Prinzip wurde die Imbalance des Verhältnisses zwischen Saturation an Risikofaktoren im Urin und den inhibitorischen Faktoren analysiert. Bei diesen Untersuchungen waren die am häufigsten vorkommenden Harnsteine in unserem Land: Kalziumoxalat, Harnsäure-, Phospat-, Infekt- und Zystinsteine im Mittelpunkt der Forschung (Robertson 1976). In den frühen 1980er-Jahren war man bemüht, Harnsteinbildungspotenziale zur Erfassung von Wechselwirkungen lithogener und inhibitorischer Harnsubstanzen zu erstellen. So wurden Kalziumoxalat-Aktivitätsprodukte bestimmt (Robertson 1969; Achilles et al 1976) bzw. theoretisch berechnete Nomogramme verwendet. Auch die Zusammenhänge zwischen Darmerkrankungen (Morbus Crohn) und der daraus folgenden absorptiven Hyperoxalurie und Steinbildung waren ein Forschungsaspekt. Von Bedeutung für die Klinik, aber auch für das pathogenetische Verständnis waren Untersuchungen zum Einfluss der Ernährung, speziell des tierischen Eiweißes auf die Harnsteinbildung. Es zeigte sich, dass eine Abhängigkeit der Prävalenz der Kalziumsteine von der Luxuskonsumption (Affluenz), insbesondere dem Fleischprotein besteht und zwar durch den Einfluss auf den Urin-pH und den niedrigen Zitratspiegel (Robertson 1978). Grundsätzlich kann man feststellen, dass in den 1970er und 1980er-Jahren physikochemische und metabolische Aspekte (Reaktionen und Messmethoden) Forschungsschwerpunkte darstellten. Neben den Bestimmungsmethoden war auch die Ausscheidung lithogener Substanzen durch die Niere bzw. des Tubulusapparates auf die Steinbildung von besonderem Interesse. Tubuläre Defekte wurden zwar von einzelnen Arbeitsgruppen aufgezeigt, aber erst später in den 1990er-Jahren u.a. von der Tübinger Arbeitsgruppe (Strohmaier u. Bichler 1996; Bichler 2007) und von skandinavischen Teams vorangetrieben (Backman et al. 1980).

Ein wichtiges Kapitel stellten in diesen Jahren die Bemühungen um die Prophylaxe und Metaphylaxe des Harnsteinleidens dar. Hier sind Substanzen wie Biphosphonat, Magnesium, Pyridoxin (Vitamin B6), Succinat und Zitrat u.a., insbesondere bei den Kalziumoxalat und Harnsäuresteinen zu nennen. Tab. 14.1 gibt einen Überblick, der zur Prophylaxe bzw. Metaphylaxe untersuchten und in der Praxis verwandten Substanzen.

Untersuchungen zur Metaphylaxe der Harnsäuresteine mit Alkalizitrat nahmen breiten Raum ein. Von Bedeutung waren die Untersuchungen zur Wirkung von Karbonsäuren auf die Ausscheidung von Zitrat, einem Inhibitor der Kalziumoxalatsteinbildung durch Kalziumkomplexbildung (Knappwost 1981, Butz u. Dulze 1981).

Die Behandlung der Hyperkalziurie wurde beeinflusst durch den von Pak beschriebenen Belastungstest (Pak 1975). Die dadurch gewonnene Einteilung in bestimmte

Tab. 14.1 Prophylaxe/Metaphylaxe

Ca/CaOx	Orthopshosphat	Zystin	Merkaptopropionyl-Glycin (MPG)
	Biphosphonat		Vit. C
	Magnesium		Alkalzitrat
	Zellulosephosphat	Harnsäure	Alkalizitrat
	Ballaststoffreiche Ernährung (Farnolith®)		Mineralwasser (Hydrogencarbonat), Allopurinol
	Thiazide	Harnwegsinfektsteine	Antibiotika
CaOx	Alkalizitrat		L-Methionin
	Allopurinol (Oxalo-Uric-Syndrom)		
	Vitamin B_6-Succinat		

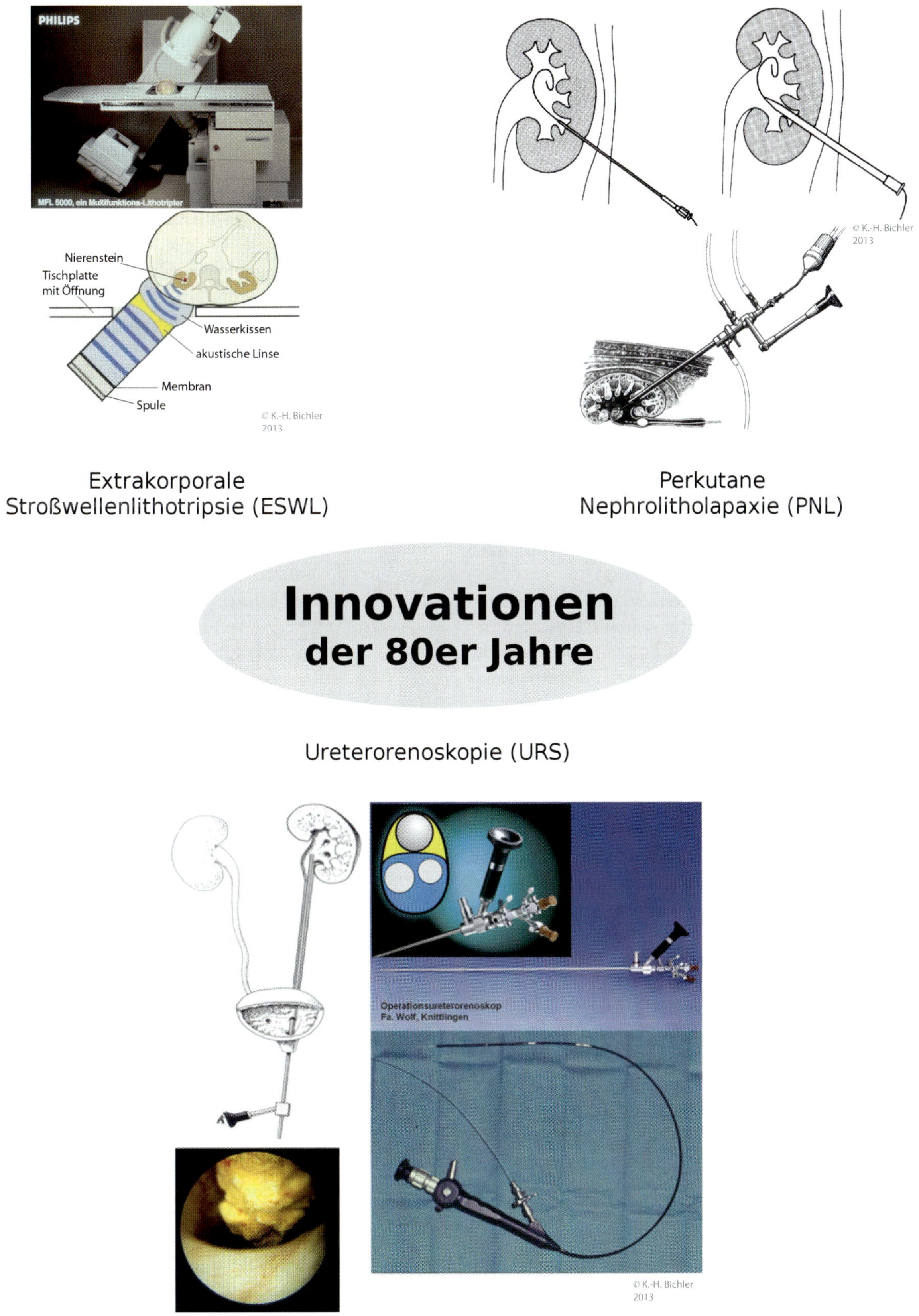

Abb. 14.1 Innovationen der 1980er-Jahre (MFL5000, Philips; Wolf, Knittlingen). (Bichler 2007, 2015)

Formen eröffnete entsprechende Therapien. Nach anfänglichem Optimismus zeigte sich aber, dass diese Differenzierung nicht in allen Aussagen nachvollziehbar war. Grundsätzlich blieb aber die Einteilung in absorptive, resorptive und renale Hyperkalziurie. Wichtige Medikamente zur Behandlung der renalbedingten Hyperkalziurie wurden die Thiazide. Im Zusammenhang mit der Hyperkalziurie standen auch Untersuchungen verschiedener Arbeitsgruppen zur Diagnostik und Therapie des Hyperparathyriodismus. Dabei war insbesondere die jetzt mögliche Bestimmung des Parathormons hilfreich.

Von klinischer Bedeutung waren spezielle Therapieformen der Zystinurie, wie die Anwendung von komplexbildenden Substanzen mit freier SH-Gruppe, z.B. Alpha-Mercaptopropionylglycin (MPG) oder Penizillin und als Novum die Anwendung von Vitamin C (Asper u. Schmucki 1981).

Einen besonderen Schwerpunkt stellte die Behandlung und wissenschaftliche Bearbeitung der Infektsteine dar. Hier spielten in den 1980er-Jahren Untersuchungen zum Einfluss der ureasepositiven Keime und der tubulären Azidose auf die Steinbildung eine Rolle (Bichler et al. 2002; Bichler et al. 1980; Strohmaier et al. 1987).

Die Suche nach steinaustreibenden Medikamenten und ihre klinische Anwendung, waren Gegenstand der Forschung mit In vitro-Untersuchungen. Dabei handelte es sich im Wesentlichen um pflanzliche Kombinationspräparate (Phythopharmaka).

Eine Reihe von Untersuchungen widmete sich der Pathophysiologie der Harnsteinkolik u.a. zur Urodynamik des Harnleiters, der sympathischen bzw. parasympatischen Steuerung sowie der sachgerechten Schmerzbehandlung.

Zu Beginn der 1980er-Jahre kam es zu einer drastischen Änderung der Harnsteinbehandlung durch apparative und instrumentelle Neuerungen: Extrakorporale Stoßwellenlithotripsie (ESWL), perkutane Litholapaxie und Ureterorenoskopie (▫ Abb. 14.1) (Bichler 2007).

Die Entwicklungen ermöglichten eine weitgehende atraumatische Entfernung von Harnsteinen. Dieser technologische Durchbruch ging vom westlichen Teil Deutschlands aus und verbreitete sich sehr schnell über die westliche Hemisphäre, insbesondere in die Vereinigten Staaten. Praktische Erfahrungen mit den neuen Möglichkeiten ergaben eine differenzierte Anwendung der Steinzertrümmerung mit der Stoßwelle, der perkutanen Litholapaxie sowie der der Ureterorenoskopie. Die enormen Fortschritte für die praktische Urologie brachten eine Reduktion der bislang sehr intensiven Harnsteinforschung, speziell der Pathogenese und Metaphylaxe, mit sich. Die Meinung eines jungen, etwas aggressiven Urologen in einem der damals stattfindenden Meetings war typisch für die Situation:»Im Falle eines Harnsteinrezidivs wenden wir die ESWL wieder an. Eine Metaphylaxe ist nicht notwendig, sie ist viel zu zeit- und kostenexpansiv«. Erst Ende der 1990er-Jahre, nachdem man genügend Erfahrung mit den neuen Methoden hatte und erkannte, dass die Rezidivsteinbildung weiterhin ein klinisches Problem darstellt, kam es zu einer Rückbesinnung auf die Möglichkeiten der Metaphylaxe.

14.4 Arbeitstagungen und Symposien

Wichtige Unterstützung und Förderung erfuhren die Untersuchungen zur Klinik und die Grundlagenforschung des Harnsteinleidens durch Arbeitstagungen bzw. Symposien in den 1960er und 1980er-Jahren in beiden Teilen Deutschlands. Leider war es in Folge der restriktiven ostdeutschen staatlichen Haltung nicht möglich gemeinsame Tagungen durchzuführen.

Initialzündung dieser für die weitere Forschung wesentlichen Aktivitäten waren in Ostdeutschland das Jenaer

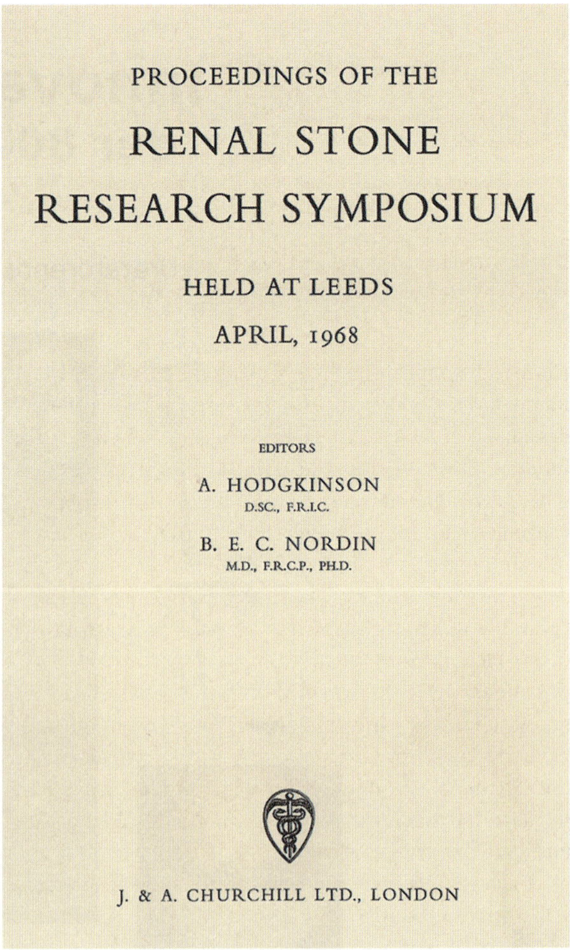
PROCEEDINGS OF THE

RENAL STONE

RESEARCH SYMPOSIUM

HELD AT LEEDS

APRIL, 1968

EDITORS

A. HODGKINSON

D.SC., F.R.I.C.

B. E. C. NORDIN

M.D., F.R.C.P., PH.D.

J. & A. CHURCHILL LTD., LONDON

▫ **Abb. 14.2** Berichtsband des Nierensteinsymposiums in Leeds 1968 (Titelblatt)

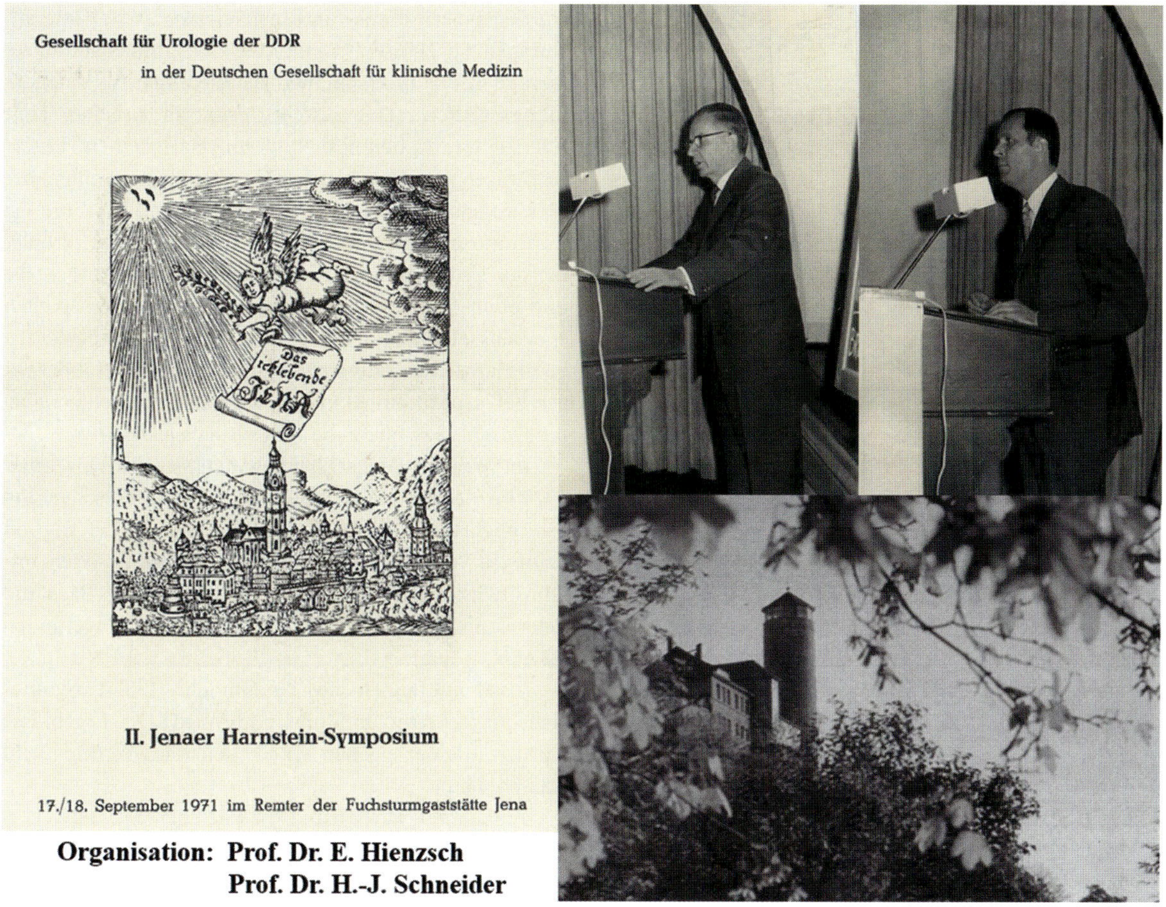

Abb. 14.3 Programmheft des 2. Jenaer Harnsteinsymposiums (li.), Emil Hienzsch (o. Mitte, Hans-Joachim Schneider (o. re.) und der Tagungsort »Fuchsturm« auf den Höhen um Jena (u. re). (Sammlung Schneider, Bichler 2006)

Harnstein Symposium, das erstmalig am 18.09.1970 in den Räumen des Fuchsturmes bei Jena abgehalten wurde und das am 24./25.11.1972 im Hotel Königshof in Bonn stattgefundene Bonn-Wiener-Harnstein-Symposium westdeutscher und österreichischer Kliniker und Forscher. Vorangegangen war auf internationaler Ebene das Urolithiasissymposium in Leeds im April 1968, das Forscher aus verschiedenen Disziplinen zum Thema der Harnsteinerkrankung zusammenführte. Organisiert wurde das Meeting von Clark, Hotchkinson, Nordin und Williams (Abb. 14.2). Wichtige Themen waren Inhibitoren (Pyrophosphat, Zitrat, Magnesium, Makromoleküle), Aktivitätsprodukte im Urin, Hyperkalziurie, organische Matrix, Nephrokalzinose und Steinanalyse. Weitere derartige internationale Kongresse zur Urolithiasisforschung wurden 1972 in Madrid und 1976 in Davos abgehalten.

Das von Hienzsch und Schneider 1970 in Jena organisierte Harnsteinsymposium (Abb. 14.3) beschäftigte sich mit Themen wie den Möglichkeiten der standardisierten und zentralisierten Harnsteinanalyse (z.B. Röntgendiffraktionsanalyse) und Themen der medikamentösen bzw. operativen Therapie der Urolithiasis. Anlässlich dieser ersten Tagung trafen sich Forscher aus Ostdeutschland, Experten aus der Tschechoslowakei und Ungarn sowie einzelne eingeladene Gäste aus Westdeutschland. Ein Handicap der Jenaer Tagung war die restriktive Haltung der ostdeutschen Behörden, die nur wenigen westdeutschen Wissenschaftlern die Teilnahme ermöglichten. Das ostdeutsche Meeting bot naturgemäß den Forschern aus den damaligen Ostblockstaaten die Gelegenheit ihre wissenschaftlichen Untersuchungen darzustellen. Darüber hinaus nahmen im Laufe der Jahre auch Forscher aus den westeuropäischen Ländern wie Cifuentes (Madrid), Fleisch (Bern), Robertson (Leeds), Griffith (Houston), Zingg (Bern) u.a. teil (vgl. Behrens und Grimm 2013, S. 33–34).

Insgesamt wurden in der Zeit von 1970–1987 zehn derartige Treffen in Jena, aber auch in Marienbad, Prag und Bratislava, abgehalten, die im Wesentlichen von Hienzsch und insbesondere Schneider geleitet wurden. Nach dem Wechsel von Prof. Schneider von Jena nach Westdeutschland im Jahre 1982 wurden die folgenden Symposien

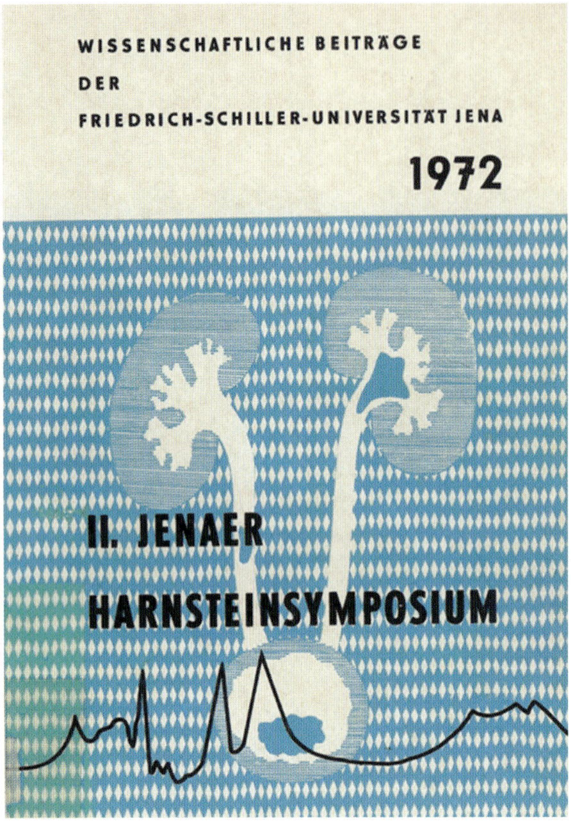

Abb. 14.4 Kongressband des 2. Jenaer Harnsteinsymposiums 1972 (Titelblatt)

von Wolfram Pirlich, Carldieter Bothor und Gerald Brien organisiert. Die Ergebnisse der verschiedenen Symposien wurden regelmäßig in Kongressbänden publiziert (Abb. 14.4).

Wichtige Themen auf den Jenaer Harnsteinsymposien waren fernerhin Beiträge zur infrarotspektroskopischen Harnsteinanalyse, zum Methodenvergleich und Qualitätssicherung von Harnsteinanalysen, zum weiteren Aufbau eines Zentralregisters von Analysedaten zur Epidemiologie des Harnsteinleidens in Ostdeutschland, und zum Aufbau eines Harnstein-Dispensaires. Schwerpunktmäßig waren die Themen zum Mineralstoffwechsel bei Harnsteinpatienten (lithogene Substanzen), zur Nahrungsabhängigen Pathogenese und zur Harnsteinbildung bei Immobilisation, zum Rezidivstein, Matrixstein sowie Untersuchungen zur Zystinurie und zwar u.a. Arbeiten zum Schnell- und Suchtest auf Zystin und Zystein. Breiten Raum nahmen auch physikochemische Prozesse der Steingenese ein: Kristallisation, Aggregation und Nukleation sowie Untersuchungen zum Steinbildungsrisiko und zu pathogenetischen Veränderungen des Kalziumoxalataktivitätsproduktes unter Stressbedingungen sowie Untersuchungen zu Inhibitoren der Harnsteinbildung ein. Zudem wurden polarisations- und rasterelektronische Untersuchungen zu Feinstrukturen von Kalziumoxalatkonkrementen und zum kristallinen Harnsediment als diagnostisches Kriterium vorgestellt, fernerhin Arbeiten über Agenzien zur Chemolitholyse von Harnsteinen, Untersuchungen zur Zitratausscheidung bei Steinpatienten, der Messung zur intestinalen Absorption von Oxalsäure bei Kalziumoxalatsteinpatienten mit C14-Oxalsäure. Probleme der Urolithiasis im Kindesalter sowie instrumentelle und offen-operative Harnsteintherapieverfahren spielten ebenfalls eine Rolle, z.B. die operativen Möglichkeiten beim Harnsteinrezidiv sowie Nierenfunktionsveränderungen bei Nephrotomien und Operationstechniken bei Nierenbecken- bzw. Nierenbeckenkelchausgusssteinen.

Im Westteil Deutschlands hatten sich im November 1972 im Hotel Königshof in Bonn die westdeutschen und österreichischen Harnsteinexperten unter der Leitung von Winfried Vahlensiek, Bonn, und Georg Gasser, Wien, unter Mitwirkung der Hans-Peter Bastian, Dietmar Bach und Peter Brühl zu ihrem ersten Meeting zusammengefunden (Abb. 14.5a,b).

Insgesamt folgten dann bis zum Jahre 1987 13 Symposien, abwechselnd in Bonn und Wien. Die Ergebnisse wurden in einer eigenen Publikationsreihe veröffentlicht (Abb. 14.6).

Teilnehmer waren zunächst Forscher bzw. Forschergruppen aus Westdeutschland und Österreich. Nur einzelne Harnsteinforscher aus Ostdeutschland, zumeist nur Hans-Joachim Schneider und seltener Wolfram Brien aus Berlin, konnten wegen der restriktiven Haltung der ostdeutschen Behörden teilnehmen. Zu den weiteren Meetings kamen auch Wissenschaftlicher aus der Schweiz, Skandinavien, England und später auch aus Amerika. Die Liste der Beiratsmitglieder des Harnsteinsymposiums Bonn/Wien zeigt die schon früh angestrebte Internationalität (Abb. 14.7).

Die wichtigsten Forschungsthemen aus Klinik und Grundlagenforschung waren

- Epidemiologie
- Pathogenese
- Lithogene Substanzen und ihre Bestimmung
- Kristallisationsinhibitoren
- Steinanalysen
- Prophylaxe und Metaphylaxe,
- operative und instrumentelle Steinentfernung.

Diese Aufzählung umfasst die bereits oben aufgezeigten Forschungsgebiete zur Harnsteinerkrankung in Klinik und Grundlagenforschung, wobei erkennbar in den 1960er bis frühen 1990er-Jahren der Schwerpunkt auf den Fragen der Harnsteinbildung mit Berücksichtigung der lithogenen Substanzen, Inhibitoren, physikochemischen Aspekten (Kristallisation, Supersaturation u.a.) sowie methodologi-

EINLADUNG UND PROGRAMM

zum

Symposium „Harnsteinpathogenese"

in Bonn am 24. und 25. November 1972

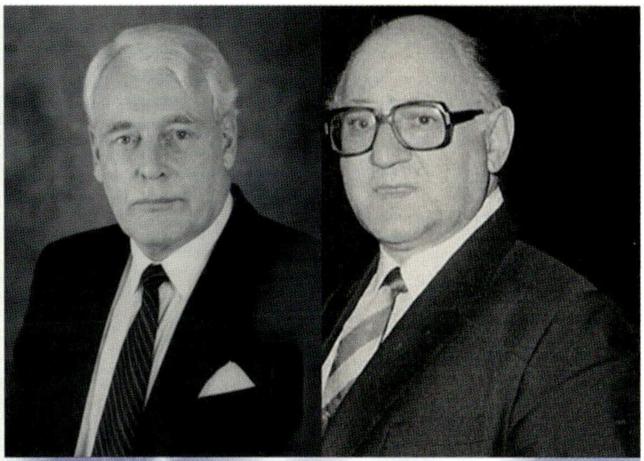

Tagungsort: Hotel Königshof, Bonn, Adenauerallee 9-11, Telefon (02221) 631831

Tagungsleiter: Prof. Dr. W. Vahlensieck, Direktor der Urol. Univ.-Klinik, Bonn

Tagungssekretär: Dr. H. P. Bastian, Urol. Univ.-Klinik, Bonn, Telefon (02221) 192231

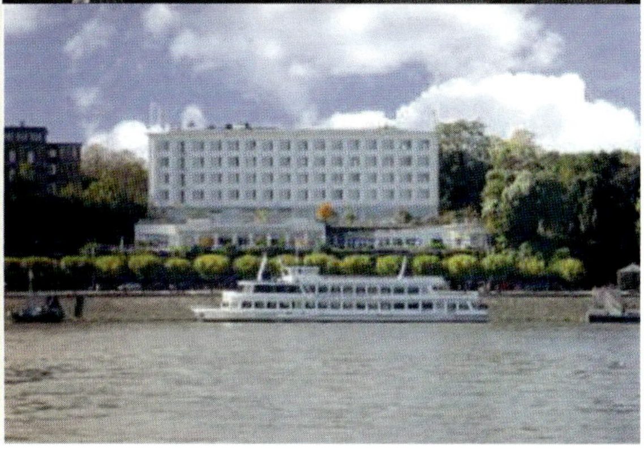

Freitag, 24. 11. 1972

ab 19.00 Uhr im Rondell des Hotels Königshof zwangloser Begrüßungsabend

a

Samstag, 25. 11. 1972

9.00 - 10.30 Uhr	Begrüßung und Einführung	W. Vahlensieck, Bonn, 10 Min.
	Bericht aus Jena	A. A. Kollwitz, Berlin, 10 Min.
	Bericht aus Madrid	A. Gaca, Wiesbaden, 10 Min.
	Aussagemöglichkeiten und technischer Aufwand verschiedener Methoden der Harnsteinanalyse	W. Dosch, K. Altrock, Mainz, 10 Min.
	Tierexperimentelle Untersuchungen zur formalen Steingenese	B. Terhorst, H. Buss, Aachen, 10 Min.
	Harnsteinbildung aus mineralogischer Sicht	M. Gebhardt, Bonn, 15 Min.
10.30 - 11.00 Uhr	Pause	
11.00 - 13.00 Uhr	Harnsteinbildung — ein elektrochemisches Phänomen?	W. Dosch, Mainz, 15 Min.
	Die Calciumoxalat-Kristallaggregation	H. Fleisch, Bern, 15 Min.
	Uromucoidausscheidung bei Steinpatienten und ihre Bedeutung für die Pathogenese	K. H. Bichler, Marburg, 10 Min.
	Bedeutung des Aussalzeffektes für die Harnsteinentstehung	G. Kallistratos, Borstel, 20 Min.
	Magnesiumstoffwechsel bei Harnsteinkranken	B. Terhorst, Aachen, 10 Min.
	Diphosphonate und Urolithiase	H. Fleisch, Bern, 15 Min.
13.00 - 15.00 Uhr	Gemeinsames Mittagessen im Restaurant des Hotels Königshof	
15.00 - 16.30 Uhr	Hyperparathyreoidismus und Harnsteingenese	G. Rodeck, Marburg, 15 Min.
	Renale tubuläre Acidosen als Ursache der Harnsteinbildung	H. Sommerkamp, Freiburg, 10 Min.
	Pathogenese der Harnsäuresteinbildung	A. A. Kollwitz, Berlin, 15 Min.
	Pathogenese der Cystin- und Xanthinsteinbildung	H. P. Bastian, Bonn, 10 Min.
	Titrationsacidität, Ammonium und einige organische Säuren im Urin von Nierensteinkranken	P. O. Schwille, Erlangen, 15 Min.
16.30 - 17.00 Uhr	Pause	
17.00 - 18.30 Uhr	Nierendurchblutung und Harnsteingenese	C. F. Rothauge, Gießen, 15 Min.
	Hyponatriurische Oligurie, Hypokaliurie, rezidivierende Urolithiasis	D. Horn, Norderney, 10 Min.
	Urologische Krankheitsbilder als Kausalfaktor der Steinpathogenese	P. May, K. König, W. Straube, Homburg, 15 Min.
	Lysozymurie und Harnsteinbildung	G. Gasser, Wien, 15 Min.
	Uraseaktivität und ihre Beeinflußbarkeit bei verschiedenen Harninfekterregern	K. Altrock, Mainz, 10 Min.

zur Diskussion angemeldet: J. M. Baumann, Biel-Bienne
B. Fillmann, Bonn
G. Rutishauser, Basel
B. Spiegelhalder, Bonn

ab 19.00 Uhr Abschiedscocktail, Imbiß und gemütlicher Ausklang im Pickwick des Hotels Bristol

b

Abb. 14.5a,b Einladung und Programmheft zum Symposium 1972 (li.), Winfried Vahlensieck (o. Mitte), Georg Gasser (o. re.), Tagungshotel am Rhein (u. re.). (Sammlung Bichler, Bichler 2006)

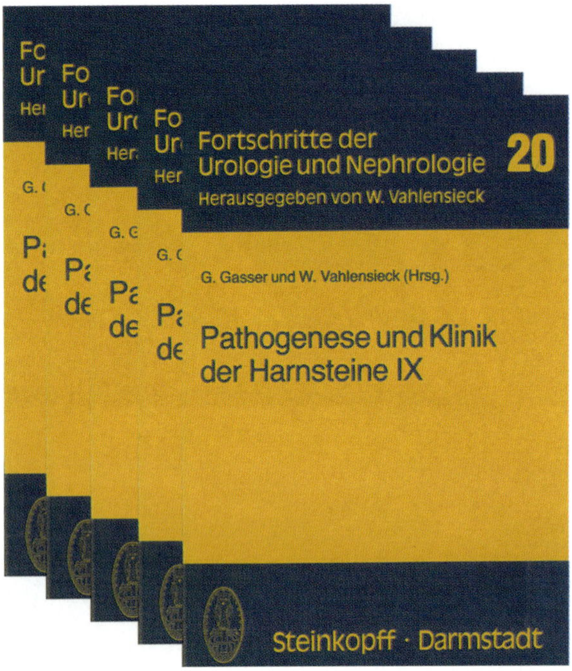

Abb. 14.6 Veröffentlichte Kongressbeiträge der Meetings in Bonn und Wien (Titelblätter)

Harnsteinsymposien Bonn – Wien
Organisation: G. Gasser, Wien
W. Vahlensieck, Bonn

Beiratsmitglieder

Prof. Dr. L. Andersson, Stockholm
Prof. Dr. K.H. Bichler, Tübingen
Prof. Dr. O. Bijvoet, Leiden
Prof. Dr. B.G. Danielson, Stockholm
Prof. Dr. Cifuentes Delatte, Madrid
Prof. Dr. P. Deetjen, Innsbruck
Prof. Dr. H.J. Dulce, Berlin
Prof. Dr. H. Fleisch, Bern
Prof. Dr. R. Hautmann, Aachen
Prof. Dr. W. Lytzeyer, Aachen
Prof. Dr. J. Pinter, Debrecen
Prof. Dr. A. Preisinger, Wien
Dr. W.G. Robertson, Leeds
Dr. G.A. Rose, London
Prof. Dr. G. Rutishauser, Basel
Prof. Dr. H.-J. Schneider, Jena
Prof. Dr. Dr. P.O. Schwille, Erlangen

Abb. 14.7 Beiratsmitglieder des Bonn/Wiener-Harnsteinsymposiums

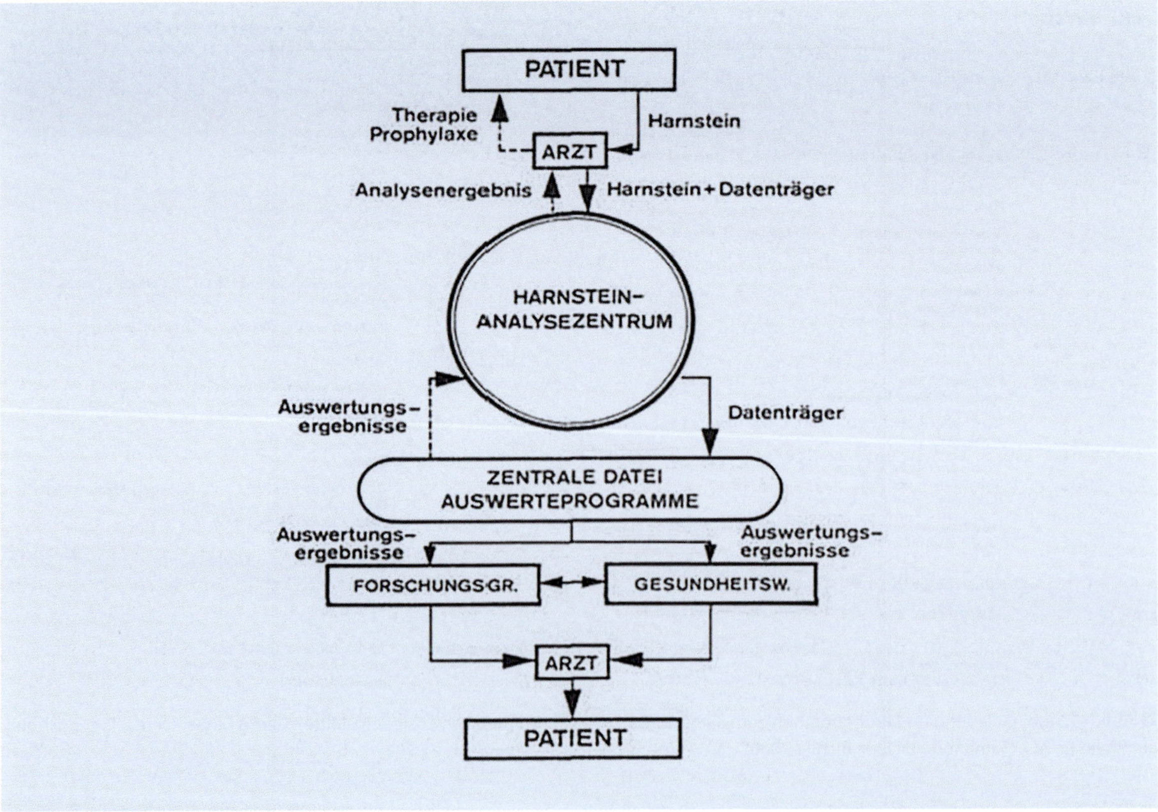

Abb. 14.8 Zentralisierte Harnsteinanalyse. Datenflussschema (Jenaer Modell). (Mod. nach Behrens u. Grimm 2013)

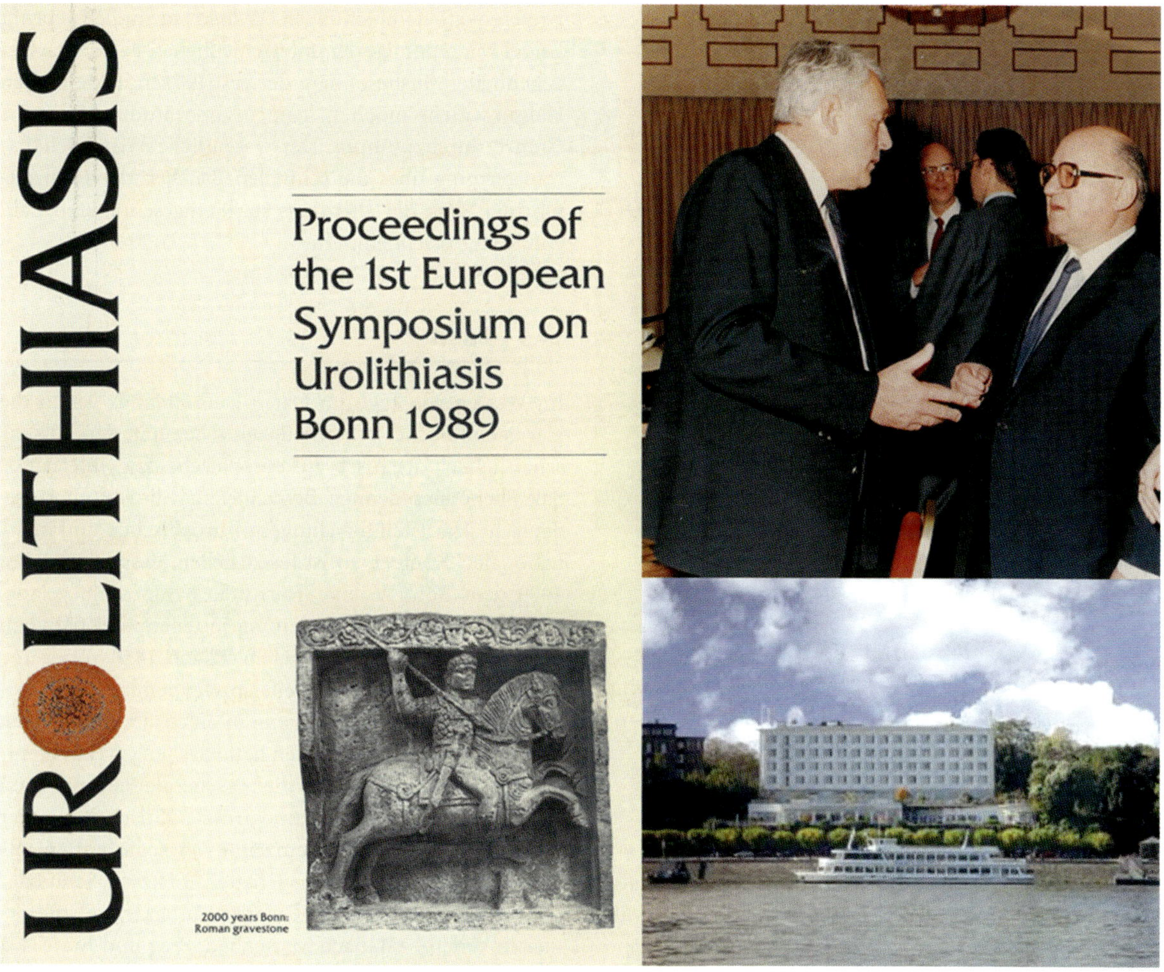

Abb. 14.9 Kongressband des ersten europäischen Urolithiasis-Symposium in Bonn 1989 (Titelblatt) (li.), Winfried Vahlensieck und Georg Gasser (re. o.), Tagungshotel (re. u.). (Excerpta Medica, Amsterdam; Sammlung Bichler, Bichler 2006)

schen Fragen zur Substanzbestimmung lag. Fernerhin standen die Themen Harnsteinanalyse und Epidemiologie bzw. die wichtigen klinischen Kapitel Prophylaxe, Metaphylaxe sowie instrumentelle und offen operative Harnsteinentfernung im Vordergrund.

Vergleicht man die Thematik der Harnsteinforschung, ablesbar an den zahlreichen Kongressen in Ost- und Westdeutschland, so ist bis in die frühen 1980er-Jahre eine Parallelität (lithogene Substanzen, physikochemische Prozesse, Harnsteinanalysen, praxisorientierte Grundlagenforschung zur metabolischen Diagnostik und Metaphylaxe des Harnsteinleidens u.a.) zu erkennen.

Mit der Entwicklung und Verfügbarkeit der aktuellen apparativen und instrumentellen Harnsteinbehandlungsmethoden änderte sich dieses Bild. Im westlichen Teil nahmen jetzt mehr und mehr Untersuchungen zur Indikation und Effektivität der neuen Therapieverfahren Raum und Zeit ein (Abb. 14.1). Infolge der technologischen Durchbruchssituation in den 1980er-Jahren gerieten im Westen die pathophysiologischen und metaphylaktischen Arbeitsgebiete der Urolithiasis in den Hintergrund und kamen erst in den späten 1990er-Jahren nach ausreichender Erfahrung mit den neuen Methoden, insbesondere im Zusammenhang mit der Rezidivsteinbildung, wieder zum Tragen.

Sowohl in West- als auch Ostdeutschland war man in den 1960er bis 1980er-Jahren bemüht, verschiedene Studien zur Fragestellung im Zusammenhang mit der Harnsteinerkrankung durchzuführen. So war es im Ostteil möglich, eine zentrale Erfassung der Harnsteinanalyse zu organisieren, wodurch ein repräsentatives Untersuchungsmaterial zusammenkam. Hier waren durch die Schaffung spezialisierter Untersuchungszentren, wie vor allem in Jena, aber auch in Ostberlin qualitativ hochstehende Einrichtungen der Harnsteinanalyse geschaffen worden (Abb. 14.8).

In Westdeutschland waren über die Jahre Studien, sowohl zur Epidemiologie und zu Laboruntersuchungsmethoden als auch zur medikamentösen Behandlung des

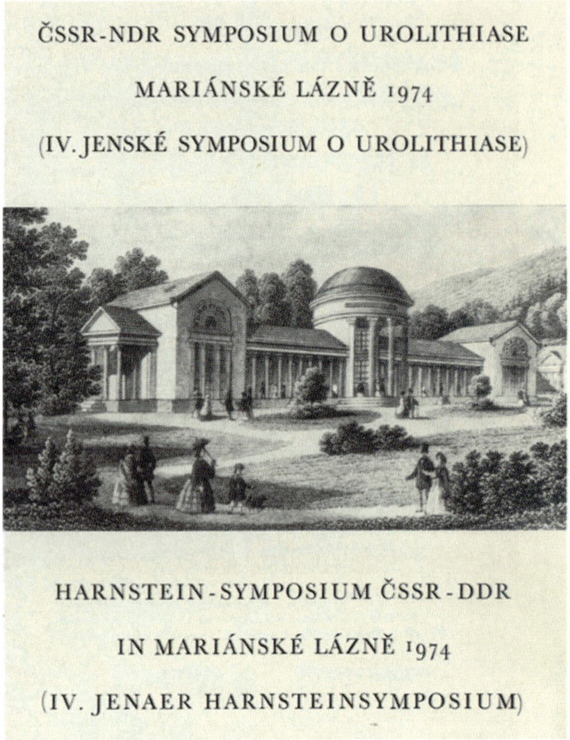

Abb. 14.10 Programmheft (Titelblatt) des 4. Jenaer Harnsteinsymposiums in Marienbad 1974

Harnsteinleidens initiiert worden, z.B. die medikamentöse Beeinflussung der Zitratausscheidung. Anfang und Mitte der 1980er-Jahre wurde die Effektivität der ESWL-Behandlung, z.B. Stoßwellendosisreduzierung, bzw. begleitende Ureterenkatheterableitungen (Wilbert) in Studien geprüft. Leider war es infolge der unterschiedlichen staatlichen Gegebenheiten, insbesondere der restriktiven ostdeutschen Haltung nicht möglich, gemeinsame Studien über die Grenze durchzuführen. Der wesentliche Wissenschaftstransfer ging über die schmalen Brücken der Fachzeitschriften bzw. der allerdings stark eingeschränkten Zahl von Kongressteilnehmern.

14.5 Fazit

Im Westen wie auch im Osten Deutschlands waren die Harnsteinforscher schon frühzeitig bemüht, den wissenschaftlichen Austausch auf europäische bzw. internationale Ebene auszudehnen. Betrachtet man die west- und ostdeutsche Harnsteinforschung im europäischen und internationalen Kontext, so ist festzustellen, dass es im Jahre 1989 dem Bonn-Wiener Harnstein Symposium gelang, nach mehrjähriger Vorbereitung in einem europäischen Urolithiasis-Meeting aufzugehen (Abb. 14.9).

Damit war die sich bereits abzeichnende Europäisierung und Internationalisierung in einen übergeordneten Rahmen gemündet. Im Osten hatte das Jenaer Harnsteinsymposium von Anfang an die Forscher der europäischen Ostblockstaaten beteiligt und trotz politisch bedingter Einschränkungen auch einzelne Wissenschaftler aus dem Westen eingeladen. Auch hatten Hienzsch, Schneider und später Pirlich einige Kongresse in andere Ostblockstaaten verlegt, z.B. nach Marienbad, Prag und Bratislava (Abb. 14.10).

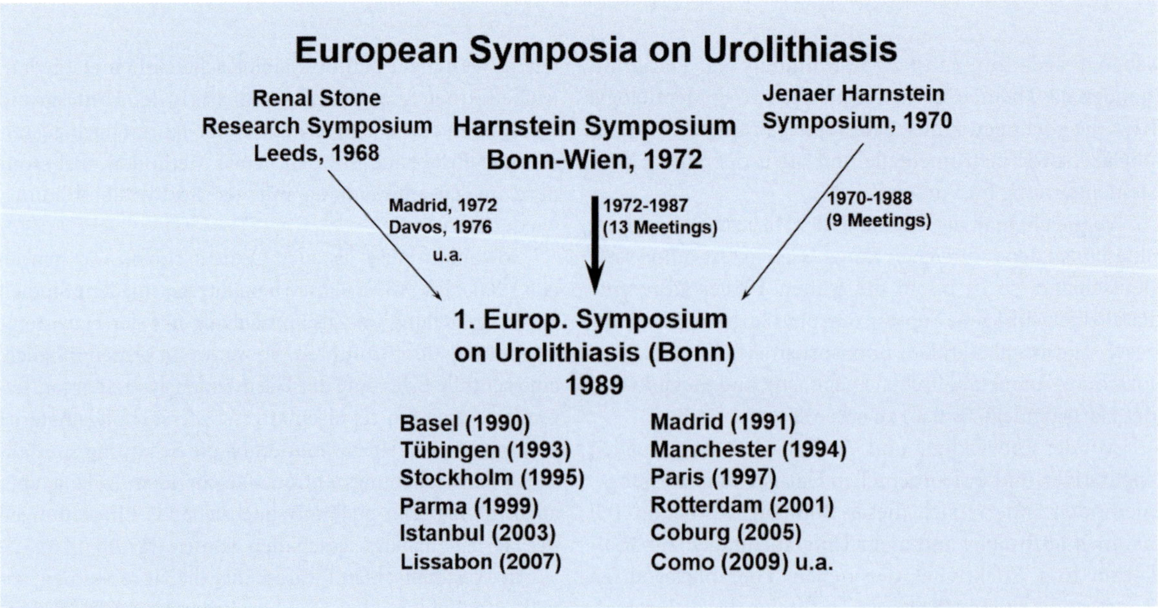

Abb. 14.11 Entwicklung der Harnsteinsymposien Bonn/Wien und Jena zum »European Symposium on Urolithiasis. (Grafik: Bichler)

Bewertet man die Bemühungen in Ost- und Westdeutschland, um die Behandlung bzw. Erforschung des Harnsteinleiden, so ist festzustellen, dass diese Thematik in beiden deutschen Staaten, beginnend von den 1960er-Jahren an, intensiv und auf einem hohen Niveau betrieben wurde. Diese Aussage ist ablesbar an dem Umfang der klinischen Arbeit, exemplarisch an den beiden klinischen und wissenschaftlichen Einrichtungen in Jena und Bonn sowie v.a. an den über Jahrzehnte stattgehabten wissenschaftlichen Symposien zur Äthiopathogenese, Diagnostik, Metaphylaxe und Therapie der Urolothiasis. Sowohl den Tagungen in Jena als auch dem westdeutschen Pendant in Bonn muss aus dieser Rückschau eine hohe fachliche Qualität bescheinigt werden, die auch nach dem Zusammenführen der beiden Teilstaaten 1989 sehr rasch eine Kooperation der wissenschaftlichen Aktivitäten ermöglichte, wie es sich z.B. zwischen den Arbeitsgruppen in Jena und Bonn zeigte (Behrens 2013). Hier sind in Jena die besonderen Aktivitäten von Wolfgang Berg zu erwähnen. Die gemeinsame Zukunft der ost- und westdeutschen Harnsteinforscher findet heute unter dem Dach des European Urolithiasis Symposiums bzw. der tragenden Gesellschaft statt (Bichler 2006) ◻ Abb. 14.11).

Dabei bietet die im Springer-Verlag erscheinende Zeitschrift »Urological Research« eine wesentliche Hilfe. Es bleibt festzuhalten, dass es unter den fraglos erschwerten Bedingungen der Teilung unseres Landes, offenbar basierend auf den Traditionen der bis Kriegsende bestehenden gemeinsamen Deutschen Urologischen Gesellschaft möglich war, getrennt nach den jeweiligen Möglichkeiten eine hochqualitative Forschung zu erreichen und über Jahre, trotz strangulierten Austausches, einen wissenschaftlichen Minimalkonsens aufrecht zu erhalten.

▪ Danksagung

Herrn Diplom-Informatiker Andreas Ray danke ich für die technische Hilfe.

Literatur

Die nachfolgenden Literaturkapitel geben chronologisch und inhaltlich einen Überblick zu speziellen Themen der Klinik und der Forschung zum Harnsteinleiden in Ost und West, schwerpunktmäßig in den 1960er und 1990er-Jahren.

Historie

Behrens I, Grimm MO (unter Mitarbeit von Wolfgang Berg) (2013) Geschichte der Jenaer Harnsteinforschung nach Gründung der Urologischen Universitätsklinik – insbesondere von 1967–1990, Jena

Bichler K-H (2006)Thirty-eight years of stone meetings in Europe, Urol Res 34: 70–78

Lehr- und Handbücher

Alken CE (1965) Leitfaden der Urologie. Georg Thieme, Stuttgart

Berg W, Szabo-Földvari E (1982) Das kristalline Harnsediment. Jena

Bichler KH, Strohmaier WL, Eipper E, Lahme, S (2007) Das Harnsteinleiden. Lehmanns Media, Berlin

Boeminghaus, H (1971) Urologie. 5. Aufl. Banaschwewski, München-Gräfelfing

Boshamer K, Büscher HK (1961) Die Steinerkrankungen. In: Alken et al. (Hrsg) Handbuch der Urologie CE. Berlin.

Boshamer, K (1963) Lehrbuch der Urologie. Fischer, Stuttgart

Brien G, Berg W, Bick C, Bothor C, Gremske G, Schubert G (1986) Urolithiasis. In: Heise W, Hienzsch E, Mebel M, Krebs W (Hrsg) Allgemeine und spezielle Urologie. VEB Georg Thieme Leipzig, S 25–161

Hasselbacher K (1966) Das Harnsteinleiden in seiner Bedeutung für die praktische ärztliche Tätigkeit, Steinkopff, Dresden

Hienzsch E, Schneider HJ (1973) Der Harnstein. Fischer, Jena,1. Aufl

Kneise O, Schober KL (1963) Die Röntgenuntersuchung der Harnorgane, VEB Georg Thieme, Leipzig

Matouscheck E, Huber, RD (1981) Urolithiasis- Pathogenese, Diagnostik, Therapie. Schattauer, Stuttgart

Schneider HJ. (Hrsg.) (1985) Urolithiasis: Etiology – Diagnosis (=Handbook of urology 17/1) Springer, Berlin

Schneider HJ. (Hrsg.) (1986) Urolithiasis: Therapy – Prevention (=Handbook of urology 17/2). Springer, Berlin

Staehler W (1959) Klinik und Praxis der Urologie. Thieme, Stuttgart

Vahlensiek W (Hrsg.) (1987) Das Harnsteinleiden. Springer, Berlin

Epidemiologie

Vahlensieck W, Hesse A, Bach D (1982) Inzidenz, Prävalenz und Mortalität des Harnsteinleidens in der Bundesrepublik Deutschland. Fortschr Urol Nephrol 17, 1–5

Schneider HJ (1985) Epidemiology of Urolithiasis. In: Schneider, HJ (Hrsg) Urolothiasis. Etiology Diagnosis. Springer, Berlin, S 137–184

Andersen DA (1968) Historical and geographical differences in the pattern of incidence of urinary stones considered in relation to possible aetiological factors. In: Hodgkinson A, Nordin BEC (Hrsg) Renal Stone Research Symposium. Churchill Ltd., London S 7–31

Hesse A, Brändle E, Wilbert D, Köhrmann KU, Alken, P (2003) Study on the prevalence and incidence of urolithiasis in Germany comparing the years 1979 vs. 2000. Eur. Urol. 44: 709–713

Grobe TG, Dörning H (2007) Epidemiologische Auswertungen von Krankenkassendaten zum Harnsteinleiden. In: Bichler, K-H. et al. (Hrsg): Das Harnsteinleiden, Lehmanns Media, Berlin

Bundes-Gesundheitssurvey 1998 (2000), Public Use File BGS98. Robert-Koch-Institut, Berlin

Trinchieri A (2006) Epidemiological trends in urolothiasis: impact on our health care systems, Urol Res 34: 151–156

Stromaier WL, Bichler K-H, Schmidt M, Schlegel G, Schreiber M (1998) Das Tübinger Harnsteinregister in Pathogenese und Klinik der Harnsteine XIII. In: Gasser G, Vahlensieck W (Hrsg) Steinkopff, Darmstadt

Schneider H-J, Berg Ch (1981) Epidemiologische Aussagen zum Harnsteinleiden auf der Grundlage von 100.000 Harnsteinanalysen unter besonderer Berücksichtigung der Rezidive. In: Gasser G, Vahlensieck W (Hrsg) Pathogenese und Klinik der Harnsteine VIII. Steinkopff, Darmstadt S 33–39

Müller St C, Hofmann R, Köhrmann K-U, Hesse A (2004) Epidemiologie, instrumentelle Therapie und Metaphylaxe des Harnsteinleidens. DÄB. 101: 1065–1067

Lithogene Substanzen (Kalzium, Oxalat, Harnsäure und Cystin)

Hyperkalziurie,Hyperoxalurie

Achilles W, Cumme GA, Scheffel M (1976) Investigation of complex chemical equilibria in urinary systems with respect to calcium oxalate formation. In: Fleisch H, Robertson WG, Smith LH, Vahlensieck W. Urolithiasis Research Plenum Press, New York-London, S 229–232

Berg W, Bothor C, Pirlich W, Janitzky V (1986) Influence of magnesium on the absorption and excretion of calcium and oxalate ions. Eur. Urol. 12: 274–282

Bichler KH, Dölle W, Bröning S (1979) Oxalsäureausscheidung und rezidivierende Urolothiasis bei Patienten mit Dünndarmerkrankungen. In: Gasser G, Vahlensiek W (Hrsg.) Pathogenese und Klinik der Harnsteine VII. Steinkopff, Darmstadt

Bichler KH, Ideler V, Brörin, S (1978) Erfahrungen mit einer enzymatischen Methode der Oxalatbestimmung im Urin. In: Vahlensieck W, Gasser G (Hrsg) Pathogenese und Klinik der Harnsteine VI. Steinkopff, Darmstadt

Bichler KH, Strohmaier WL, Mittermüller B (1996) Kalziumstoffwechseluntersuchungen bei Patienten mit Hyperkalziurie. Urologe A 35, 408–412

Brundig P, Berg W, Schneider HJ (1981) Stress and risk of urolith formation. In: The influence of stress on lithogenous urinary substances. Urol Int 36:199–207

Caspary WF (1975) Erworbene Hyperoxalurie und Nephrolithiasis bei gastroenterologischen Erkrankungen. Dt Med Wschr 100: 1509–1513

Jaeger PH (1989) Mechanism of idiopathic hypercalciuria: a search for a unifying hypothesis. In: Walker VR, Sutton RAL, Cameron ECB, Pak CYC, Robertson WG (Hrsg) Urolothiasis Plenum Press New York, S 321–324

Pak, CYC, Kaplan, R, Bone, H, Townsend, J, Waters, D (1975) A simple test for the diagnosis of absorptive and renal hypercalci-uries. N Eng J Med 292: S 497–500

Pak CYC, Ohata M, Lawrence EC, Synder W (1974) The hypercalci-urias: causes, parathyroid functions and diagnostic criteria. J Clin Invest, 54: 387–400

Robertson WG, Peacock M (1980) The cause of idiopathic calcium stone disease: hypercalciuria or hyperoxaluria? Nephron 26: 105–110

Rodeck G, v. Lessen H (1966) Urologische Befunde beim primären Hyperparathyreoidismus, Verhandlungsber. D Dtsch Ges f Urologie 1965, Springer, Berlin

Rose GA (1982) Urinary Stones: clinical and laboratory aspects. MTP Press Lancaster

Stapleton FB, Roy S, Noe N, Jerkins G (1984) Hypercalciuria in children with hematuria. N Eng J Med 310: 1345

Tiselius HG (1984) A simplified estimate of the ion-activity product of calcium phosphate in urine. Eur. Urol., 10: 191–195

Physikochemische Faktoren (Supersaturation, Kristallisation u.a., Risikofaktoren, Inhibitoren)

Berg W, Bothor C, Schneider HJ (1982) Tierexperimentelle und klinische Studien zum Einfluss von Naturstoffen auf die Kristallisation von Kalziumoxalat. Urol 21: 50–52

Berg W, Mäurer F, Brundig P, Schulz E (1983) Possibilities of computting urine para-meters as a means calcium oxalate lithiasis. Eur. Urol. 9: 353–358

Bichler KH, Haupt H, Uhlemann G, Schwick HG (1973) Human Uromucoid. I. Quantitative Immunoassay. Urol Res 1: 50–59

Bichler KH, Kirchner C, Ideler V (1976) Uromucoid excretion of normal individuals and stone formers. Br J Urol 47: 733–738

Bichler KH, Kirchner C (1976) Immunhistologische Darstellung von Uromukoid in der Niere des Menschen und der Ratte. Urol 14: 246–249

Bichler KH, Strohmaier WL, Nelde HJ, Korn S, Keil, R (1991) Glykosaminoglykane. Substanzen mit urothelprotektiver und lithoinhibitorischer Wirkung. TW Urologie Nephrologie 3.6, 350–362

Dulce, HJ (1958) Biochemie der Harnsteinbildung. Urol. int. 7: 137

Dulce HJ (1963) Die Löslichkeitsbedingungen von Calciumsalzen im Harn von Patienten mit Urolithiasis. Z klin Chem 1, 59

Harangi F, Gyorke Z, Melegh B (2000) Urinary glycosaminogycan in urolithiasis. Arch Dis Child 82: 89–90

Hess B, Nakagawa Y, Coe FI (1989) Inhibition of calcium oxalate monohydrate crystal aggregation by urine proteins. Am J Physiol, 257 (Renal Fluid Elektrolyte Physiol 26), F99–F106

Marshall RW, Robertso, W (1976) Nomogramms for the estimation of the saturation of urine with calcium oxalate, calcium phosphate, magnesium ammonium phosphate, urin acid, sodium acid urate, ammonium acid urate and cystine. Clin Cim Acta 72: 253

Robertson WG, Nordin BEC (1969) Activity Products in Urine. In: Hodgkinson, A, Nordin BEC: Renal Stone (Leeds). Churchill, London

Robertson WG, Nordin BEC (1976) Physico-chemical factors governing stone formation. In: Williams DI, Chrisholm, GD (Hrsg) Scientific Foundation of Urology. Vol I

Robertson WG, Peackock M et al (1978) Risk factors in calcium disease of the urinary tract. Br J Urol 50: 449–454

Rodgers AL (1995) Promoters and Inhibitors-Introduction in Urolithiasis. Manchester 1994. In: Rao, PN, Kavanagh, JP and Tiselius, HG Urolithiasis. South Manchester University Hospital, Manchester

Sallis JD, Bichler KH, Korn S, Haussmann A (1981) Urinary glycosaminoglycan in patients with Urolithiasis. In: Smith, Robertson, Finlayson (Hrsg), Urolithiasis, clinical and basic research, Plenum Press, New York, S 619–622,

Schwille PO, Fan J. Manoharan M (1996) Overview on the clinical significance of a number of promoters and inhibitors of Stone. In: Bichler K-H, Strohmaier WL et al. Urolithiasis. Attempto, Tübingen

Zelluläre Aspekte der Harnsteinbildung (Tubulus)

Anderson CK (1969) Renal histological changes in stone formers and non-stone formers. In: Hodgkinson, A, Nordin, BEC (Hrsg) Proceedings of the renal stone research symposium. Churchill LTD, London

Anderson CK (1990) The anatomical aspects of stone disease. In: Wickham, JEA, Buck, AC (Hrsg. Renal tract stone. Churchill Livingstone, Edinburgh

Asselman M, Verkoelen,CF (2002) Crystal-cell interaction in the pathogenesis of kidney stone disease. Curr Opin Urol 12: 271–276

Backman U, Danielson BG, Johannson G, Ljunghall S, Wikström B (1980) Incidence and clinical importance of renal tubular defects in recurrent renal stone formers. Nephron 25: 96–101

Bichler KH, Strohmaier WL (Hrsg.) (1987) Nephrocalcinosis, Calcium Antagonists and Kidney. Springer, Berlin

Bichler KH, Strohmaier WL, Schanz F, Nelde HJ, Gaiser I, Schulze E, Schreiber M (1985) Zur Wirkung von Kalziumantagonisten (Nifedipin) auf die Nephrokalzinose und Kalziumausscheidung der Ratte. Urol Int. 40, 13–21

Bichler KH (2007) Zelluläre Prozesse (Tubulus). In: Bichler, K-H et al. (Hrsg) Das Harnsteinleiden, Lehmanns Media, Berlin, S 78–93

Cifuentes DL, Medina JA, Bellanato J und Santos M (1984) Papillensteine und Randall'sche Plaques. In: Vahlensieck W, Gasser G (Hrsg) Pathogenese und Klinik der Harnsteine X. Steinkopff, Darmstadt

Randall A (1940) Papillary pathology as a precursor of primary renal calculus. J Urol 44: 580–589

Strohmaier WL, Bichler K-H (1996) Cellular Aspects of Stone Formation. In: Bichler K-H, Strohmaier WL et al. (Hrsg) Urolithiasis. Attempo, Tübingen

Harnsteinarten

Kalziumoxalatsteine

Bichler KH (2007) Kalziumoxalatseine. In: Bichler, K-H et al. (Hrsg) Das Harnsteinleiden. Lehmanns Media, Berlin, 229–248

Hautmann R, Lutzeyer W (1987) Der Kalziumoxalatstein. In: Vahlensieck W (Hrsg) Das Harnsteinleiden, Springer, Berlin, S 358–410

Harnsäuresteine

Bichler K-H (2007) Harnsäuresteine. In: Bichler K-H et al. (Hrsg) Das Harnsteinleiden. Lehmanns Media, Berlin, S 213–224

Infektsteine

Bichler KH, Berendt WA, Hausmann A, Schulz HS, Harzmann R (1980) Nachweis harnstoffspaltender Keime im Urin bei Steinpatienten. Urol Int 35: 421–426

Bichler KH, Eipper E, Naber K, Braun V, Zimmermann R, Lahme S (2002) Urinary infection stone. Inern J Antimicrobial Agents 19: 488–498

Brühl P, Jumpertz U, Mallmann R, Schäfer R (1985) Infektsteine bei Kindern. Med Klein 80: 54–62

Strohmaier WL, Naber K, Bichler K-H (1987) Wertigkeit des Urea®-Schnelltests beim Nachweis harnstoffspaltender Bakterien. In: Vahlensieck W, Gasser G (Hrsg). Pathogenese und Klinik der Harnsteine XII. Steinkopff, Darmstadt

Zystinsteine

Bichler KH (2007) Zystinsteine. In: Bichler K-H (2007) Das Harnsteinleiden. Lehmanns Media, Berlin, S 263–270

Lux B, May P (1987) Der Zystinstein. In: Vahlensieck W (Hrsg) Das Harnsteinleiden. Springer, Berlin, S 519–533

Křižek V (1987) Verlaufsbeobachtungen bei Patienten mit Zystinurie und Zystin-nephrolithiasis. Fortschr Urol Nephrol 25: 5–10

Phosphatsteine

Baumann JM (1987) Pathophysiologie und medikamentöse Therapie der Phosphatsteinerkrankung. In: Vahlensieck W (Hrsg) Das Harnsteinleiden. Springer, Berlin, S 419–444

Bichler KH, Schultheis M (1975) Harnsteinbildung bei Immobilisation, IV. Jenaer Harnsteinsymposium, Kongressband

Reinecke F, Burchard, Kallistratos G (1975) Nierensteine bei immobilisierten Patienten, IV. Jenaer Harnsteinsymposium, Kongressband

Harnsteinanalyse

Asper R (1982) Harnsteinanalytik. Habilitationsschrift, Universität Zürich

Bröring S, Bausch W, Bichler KH (1979)Wertigkeit quantitativer Harnsteinanalysen (Polarisationsmikroskopie und Röntgendiffraktion). Fortschr Urol Nehrol 14: 312–314

Gerber A, Berg W (2003) Emil Hienzsch – Gründer der ersten Urologischen Universitätsklinik der DDR in Jena. Akademie gemeinnütziger Wissenschaften zu Erfurt, Erfurt

Hesse A, Sanders G, Röhle, G (1989) Labordiagnostik bei Urolithiasis. Wissenschaftliche Verlagsgesellschaft, Stuttgart

Korn S, Bichler KH, Eipper E, Henzler B, Schreiber M (1993) Methodischer Vergleich von Harnsteinanalysen. Urol 32: 232–236

Korn S, Eipper E (2007) Harnsteinanalyse. In: Bichler K-H et al. Das Harnsteinleiden. Lehmanns Media, Berlin, S 322–334.

Rebentisch G, Berg W (1983) Nachweis der Qualitätssteigerung von Harnsteinanalysen anhand von Ergebnissen von 7 Ringversuchen zur externen Qualitätskontrolle, 2.Teil: Qualitätsverbesserung von Harnsteinanalysen durch Harnsteinanalyse-Laboratorien. J Clin Chem Clin Biochem 21: 673–678

Schneider JH (1974) Technik der Harnsteinanalyse. Leipzig VEB Georg Thieme

Harnsteinerkrankung im Jugend- und Kindesalter

Berg W, Kilian O, Pirlich W (1988) Investigations on the erarly diagnostics of cystinuria in children. Eur Urol 14: 458–463

Bichler KH, Naber K, Matouschek E, Korn S, Harzmann R (1981) Untersuchungen zur Pathogenese der Urolithiasis im Kindesalter. Verhandlungsbericht der Deutschen Gesellschaft für Urologie, 33. Tagung. Springer, Berlin, S 266–270

Bichler KH, Strohmaier WL, Korn S (1985) Urolithiasis im Kindesalter. Monatsschr Kinderheilkunde 133: 256–266

Bichler KH (2007) Harnsteinbildung bei Kindern und Jugendlichen. In: Bichler K-H. et al. Das Harnsteinleiden. Lehmanns Media, Berlin, S 125–132

Faerber GJ (2001) Pediatric urolithiasis. Curr Opin Urol 11: 385–389

Homann W, Bachmann H, Beckerling D, Hartung R (1982) Urogenitale Fehlbildungen und Harnsteine in Kindesalter. In: Gasser G, Vahlensieck W (Hrsg) Pathogenese und Klinik der Harnsteine IX. Steinkopff, Darmstadt

Metaphylaxe (medikamentös, diätetisch u.a.)

Asper R, Schmucki O (1981) Erfahrungen bei der Cystinurie-Vitamin C-Therapie. In: Vahlensieck, W, Gasser, G (Hrsg) Pathogenese und Klinik der Harnsteine VIII. Steinkopff, Darmstadt, S 412–427

Bibus B (1963) Diagnose und Behandlung der Uratsteine des oberen Harntraktes (»Zitrusfrüchte«), Med Welt, 629

Bichler KH (2007) Kolik. In Bichler K-H. et al. (Hrsg) Das Harnsteinleiden. Lehmanns Media, Berlin, S 105–108

Bichler KH, Korn S (1984) Urin-Alkalisierung durch Fachinger Wasser bei Patienten mit harnsaurer Diathese. Urol B 24: 20–22

Bichler KH, Lahme S, Mattauch W, Strohmaier WL (2000) Metabolische Evaluation und Metaphylaxe von Harnsteinpatienten. Akt Urol 31: 283–293

Bichler KH, Strohmaier WL, Wilbert DM, Mittermüller B, Eipper E (1996) Harnsteinmetaphylaxe – heute noch aktuell? TW Urologie Nephrologie 8, S 44–52

Bothor C, Berg W, Donner M, Pirlich (1982) Calcium- und Citratausscheidung von Steinpatienten und Gesunden bei acidotischer Stoffwechsellage. In: Bolck F (Hrsg) VII. Jenaer Harnsteinsymposium 1881, Wissenschaftliche Beiträge der Friedrich-Schiller-Universität Jena, 59–62

Butz M, Dulce H J (1981) Enhancement of urinary citrate in oxalate stone formers by the intake of alkaline salts. In: Smith LU, Robertson WG, Finlayson B (Hrsg) Urolithiasis Research 881, Plenum Press, New York

Butz M (1985) Zur Bedeutung von Zitrat für die Entstehung und Prophylaxe von Kalziumharnsteinen. Extracta Urologic Suppl, 61–73

Curhan GC, Curhan SH (1997) Diet and urinary stone disease. Curr Opin Urol 7: 222–225

Hesse A, Siener R, Heynck H, Vahlensieck W (1991) Diät und Diätberatung beim Harnsteinleiden. Urol B 31: 135–139

Knapworst A, Geist M, Duggen P (1981) Zur Steigerung der Zitratausscheidung im Harn. In: Vahlensieck, Gasser G (Hrsg) Pathogenese und Klinik der Harnsteine VIII. Steinkopff, Darmstadt

Lahme S, Bichler K-H, Krech EM, Völkerrath N (2000) Management of urinary risk factors by dietary advice of stone patients. In: Rodgers AL, Hibbert BE et al (Hrsg.) Urolithiasis 2000, University of Cape Town

Robertson WG, Peacock M, Heyburn PJ, Speed R, Hanes F (1978) The role of affluence and diet in the genesis of calcium-contaiing stones. In: Vahlensieck W, Gasser G (Hrsg) Pathogenese und Klinik der Harnsteine VI. Steinkopff, Darmstadt

Robertson WG (1985) Dietary factors important in calcium stoneformation. In: Schwille PO, Smith LH, Robertson WG, Vahlensieck W. (Hrsg.) Urolithiasis and Related Clinical Research. New York, London. Plenum Press, S 61–68

Rose GA (1979) The medical treatment of renal lithiasis. In: Wick-Ham JEA. Urinary calculous disease. Churchill Livingstone, Edinburgh

Strohmaier WL, Bichler KH, Kalchthaler M (1989) Kalziumstoffwechseluntersuchungen bei Normalperson und Hyperkalziurikern unter Therapie mit dem Balaststoffpräparat Farnolith®, Urol 28: 11–14

Operative, instrumentelle und apparative Harnsteinentfernung

Alken P (1987) Endoskopisch und radiologisch kontrollierte Harnsteinentfernung. In: Vahlensieck, W (Hrsg) Das Harnsteinleiden. Springer, Berlin

Bichler KH, Erdmann WD, Schmitz-Moormann P, Halim S (1984) Operatives Ureterorenoskop für Ultraschallanwendung und Steinextraktion. Urol A 23: 99–104

Bichler KH, Erdmann WD, Haumer M (1979) Methoden der Hypothermie bei der Nephropyelolithotomie. In: Gasser G, Vahlensieck W (Hrsg) Pathogenese und Klinik der Harnsteine VII. Steinkopff, Darmstadt, S 351–355

Bichler KH, Hali, S (1986) Ureterorenoscopy in the Treatment of Ureteral Stones. Urol Int 44: 369–374

Bichler KH, Lahme S, Strohmaier WL (1997) Indications for Open Stone Removal of Urinary Calculi. Urol Int 59: 102–108

Bichler KH (2007) Indikationen und Methoden der Steinentfernung. In: Bichler K-H et al. (Hrsg) Das Harnsteinleiden. Lehmanns Media, Berlin

Bichler KH (1987) Operative und endoskopisch-instrumentelle Harnsteinentfernung. In: Vahlensieck, W (Hrsg) Das Harnsteinleiden. Springer, Berlin

Chaussy C, Schmiedt E, Jocham D (1987) Die extrakorporale Stoßwellenlithotripsie (ESWL) beim Harnsteinleiden. In: Vahlensieck W (Hrsg) Das Harnsteinleiden. Springer, Berlin

Wilbert DM (1996) Extracorporal Shock Wave Lithotripsy. In: Bichler K-H et al. (Hrsg) Urolithiasis, Attempto, Tübingen

Serviceteil

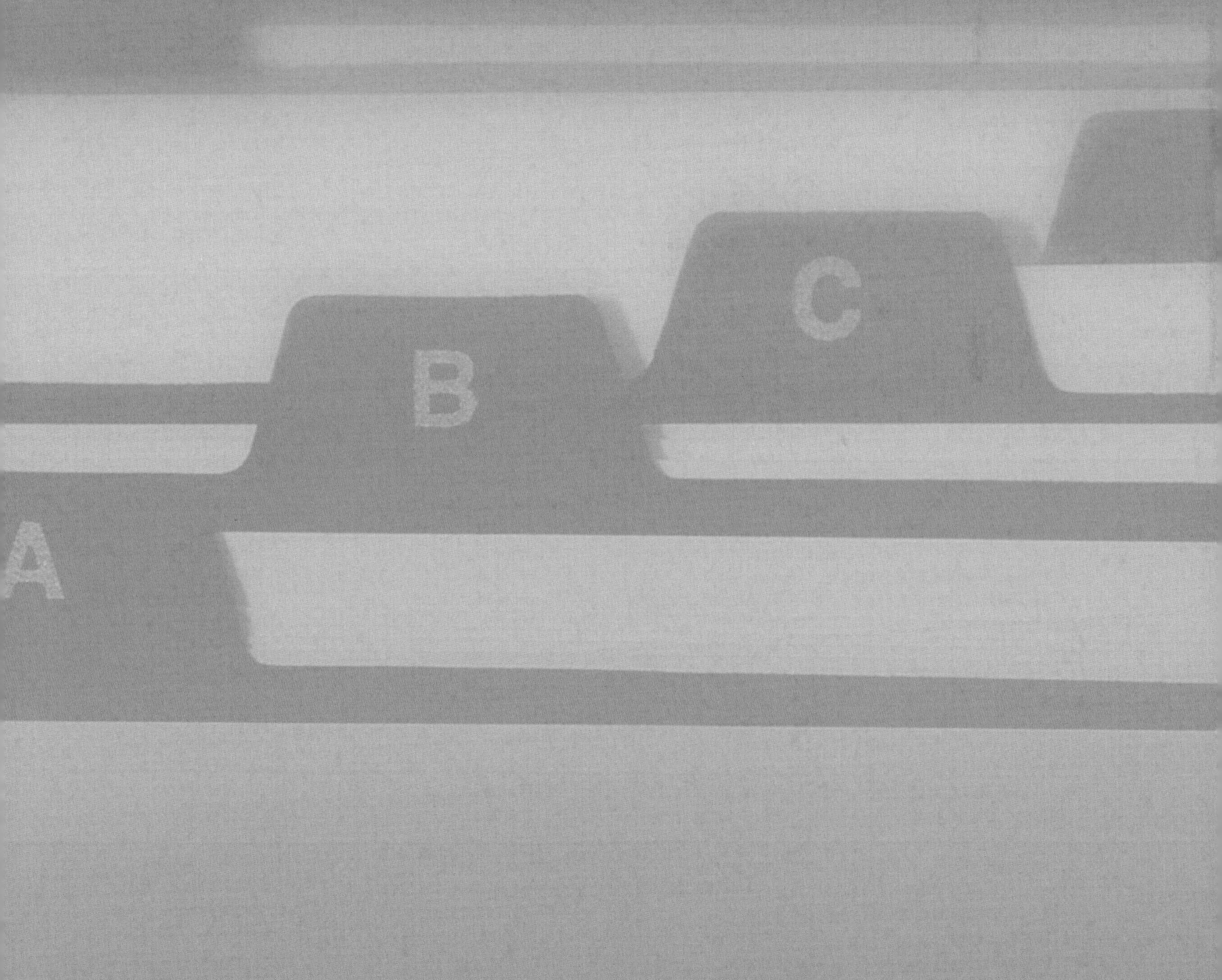

T. Halling, F. Moll, H. Fangerau (Hrsg.), *Urologie 1945–1990*,
DOI 10.1007/978-3-662-48178-3, © Springer-Verlag Berlin Heidelberg 2015

Stichwortverzeichnis

F

G

H

I

J

K

L

M

N

O

P

R

Printing and Binding: PHOENIX PRINT GmbH, Würzburg